医学检验技术专业新型课程体系教材

供医学检验技术、医学检验、临床检验诊断学等专业用

临床免疫学检验

主　　审　郑铁生

主　　编　郑晓群　葛胜祥　潘云燕

副 主 编　贾天军　朱小飞　夏　圣　张海方　梁文杰

编　　者（以姓氏笔画为序）

王　峰（南通大学公共卫生学院）
王亚飞（长治医学院附属和平医院）
韦贵将（右江民族医学院附属医院）
朱小飞（新乡医学院医学技术学院）
李　英（青岛大学医学部）
李海鹰（甘肃中医药大学公共卫生学院）
杨　璐（昆明医科大学第二附属医院）
杨胜辉（湖南中医药大学医学院）
吴　娟（福建医科大学医学技术与工程学院）
张海方（苏州大学附属第二医院）
罗晓庆（齐齐哈尔医学院医学技术学院）
赵朋超（河南科技大学医学技术与工程学院）
段朝晖（中山大学孙逸仙纪念医院）
夏　圣（江苏大学医学院）
曹龙古（湘南学院医学影像检验与康复学院）
梁文杰（河北中医药大学）
楚　曼（陕西中医药大学医学技术学院）
潘云燕（兰州大学第二医院）
王万海（郑州大学第一附属医院）
王彩虹（温州医科大学检验医学院）
邓念华（成都医学院检验医学院）
刘　蓓（西安医学院医学技术学院）
李　倩（陆军军医大学药学与检验医学系）
杨　丽（包头医学院第一附属医院）
杨克科（黑龙江中医药大学佳木斯学院）
肖　凌（湖北中医药大学检验医学院）
宋　敏（齐鲁医药学院医学检验学院）
陈　捷（四川大学华西医院）
郑晓群（温州医科大学检验医学院）
段相国（宁夏医科大学检验学院）
贾天军（河北北方学院医学检验学院）
黄琳燕（徐州医科大学医学技术学院）
梁　一（广东医科大学医学技术学院）
葛胜祥（厦门大学公共卫生学院）
黎　锦（武汉大学中南医院）

编写秘书　王彩虹（兼）

人民卫生出版社
·北　京·

图书在版编目（CIP）数据

临床免疫学检验 / 郑晓群，葛胜祥，潘云燕主编.
北京：人民卫生出版社，2024. 6. -- ISBN 978-7-117
-36386-0

Ⅰ. R446. 6

中国国家版本馆 CIP 数据核字第 2024T4Y024 号

临床免疫学检验

Linchuang Mianyixue Jianyan

主　　编：郑晓群　葛胜祥　潘云燕
出版发行：人民卫生出版社（中继线 010-59780011）
地　　址：北京市朝阳区潘家园南里 19 号
邮　　编：100021
E - mail：pmph @ pmph.com
购书热线：010-59787592　010-59787584　010-65264830
印　　刷：天津市光明印务有限公司
经　　销：新华书店
开　　本：850 × 1168　1/16　　印张：18
字　　数：483 千字
版　　次：2024 年 6 月第 1 版
印　　次：2024 年 7 月第 1 次印刷
标准书号：ISBN 978-7-117-36386-0
定　　价：79.00 元
打击盗版举报电话：010-59787491　E-mail：WQ @ pmph.com
质量问题联系电话：010-59787234　E-mail：zhiliang @ pmph.com
数字融合服务电话：4001118166　E-mail：zengzhi @ pmph.com

出版说明

长期以来，我国医学检验专业课程体系教材大体上包括两部分内容，一部分是临床检验指标的临床应用，另一部分是临床检验指标的测定技术，是一种将两者合为一体的课程体系教材。这种体系的教材在创办医学检验专业初期，对课程建设发挥了重要的促进作用。2012 年，教育部制定了新的“普通高等学校本科专业目录”，将医学检验专业（学制五年，授医学学士学位）改为医学检验技术专业（学制四年，授理学学士学位）。医学检验技术专业的学制、学位及归属类别发生了改变，培养目标也变为“培养具有基础医学、临床医学、医学检验等方面的基本理论知识和基本技术能力，能在各级医院、血液中心与防疫、体外诊断试剂研发及生产等部门，从事医学检验及医学类实验室工作的医学技术高级专门人才”。

为深入贯彻落实习近平总书记关于教育的重要论述和全国教育大会精神，以及教育部关于《进一步深化本科教学改革全面提高教学质量的若干意见》、教育部等部门关于《进一步加强高校实践育人工作的若干意见》，厦门大学、武汉大学、郑州大学、重庆医科大学、江苏大学、温州医科大学、广东医科大学、宁夏医科大学等医学院校开展了医学检验技术专业课程体系的改革与实践。

为适应并促进医学检验教育的改革与发展，亟需建设与培养目标相适应且符合医学检验技术专业发展的新型课程体系教材。

我们对全国开设医学检验技术专业的医学院校进行了调研，并邀请了医学检验领域的专家及相关院校一线教师对我国医学检验技术专业的教学现状、教材使用等进行了全面分析，确定编写一套适合我国医学检验技术专业的新型课程体系教材。随后成立的“医学检验技术专业新型课程体系教材评审专家委员会”，由厦门大学郑铁生教授和西安交通大学陈葳教授担任主任委员，广东医科大学刘新光教授、武汉大学涂建成教授、郑州大学岳保红教授、温州医科大学郑晓群教授、厦门医学院袁丽杰教授等专家担任副主任委员，厦门大学潘莉莉担任秘书。专家委员会讨论并确定了本套教材的编写思想和编写原则，教材门类，主编、副主编和编者遴选原则及时间安排等。2023 年 4 月，本套教材主编人会议在西安召开，教材编写正式启动。

本套教材的编写在坚持“三基、五性、三特定”编写原则的同时，还注重整套教材的系统性和科学性，注重学科间的衔接、融合和创新。其特点是：

1. 强调立德树人，课程思政。注重加强医德医风教育，着力培养学生“敬佑生命、救死扶伤、甘于奉献、大爱无疆”的医者精神。注重加强医者仁心教育，在培养精湛医术的同时，教育引导学生始终把人民生命和健康放在首位，尊重患者，善于沟通，提升综合素养和人文修养，提升依法应对重大突发公共卫生事件的能力，做党和人民信赖的好检验师。

2. 以新型课程体系构建课程内容。实现了基础医学与临床医学、检验技术与实验操作的合理整合，具有一定的高阶性、创新性和挑战性，并可持续发展。加强了教材体系的条理性、系统性和临床应用的综合性，克服了脱离临床，分散且反复重述的问题。通过减少重复，突出重点，使得教材更加适合四年制医学检验技术专业。

3. 以培养学生岗位胜任力为目标。通过临床医学、医学检验技术理论及实操训练、临床医学与医学检验案例学习，提高学生的临床诊断思维，全面提升学生胜任未来工作岗位的能力。本套教材既可作为医学检验技术专业的教材，也可以作为临床医学相关专业的参考书。

4. 注重教材的权威性和代表性。全国 93 所院校及单位参与本套教材编写，其中既有综合性大学也有医药院校，中西部 20 余所院校参与编写。主编、副主编及编者均经过严格遴选，保证了教材的权威性、广泛性和代表性。教材编写积极落实中共中央办公厅、国务院办公厅印发《关于新时代振兴中西部高等教育的意见》精神。

本套教材包括三类共 12 种，其中新型临床应用课程体系教材及其配套案例教材 3 种，新型专业技术课程体系教材 7 种，新型专业实验课程体系教材 2 种。

新型临床应用课程体系教材编写思路和原则为：以临床疾病及其临床检验指标合理应用为主线，将原 8 门专业技术课程中临床检验指标的临床应用内容融为一体，构建一门新型《临床检验医学》课程教材（在 2017 版基础上修订）。着重阐述疾病病程中临床检验指标与疾病发生、发展、转归和预后之间的关系，为临床应用提供依据；重点讨论各项临床检验指标在疾病诊断、病情观察、疗效监测、预后判断和疾病预防等方面的应用与评价，以拓展和提高临床检验指标在临床的应用价值。为便于学生理解临床疾病以及与临床检验指标的关系，培养临床思维能力，还配套有《临床化学检验案例分析》和《临床形态学检验案例分析》（均在 2017 版基础上修订）。

新型专业技术课程体系教材编写思路和原则为：以医学检验技术与医学检验指标检测为主线，汇集国内外医学检验最常用、最核心、最先进的技术，把医学检验的各项指标分门别类地融合到各种医学检验技术之中，并从理论上较系统地总结归纳这些技术在各种物质测定中的应用原理和方法评价。改革、重组并形成了 7 门专业技术课程教材，包括《临床基础检验》、《临床生物化学检验》、《临床分子生物学检验》、《临床免疫学检验》、《临床病原生物学检验》（含临床寄生虫学检验）、《临床血液学检验》和《临床输血学检验》，按照教学规律设计构建，突出了医学检验技术专业的专业属性，以更好地培养学生胜任未来工作岗位的能力。

新型专业实验课程体系教材编写思路和原则为：构建了以化学实验技术为主线的《临床化学检验实验》和以形态学鉴别技术为主线的《临床形态学检验实验》2 种新型实验课程体系教材。《临床化学检验实验》涵盖了《临床生物化学检验》《临床分子生物学检验》《临床免疫学检验》《临床输血学检验》4 门课程的实验内容。《临床形态学检验实验》涵盖了《临床基础检验》、《临床病原生物学检验》（含临床寄生虫学检验）和《临床血液学检验》3 门课程的实验内容。这 2 种实验课程教材均按照“基本技能性实验”“综合应用性实验”和“设计创新性实验”三个模块编写，自成体系，可以独立开设实验课程，做到“掌握技术”“精准检验”。实验教材配有各专业技术课程的实验项目教学建议表，方便配合各教研室分别开设实验课程。实验教材建设符合教育部关于“实验课程独立开设，自成体系”课程改革要求。

本套教材力图做到人员融合、内容融合、检验指标与临床应用融合、检验技术与检验指标测定融合，促进医学检验与临床医学融合发展。关于“转氨酶”的名词叙述，采用 2024 年生物化学与分子生物学名词定义中的全称“氨基转移酶”，即“丙氨酸氨基转移酶”和“天门冬氨酸氨基转移酶”，与临床保持一致。教材每章都配套有网络增值服务，涵盖课程思政案例、教学课件、彩图、技术案例、习题和重点知识的微课讲解等数字资源。

本套教材主要用于医学检验技术、临床检验诊断学等专业教学；也可以作为临床医学相关专业的参考书。

前　　言

目前，医学检验技术的发展日新月异，临床免疫学检验已呈现高度自动化及信息化的趋势。与此同时，新技术、新项目的不断出现，从根本上颠覆了传统的临床免疫学检验技术。因此，对传统的临床免疫学检验的课程体系进行梳理整合、改革创新势在必行。

临床免疫学检验是研究免疫学技术在临床检验领域中应用的一门学科，也是医学检验技术专业学生学习的一门专业核心课程。其主要内容包括：利用体外抗原抗体结合反应原理与技术检测免疫活性细胞、抗原、抗体、补体、细胞因子、细胞黏附分子等免疫相关物质；利用免疫标记技术检测体液中的微量物质，如激素、酶、血浆微量蛋白、血液药物浓度、微量元素等。这些检测指标可为疾病诊断、病情监测、疗效观察、预后判断和疾病预防等提供可靠信息和理论依据。

本教材是在前期对传统的医学检验技术专业核心课程进行整合改革而建设的《临床检验医学》教材的基础上，构建以临床免疫学检验技术及检验指标为主线，汇集国内外临床免疫学检验最常用、最核心、最先进的技术，从免疫学基本理论、免疫学技术、检验指标及质量保证、技术前沿的逻辑顺序，重新整合临床免疫学检验技术及指标内容，按照教学规律设计编写的新型课程体系教材。

本教材共 18 章，总体继承了高等学校医学检验技术专业本科规划教材《临床免疫学检验技术》第 1 版的核心内容，同时根据本教材的特色要求，对以往的内容和结构进行重新构思与整合，突出“掌握技术”和“精准检测”，为临床提供可靠而有用的数据。为了便于学习，本教材将标记免疫技术中的共性知识点进行整合，增加第五章（标记免疫技术概论）和第十八章（临床免疫检验新技术）。

本教材章前有教学目标与要求，章中配备了思政案例、PPT 课件、技术操作视频、案例分析和自测习题等，师生可以通过扫描二维码观看、学习与练习，章后有小结与展望、思考题，有助于师生抓住重点学习，提高学习效率。本教材具有主题更加突出、表达更加生动形象、有利于分层施教等特点，是教学资源集聚的数字融合教材，有助于促进教学方式方法的改革。

本教材主要供高等学校医学检验技术本科专业和成人教育（专升本）使用，也可作为临床检验人员继续教育和职称考试的学习资源。

本教材的编写得到了各参编院校、人民卫生出版社的大力支持，在此一并表示感谢。本教材的建设属首次尝试，缺乏经验与参考，难免在诸多方面存在缺陷和不足，敬请同行专家和读者多提宝贵意见，以便在实践中不断改进与完善。

郑晓群　葛胜祥　潘云燕

2024 年 6 月

目　　录

第一章 概 论

教学目标与要求

掌握 医学免疫学基础知识。
熟悉 临床免疫学检验研究内容。
了解 免疫学技术的发展历程。

医学免疫学(medical immunology)是免疫学的重要分支学科，主要研究免疫系统的结构与功能，阐明免疫系统识别抗原和危险信号后发生免疫应答及其清除抗原的规律，探讨免疫功能异常所致疾病及其发生机制，实现以疾病诊断、预防和治疗为目的的一门现代医学学科。随着免疫学基础理论与技术的不断发展，以及与分子生物学、细胞遗传学、肿瘤学等学科的交叉和渗透，医学免疫学已成为现代医学的支撑学科之一。对疾病发生机制、诊断、预防和治疗的研究，促进了免疫学基础理论与技术的发展及临床转化。例如，新型免疫细胞亚群、细胞因子和细胞黏附分子等均不同程度地参与了疾病的发生、发展；对参与免疫病理损伤的许多免疫细胞、免疫分子，可用免疫学技术进行检测，与此同时，某些免疫细胞、免疫分子可用于疾病的免疫治疗。免疫学技术在临床免疫学检验中起到了重要作用，了解医学免疫学的理论基础，掌握免疫学技术的原理与应用，是学习和研究临床免疫学检验的重要保障。

第一节 医学免疫学基础知识

免疫系统(immune system)是构成机体免疫功能的物质基础，由免疫器官、免疫细胞及免疫分子组成。免疫功能由机体的免疫系统来执行，包括免疫防御(immunological defence)、免疫监视(immunological surveillance)和免疫自稳(immunological homeostasis)三大功能，维持机体内环境正常的生理功能及稳定。例如，免疫防御功能过低或缺失可发生免疫缺陷病，免疫监视功能低下可导致肿瘤的发生，免疫自稳功能紊乱可导致自身免疫病的发生。此外，免疫系统与神经系统、内分泌系统一起组成的网络，在调节整个机体内环境的稳定中发挥着重要作用。

一、免疫系统

(一) 免疫器官

免疫器官按功能可分为中枢免疫器官(central immune organ)和外周免疫器官(peripheral immune organ)。

1. 中枢免疫器官 中枢免疫器官是免疫细胞发生、分化、发育和成熟的场所，对外周淋巴器官发育和全身免疫功能起调节作用。人及其他哺乳类动物的中枢免疫器官由骨髓(bone marrow)和胸腺(thymus)组成。

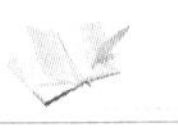

骨髓是造血干细胞向各种血液细胞分化的造血器官，也是人类和其他哺乳动物B细胞发育成熟的场所。B细胞的发育始于骨髓中淋巴样干细胞分化的祖B细胞，祖B细胞在骨髓中继续分化为成熟B细胞，经血循环迁移并定居于外周免疫器官。NK细胞也在骨髓中发育成熟。此外，骨髓也是发生再次体液免疫应答后产生抗体的主要部位。

胸腺由胸腺细胞和胸腺基质细胞组成，是T细胞分化、发育、成熟的场所。人类和其他哺乳动物的胸腺从青春期开始萎缩，老年期胸腺明显缩小。从骨髓迁移到胸腺的祖T细胞，在胸腺微环境中，经过阳性选择和阴性选择，获得主要组织相容性复合体（major histocompatibility complex，MHC）限制性和自身免疫耐受，发育成熟为初始T细胞。

2. 外周免疫器官和组织 外周免疫器官又称次级淋巴器官（secondary lymphoid organ），是成熟淋巴细胞定居和对抗外来抗原产生免疫应答的场所。外周免疫器官包括脾（spleen）、淋巴结（lymph node）和黏膜相关淋巴组织（mucosal-associated lymphoid tissue，MALT）。淋巴细胞和单核细胞经血液循环及淋巴循环，进出于外周淋巴组织及淋巴器官，形成机体的免疫网络。通过免疫网络，淋巴细胞和单核细胞能及时到达机体各脏器及皮肤黏膜的病原微生物入侵部位，又能将机体各部位的抗原成分经抗原呈递细胞携带至相应淋巴组织及淋巴器官，启动特异性免疫应答功能。

脾作为胚胎时期的造血器官，由充满血液的红髓和富含淋巴细胞的白髓组成。白髓可分成T细胞区和B细胞区。动脉周围淋巴鞘为T细胞区，动脉周围淋巴鞘旁侧的脾小结为B细胞区。脾是对血源性抗原产生免疫应答的主要场所，也可合成某些重要生物活性物质及发挥血液过滤作用。

淋巴结广泛分布于全身非黏膜部位的淋巴通道汇集处，是结构最完整的外周免疫器官。淋巴结实质可分为皮质区和髓质区。浅皮质区富含初始B细胞组成的初级淋巴滤泡，受抗原刺激后形成生发中心，构成次级淋巴滤泡。T细胞定居在深皮质区，又称副皮质区，该区内还有沟通血液循环和淋巴循环的高内皮微静脉。淋巴结是对引流淋巴液而来的抗原产生免疫应答的主要场所，也是淋巴液的有效过滤器，参与淋巴细胞再循环。

黏膜相关淋巴组织亦称黏膜免疫系统（mucosal immune system，MIS），包括胃肠道、呼吸道及泌尿生殖道黏膜表皮层、固有层和带有生发中心的淋巴组织，如扁桃体、小肠派尔集合淋巴结及阑尾等。MALT是行使局部免疫应答的主要部位，MALT中B细胞多为分泌型IgA的产生细胞，在黏膜局部抗感染防御中发挥着关键作用。

（二）免疫细胞

参与免疫应答或与免疫应答有关的细胞统称为免疫细胞，各种免疫细胞在骨髓中由造血干细胞分化而来。按免疫细胞在体内的作用不同可分为三大类：第一类是在免疫应答过程中起核心作用的淋巴细胞；第二类是在免疫应答过程中起辅助作用的单核/巨噬细胞和树突状细胞（dendritic cell，DC）；第三类则为参与免疫效应的其他免疫细胞。

1. 淋巴细胞 淋巴细胞（lymphocyte）是免疫系统的主要细胞，按性质和功能可分为T细胞、B细胞和NK细胞。

T细胞又称为胸腺依赖淋巴细胞（thymus-dependent cell），来源于骨髓多能干细胞，在胸腺中发育、成熟，成熟后随血液循环进入外周淋巴器官的胸腺依赖区定居，可经淋巴细胞再循环而分布于全身。其主要功能是介导细胞免疫应答及参与免疫调节。T细胞在发育的不同阶段，细胞表面可表达不同种类的受体和T细胞抗原，这些受体和抗原与细胞功能密切相关，主要包括：①T细胞受体（T cell receptor，TCR），又称T细胞抗原受体，可表达于所有成熟的T细胞。TCR是由α、β肽链或γ、δ肽链组成的异二聚体。TCR不能直接识别和结合抗原，只能特异性识别其他细胞表面MHC提呈的抗原肽。因此，TCR特异识别具有MHC限制性，既要识别抗原肽，也要识别MHC分子的多态性部分。②簇分化抗原（cluster of differentiation, CD)是作为区分淋巴细胞的重要标志，不同的CD分子会表达于不同发育阶段和不同亚型的T细胞表面，其中主要的CD分子包括CD3、CD4、CD8。CD3分子表达在全部的T细胞表面，是T细胞共同的表面标志。成熟的T细胞只表达CD4或CD8，CD4、CD8作为TCR的共受体可以分别增强对MHCⅡ类抗原和MHCⅠ类抗原的结合。

B细胞又称骨髓依赖性淋巴细胞(bone marrow dependent lymphocyte)，由哺乳动物骨髓或鸟类法氏囊中的淋巴样干细胞分化发育而来，其主要的功能是产生抗体介导体液免疫应答，提呈可溶性抗原，分泌细胞因子参与免疫调节。根据免疫功能不同，B细胞可分为B1细胞和B2细胞两个亚群。B1细胞属固有免疫细胞，占B细胞总数的5%～10%，在免疫应答的早期发挥作用。B2细胞是分泌抗体参与体液免疫应答的主要细胞。B细胞受体(B cell receptor, BCR)是表达于B细胞表面的免疫球蛋白，即膜型免疫球蛋白，由两条重链和两条轻链连接而成。重链包括可变区(V区)、恒定区(C区)、跨膜区及胞质区；轻链包括V区和C区，V区由各含三个互补决定区(complementarity determining region, CDR)的V_H和V_L结构域组成。BCR可直接识别完整的天然蛋白质抗原、多糖或脂类抗原，三个CDR均参与对抗原的识别，共同决定BCR的抗原特异性。

自然杀伤细胞(natural killer cell, NK cell)是一类表面标志为$CD3^-$、$CD19^-$、$CD16^+$、$CD56^+$的淋巴样细胞，广泛分布于血液、外周淋巴组织、肝和脾等脏器中。NK细胞来源于骨髓造血干细胞，其发育成熟依赖于骨髓和胸腺微环境。NK细胞不表达T细胞、B细胞特有的抗原识别受体TCR和BCR，形态上也不同于淋巴细胞，激活后颗粒明显增多、形态发生改变。NK细胞无须抗原预先致敏就能非特异性杀伤肿瘤细胞和病毒感染细胞，且其杀伤无MHC限制，应答速度快，在免疫应答早期就可发挥作用。

各类淋巴细胞功能及分布见表1-1。

表1-1 各类淋巴细胞功能及分布

		T细胞	B细胞	NK细胞
主要功能		抗原识别	抗原识别	细胞毒性
		细胞免疫	体液免疫	免疫监视
		免疫调节		免疫调节
分布(占淋巴细胞)	外周血	70%～75%	3%～10%	9%～25%
	淋巴结	70%～75%	20%～25%	很少
	脾脏	30%～50%	50%～65%	≤5%

2. 免疫辅助细胞 在免疫应答过程中起辅助作用的细胞主要是单核/巨噬细胞和DC，参与抗原信息的加工、处理，淋巴细胞活化等过程，因具有抗原提呈作用，也称为抗原提呈细胞(antigen presenting cell, APC)。

单核细胞(monocyte)来源于骨髓，从血液移行至全身组织器官，成为巨噬细胞(macrophage, Mø)。单核/巨噬细胞可表达补体受体、Fc受体、模式识别受体等多种受体，通过胞饮作用、吞噬作用、受体介导的内吞作用等摄取抗原物质，吞噬和清除病原微生物等。单核/巨噬细胞摄取加工抗原能力很强，但是抗原提呈能力较弱。

DC是一类成熟时具有许多树突样突起的、能够识别、摄取和加工外源性抗原，并将抗原肽提呈给初始T细胞进而诱导T细胞活化增殖的APC。根据成熟状态，DC可分为未成熟DC和成熟DC。未成熟DC具有很强的抗原加工能力，但抗原提呈和激发免疫应答的能力较弱。成熟DC识别和摄取外源性抗原的能力弱，能有效提呈抗原和激活T细胞，启动适应性免疫应答。

3. 其他免疫细胞 参与免疫效应的其他免疫细胞还有中性粒细胞（neutrophil）、嗜酸性粒细胞（eosinophil）、嗜碱性粒细胞（basophil）和肥大细胞（mast cell）等，它们在炎症和天然免疫中发挥着重要功能，如清除外来微生物和死亡组织等。

（三）免疫分子

免疫分子是由一些免疫活性细胞或相关细胞合成的，参与机体免疫反应或免疫调节的蛋白质及小分子多肽物质，主要包括免疫球蛋白、补体、细胞因子、细胞黏附分子及人白细胞分化抗原等。

1. 免疫球蛋白 免疫球蛋白（immunoglobulin，Ig）是指一组由浆细胞产生的具有抗体活性和/或抗体样结构的球蛋白，约占血浆蛋白总量的 20%，主要分布于血清中，也分布于组织液、外分泌液及某些细胞膜表面。Ig 分子由 2 条重链和 2 条轻链组成，根据重链恒定区的不同可分为 μ 链、γ 链、α 链、δ 链和 ε 链，分别对应 IgM、IgG、IgA、IgD 和 IgE。轻链分为 κ 链和 λ 链，正常人血清免疫球蛋白 κ∶λ 约为 2∶1。Ig 可分为分泌型 Ig（secreted Ig，sIg）和膜型 Ig（membrance Ig，mIg）两类，sIg 主要存在于体液中，mIg 是 B 细胞膜上的抗原受体。IgG 是血清中含量最高的 Ig，是机体抗感染的“主力军”，可穿过胎盘屏障，在新生儿抗感染免疫中发挥重要作用。IgM 是初次免疫应答中最早出现的抗体。

2. 补体系统 补体（complement，C）是存在于人和脊椎动物血清及组织液中的一组具有酶原活性的球蛋白，与其调节因子和相关膜蛋白共同组成一个反应系统，故统称为补体系统。补体系统可通过细胞毒作用、调理作用等广泛参与机体抗感染防御以及免疫应答，也可与抗原-抗体复合物结合介导免疫病理性损伤。按性质和功能可将补体分为三类：①在体液中参与补体活化级联反应的各种固有成分；②以可溶性形式或膜结合形式存在的各种补体调节蛋白；③结合补体片段或调节补体生物效应的各种受体。已发现三条补体激活途径：①经典途径（classical pathway）；②甘露糖结合凝集素途径（mannan binding lectin pathway，MBL pathway）；③旁路途径（alternative pathway）。

3. 细胞因子与黏附分子 细胞因子（cytokine）是由免疫细胞及组织细胞表达并分泌的，在细胞间发挥相互调控作用的一类小分子蛋白质或多肽，通过与细胞表面相应受体的结合发挥生物学效应。现已发现 200 余种细胞因子，一种细胞可产生多种细胞因子，一种细胞因子可由多种细胞产生。细胞因子在调节免疫应答、诱导炎症反应、影响造血功能、抗增殖等多方面发挥作用。黏附分子（adhesion molecule，AM）是介导细胞间或细胞与细胞外基质间相互结合的分子。黏附分子以受体-配体结合的形式发挥细胞间的黏附作用，参与细胞附着、移动，发育与分化以及细胞识别、活化和信号转导等过程，在免疫应答、炎症发生、肿瘤转移和创伤愈合等方面发挥重要的作用。细胞因子与黏附分子是构成免疫应答的重要物质基础，检测这些分子可反映机体的免疫状态。在某些病理状态时，细胞因子或黏附分子水平与疾病的严重程度和预后密切相关。

4. 人白细胞分化抗原 人白细胞分化抗原（human leukocyte differentiation antigen，HLDA）是指造血干细胞在分化为不同谱系（lineage）、不同阶段及细胞活化过程中，出现或消失的细胞表面标记分子，是免疫细胞相互识别和作用的重要分子基础。大部分 HLDA 都是跨膜蛋白，少部分以糖基磷脂酰肌醇形式锚定于细胞膜表面，少量是碳水化合物。HLDA 大都是跨膜的蛋白或糖蛋白，含有胞膜外区、跨膜区和胞质区。HLDA 检测是识别细胞及不同分化阶段细胞或细胞亚群最主要的方法。

二、免疫应答

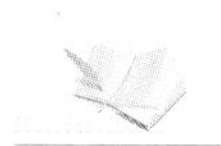

免疫应答（immune response）是指机体免疫系统接受免疫原刺激发生的一系列反应，并

以分解或排出该免疫原为目的的过程，可分为固有免疫应答和适应性免疫应答。

（一）固有免疫应答

固有免疫应答是指机体固有免疫细胞和分子在识别病原体及其产物或体内细胞凋亡、畸变等“非己”抗原性异物后，迅速活化并有效吞噬、杀伤、清除病原体或体内“非己”物质，从而产生非特异性抗感染、抗肿瘤、免疫调节等生理过程。固有免疫应答是生物体在长期进化中逐渐形成的，是机体抵御病原体入侵的第一道防线。

（二）适应性免疫应答

适应性免疫应答是由 T 淋巴细胞、B 淋巴细胞受抗原刺激后，经活化、增殖、分化为效应细胞，产生一系列生物学效应的过程，从而达到维持机体内环境稳定的目的。适应性免疫应答是一个复杂的连续过程，分为识别阶段（recognition phase）、活化阶段（activation phase）和效应阶段（effect phase），具有适应性、多样性、记忆性的特点。适应性免疫包括体液免疫和细胞免疫两大类，体液免疫由 B 细胞产生的抗体介导，主要针对胞外病原体和毒素；细胞免疫则由 T 细胞介导，主要针对胞内病原体。适应性免疫应答的存在使得机体再次接触相同抗原时，可出现增强性免疫应答。

三、免疫调节

免疫调节（immune regulation）是指免疫应答中免疫分子间、免疫细胞间、免疫系统与机体其他系统间相互作用，构成一个相互协调与制约的调节网络，使机体的免疫应答处于合适强度与水平，从而维持机体内环境的稳定。免疫调节贯穿整个免疫应答过程，有多种免疫分子、免疫细胞和机体多个系统共同参与。免疫应答也受到许多因素的影响和制约，如遗传基因、免疫系统内部因素及宿主整体生理水平等。如果免疫调节功能失调或异常，对“非己”抗原不能产生有效的免疫应答，就会丧失有效的免疫保护作用，机体将会受到损伤；对自身成分产生免疫攻击，就会发生自身免疫病。

第二节　免疫学技术的发展

免疫学理论和技术与临床医学实践相结合，大大拓展了应用价值。基于体外抗原和抗体特异性结合反应的各种免疫学技术，已被广泛用于临床标本中相应抗原或抗体物质的检测，在临床诊疗中发挥着重要作用。免疫学技术还应用于生命科学、法医学和食品科学等研究。开发灵敏度更高、同时进行多标记物分析的免疫学技术是未来发展的趋势。

一、免疫学技术的发展历程

随着各种免疫物质的发现，免疫学技术应运而生，从而应用于疾病的诊断和治疗。免疫学技术的进步与微生物学研究是密不可分的，病原菌的发现和疫苗的研制推动了免疫学的发展。如果对免疫学技术的发展进行阶段划分，可分为经典免疫学技术、现代免疫学技术和自动化免疫学技术三个阶段。

1. 经典免疫学技术　经典免疫学技术主要包括凝集试验、沉淀试验、补体结合试验等。

凝集试验包括直接凝集试验、间接凝集试验和自身红细胞凝集试验等。免疫学技术的出现最早可追溯至十九世纪末。1896 年，Widal 发现在一定浓度的伤寒杆菌中加入伤寒患者血清可引起细菌发生特异的凝集现象，这就是最早用于伤寒病原体感染诊断的凝集试验，亦称为肥达试验（Widal test）。1900 年，Landsteiner 发现一些人的血浆能使另一些人的红细胞凝集，这种同种凝集现象的发现，成为 ABO 血型分型的基础，并获得了 1930 年的诺贝尔生理学或医学奖。

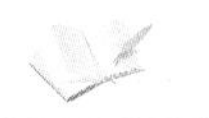

沉淀试验包括了单向免疫扩散、双向免疫扩散、免疫电泳、免疫透射比浊和免疫散射比浊等。1905年，Bechhold在凝胶介质中进行了抗原-抗体试验，发现抗原-抗体的特异结合可在凝胶中产生沉淀。1946年Oudin报道了试管单向免疫扩散试验，1965年Mancini提出了平板单向免疫扩散试验，该试验使得以前只能进行定性测定的免疫试验进入到了定量测定的时代。1953年Grabar和Williams首先报道了免疫电泳，其将区带电泳和免疫双向扩散有机结合起来，便于纯化抗原和抗体的分析。其后，又出现了免疫固定电泳、对流免疫电泳和火箭免疫电泳等。这些沉淀试验不但测定范围窄、灵敏度低，且烦琐费时。到了20世纪70年代，根据液相中抗原-抗体快速结合的原理，出现了免疫透射比浊、免疫散射比浊和免疫胶乳增强比浊等测定方法，并用于临床体液特定蛋白含量的测定，现已有多种自动化检测仪器应用于临床检验。

目前凝集试验和沉淀试验仍是临床常用的免疫检验技术，除了免疫比浊外，均无须特殊的仪器设备，操作简单方便，仍有着广阔的应用空间，有其不可替代的用途。另外，这些方法的局限性还是非常明显的，如测定灵敏度低，除少数外，基本上都是定性测定，这些不足大大限制了其在临床诊断中的应用价值。

2. 现代免疫学技术 现代免疫学技术，主要是指标记免疫学技术，包括荧光免疫技术、放射免疫技术、酶免疫技术和化学发光免疫技术等。与经典免疫学技术相比较，现代免疫学技术在特异性和灵敏度上都得到显著提高。

1945年Coons等人利用荧光抗体技术准确定位组织或细胞中的抗原物质，最早使用的标记物是荧光素。在荧光素标记抗细胞表面分子的基础上，发展用于淋巴细胞及其亚群等分析的流式细胞分析技术（flow cytometry，FCM）。1960年Yalow和Berson首次建立了利用放射性核素作为标记物的放射免疫分析（radioimmunoassay，RIA）来测定内源性血浆胰岛素的方法，解决了微量生物活性物质如激素等难以临床检测问题，Yalow因此获得了1977年的诺贝尔生理学或医学奖。尽管放射免疫分析的出现是免疫测定技术发展史上的一个里程碑，但由于其试剂半衰期短、实验废液难以处理且放射性污染等缺点，现已逐步退出在临床检验中的应用。

1966年，法国巴斯德研究所的Avrameas和Uriel及美国的Nakane和Pierce同时报道了将酶替代荧光素的酶免疫测定技术，通过光学显微镜和电子显微镜来观察，用于抗原在组织中的定位。在酶免疫组织化学的基础上，酶联免疫吸附试验（enzyme-linked immunosorbent assay，ELISA）出现，成为一种非常简便的研究工具，而且迅速地应用于各种生物活性物质及标志物的检验。1972年Rubenstein等建立了一种无须分离洗涤步骤的均相酶免疫测定技术，该技术主要用于小分子物质如药物等的测定。1975年，Kohler和Milstein发明的杂交瘤技术及单克隆抗体应用于免疫测定，极大地提高了测定的灵敏度和特异性，且为不同免疫测定方法的建立提供了基础，相继出现了各种免疫测定技术。1977年Arakawe等首先报道用发光信号进行酶标记免疫分析，成为后来的化学发光酶免疫试验的先驱。1982年，Meurman等发明时间分辨荧光免疫试验/测定（time resolved fluorescence immunoassay，TRFIA）用于风疹病毒抗体的检测。1983年，Weeks等合成了吖啶酯用于发光免疫试验。1990年，Leland等将化学发光中使用的三丙胺与发光结合物三联吡啶钌结合，建立了电化学发光反应体系，成为后来采用三联吡啶钌标记的电化学发光免疫试验（electrochemiluminescence immunoassay，ECLIA）的基础。1994年，Ullman等报道了一种均相免疫化学发光检测技术，即发光氧通道免疫试验（luminescent oxygen channeling immunoassay）。同时，胶体金、纳米金和量子标记物的出现，也为快速、高灵敏免疫测定提供了更广阔的发展空间。

3. 自动化免疫学技术 自动化免疫学技术，主要是指免疫浊度测定的自动化分析、酶免疫测定的自动化分析、荧光免疫测定的自动化分析和化学发光免疫测定的自动化分析。

20 世纪 90 年代，基于上述不同测定原理的各种自动化免疫分析仪已广泛地应用于临床检验工作。自动化免疫分析仪主要利用计算机控制免疫学检验过程中的取样、加试剂、混合、温育、固相载体分离、信号检测、数据处理、结果报告和检测后的仪器清洗等各个步骤，仪器自动完成整个免疫检测过程，极大程度地优化检验流程，减轻工作人员劳动负担，提高了检验结果的重复性和正确度。

纵观免疫学技术的发展历程，这些建立在抗原和抗体特异结合基础上的免疫学技术，已成为我们了解认识生命科学的一个难以替代的手段，其发展的每一步都离不开相关学科的深入研究。从理论上讲，人体任何一种物质，只要能得到其相应的抗体，均可通过建立相应的免疫学方法用于检测。免疫学技术的飞跃发展，细胞工程技术、基因工程技术及分子生物学技术等不同学科先进技术融合，使免疫学技术方法的发展日新月异。免疫学技术正以其特异性强、敏感性高、稳定、简便和快速的优势，广泛应用于生物学、医学以及其他相关领域。免疫学技术发展简要历程见表 1-2。

表 1-2 免疫学技术发展历程简表

时间(年)	学者	贡献
1894	J. Bordet	补体与溶菌活性
1896	H. Durham, M. von Gruber	特异凝集反应
1896	G. Widal, A. Sicad	肥达试验
1897	R. Kraus	沉淀试验
1900	J. Bordet, O. Gengou	补体结合试验
1900	K. Landsteiner	人类 ABO 血型及其抗体
1906	A. Wassermann	梅毒补体结合试验
1935	M. Heidelberger, F. Kendall	纯化抗体，定量沉淀反应
1941	A. Coons	免疫荧光标记
1946	J. Oudin	单向免疫扩散试验
1948	O. Ouchterlony, S. Elek	双向免疫扩散试验
1953	P. Grabar, C. Williams	免疫电泳分析，Ig 多样性
1960	R. Yallow, S. Berson	放射免疫试验
1966	S. Avrames, J. Uriel 等	酶标免疫技术
1971	E. Engvall, P. Perlmann 等	ELISA
1972	K. Rubenstein	均相酶免疫试验
1974	M. J Fulwyler 等	流式细胞术
1975	G. Kohler, C. Milstein	杂交瘤技术与单克隆抗体
1977	H. Arakawe 等	化学发光酶免疫试验
1980	T. Fujioka 等	磁性免疫微球技术
1982	O. Meurman 等	时间分辨荧光免疫试验
1983	I. Weeks	吖啶酯标记直接化学发光免疫试验
1990	J. Leland	电化学发光免疫试验
1991	E. Betzig 等	单分子免疫分析技术
1992	T. Sano	免疫 -PCR 技术
1998	Warren C. W. Chan, Shuming Nie	量子点标记免疫分析技术
1999	E. Ullman	发光氧通道均相化学发光免疫试验
2001	Arash Dodge 等	免疫芯片

二、免疫学技术的发展趋势

免疫学技术发展迅速，已成为一种特异、灵敏、高通量的分析方法，在各种疾病的诊断和防治中起着重要的作用。由于新技术的发展，许多与免疫无关的物质亦可作为免疫原而制备其相应抗体并用于这些物质的测定。免疫学技术除用于免疫细胞、免疫分子检测外，涉及蛋白质、激素、药物等医学检验的各个领域。医学的发展也要求免疫学技术能够在特定部位取得微量样本进行精确的分析。免疫学技术在临床检验应用中，呈现越来越多的趋势。随着分子生物学、微纳电子学、人工智能等学科等科研方面取得的进展，免疫学检验技术正朝着更快速、更简便、更敏感的方向发展。

第三节 临床免疫学检验

临床免疫学检验是研究免疫学技术及其在医学检验领域应用的一门学科，是医学检验技术专业的重要组成部分。免疫学技术则重点阐述免疫学技术的原理、类型、技术要点、临床应用及其方法学评价。利用免疫学技术检测临床标本中相应抗原或抗体物质，用于临床疾病的预防、诊断及治疗评估，进一步研究其与疾病发生发展的相关机制，推动临床免疫学与医学检验技术的融合，助力临床免疫学检验的创新发展。

一、临床免疫学

临床免疫学(clinical immunology)是将免疫学基础理论、临床疾病与免疫学技术相结合，用于阐明疾病的免疫病理机制，进行疾病诊断与鉴别诊断，评价治疗效果和判断预后的多个分支学科的总称。近几年来，免疫学技术越来越先进、准确和微量，使临床上许多与免疫相关疾病的诊断、免疫预防、免疫治疗及发病机制研究等均成为现实，开拓了认识生命奥秘的诸多重要途径，推动了许多临床免疫学方面的研究应用于临床。临床免疫学发展的主要方向是将基础免疫学研究所取得的理论成果应用于临床疾病的诊治，探讨新的免疫规律与临床疾病的关系，进一步促进临床免疫学与各相关学科的创新发展。

1. 免疫病理学(immunopathology) 研究免疫相关疾病的发生、发展及机制的分支学科，是基础免疫研究与临床医学研究间的桥梁。通过对免疫细胞、炎性细胞、免疫分子的研究，了解这些细胞或分子的功能失衡或缺陷与导致自身免疫性疾病、免疫缺陷病、免疫增殖病之间的相互关系，免疫应答的异常在造成组织器官病理损伤中的重要作用。

2. 感染免疫学(infection immunology) 研究病原生物与宿主相互关系从而控制感染的学科。在感染免疫学研究中，将机体的固有免疫与获得性免疫有机结合，固有免疫不仅具有快速反应的能力，而且对随后发生的获得性免疫应答反应类型起决定性作用。固有免疫与获得性免疫的相互调节，以及生物疫苗在免疫防御中的作用等均是感染免疫学研究的重点。

3. 肿瘤免疫学(tumor immunology) 研究肿瘤抗原性质、机体对肿瘤的免疫应答、机体免疫功能与肿瘤发生发展的关系，以及肿瘤的免疫诊断和免疫防治的学科。肿瘤的生物免疫治疗、基因治疗和靶向治疗是当前研究的热点。肿瘤免疫学检验是通过免疫学方法进行肿瘤的辅助诊断、疗效观察和复发监测及对患者免疫功能状态的评估。

4. 移植免疫学(transplantation immunology) 研究与排斥反应相关的抗原及其诱导的免疫应答机制的学科。保障移植物的存活是移植免疫学研究的主要目的，其存活的关键因素是受者对移植物排斥反应的强弱。通过检测 HLA 抗原及组织配型来选择移植物，采用免疫学技术监测排斥反应，利用免疫抑制剂调控排斥反应。因此，移植免疫学检验主要研究移植前供、受者的组织分型和配型、移植后受者的免疫学检测以及免疫抑制剂血药浓度检测的相关指标和技术。

二、临床免疫学检验

1. 研究内容　临床免疫学检验是研究免疫学技术在临床领域中应用的一门学科，可分为两部分：一部分为利用免疫检测原理与技术检测免疫活性细胞、抗原、抗体、补体、细胞因子、细胞黏附分子等免疫相关物质；另一部分是利用免疫检测原理与技术检测体液中微量物质如激素、酶、血浆微量蛋白、血液药物浓度、微量元素等。这些检测项目及其结果为临床确定诊断、分析病情、调整治疗方案和判断预后等提供了有效的实验依据。正确理解检测项目的特点，加强与临床的沟通，协助临床医生正确地选择相关检验项目，是临床免疫学检验研究的另一重要内容。

2. 专业学习　临床免疫学检验是医学检验专业的一门重要课程。学习临床免疫学检验课程，主要掌握免疫学技术的基本概念、理论、特点及应用，了解临床免疫学检验项目的特点与选择。同时，临床免疫学检验的学习，必须在掌握免疫学技术理论的基础上，通过实际技能操作培训才能完善。熟悉每一项技术本身的特异性、敏感性和稳定性，了解不同免疫学技术检测指标的差异，正确选择及进行应用评价是专业人员应具备的基本素质。为保证检验结果正确，强化和完善临床免疫学检验的全面质量控制体系、执行标准化程序操作，以及规范实验仪器的校准，是确保检测质量水平的关键。

3. 发展趋势　临床免疫学检验随着标记免疫技术的发展取得了质的飞跃，由于标记免疫技术的成熟和完善，单克隆抗体技术和计算机信息技术的飞速发展，使得荧光免疫技术、酶联免疫分析技术、速率散射免疫分析技术、化学发光免疫技术和流式免疫分析等新技术、新方法以自动化的形式用于临床检验，各项技术所具有的特异性好、敏感性高、简单、快速和稳定的特点使它们在临床诊断、治疗、预防和研究中发挥了不可替代的作用。特别是近年来，单分子免疫技术、质谱技术的飞速发展并应用于临床检验，推动了分子遗传学与分子药物基因组学研究的深入，为精准医疗与个体化治疗的实施提供了基础。

小结与展望

免疫系统是构成机体免疫功能的物质基础，由免疫器官、免疫细胞及免疫分子组成。免疫功能是由机体的免疫系统来执行，包括免疫防御、免疫监视和免疫自稳三大功能，维持机体内环境正常的生理功能及稳定。

免疫学技术的发展可分为经典免疫学技术、现代免疫学技术和自动化免疫学技术三个阶段。标记免疫技术具有特异性好、敏感性高、简单、快速和稳定的特点。正确理解检测项目的特点，协助临床医生正确地选择相关检验项目，是临床免疫学检验研究的另一重要内容。

学习医学免疫学的基本概念，了解临床免疫学的理论基础，掌握免疫学技术的检测原理及其关键性影响因素和局限性，熟悉检验项目的特点及应用，是学习和研究临床免疫学检验的重要途径。

（郑晓群）

思考题

1. 机体的免疫系统由哪些几部分组成？各自的功能是什么？
2. 外周免疫器官主要由哪些器官或组织组成？在免疫应答中发挥什么作用？
3. 免疫应答主要分为哪几个阶段？主要涉及哪些免疫器官、免疫细胞和免疫分子？
4. 免疫学技术的发展经历了哪些主要阶段？有哪些关键性技术？

第二章　抗原、抗体及其制备

教学目标与要求

掌握　抗血清制备的基本原则和方法流程，单克隆抗体的概念、制备技术及与多克隆抗体的异同点。

熟悉　抗原、抗体的特性及分类，颗粒性抗原、可溶性抗原等的制备和纯化方法。

了解　基因工程抗体制备的原理及最新进展。

抗原和抗体是免疫反应的基本条件，也是免疫学检测的两大重要因素。抗原的纯化是制备特异性抗体的前提条件，抗体是机体在抗原刺激下所产生的特异性免疫应答的重要产物，是免疫学实验中的常用试剂，可用于疾病诊断和研究；也是现代医学的重要治疗手段之一，在疾病的预防和治疗中发挥越来越重要的作用。

第一节　抗原和抗体

一、抗原

抗原（antigen，Ag）是指所有能启动、激发和诱导免疫应答的物质，其可被 T 细胞、B 细胞表面特异性抗原受体（TCR 或 BCR）识别及结合，激活 T/B 细胞产生应答产物（特异性淋巴细胞或抗体），并与之发生特异性反应。抗原可来自外界或自身，机体免疫细胞通常识别的抗原多数是蛋白质，少数为多糖、脂类和核酸等。

（一）抗原的免疫原性和免疫反应性

抗原具有免疫原性（immunogenicity）和免疫反应性（immunoreactivity）。免疫原性是指抗原被 T 细胞、B 细胞表面特异性抗原受体（TCR 或 BCR）识别及结合，诱导机体产生适应性免疫应答（活化的 T/B 细胞或抗体）的能力；免疫反应性是指抗原与其所诱导产生的免疫应答效应物质（活化的 T/B 细胞或抗体）特异性结合的能力。同时具有免疫原性和免疫反应性的物质称为完全抗原；只有免疫反应性而无免疫原性的物质称为半抗原。半抗原与大分子蛋白质或多聚赖氨酸等载体交联或结合后可获得免疫原性，刺激机体产生特异的针对半抗原的抗体，这是制备半抗原特异抗体的理论基础。

抗原的免疫原性主要取决于抗原的异物性和理化特性，也与机体的遗传、性别、生理状态及抗原进入机体的途径和方式有关。①异物性：抗原通常为非己物质。抗原与机体之间的亲缘关系越远，免疫原性越强。因此，要得到病原体抗原成分或人体组织抗原成分的特异性抗体，则通常将其免疫家兔、小鼠、羊、马等动物。②理化特性：天然抗原多为大分子有机物，蛋白质免疫原性较强；抗原分子量越大，则免疫原性越强；多支链或含环状结构基团的抗原较直链抗原免疫原性强；聚合状态蛋白较单体的免疫原性强；颗粒性抗原较可溶性抗原的免疫原性强。③机体的遗传、性别、生理状态：机体对抗原的免疫应答受多种遗传

基因特别是主要组织相容性复合体（major histocompatibility complex，MHC）基因的控制；还受机体年龄、性别与健康状态的影响。因此，在使用抗原免疫动物制备抗体时，选择合适的动物种类非常重要，应选择发育成熟且健康的动物。④抗原进入机体的途径和方式：抗原进入机体的量、途径、次数、频率及免疫佐剂的应用等均可影响机体对抗原的应答。适量抗原可诱导免疫应答，剂量过低或过高可诱导免疫耐受；皮内和皮下免疫容易诱导免疫应答，肌内注射次之，腹腔和静脉注射效果较差；适时间隔免疫可诱导强免疫应答，频繁注射抗原易诱导免疫耐受或 Arthus 反应；不同类型的免疫佐剂可明显影响免疫应答的强度和类型。

（二）抗原的特异性

抗原的特异性（specificity）是指抗原刺激机体产生免疫应答及其与应答产物发生反应所显示的专一性。抗原的特异性是进行免疫预防和免疫诊断的基础。

1. 抗原表位　抗原表位是决定抗原分子特异性的结构基础。淋巴细胞通过其表面抗原受体（TCR/BCR）识别并结合抗原，这种识别和结合并非针对整个抗原分子，而是抗原分子中某些特殊化学基团或区段，这些结构称为抗原表位（epitope）或抗原决定簇（antigenic determinant）。抗原表位通常由 5～15 个氨基酸残基组成，也可以由多糖残基和核苷酸组成。

2. 抗原结合价　抗原分子中能与抗体分子结合的抗原表位的总数称为抗原结合价（antigenic valence）。天然抗原通常是多价的，如仅仅细菌细胞壁即含有一百多种不同的表位，即使是一个简单的病毒也具有很多种不同的表位。用大分子蛋白抗原免疫机体，其上的多种表位可分别诱导机体产生相应的特异性抗体，即多克隆抗体并显示结合特异性。半抗原只具有单一的抗原表位，所以是单价的。

3. 共同表位和交叉反应　抗原特异性实际上是指抗原表位的特异性。如果两种不同的抗原含有相同（或相似）的表位，则它们均能与相应的抗体特异性结合，称为共同表位（common epitope），这种反应称为交叉反应。交叉反应在自然界很常见，如天花病毒和牛痘病毒有共同表位，因此接种牛痘可以预防天花。A 型溶血性链球菌的表面成分与人类心肌组织有共同表位，当机体感染了该菌并产生相应抗体后，可与心肌组织抗原结合，引起风湿性心脏病。

（三）用于免疫测定的抗原分类

免疫测定中所用的抗原可分为天然抗原、多肽抗原和重组抗原。

二、抗体

抗体（antibody，Ab）是免疫系统在抗原刺激下，由 B 淋巴细胞或记忆 B 细胞增殖分化成的浆细胞产生的、可与相应抗原发生特异性结合的免疫球蛋白。抗体主要分布在血清中，也分布于组织液、外分泌液、黏膜及某些细胞膜表面。

（一）抗体的基本结构

抗体的基本单位由结构对称的四条肽链组成，包括两条重链（heavy chain，H 链）及两条轻链（light chain，L 链）。重链和轻链之间，分别由数量不等的二硫键连接。这种四肽链的结构又称为免疫球蛋白（Ig）的单体。

1. 重链和轻链

（1）重链：分子质量为 50～70kDa，由 450～550 个氨基酸残基组成。各类 Ig 重链恒定区的氨基酸组成和排列顺序不尽相同，因而其抗原性也不同。据此，可将 Ig 分为五类（class），即 IgM、IgD、IgG、IgA 和 IgE，其相应的重链分别称为 μ 链、δ 链、γ 链、α 链和 ε 链。不同类别的 Ig 具有不同的特征，如链内和链间二硫键的数目和位置、连接寡糖的数量、结

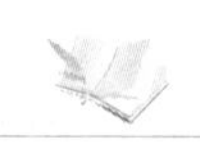

构域的数目及铰链区的长度等均不完全相同。即使是同一类 Ig 其铰链区的氨基酸组成和重链二硫键的数目和位置也不同，据此又可将同类 Ig 分为不同的亚类（subclass）。如人 IgG 可分为 IgG1～IgG4，IgA 可分为 IgA1 和 IgA2。

（2）轻链：分子质量约为 25kDa，由 214 个氨基酸残基组成。轻链有两种，分别为 κ 链和 λ 链，据此可将 Ig 分为两型，即 κ 型和 λ 型。一个天然 Ig 分子上两条轻链的型别总是相同的，但同一个体内可存在分别带有 κ 链和 λ 链的抗体分子。5 类 Ig 中每类 Ig 都可以有 κ 链或 λ 链，两型轻链的功能无差异。根据恒定区个别氨基酸的差异，λ 链又可分为 λ1、λ2、λ3 和 λ4 四个亚型。

2. 可变区和恒定区　通过分析不同免疫球蛋白重链和轻链的氨基酸序列，发现重链和轻链靠近 N 端的约 110 个氨基酸的序列变化很大，其他部分氨基酸序列则相对恒定。Ig 轻链和重链中靠近 N 端氨基酸序列变化较大的区域称为可变区（variable region，V 区），分别占重链和轻链的 1/4 和 1/2；而靠近 C 端氨基酸序列相对稳定的区域，称为恒定区（constant region，C 区），分别占重链和轻链的 3/4 和 1/2（图 2-1）。

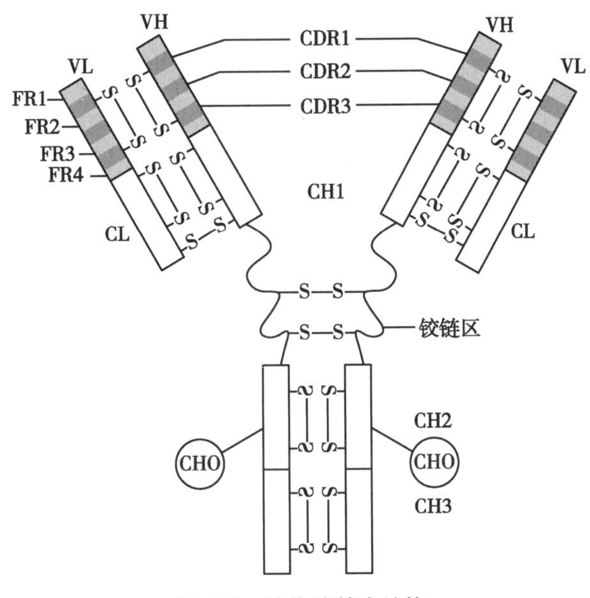

图 2-1　抗体的基本结构

（1）可变区：重链和轻链的 V 区分别称为 VH 和 VL。VH 和 VL 各有 3 个区域的氨基酸组成和排列顺序高度可变，称为高变区（hypervariable region，HVR）或互补决定区（complementarity determining region，CDR），分别用 CDR1、CDR2 和 CDR3 表示，一般 CDR3 变化程度更高。VH 的 3 个高变区分别位于 29～31、49～58 和 95～102 位氨基酸，VL 的 3 个高变区分别位于 28～35、49～56 和 91～98 位氨基酸。VH 和 VL 的 3 个 CDR 共同组成 Ig 的抗原结合部位，决定着抗体的特异性，负责识别及结合抗原，从而介导免疫效应。在 V 区中，CDR 之外的区域氨基酸组成和排列顺序相对不易变化，称为骨架区（framework region，FR）。VH 或 VL 各有四个骨架区，分别用 FR1、FR2、FR3 和 FR4 表示。

（2）恒定区：重链和轻链的 C 区分别称为 CH 和 CL。不同型 IgCH 的长度不一，有的包括 CH1、CH2 和 CH3；有的更长，包括 CH1、CH2、CH3 和 CH4。同一种属的个体，所产生针对不同抗原的同一类别 Ig，其 C 区氨基酸组成和排列顺序比较恒定，其免疫原性相同，但 V 区各异。如针对不同抗原的人 IgG 抗体，它们的 V 区不同，所以只能与相应的抗原发生特异性结合，但 C 区是相同的，均含有 γ 链，因此抗人 IgG 抗体（第二抗体）均能与之结合。

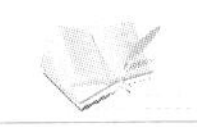

3. 结构域 Ig分子的两条重链和两条轻链都可折叠为数个球形结构域（domain），每个结构域一般有其相应的功能。轻链有VL和CL两个结构域；IgG、IgA和IgD重链有VH、CH1、CH2和CH3四个结构域；IgM和IgE重链有五个结构域，比IgG多1个CH4。这些结构域功能虽不同，但结构相似，每个结构域约由110个氨基酸组成。

4. 铰链区 铰链区（hinge region）位于Ig的CH1与CH2之间，含有丰富的脯氨酸，因此易伸展弯曲，能改变两个结合抗原的Y形臂之间的距离，有利于抗体同时结合两个抗原表位。铰链区易被木瓜蛋白酶、胃蛋白酶等水解，产生不同的水解片段。五类Ig或亚类的铰链区不尽相同，例如，人IgG1、IgG2、IgG4和IgA的铰链区较短，而IgG3和IgD的铰链区较长，IgM和IgE无铰链区。免疫球蛋白的功能与其结构密切相关。同一免疫球蛋白的V区与C区氨基酸组成和顺序的不同，决定了它们功能上的差异；许多不同的免疫球蛋白在V区和C区结构变化的规律性，又使得免疫球蛋白的V区和C区在功能上有各自的共性。V区和C区的作用，构成了免疫球蛋白的生物学功能。

（二）抗体的特性

抗体具有特异性、多样性及免疫原性。

1. 特异性 抗体的抗原结合部位由抗体分子VH和VL上各自的三个超变区组成，该部位形成一个与抗原表位互补的沟槽，决定抗体结合抗原的特异性。

2. 多样性 不同抗原刺激B细胞所产生的抗体在特异性以及类型等方面均不尽相同，呈现明显的多样性。自然界中抗原种类繁多、分子结构复杂，每种抗原常含有多种表位。这些抗原刺激机体产生的抗体包括针对各抗原表位的特异性抗体，以及针对同一抗原表位的不同类型的抗体。因此，机体对任一种（或任一类）抗原所产生的抗血清或抗体，实际上是异质性抗体（可变区不同）的总和。

3. 免疫原性 抗体的化学性质是蛋白质，故其本身也具有免疫原性，可激发机体产生特异性免疫应答。其结构和功能的基础在于抗体分子中包含抗原表位。这些抗原表位呈现三种不同的血清型：同种型、同种异型和独特型。由于同种型的存在，可以用小鼠的IgG免疫家兔，产生兔抗小鼠IgG，家兔的这种针对小鼠IgG特异性抗体也称为抗抗体。反之，也可产生小鼠抗兔IgG。目前这些抗抗体在临床免疫学测定中是常用的检测试剂。

（三）用于免疫测定的抗体分类

免疫测定中所用的抗体可分为多克隆抗体（polyclonal antibodies，pAbs）、单克隆抗体（monoclonal antibodies，mAbs）和基因工程抗体（genetic engineering antibodies）。

第二节 抗原的制备

抗原是制备免疫诊断试剂的关键原料，可通过蛋白纯化、基因工程重组、化学合成等技术制备。抗原制备的要点包括可规模化制备、稳定保存、批间质量可控、稳定性好等。

一、天然抗原的制备

天然抗原多是动植物组织或微生物等提取纯化而来，为大分子有机物和蛋白质，保持了抗原本身结构（修饰和构象），抗原表位覆盖全面。但过长的抗原序列会带来可能的非特异性结合，另外纯化难度和成本相对较大。

二、重组抗原的制备

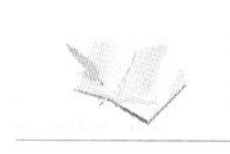

近年来由于分子生物学技术的进步，可以将编码抗原氨基酸序列的基因克隆与适当载

体(如细菌或病毒)DNA分子相连接，然后转入受体细胞中(如原核细胞的大肠杆菌或真核细胞酵母菌及哺乳动物细胞)使之表达，即能获得具有免疫原性的重组蛋白，经纯化后可作为抗原，此即基因重组抗原，也称基因工程抗原。克隆特定蛋白的难度较小，能批量化生产纯度较高的蛋白及少见的天然抗原，并能给特定蛋白添加标签，但相比天然抗原较难保持本身结构(修饰和构象)。

1. 载体构建 表达载体的选择会影响重组抗原的表达水平，常用的载体有细菌、病毒等。将编码抗原氨基酸序列的基因片段和表达载体利用限制性内切酶进行双酶切，再加入DNA连接酶处理。之后，将连接产物转化或转染到感受态细胞中，培养基37℃震荡培养出阳性克隆单菌落进行测定。

2. 克隆 挑取测定正确的单菌落接种于培养基扩大培养。

3. 表达 离心菌液收集菌体，将菌体重悬于缓冲液中，再超声破碎菌体；离心，收集上清及沉淀进行SDS-PAGE检测，观察有无明显条带来判断重组蛋白的表达情况。

4. 纯化 将菌体沉淀，加入裂解液孵育后离心，收集裂解上清液进行稀释、过滤。之后，利用亲和层析等方法进行纯化。

三、多肽抗原的制备

用化学方法可将活化氨基酸聚合，使之成为合成多肽。可根据靶抗原的天然序列，使用抗原设计软件，进行氨基酸序列分析预测的短氨基酸序列。一般用于获得困难、分子量小的抗原。

第三节 免疫原的制备

免疫原(immunogen)是能刺激机体免疫系统产生特异性抗体或致敏淋巴细胞的抗原。在抗体制备过程中，高质量的免疫原是制备合格抗体的前提条件。免疫原制备的要点：除了纯度，还需要选择具有高免疫原性的分子，包括高异源性、分子量大、结构复杂、可被机体蛋白酶降解等。

一、颗粒性免疫原的制备

颗粒性抗原主要包括人和各种动物细胞抗原、细菌抗原和寄生虫抗原等。常用的抗原有以下几种。①绵羊红细胞：其制备方法是采集健康绵羊的静脉血，立即注入无菌带有玻璃珠的三角烧瓶内，充分摇动15～20分钟，以除去纤维蛋白，即得抗凝绵羊全血。免疫动物前，取适量抗凝血放入离心管中，用无菌生理盐水洗细胞3次，最后配制成10^6/mL浓度的细胞悬液，即可用于制备溶血素。②细菌抗原：多采用液体或者固体培养基，菌体抗原需要100℃水浴2～2.5小时，杀菌并破坏鞭毛抗原后应用；鞭毛抗原要用有鞭毛的菌株，菌液用0.3%～0.5%甲醛处理。③细胞膜：有些细胞膜成分经打碎后也可制成颗粒性抗原。有时虫卵也可做成抗原，如日本血吸虫抗原可制成悬液供免疫用。

颗粒性抗原悬液呈浑浊状或乳浊状，免疫时多采用静脉内免疫法，较少使用佐剂做皮内注射。

二、可溶性免疫原的制备

蛋白质(糖蛋白、脂蛋白、酶类、补体和细菌外毒素)、多糖和核酸等都是可溶性抗原，这些抗原大多来自组织、细胞或血液，成分复杂，免疫动物前通常需要将组织和细胞破碎，经过一定的方法纯化才能获得所需要的抗原。

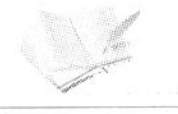

（一）组织和细胞可溶性抗原的粗提

1. 组织细胞抗原的制备　用于制备免疫原的组织材料必须是新鲜或低温（-40℃）保存的。在获得组织材料后应立即进行处理，去除包膜、结缔组织和大血管，脏器用生理盐水灌洗，去除血管内残留的血液，将洗净的组织剪成0.3～0.5cm小块，然后进行粉碎。粉碎的方法有两种：①高速组织捣碎机法：加入适量生理盐水，放入捣碎机内间断用高速（约1 000r/min）粉碎，每次30～60秒，时间过长会产热，制成组织匀浆；②研磨法：用玻璃匀浆器或乳钵研磨组织，经过旋转、压挤将组织粉碎。上述组织匀浆液经过2 000～3 000r/min离心10分钟后分为两部分，沉淀物含有大量的组织细胞和碎片，上清液经10 000～20 000r/min高速离心，去除微小的细胞碎片后可作为提取可溶性抗原的材料。

2. 细胞可溶性抗原的制备　抗原用的细胞包括正常细胞、病理细胞（如肿瘤细胞）或传代细胞。细胞抗原一般分为膜蛋白抗原、细胞质抗原、细胞核抗原及核膜抗原，这些抗原的制备均需将细胞破碎，方法如下。

（1）超声破碎法：利用超声波的机械振动使流体形成局部减压而发生内部流动、旋涡生成和消失，产生足以使细胞破碎的压力。超声波所使用的频率为1～20kHz不等。1次超声处理1～2分钟，总时间为10～15分钟。超声破碎法操作简单、省时且作用较温和，一般组织细胞皆易破碎，而细菌，尤其是真菌的厚膜孢子则较难打破。超声破碎时需间歇进行，以避免长时间产热使抗原破坏。

（2）酶处理法：通常用于微生物细胞壁和植物细胞壁的破碎，使其胞内成分释放出来。溶菌酶、纤维素酶和蜗牛酶等在一定的条件下能消化细菌和组织细胞，如溶菌酶在碱性环境中，能溶解微球菌、枯草杆菌、巨大芽孢杆菌等革兰氏阳性菌的细胞壁，而对于革兰氏阴性菌不能直接溶解细胞壁，当乙二胺四乙酸（EDTA）存在时，某些革兰氏阴性菌的细胞壁也能被溶菌酶所溶解。该法适用于溶解多种微生物细胞，具有作用条件温和、内含物成分不易被破坏、细胞壁损坏程度可以控制等特点。

（3）冻融法：冷冻可使细胞内水分结晶以及胞内外溶剂浓度突然改变而导致细胞破碎。其方法是将待破碎的细胞置于-20℃冰箱内完全冻结，然后取出让其在30～37℃中缓慢融化，如此反复两次，大部分组织细胞及细胞内的颗粒可被融破，但该法也可使某些生物活性物质失活。此法适用于组织细胞的破碎，而对微生物细胞的作用较差。

（4）表面活性剂处理法：在适当的温度、pH和低离子强度的条件下，表面活性剂能与脂蛋白形成微泡，使细胞膜通透性改变而导致细胞溶解。常用的表面活性剂有十二烷基磺酸钠（SDS）、去氧胆酸钠、二乙基十六烷基溴、吐温、Triton-100等。本法作用较温和，多用于细菌的破碎。在提取核酸时，常用该法破碎细胞。

（5）自溶法：利用组织细胞和微生物的自身酶系，在一定的pH值和温度下，使细胞裂解。动物组织细胞自溶的温度常选用0～4℃，对微生物常选用室温。自溶时需加入少量防腐剂，如甲苯、氯仿等。NaN_3能抑制酶的活力，不宜使用。

（二）可溶性抗原的纯化

细胞破碎后，胞内的成分释放到胞外，这些成分主要有蛋白质、多糖、脂类和核酸。其中蛋白质是最常用的抗原，要制备特异性高的抗血清通常需要将蛋白质抗原纯化，一般采用如下几种纯化方法：

1. 超速离心法　超速离心法是根据抗原比重特点进行分离的方法，分为差速离心法和密度梯度离心法。前者是指低速和高速离心交替进行，用于分离大小差别较大的抗原颗粒；密度梯度离心法是一种区带离心法，是在离心前在离心管中先装入密度梯度介质（如蔗糖、甘油、KBr、CsCl等），将待分离的标本置于梯度介质的顶部或梯度层的中间。利用蛋白质颗粒的浮力密度不同及在梯度密度介质中具有不同的沉降速度，使其处于不同密度的梯度层内，从而达到分离的目的。除个别成分外，用超速离心法分离和纯化抗原时，很难将某一抗原成分分离出来，故只用于少数大分子抗原（如 IgM、C1q、甲状腺球蛋白等），以及某些比重较轻的抗原物质（如载脂蛋白 A、B 等）的分离，而不适用于大多数中、小分子量蛋白质抗原。

2. 选择性沉淀法　是根据各种蛋白质在不同的理化因素作用下，其稳定性也不相同的特点，采用各种沉淀剂或改变某些条件促使抗原成分沉淀的方法。

（1）盐析法：蛋白质在水溶液中的溶解度主要取决于蛋白质分子表面离子及其周围水分子的数目。在蛋白质溶液中加入高浓度中性盐后，可使蛋白质分子周围的水化层减弱乃至消失；另外，由于离子强度发生改变，造成蛋白质表面的电荷大量被中和，致使蛋白质溶解度降低，从而使蛋白质分子之间聚集而沉淀。因不同蛋白质在不同盐浓度中的溶解度不同，其出现盐析的先后顺序也不同，所以盐析法可使某一蛋白质从其他蛋白中分离出来。盐析法是最经典的蛋白质分离纯化技术，优点是方法简便、有效、不影响抗原活性，缺点是提纯的抗原纯度不高。可用于蛋白质抗原的粗提、球蛋白的提取和蛋白质的浓缩等。最常用的盐析剂是 33%～50% 饱和度的硫酸铵。

（2）有机溶剂沉淀法：有机溶剂可降低溶液的电解常数，从而增加蛋白质分子间的静电引力，使蛋白质溶解度降低，使蛋白分子易于聚集而沉淀。另外，有机溶剂可破坏蛋白质的水化层，影响蛋白质分子的稳定性，致使蛋白质在一定浓度的有机溶剂中沉淀析出。常用的有机溶剂有乙醇和丙酮。此法分辨力比盐析法高，但由于有机溶剂的加入易引起蛋白质变性失活，使用该法必须在低温下进行，且在加入有机溶剂时注意搅拌均匀以免局部浓度过大导致蛋白质变性。

（3）聚合物沉淀法：聚乙二醇（polyethyleneglycol，PEG）和硫酸葡聚糖（dextran sulfate）等水溶性聚合物常用于沉淀蛋白质，这些聚合物在一定的 pH、离子强度、聚合物的分子量和蛋白质浓度条件下，可选择性沉淀不同分子量的蛋白质。一般情况下，3%～4% 的 PEG（MW2000～6000）可沉淀免疫复合物，6%～7% 的可沉淀 IgM，8%～12% 的可沉淀 IgG，12%～15% 的可沉淀其他球蛋白，25% 的可沉淀白蛋白。最突出的应用是用 3%～4% 的 PEG 沉淀免疫复合物，未结合的抗原和抗体留在溶液中。快速浊度测定法和循环免疫复合物测定法就是按此原理设计的。

（4）核酸沉淀剂法：从微生物或细胞提取蛋白质抗原时，其中常含有大量核酸成分。用氯化锰、鱼精蛋白或链霉素等沉淀剂可去除核酸。核糖核酸酶降解法则较为简便，用 DNA 酶或 RNA 酶与提取液在 4℃条件下共同作用 30～60 分钟，可有效去除核酸成分。

3. 凝胶层析法　利用凝胶的分子筛作用，将分子量不同的蛋白质进行分离。凝胶具有三维空间多孔网状结构，当不同分子量的蛋白质溶液缓慢地流经凝胶层析柱时，大分子蛋白质因直径较大不易进入凝胶颗粒的微孔内，只能留在颗粒的间隙，洗脱时则快速由上而下通过，最先洗脱下来；而小分子蛋白质可进入凝胶颗粒的微孔内，洗脱时向下移动的速度较慢，较迟洗脱下来。因此，通过凝胶层析法，蛋白质分子由大到小依次分离，通过分段收集，达到纯化蛋白质抗原的目的。

4. 离子交换层析法　利用一些带离子基团的纤维素或凝胶作离子交换剂，吸附交换带相反电荷的蛋白质抗原，将蛋白质抗原按所带电荷不同或量的差异分成不同的组分。由于各种蛋白质所带电荷量不同，与纤维素或凝胶结合的能力有差别，当梯度洗脱时，逐步增加流动相的离子强度，使加入的离子与蛋白质竞争纤维素上的电荷位点，从而使不同等电点的蛋白质分别解离。常用于蛋白质分离的离子交换剂有离子交换纤维素、离子交换凝胶和离子交换树脂。离子交换凝胶不仅具有纤维素离子交换剂的优点，而且具有分子筛的功能，在梯度洗脱时，对不同分子量的蛋白质具有很高的分辨能力。

5. 亲和层析法　利用生物大分子之间具有的专一性亲和力而设计的层析技术，例如抗原和抗体、酶和酶抑制剂、酶蛋白和辅酶、激素和受体之间有专一的亲和力，在一定条件下，二者能紧密结合成复合物。如果将复合物的已知一方固定在固相载体上，则可从溶液中专一性地分离和提纯另一方。亲和层析法纯化效率高且速度快，有时仅一步即可达到纯化的目的。

（三）免疫球蛋白片段的制备

免疫球蛋白作为免疫原可通过免疫动物制备出相应的抗体，而这种抗体常用于免疫球蛋白的检测。五类免疫球蛋白皆可用前面介绍的纯化方法提取出来。如果将免疫球蛋白分解成片段，如 Fc 段、Fab 段、轻链等作为免疫原制备抗血清，则可制得分辨力更高的特异性抗体。制备方法如下：

1. 非共价键解离法　肽链亚单位之间以氢键、静电引力等非共价键结合，这些键结合力较弱，可经两种方法将其断开制备片段。①改变 pH：蛋白质解离的临界值为 pH 3～4（羧基滴定范围）和 pH 9～10（赖氨酸 - 酪氨酸滴定范围），当加入酸或碱使 pH 低于 3 或高于 10 时，肽链亚单位就会解离。②利用强变性剂：多数蛋白在 8mol/L 脲或 6mol/L 盐酸胍中会发生变性，使肽链亚单位解离，此法也可用于载脂蛋白抗原的解离和胶原肽的提取。

2. 共价键解离法　二硫键是连接免疫球蛋白肽链的共价键，解离二硫键可将轻链与重链分开。解离的方法多采用氧化法和还原法。氧化法的优点是切开二硫键后，肽链不能重新形成二硫键，便于肽链纯化，缺点是蛋氨酸（甲硫氨酸）被氧化成亚砜，色氨酸侧链被破坏。还原法目前常用，其原理是将二硫键还原成巯基，但还原的巯基极不稳定，易再重新结合成二硫键，必须及时用碘乙酸或碘代乙酸胺进行羧甲基化以封闭巯基。

3. 溴化氰裂解法　溴化氰通过与蛋白质中的甲硫氨酸侧链的硫醚基反应，生成溴化亚氨内酯。后者与水反应，将肽链断裂。

4. 酶裂解法　酶裂解免疫球蛋白有极好的专一性，不同的酶可将其裂解成不同的片段。如木瓜蛋白酶可将 IgG 裂解成为两个 Fab 和一个 Fc 片段，胃蛋白酶可将 IgG 裂解成为一个 $F(ab')_2$ 片段和数个小片段（pFc'），胰蛋白酶则将 IgG 裂解成不规则的肽链。常用木瓜蛋白酶酶解 IgG 获得 Fc 作为抗原，以制备抗重链血清，用胃蛋白酶酶解 IgG 获得 $F(ab')_2$ 片段而去掉了 Fc 段。

（四）纯化抗原的鉴定

纯化抗原的鉴定内容包括含量鉴定、分子量鉴定、纯度鉴定和免疫活性鉴定等，其鉴定方法较多，实际应用时可选用几种方法联合进行鉴定。

1. 蛋白含量测定　采用紫外光吸收法、双缩脲法、Lowry 法、Bradford 法、BCA 法、磺基水杨酸法、荧光染料定量等。

2. 分子量测定　采用聚丙烯酰胺凝胶电泳（polyacrylamide gel electrophoresis，PAGE）法、凝胶过滤法等。

3. 纯度鉴定　采用醋酸纤维膜电泳、SDS-PAGE、毛细管电泳、等电聚焦、高效液相层析法等。

4. 免疫活性鉴定　采用双向免疫扩散法、免疫电泳法或 ELISA 法等。

（五）半抗原及载体

半抗原（hapten）是指仅有抗原性而无免疫原性的物质，如多糖、多肽、甾体激素、脂肪酸、类脂质、核酸以及化学物质等。半抗原不能直接用作免疫原，只有把这些半抗原与蛋白质等大分子物质结合后，才能刺激机体产生抗体或致敏淋巴细胞。用于偶联半抗原的大分子物质称为载体。将半抗原与载体结合，形成载体 - 半抗原结合物，属人工结合抗原。

1. 载体的选择　载体的类型与结合的方法可影响半抗原免疫原诱导免疫应答的效果，

常用的载体有蛋白质类、多肽类聚合物和大分子聚合物等。

2. 半抗原与载体的连接　半抗原与载体的连接方法有物理吸附法和化学方法。物理吸附的载体有聚乙烯吡咯烷酮和羧甲基纤维素等，它们通过电荷和微孔来吸附半抗原。化学方法是利用某些功能基团把半抗原连接到载体上，这些载体包括蛋白质类和人工合成的多聚赖氨酸。

3. 人工结合抗原的鉴定　人工结合抗原的免疫原性与结合到载体上的半抗原的数目相关。一般认为至少20个半抗原分子连接到一个载体分子上，才能有效地诱导抗体产生。因此，当半抗原与载体连接完成后，应测定载体上所结合的半抗原量。常用的方法有两种。①吸收光谱分析法：如果半抗原有适宜的吸收光谱，测定在一定波长下复合抗原和载体之间克分子吸光度的差别，然后把这个差别与同样波长下半抗原的克分子吸光度相比较，就可以准确地计算出所结合的半抗原分子数。②放射性核素标记半抗原渗入法：在偶联反应液中加入一定量的放射性核素标记的半抗原，偶联反应后经充分透析，测量透析袋中的放射性含量，计算结合到载体上的半抗原分子数。

三、免疫佐剂

佐剂（adjuvant）是指预先或与抗原一起注射于机体，能够增强机体免疫应答或改变免疫应答类型的物质。佐剂可以有免疫原性，也可以没有免疫原性。应用佐剂的目的是提高抗原对机体的免疫原性，从而提高抗体的效价。颗粒性抗原（如细菌、细胞）因具有较强的免疫原性，一般情况下不使用佐剂即可取得较好的免疫效果。对于可溶性大分子量的蛋白质免疫原、人工抗原，初次免疫时必须使用佐剂才能取得较好的免疫效果。

（一）佐剂的种类

佐剂可分为：①生物性佐剂，如卡介苗（Bacillus Calmette-Guérin，BCG）、短小棒状杆菌（coryebacterium parvum，CP）、脂多糖（lipopolysaccharide，LPS）和细胞因子（如GM-CSF）等；②无机化合物，如氢氧化铝[$Al(OH)_3$]；③人工合成物，如模拟双链RNA的双链多聚肌苷酸-胞苷酸（PolyI：C）和模拟细菌来源的低甲基化CpG寡核苷酸等；④有机物，如矿物油等；⑤脂质体，如免疫刺激复合物（immune stimulating complex，ISCOM）等。目前除氢氧化铝，获批上市的新型佐剂MF59、AS04、AS03、AS01、CpG1018及Matrix-M等可安全用于人体。

（二）常用佐剂的制备

弗氏佐剂（Freunds adjuvant）是目前最常用于免疫动物的佐剂，它是由液状石蜡、羊毛脂和卡介苗混合而成。弗氏佐剂又可分为两种：①不完全弗氏佐剂（Freund incomplete adjuvant，FIA），由液状石蜡与羊毛脂按（1～5）：1比例混合而成；②完全弗氏佐剂（Freund complete adjuvant，FCA），不完全佐剂加卡介苗，为完全弗氏佐剂。在免疫动物时，应先将弗氏佐剂与抗原按1：1体积比混匀，制成“油包水”乳化液。

佐剂与抗原混合乳化的方法有研磨法和搅拌混合法两种。①研磨法：用一乳钵，先将佐剂加热倾入，待冷却后加入卡介苗（终浓度为2～20mg/mL），再逐滴加入抗原，边滴边加速研磨，直至完全变为乳剂为止；②搅拌混合法：用两个5mL注射器，在接针头处用尼龙管相连通，一个注射器内是佐剂，另一个注射器内为抗原，装好后来回推注，经多次混合逐渐变为乳剂。本法优点是容易做到无菌操作，适用于制备少量的抗原乳剂。乳化完全与否的鉴定方法是将1滴乳剂滴入冷水中，若保持完整不散，呈滴状浮于水面即乳化完全，为合格的油包水剂。免疫动物一般不连续两次使用完全弗氏佐剂，以免导致严重反应。

（三）佐剂的生物学作用

在实际应用中，使用佐剂是为了增强抗原对机体的免疫原性，提高体液免疫应答和细胞免疫应答水平。佐剂的生物学作用主要表现为以下四种：①增强抗原免疫原性，使无或弱免疫原性的物质成为持久或强免疫原；②增强机体对抗原刺激的反应性，提高机体初次和再次免疫应答产生抗体的效价；③促进抗体类型转换，使产生的抗体由 IgM 转变为 IgG；④引起或增强迟发型超敏反应。

第四节　多克隆抗体的制备

抗体制备技术发展经历了三个阶段：用纯化抗原免疫动物获得的血清多克隆抗体（polyclonal antibodies，pAbs）为第一代抗体；用 B 细胞杂交瘤技术制备的单克隆抗体（monoclonal antibodies，mAbs）为第二代抗体；利用基因工程技术制备的基因工程抗体（genetic engineering antibodies）为第三代抗体。

天然抗原分子中常含多种特异性的抗原表位，以该抗原物质刺激机体免疫系统，体内多个 B 细胞克隆被激活，产生的抗体中实际上是针对多种不同抗原表位的抗体的总和，称为多克隆抗体。获得多克隆抗体的途径主要有动物免疫血清、恢复期患者血清或免疫接种人群。多克隆抗体的优点是作用全面，具有中和抗原、免疫调理、介导补体依赖的细胞毒作用（CDC）、依赖抗体的细胞毒性（antibody-dependent cellular cytotoxicity，ADCC）等重要作用，来源广泛、制备容易；其缺点是特异性不高、易发生交叉反应、不易大量制备，从而应用受限。

一、制备原理

抗原刺激相应的 B 细胞，使其增殖、分化为浆细胞并分泌特异性抗体。由于抗原表面存在不同的表位，能被不同特异性的 B 细胞克隆所识别，因此产生的抗体，实际上为针对该抗原分子表面不同表位的抗体混合物（即多克隆抗体）。

二、技术要点

（一）免疫动物的选择

制备多克隆抗体的动物主要有哺乳类和禽类。常用的有家兔、绵羊、豚鼠、鼠和鸡等，有时根据需要可采用山羊或马。选择时要考虑如下因素：

1. 抗原来源与动物种属之间的关系　一般认为，抗原的来源与免疫动物的亲缘关系越远则免疫原性越强，产生抗体的效价越高。而同种系或亲缘关系较近者，产生抗体的效价低，甚至不产生抗体。例如鸡与鸭、兔与大鼠之间不适于作为免疫动物。

2. 动物的个体因素　动物的年龄与健康状况可影响产生抗体的效价，年龄太小者容易产生免疫耐受，而年老体衰者，免疫应答能力低下，不易产生高效价的抗体。所以用于制备抗血清的动物必须是适龄、健壮（最好为雄性）、体重符合要求的健康动物。如家兔应选择年龄在 6 个月以上，体重最好在 2～3kg。

3. 抗原的性质与动物种类　不同动物种类对同一抗原有不同的免疫应答表现，因此对不同性质的抗原选用的动物也不相同。蛋白质抗原一般适用于大多数动物，常用的有家兔和山羊，但在某些动物体内因为有类似物质或其他的原因，蛋白质抗原对这些动物免疫原性极差，如家兔对胰岛素、绵羊对 IgE、山羊对多种酶类均不易产生抗体。甾体激素多选用家兔，酶多选用豚鼠。

目前，禽类 IgY 抗体的应用越来越广泛，IgY 有如下几方面的优点：①无须采血，只需收集免疫母禽产下的禽蛋即可提取抗体；②使用少量的抗原免疫禽类即可获得大量的质量均一的特异性 IgY；③IgY 抗体耐酸耐热，经巴氏消毒后活性依然存在，因此容易保存和运输；④由于种系发生距离相差很大，禽类 IgY 与哺乳动物免疫球蛋白之间不会发生交叉反应；⑤IgY 不激活哺乳动物的补体系统，不与类风湿因子或 Fc 受体相结合，避免在免疫检测过程中产生假阴性或假阳性结果；⑥IgY 对哺乳动物抗原的敏感性高。

4. 抗血清的用量和要求 抗体需求量大时选用马、驴和绵羊等大动物，一头成年马反复采血可获得 10 000mL 以上的抗血清；需求量少则选用家兔、豚鼠和鸡等小动物。另外，根据免疫的动物不同，所获得的抗体分为 R 型（rabbit）和 H 型（horse）。R 型是用家兔及其他动物免疫产生的抗体，具有较宽的抗原 - 抗体反应合适比例范围，适用于做试剂；H 型是用马等许多大动物免疫获得的抗体，抗原 - 抗体反应合适比例较窄，因而很少应用，一般用作免疫治疗，人类的抗体属于此型。

（二）抗原剂量的选择

抗原的注射剂量应考虑抗原免疫原性的强弱、分子量大小、动物的个体状态和免疫时间。免疫原剂量过大或过小都容易引起免疫耐受。如想获得高效价的抗体，免疫抗原的剂量可适当加大，时间间隔可延长，但应避免注射过量抗原，以免引起免疫耐受。通常家兔首次免疫抗原剂量为 100～200μg，或由半抗原合成的免疫原 2mg（半抗原约 20～200μg）。加强免疫的剂量，依据抗原的性质不同而不同。

（三）免疫程序

动物产生抗体的过程符合抗体产生的一般规律——即初次免疫应答和再次免疫应答的规律。一般在首次接触抗原 7～10 天后，动物血清中才有抗体出现，并在 14～21 天内达到高峰，随后开始下降；在一定的时期内，如果相同的抗原再次进入动物体内，则产生的抗体比抗原第一次进入时要高很多，并且抗体的类型也由 IgM 转换为 IgG。鉴于这样的规律，在进行免疫时，应合理安排免疫的次数和间隔的时间。通常首次免疫后 3 周左右进行加强免疫，加强免疫至少 2 次，必要时需 3～5 次。

（四）免疫途径

免疫途径有经皮内、皮下、肌肉、静脉、腹腔、淋巴结免疫等。经皮内或皮下免疫时一般采用多点注射，包括背部两侧、足掌、淋巴结周围、颌下、耳后等。初次免疫一般选择皮内接种，加强免疫和颗粒性抗原一般选择肌肉或静脉注射。对于不易获取的宝贵抗原可采用淋巴结微量注射法。

（五）采血方法

采集免疫血清（鸡是取鸡卵黄）前，要预先进行抗体效价测定，一般免疫 3～5 次后进行。常用免疫双向扩散法测定，若效价在 1：16 以上即达到要求，应在末次免疫后 5～7 天及时采血，否则效价将会下降。如抗血清效价不理想，可追加免疫 1 次或 2 次后，测定抗体效价达到要求再行采血。采血应遵循动物伦理原则。放血前，动物应禁食 24 小时，以防血清中血脂过高。常用的动物采血法有以下 3 种：

1. 颈动脉放血法 这是最常用的方法，适用于家兔、绵羊、山羊等动物。此法采血量较多，动物不易中途死亡。先将动物仰面拴于动物固定架上，头部放低，暴露颈部，在颈外侧中部切开皮肤，分离颈总动脉，插入塑料放血管，将血液引入无菌的玻璃器皿。2.5kg 的家兔可放血约 80mL。

2. 静脉采血法 家兔可用耳中央静脉，绵羊、山羊、马和驴可用颈静脉。静脉采血可隔天进行 1 次，可采集较多血液。绵羊采用静脉采血，1 次能放 300mL 血液。而后立即回输 100g/L 葡萄糖生理盐水，3 天后可再次采血。动物休息 1 周后，再加强免疫 1 次，又可采血 2 次。如此一只绵羊可获 1 500～2 000mL 血液。小鼠通常用断尾或眼内眦静脉采血，每鼠可获 1～1.5mL 血液。

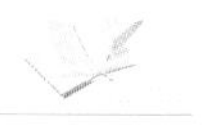

3. 心脏采血法　将动物固定于仰卧位或垂直位，用手指触及胸壁探明心脏搏动最明显处，用16号针头在该处与胸壁成45°角插入，针头刺入心脏有明显的落空感和搏动感。待血液进入针筒后固定位置取血。此法常用于家兔、豚鼠、大鼠和鸡等小动物，2.5kg家兔的心脏可采血约50mL。本法要求操作技术熟练，如操作不当容易引起动物中途死亡。

采集血液后，应尽快分离出血清。血清分离通常采用20～25℃自然凝血，再置于37℃恒温箱1小时，然后放入2～8℃冰箱过夜，待血块收缩后分离血清。

（六）抗血清鉴定及保存

1. 效价测定　根据抗原性质不同，采用不同的抗体效价测定方法。通常颗粒性抗原采用凝集试验，可溶性抗原采用双向免疫扩散试验或ELISA等方法。测定抗体效价有两种稀释方法，一种是倍比稀释的抗血清分别与一个浓度的抗原反应；另一种是倍比稀释的抗血清分别与不同浓度的抗原进行反应，即棋盘滴定法。

2. 纯度鉴定　抗体的纯度鉴定可采用SDS-PAGE电泳、高效液相色谱、高压毛细管电泳等方法。常用SDS-PAGE，若出现多条蛋白区带则表明抗血清中混有杂蛋白，需进一步纯化。

3. 特异性的鉴定　特异性是抗体鉴定的一项非常重要的指标。抗体的特异性鉴定一般用特异性抗原及相似的抗原与待鉴定抗体进行双向免疫扩散试验。如果有交叉反应出现，说明待鉴定抗体中有杂抗体存在。

4. 亲和力的鉴定　抗体的亲和力越高，则其对相应抗原的结合力越强。抗体亲和力的测定对抗体的筛选、确定抗体的用途和验证抗体的均一性等方面有重要意义。抗体的亲和力决定实验方法的灵敏度，其大小常以亲和常数K表示，一般采用平衡透析法、ELISA等鉴定抗体的亲和力。

5. 抗血清的保存　抗血清经过56℃ 30分钟灭活后，加入适当防腐剂。一般常用最终浓度为1/10 000的硫柳汞、1/1 000的叠氮钠或加入等量的中性甘油。保存方法主要有以下3种。①4℃保存：可保存三个月或半年。②冷冻保存：是常用的抗血清保存方法。将抗血清分为小包装，在-70～-20℃可保存2～3年抗体效价无明显下降，但要避免反复冻融。③真空干燥保存：抗血清用真空干燥机进行干燥，制成干粉，封装后在低温下可保存4～5年。

（七）抗体的纯化

抗原免疫动物制备的免疫血清是多种成分的混合物，含有的主要特异性抗体是IgG，还存在非特异性抗体和其他成分。因此，抗血清需经纯化后方可应用，抗血清的纯化就是从血清中分离IgG。下面简单介绍最常用的纯化IgG类抗体和特异性抗体的方法。

1. IgG类抗体的纯化　主要有以下几种方法。

（1）盐析法粗提γ-球蛋白：多采用硫酸铵盐析法，因其溶解度高、受温度影响小，又不引起蛋白质变性。根据抗体的沉淀浓度区域，可以先用20%的硫酸铵饱和度沉淀纤维蛋白原，离心去沉淀后再使硫酸铵的饱和度增加至45%～50%，沉淀IgG。盐析分离的抗体中因含有大量盐分，使用前还需要将沉淀进行去盐处理。通常采用透析法或凝胶过滤法去盐。经三次盐析后的γ球蛋白大部分属于IgG。盐析法粗提的γ球蛋白只能用于一般实验，或作为大量提取IgG的粗提物。

（2）离子交换层析：提取IgG离子交换层析多以纤维素衍生物作为离子交换剂，常用的有二乙胺基乙基纤维素（DEAE-纤维素，为阴离子交换剂）和羧甲基纤维素（CM-纤维素为阳离子交换剂）。离子交换凝胶是目前分离蛋白质的一种较好的离子交换剂，常用的有CM-葡聚糖凝胶和DEAE-葡聚糖凝胶。在pH 7.5时，IgG全部带正电荷，CM-葡聚糖凝胶也带正电荷，因此它不能吸附IgG，但能吸附血清中的多种蛋白质，所以IgG可直接通过层析柱得以纯化。该法既简便又不影响抗体活性，少量提取或大量制备都可使用。

（3）亲和层析法：采用亲和层析提取 IgG 时，可将葡萄球菌蛋白 A（SPA）交联琼脂糖凝胶（Sepharose-4B）的亲和层析柱或纯化抗原交联 Sepharose-4B 的亲和层析柱。当抗血清通过亲和层析柱时，待分离的 IgG 的 Fc 段可与 SPA 结合，其余成分不能与之结合。当抗血清过柱后将层析柱充分洗涤，洗去未结合的蛋白，然后改变洗脱液的 pH 或离子强度，可使 IgG 从亲和层析柱上解离，收集洗脱液，即可得到纯化的 IgG。

2. 特异性抗体的纯化　制备抗血清时，有时免疫原不纯，含有微量的杂抗原，导致制备的抗血清中含有杂抗体。去除杂抗体有两种方法：

（1）亲和层析法：将粗提的或纯化的抗原交联 Sepharose-4B 制成亲和层析柱，抗血清通过亲和层析柱时，待分离的 IgG 的 Fab 段与抗原发生特异性结合，其余成分不能与之结合。收集洗脱液，即可得到纯抗原特异性的 IgG。另一种方法是将相应的杂抗原交联到 Sepharose-4B 上，装入柱后，将欲纯化的免疫血清通过亲和层析柱，杂抗体吸附柱上，特异性抗体随过柱液流出，收集过柱液即获得特异性抗体。

（2）吸附法：用双功能试剂（如戊二醛）将不含特异性抗原的杂抗原混合液（如血清、组织液或已知的某种杂抗原）交联，制备成颗粒状固相吸附剂。将此吸附剂加到抗血清中（约 1∶10），共同孵育，杂抗体与相应抗原结合而去除，上清液则为无杂抗体的特异性抗体。如果杂抗体较多，必须处理两次才能完全去除。

三、特性和应用

多克隆抗体是机体发挥特异性体液免疫作用的主要效应分子，具有中和毒素、免疫调理、介导 ADCC 等重要作用。多克隆抗体的应用比较广泛：①建立各种抗原检测的免疫测定方法，尤其是对修饰或者构象变化的抗原；②经典免疫学检测技术凝集反应和沉淀反应中主要使用多克隆抗体；③在免疫沉淀或染色质免疫沉淀中用于尽可能多捕获抗原；④用于某些疾病的紧急预防，例如破伤风和 Rh 血型不合的新生儿溶血症等；⑤用于某些感染性疾病和移植排斥反应等的治疗。

第五节　单克隆抗体的制备

单克隆抗体（monoclonal antibodies，mAbs）是指由单一克隆杂交瘤细胞产生的，仅识别某一特定抗原表位的同源抗体。1975 年，César Milstein 和 Georges J. F. Köhler 通过杂交瘤技术获得了具有抗原特异性的鼠源单克隆抗体，使免疫学的研究发生了革命性的改变。单克隆抗体因其理化性高度均一、纯度高、特异性强、亲和力高、少或无血清交叉反应等优势，被广泛应用于肿瘤、感染性疾病等的诊断和治疗。

一、制备原理

单克隆抗体制备是将致敏的 B 细胞与骨髓瘤细胞融合成杂交瘤，选择能产生针对目标抗原特异性抗体的杂交瘤细胞，进行克隆培养，并批量生产单克隆抗体（图 2-2）。

（一）关键步骤一——杂交瘤技术

理论上讲，一个 B 淋巴细胞克隆分泌的抗体就是单克隆抗体，然而 B 细胞不能在体外无限繁殖，故不能长期稳定地制备单克隆抗体。因此，杂交瘤技术在细胞融合技术的基础上，将可分泌特异性抗体的致敏 B 细胞与具有无限增殖能力的骨髓瘤细胞融合为杂交瘤细胞（hybridomas）。杂交瘤细胞既保留了骨髓瘤细胞在体外培养无限增殖的特点，又具有致敏 B 细胞合成、分泌特异性抗体的能力。

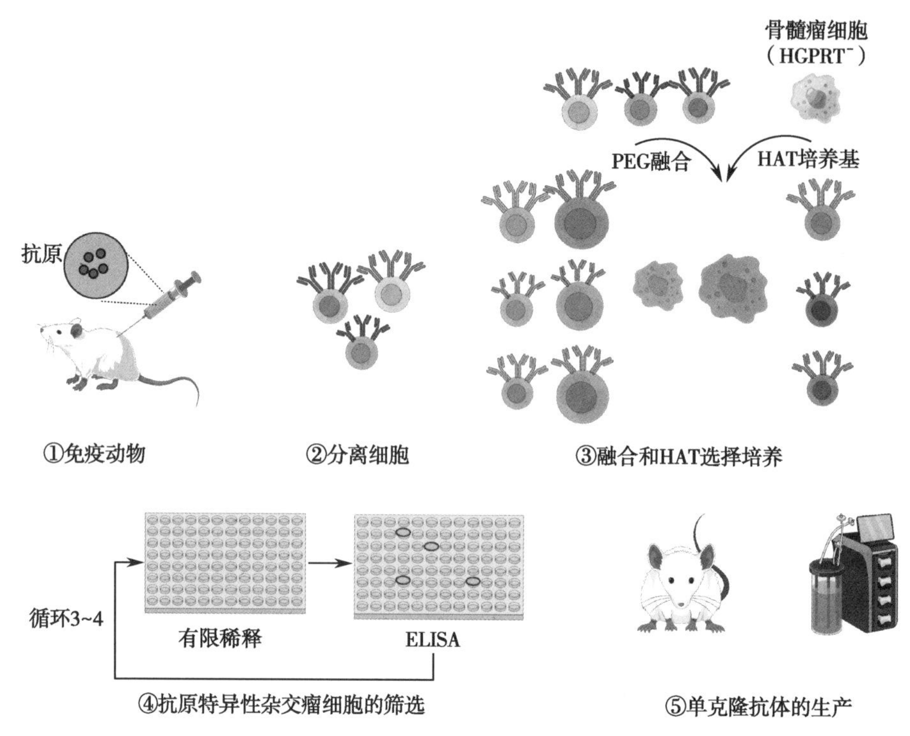

图 2-2　单克隆抗体制备技术流程示意图

（二）关键步骤二——HAT 选择培养

细胞增殖过程中需进行 DNA 合成，通过①主要途径：由糖和氨基酸合成核苷酸，进而合成 DNA，叶酸是重要的辅酶。②应急途径或补救途径：在次黄嘌呤（hypoxanthine，H）和胸腺嘧啶核苷（thymidine，T）存在情况下，可通过次黄嘌呤 - 鸟嘌呤磷酸核糖转移酶（hypoxanthine guanine phosphoribosyl transferase，HGPRT）和胸腺嘧啶核苷激酶（thymidine kinase，TK）的催化作用合成 DNA。

小鼠脾细胞和骨髓瘤细胞经融合后，会有脾 - 瘤融合细胞、脾 - 脾融合细胞、瘤 - 瘤融合细胞、未融合的脾细胞、未融合的瘤细胞以及细胞的多聚体形式等。根据 DNA 合成途径，在普通培养基中加入 H、氨基蝶呤（aminopterin，A）和 T，即 HAT 培养基。A 是叶酸的拮抗剂，可阻断主要途径。用于杂交的骨髓瘤细胞是缺乏 HGPRT。因此，瘤 - 瘤融合细胞和未融合的瘤细胞很快在 HAT 培养基中死亡；脾 - 脾融合细胞、未融合的脾细胞及细胞的多聚体形式在体外培养条件下存活几天即死去；只有脾 - 瘤融合细胞因为有 HGPRT，可以在 HAT 培养基中存活并增殖。

（三）关键步骤三——筛选及克隆化

用于融合的小鼠脾细胞中，有不产生抗体的 B 细胞、产生针对其他抗原的抗体的 B 细胞及针对目标抗原的 B 细胞，因此从融合细胞中筛选出产生针对目标抗原 - 抗体的杂交瘤细胞，并进行克隆化是关键步骤三。

经典的方法是有限稀释法，即将杂交瘤细胞多次倍比稀释，通过 ELISA 等方法检测培养孔上清中是否有目标抗原对应的抗体产生。阳性孔细胞培养后再进行有限稀释，重复上述过程 3～4 次，直至最后 ELISA 检测每孔均为阳性孔。替代的筛选抗原特异性 mAbs 的方法包括高通量（high-throughput，HTP）均质分析和流式细胞术等，主要针对细胞表面表达的抗原或可包被在微球上的可溶性抗原。

二、技术要点

（一）动物免疫

将 100～200μg 抗原与弗氏完全佐剂或弗氏不完全佐剂混合，根据抗原类型，使用不同的免疫途径和时间表免疫小鼠。在第一次接种后 5 周，从小鼠眶后静脉丛采集少量血液，分离血清，用 ELISA 检测血清是否存在特异性抗体及其滴度。

（二）细胞融合

如果小鼠的抗体滴度足够（＞1∶2 560），则处死小鼠，无菌取脾脏，分离脾脏细胞。骨髓瘤细胞常用的是 Sp2/0-Ag14 细胞，是 B 细胞系肿瘤细胞，具有①稳定，易培养；②自身不分泌免疫球蛋白或细胞因子；③融合效率高；④是 HGPRT 缺陷株。脾细胞与骨髓瘤细胞的比例为 3∶1～4∶1。

有多种方法可使细胞融合，包括生物学方法（如仙台病毒）、物理方法（如电场诱导、激光诱导）、化学方法（如 PEG）等。目前仍以 PEG 法最为常用，PEG 可使细胞膜上脂类分子进行物理结构重排，从而易于融合，可使用分子量 1 500～4 000 的 PEG，浓度在 30%～50% 之间。

（三）选择培养基

融合后的细胞悬液中，加入 HAT 培养基，并置于含有饲养细胞的 24 孔培养板中进行培养。饲养细胞一般为正常小鼠的脾脏细胞或者腹腔细胞，为少量存活的杂交瘤细胞提供生长刺激因子和一定的细胞密度。

（四）抗原特异性杂交瘤细胞的筛选

HAT 培养基选择培养后，只有少量的杂交瘤细胞存活下来，继代培养后，活跃生长的细胞会改变培养基的 pH 值，染料颜色会由红变黄，这是一个成功的杂交瘤生长的迹象。

从生长阳性孔中取上清，通过 ELISA 筛选抗体的存在，这是整个过程中最费力的步骤。将感兴趣的孔（ELISA 结果在 OD450nm 处＞1.5）用于杂交瘤的亚克隆，收集相应孔的细胞，稀释，接种到新的培养板中，这些孔中有可能含有不止一个分泌特异性抗体的杂交瘤细胞。通过 2～3 个月的稀释、铺板、培养、筛选，获得可大量生长且稳定的单克隆抗体细胞株。候选的细胞克隆需尽快冻存在液氮，以供未来的研究和分析。

（五）单克隆抗体的生产

1. 动物体内诱生法 这是大量制备 mAbs 的简单方法。绝大多数杂交瘤细胞是由 Balb/c 小鼠的骨髓瘤细胞与同一品系的 B 细胞融合而成，因此优先选择 Balb/c 小鼠作为杂交瘤细胞的宿主来制备 mAbs。首先在小鼠腹腔注射炎症刺激剂（如弗氏不完全佐剂或液状石蜡），一周后将杂交瘤细胞悬液注入腹腔，1～2 周后收集小鼠腹腔液，离心取上清，56℃灭活 30 分钟，采用 ELISA 法测定抗体滴度，用 0.45μm 滤器过滤灭菌，低温分装保存。这种方法产生的抗体效价往往是培养细胞上清液的 100～1 000 倍。

2. 体外细胞培养法 将杂交瘤细胞置于培养瓶中进行培养，收集上清液，离心去除细胞及碎片，即可获得所需要的 mAbs，但这种方法产生的抗体量较为有限。大量培养 mAbs 的系统主要有悬浮培养系统，采用转瓶或发酵罐式的生物反应器；细胞固定化培养系统，包括中空纤维细胞培养系统和微囊化细胞培养系统等。

3. 兔单克隆抗体 尽管鼠 mAbs 获得广泛的应用，但其主要缺陷是小鼠免疫系统不能识别某些免疫原，尤其是鼠源性的免疫原。兔是产生多克隆抗体的首选动物物种，更重要的是，兔对各种抗原产生高亲和力抗体，包括蛋白质、磷酸化蛋白质、小肽和多糖。1995 年，Spieker-Polet 等在 *c-myc/v-abl* 转基因兔的浆细胞瘤样肿瘤中获得细胞株 240E-1，并建立了 HGPRT 突变体，从而得到了稳定的兔 - 兔杂交瘤，使兔 mAbs 技术有了突破性进展。

兔 mAbs 与鼠 mAbs 相比有如下优点：①对小分子抗原产生免疫应答；②兔 mAbs 在 ELISA 试验和免疫组化中拥有更高的亲和力和特异性；③兔 mAbs 能够识别许多在小鼠中不产生免疫应答的抗原；④兔脾脏较大，可以进行更多的融合实验，使得高通量筛选融合细胞成为可能；⑤与鼠 mAbs 的人源化相比，兔 mAbs 的人源化更容易。

（六）单克隆抗体的纯化

单克隆抗体一般使用 protein A 或 protein G 包被的磁性微球进行纯化，将含有 mAbs 的上清与磁珠孵育，洗去未结合或结合亲和力低的非特异性蛋白，再洗脱回收 mAbs。通过凝胶过滤柱或滤膜进行脱盐。

（七）单克隆抗体的鉴定

mAbs 纯化后需对其性质进行鉴定，主要有以下三个方面：

1. 抗体效价　可采用凝集反应、ELISA 等方法，不同测定方法测定的效价数值不同。在凝集反应中，小鼠腹腔液效价可达 5 万以上。ELISA 检测效价可达 100 万以上。

2. 抗体特异性　用特异性抗原和相关抗原来鉴定 mAbs 的特异性。可采用免疫荧光法、ELISA 法、免疫印迹等进行检测。

3. Ig 类型　鼠源 mAbs 的 Ig 亚类测定用抗鼠亚类 IgG_1、IgG_{2a}、IgG_{2b}、IgG_3、IgM 和 IgA 的抗体，常用方法是 ELISA 和胶体金免疫层析法等。

三、特性和应用

（一）特性

1. 高度特异性　mAbs 只针对一个抗原表位，一个表位一般只有 5～7 个氨基酸，所以 mAbs 很少发生交叉反应，即特异性高。

2. 高度均一性　mAbs 是由单个杂交瘤细胞株产生的均一性抗体。

3. 弱凝集反应和不呈现沉淀反应　mAbs 与抗原反应不呈现沉淀反应，除非抗原上有较多的同一表位。抗单一抗原表位的单克隆抗体不易形成三维晶格结构。

4. 细胞毒作用较弱　由于 mAbs 对细胞的凝集作用较弱，所以其细胞毒作用也较弱。

5. 对环境敏感　mAbs 易受环境 pH、温度和盐类浓度的影响，活性易降低甚至丧失。

（二）应用

目前 mAbs 已经广泛应用于医学的很多领域，主要有：

1. 临床免疫检验诊断试剂　mAbs 以其特异性强、纯度高、均一性好等优点，广泛用于酶联免疫吸附试验、免疫组化、放射免疫（显像）技术和流式细胞等技术。

2. 蛋白质的纯化　使用亲和层析法对蛋白进行纯化时，mAbs 可作为配体与琼脂糖交联，通过亲和层析柱对目标蛋白进行纯化。

3. 治疗用途　单克隆抗体用于治疗各种炎症和过敏性疾病以及癌症。美国 FDA 已批准 Alemtuzumab，Trastuzumab 等多种单克隆抗体用于治疗某些癌症，另外 Basiliximab 治疗移植排斥，Belimumab 治疗系统性红斑狼疮。

4. 被动免疫　针对各种感染进行暴露后预防，以往多使用多克隆抗体，但由于供应量有限且存在血源性病原体传播等，因此，已开发针对感染病原体特定抗原的单克隆抗体，包括狂犬病、乙型肝炎等。

第六节　基因工程抗体的制备

基因工程抗体（genetic engineering antibodies）又称重组抗体，是指利用重组 DNA 及蛋白质工程技术对编码抗体的基因按不同需要进行加工改造和重新装配，经转染适当的受体细胞表达的抗体分子。单克隆抗体由于其分子量大、鼠源性抗体应用于人体会产生人抗鼠抗体（human anti-mouse antibodies，HAMA）反应，阻碍了其在临床上的应用。因此人们利用基因工程技术对已有的 mAbs 进行改造，包括人源化抗体、小分子抗体、双特异性抗体和抗体药物偶联物的制备，也包括用抗体库技术等筛选、克隆新的 mAbs。

一、基因工程抗体类型

（一）人源化抗体

人源化抗体（humanized antibody）指以用基因克隆及 DNA 重组技术对产生鼠源 mAbs 的杂交瘤细胞内抗体基因进行改造，使其大部分氨基酸序列被人源序列取代，既保留亲本鼠 mAbs 的亲和力和特异性，又降低了其异源性，有利应用于人体。

根据人源化程度不同，可分为嵌合抗体（60%～70% 人源化氨基酸序列）、CDR（complementarity-determining region）移植抗体（90%～95% 人源化氨基酸序列）和全人源抗体（100% 人源化氨基酸序列）（图 2-3）。

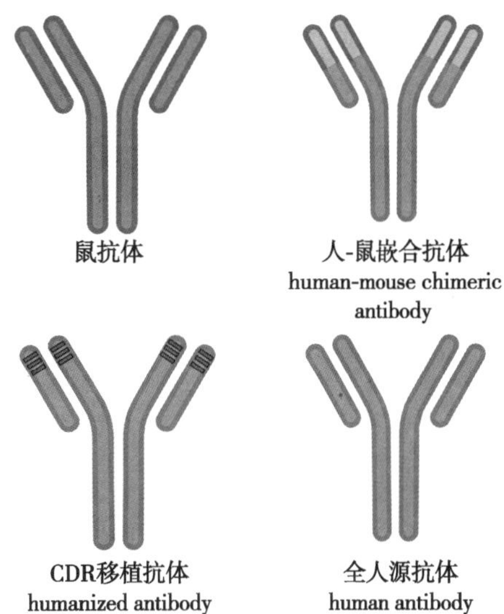

图 2-3　不同类型的人源化抗体

1. 人 - 鼠嵌合抗体（human-mouse chimeric antibody）　在基因水平上将鼠源 mAbs 的 V 区和人 IgG 的 C 区基因连接，插入合适的表达载体，并转染宿主细胞表达可得到人 - 鼠嵌合抗体。嵌合抗体保留了亲本抗体特异性结合抗原的能力，用于人体时所产生的 HAMA 反应比鼠源 mAbs 减弱，且具有人源 IgG 抗体 C 区的生物学功能。目前已批准在临床用于治疗非霍奇金淋巴瘤的 Rituximab 就属于此类抗体。

2. CDR 移植抗体　也为人源化抗体（humanized antibody），为进一步降低抗体的免疫原性，在嵌合抗体的基础上进一步用人源抗体可变区的骨架区（framework region，FR）替代鼠源抗体的骨架区（FR），仅保留了 3 个鼠源性 CDR，其他为人源结构。但对于特定抗原分子，FR 替换后会影响 CDR 的空间构型，降低抗原 - 抗体反应的亲和力，甚至是丧失抗原 - 抗体反应的能力。设计 CDR 移植抗体的关键在于选择合适的人源抗体骨架区。

3. 全人源抗体（human antibody）　90 年代以后，人们将噬菌体展示技术应用到抗体的表达和克隆上。由此，抗体工程技术进入到了一个新的发展阶段，全人源化抗体的生产和应用也逐渐走向成熟。目前产生全人源抗体的技术平台主要有三种：转基因动物、噬菌体展示以及单个 B 细胞抗体技术。全人源抗体是通过展示系统或单个 B 细胞筛选，克隆目标抗原的特异性抗体；或直接免疫转基因动物，使之表达人类抗体，达到抗体全人源化的目的。

（二）小分子抗体

小分子抗体是分子量小且具有抗原结合能力的片段（图 2-4），它的优点包括：①分子量小，具有极佳的组织渗透能力；②更好的药代动力学特性；③易于结合隐蔽的抗原表位；④不含 Fc 段，不激活细胞毒性效应功能；⑤易进行基因工程改造，易于在原核系统中表达、生产，成本低。

1. 抗原结合片段（fragment antigen-binding，Fab）　由抗体重链 CH1-VH 和完整轻链，通过二硫键形成异二聚体，保留抗体结合抗原的结构，但只能结合一个抗原表位。其

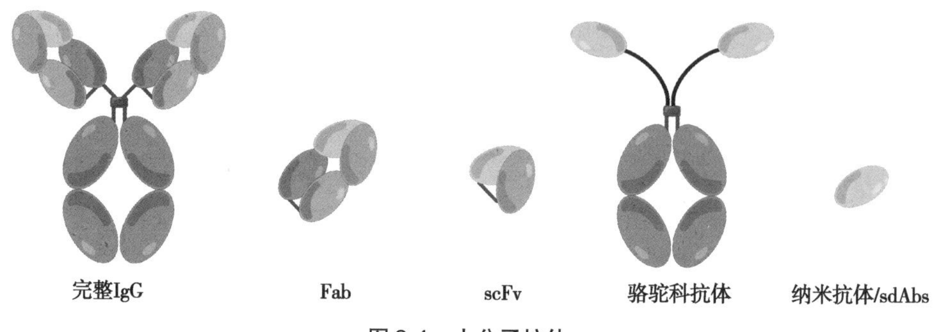

图 2-4　小分子抗体

分子量小、结合力高，目前有多个 Fab 片段药物获得美国 FDA 批准上市，包括阿昔单抗（Abciximab）、兰尼单抗（Ranibizumab）、赛妥珠单抗（Certolizumab）等。

2. 单链抗体（single-chain Fv，ScFv） 由 VH 和 VL 通过一条连接肽连在一起，折叠后形成具有抗原结合能力的可变区片段，大小为完整抗体的 1/6。为保证重链轻链可变区自由折叠，连接肽一般为 14～15 个氨基酸。ScFv 可在多种表达体系中表达，包括原核、酵母、植物、昆虫等，最常用的是大肠杆菌。

3. 纳米抗体（nanobody，Nb） 又称为单域抗体（single-domain antibodies，sdAbs），1993 年，Hamers 等报道了单驼峰等骆驼科动物血液中，有一半抗体天然缺失轻链和重链恒定区 1，克隆其重链可变区可得到只有重链可变区的单域抗体，其直径 2.5nm，因此称为纳米抗体。纳米抗体是完整抗体的十几分之一，分子量小；结构简单稳定，在苛刻环境中（如胃液）仍保持抗原结合活性；有很好的水溶性，且能穿过血脑屏障；易于大量表达，可供建立抗体库。

（三）双特异性抗体

双特异性抗体（bispecific antibody，BsAb）是指具有两个抗原结合部位，分别识别两个不同的抗原表位的双链抗体。天然的双特异性抗体是不存在的，是通过细胞融合、重组 DNA、蛋白质工程等技术制备的人工抗体。

根据结构的差异性，双特异性抗体可被分为三种类型：

1. 非对称型双特异性抗体（asymmetric BsAb） 通常采用不同类型的重链及轻链来组成二价抗体。

2. 对称型双特异性抗体（symmetric BsAb） 采用两条相同的重链来维持抗体结构的对称性，并且通过在 Fc 端或 Fab 端添加可变区来构成抗体分子的双特异性。对称型及非对称型双特异性抗体具有完整的抗体分子结构，因此又被称为 IgG like 型双抗分子（IgG like BsAb）。该类分子组织穿透效率低，但是拥有较长半衰期，具有 Fc 区介导的免疫功能，且下游纯化工艺更加成熟。

3. 片段型双特异性抗体（Fab-based BsAb） 仅含 Fab 区域而不含 Fc 区域的双抗分子，又称为 Non-IgG like BsAb。分子体积小、免疫原性低、组织穿透性强，但是半衰期短、稳定性差。

BsAb 能够分别识别和结合两种不同的抗原表位，所以它的作用机制主要是①桥连细胞：将免疫细胞等效应细胞连接到靶细胞上，进而增强对靶细胞的杀伤作用，例如通过 BsAb 将细胞毒性 T 细胞 / 自然杀伤细胞桥连到肿瘤细胞上发挥杀伤作用；②桥连受体：可以结合同一细胞上的不同抗原，同时阻断 / 激活下游免疫信号通路，抑制或激活细胞功能；③共因子模拟物：可被设计为共因子的模拟物，精确定位于酶和底物之间。例如双特异性抗体艾美赛珠单抗可桥联结合因子Ⅸa 和因子Ⅹ，模仿 FⅧ的生理功能，促进凝血酶的产生，从而治疗 FⅧ凝血因子缺陷的血友病；④背负：BsAb 可通过活性结合手臂转运入不容易进入的区域，例如接近受血脑屏障保护的中枢神经疾病靶点或内体逃逸中的细菌或病毒抗原。

BsAb 药物研发呈现持续增长，主要集中在对肿瘤、自身免疫病及其他疾病等。截至 2023 年 5 月，全球有 12 款 BsAb 获批上市：Catumaxomab（EpCAM/CD3，已退市）、Blinatumomab（CD19/CD3）、Emicizumab（FⅨa/FⅩ）、Amivantamab（EGFR/cMET）、Faricimab-svoa（Ang-2/VEGF-A）等。我国自主研发的程序性细胞死亡受体 1（programmed cell death 1，PD-1）/ 细胞毒性 T 淋巴细胞相关蛋白 4（cytotoxic T lymphocyte associated antigen-4，CTLA-4）双特异性抗体卡度尼利单抗（Cadonilimab）于 2022 年 6 月 29 日获批上市，用于含铂化疗失败的复发或转移性宫颈癌患者。

（四）抗体药物偶联物

抗体药物偶联物（antibody-drug conjugate，ADC）是由单克隆抗体、连接子（linker）和小分子细胞毒素（cytotoxin）构成的多结构域分子，mAbs 可特异性结合肿瘤细胞表面的抗原，将小分子细胞毒性药物靶向高效地运输至目标肿瘤细胞内部，发挥杀伤肿瘤细胞的作用。在提高肿瘤部位药物浓度的同时降低了正常组织、器官中的药物浓度，达到了高效低毒的抗肿瘤效果。

目前全球获批上市的 ADC 多为免疫球蛋白 G_1（IgG_1）亚型的骨架，接头类型多为可裂解型，细胞毒性药物主要为 DNA 复制和微管蛋白的抑制剂。这类极具前景的抗癌药物在过去的十年中改善了传统化疗方案在一系列实体肿瘤中的作用，然而时常发生的不良事件，提示预防和减轻 ADC 相关毒性至关重要。

二、全人源抗体技术

（一）抗体库技术

抗体库技术（antibody library）是通过基因工程手段克隆全套抗体重链和轻链可变区基因，重组到原核或真核表达系统，通过设置抗原浓度、结合和洗涤等条件，筛选出特异性抗体基因的技术。抗体库技术始于基因文库构建，包括基于原核生物的噬菌体展示抗体库和基于真核生物的酵母抗体库、核糖体展示抗体库以及哺乳动物细胞抗体库技术。本文主要介绍噬菌体展示抗体库技术。

1985 年，George P. Smith 通过丝状噬菌体将扩增的外源基因融合到病毒衣壳蛋白中，证明了丝状噬菌体展示肽的能力。1990 年，Sir Gregory P. Winter 成功利用重构的噬菌粒载体及作为辅助噬菌体的丝状噬菌体，构建了噬菌体抗体文库。2018 年，Smith 和 Winter 因创建噬菌体展示技术而获得诺贝尔化学奖。噬菌体展示抗体库（phage display antibody libraries）是利用 PCR 技术扩增人免疫细胞的整套抗体重链和轻链的可变区基因，克隆到噬菌体载体上，并表达于噬菌体外壳表面，再经过多轮“吸附—洗脱—扩增”生物淘选过程，筛选并富集得到特异性抗体。

噬菌体展示抗体库根据获得的抗体基因来源可分为：①天然文库（naïve library），由未免疫的健康人或动物的外周血淋巴细胞、脾脏和骨髓细胞中 B 细胞的 IgM mRNA 构建。理论上讲，能够代表机体所有初级 B 细胞表达抗体的基因，任何抗原都可从中筛选到相应抗体。但因未受抗原反复刺激，因此筛选到的抗体亲和力较低。②免疫文库（immune library），由免疫的人或动物的血细胞样本中 IgG 基因的 mRNA 构建。由于抗体在体内经过了亲和力成熟，因此筛选到的抗体亲和力较高。但由于伦理等问题，不可能为每一种疾病都建立免疫抗体库，因此多用于分离感染性疾病和肿瘤靶点的抗体。③半合成文库（semisynthetic library），是由天然抗体序列和合成抗体序列组合构建。例如通过人工随机合成 CDR3，再与胚系可变区基因（CDR1 和 CDR2）组合，然后在体外模拟 V（D）J 重组构建。④全合成文库（synthetic library），抗体基因的全部序列均由人工合成。半合成库和全合成库增加了抗体基因的多样性，且不受人抗体基因种类的限制，具有极大的发展优势。

噬菌体抗体库的构建包括：①提取B细胞mRNA（可来源于免疫或未免疫的人或动物）；②用随机引物将RNA逆转录为cDNA；③设计合适的引物从cDNA文库中PCR扩增得到抗体可变区基因；④将基因克隆至噬菌粒载体中；⑤噬菌粒电转TG1感受态细胞；⑥用辅助噬菌体感染对数期TG1细胞，扩增纯化得到噬菌体抗体库。噬菌体抗体库质量评价的最佳标准是：能否从中筛选出具有研究价值的抗体。

获得抗原特异性抗体需要经过生物淘选（biopanning），①将用于筛选的目标抗原（纯化的蛋白、合成的多肽、组织或全细胞等）固定在固相表面（磁珠、聚苯乙烯管或板）；②加入噬菌体抗体库与之相互作用；③严格洗涤去除非特异性结合；④洗脱结合的噬菌体；⑤再次感染大肠杆菌，扩增形成次级噬菌体抗体库，用于下一轮淘选。经过3～5轮淘选，展示抗原特异性抗体的噬菌体达到显著富集。感染TG1细胞后挑选单克隆，利用噬菌体ELISA法进行筛选，阳性克隆通过测序可获得抗体基因序列，可进行下一步基因工程改造。

噬菌体展示抗体文库以其高库容量、高效、方便及灵活筛选等优势迅速成为诸多领域的研究热点。然而，噬菌体抗体库的选择和筛选过程是缓慢的，新兴技术如第二代测序（next-generation sequencing，NGS）和单分子实时测序（single molecule real time sequencing，SMRT）取代了标准的使用ELISA筛选方法，极大缩短了工作时间，将有助于该系统不断优化完善，发挥广阔的应用前景。

（二）全人源抗体转基因小鼠

全人源抗体转基因小鼠是通过对细胞系进行基因改造，用人类免疫球蛋白基因取代小鼠内源性免疫球蛋白基因，使小鼠在免疫后能够合成人类抗体。现有的转基因小鼠平台主要有：HuMAb mouse、Xeno mouse、TC mouse和KM mouse、Veloc Immune mouse等。

全人源抗体转基因小鼠首先利用同源重组等技术灭活小鼠内源性Ig重链和轻链基因，然后将庞大的人免疫球蛋白的胚系基因转入小鼠基因组，需多次应用转基因技术和胚胎操作技术。以Xeno mouse为例：①分别敲除小鼠重链、轻链基因，将其子代多次交配，筛选出双失活且保留所有调控Ig基因重排和表达的反式作用序列的小鼠；②构建承载人免疫球蛋白重链轻链可变区、恒定区基因片段的酵母人工染色体；③导入并筛选含有人重链轻链酵母人工染色体的胚胎干细胞；④将胚胎干细胞显微注射于小鼠囊胚，经体外培养后植入假孕母鼠子宫。鉴定受精卵发育成的子代，筛选出分别携带有人IgH和Igκ的小鼠；⑤与Ig基因失活的小鼠互交，得到人Ig基因组小鼠。

微细胞介导的染色体转移技术促进了在转基因小鼠中人免疫球蛋白最大程度地引入。使用人成纤维细胞来源的微细胞与小鼠胚胎干细胞融合，产生具有单个人染色体或片段的多能细胞系。利用这一技术，Tomizuka等人获得了包含在基因上表达完整人类重链和轻链基因的嵌合小鼠。

目前美国FDA批准的全人源抗体中，有多款源于转基因动物，全人源抗体转基因小鼠仍将是人源化抗体开发的一项核心技术。此外，利用兔、骆驼、鸡和猪开展全人源抗体转基因大动物的研究，尚在进行之中。

（三）单个B细胞抗体技术

单个B细胞抗体技术（single B cell antibody techniques）利用每个B细胞只产生一种特异性抗体的特性，从免疫动物组织或外周血中分离抗原特异性B细胞，扩增其抗体重链和轻链基因，然后表达在哺乳动物细胞中获得具有生物活性的单克隆抗体。该技术保留了丰富的基因多样性和抗体轻重链可变区的天然配对，具有高通量、高效率、高稳定性、高特异性等优点，应用前景广泛，是目前最高效的抗体筛选方法之一。

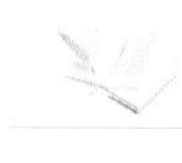

该技术的发展得益于近年来单细胞分离及测序技术的进步。①B细胞筛选结合高通量

测序（NGS），首先通过微流控或流式细胞仪，快速批量分选出几万乃至几十万个抗原特异性的B淋巴细胞，获得RNA并构建抗体IgG基因的文库，再通过NGS技术获取编码抗体的信息。为了获得重链轻链的配对信息，筛选出的单B细胞分别置于96孔板中，并用带有特定条码序列（barcode sequence）的引物进行扩增，测序后通过对条码序列比对进行相应的重链轻链配对。②单B细胞分选结合单细胞测序或PCR技术，先通过微流控或流式细胞仪分选技术，直接对B细胞进行单细胞水平的分离、分析与筛选，从而精准、高效地筛选出分泌目标抗体的B细胞。将其置于含裂解液的96孔板中，提取RNA，通过单细胞测序或者巢式PCR得到抗原特异性单个B细胞抗体可变区基因。然后通过构建载体质粒，在原核表达系统中通常表达抗体的抗原结合片段，而在哺乳动物细胞中可表达完整的Ig分子。最后通过ELISA、间接免疫荧光、中和试验等常规方法来验证抗体生物活性（图2-5）。

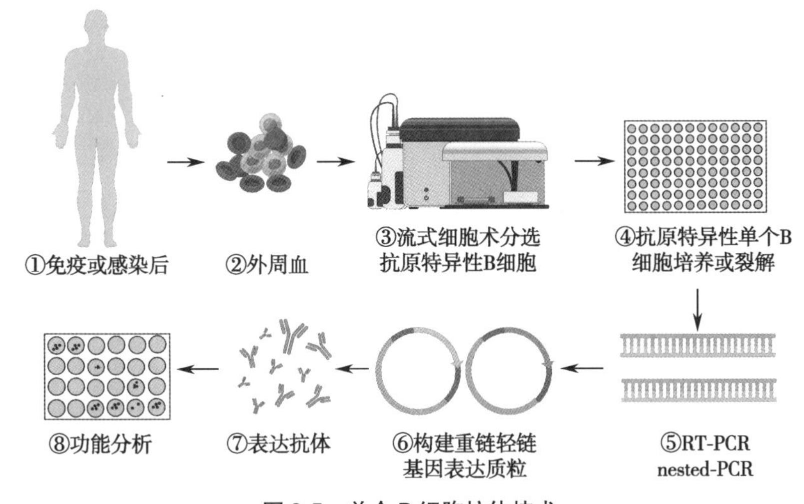

图2-5 单个B细胞抗体技术

与传统单克隆抗体开发平台相比，单个B细胞抗体技术最突出的优势在于：①从人体内直接筛选获得全人源单克隆抗体；②研发周期大大缩短，从获得康复病人的外周血淋巴细胞起，一般4～6周内即可获得全人源单克隆抗体，并完成抗体的生物学功能实验；且由于是全人源抗体，可快速推进至临床试验。因此，在针对急性、烈性病毒性传染病（如埃博拉、SARS、MERS和SARS-CoV-2）等中和治疗性抗体的研发中具有重要价值。

三、应用

（一）临床免疫检验

噬菌体展示技术筛选高亲和力和特异性的单链抗体，并与荧光蛋白、酶、生物素等连接，借助ELISA、Western blot等检测方法，可直接用于病原体、食品或环境污染物等的免疫检测。抗人红细胞膜表面蛋白-抗李斯特杆菌细胞表面蛋白的双特异性抗体，可用于李斯特杆菌感染的快速诊断。完整抗体分子量较大，不利于肿瘤的深层渗透，使用小分子抗体将获得较高的肿瘤特异性信号和治疗功效。

（二）疾病治疗

肿瘤治疗：2018年的诺贝尔生理学或医学奖颁发给了“负向免疫调节”治疗癌症的免疫疗法，靶向免疫检查点程序性死亡蛋白-1（programmed cell death-1，PD-1）及配体的抗体药物主要为人源化单抗、全人源单抗。另外，截至2022年9月，全球获批上市的14种ADC，7种针对血液系统恶性肿瘤中的6种不同抗原（CD33、CD30、CD22、CD79b、B细胞成熟抗原（B-cell maturation antigen，BCMA）和CD19），7种针对实体瘤5种不同抗原（HER2、 nectin-4、实体肿瘤中的肿瘤相关钙信号转换器2(TACSTD2,也称为TROP2)、组织因子和EGFR)。

感染性疾病治疗:预防感染性疾病最有效的是疫苗,但对于尚无有效预防手段的感染性疾病,中和治疗性抗体则是首选方案。埃博拉病毒是一种高致死性病原体,人类感染后病死率为25%~90%,美国FDA获批的两种药物Inmazeb和Ebanga,前者为3种全人IgG_1单抗组成的混合物,后者是从埃博拉病毒感染者记忆B细胞筛选出的中和抗体。2019年新型冠状病毒感染暴发后,全世界科研人员以极高效率研发中和治疗性抗体来对抗新冠病毒,有通过单个B细胞抗体技术快速开发中和性抗体的Sotrovimab等,也有通过转基因小鼠平台获得的Casirivimab。

其他疾病治疗:在自身免疫性疾病、神经系统疾病等多种疾病中,基因工程抗体也发挥重要作用。2018年,首个纳米抗体Cablivi获批上市,用于治疗成人获得性血栓性血小板减少性紫癜;在中枢神经疾病治疗方面,根据转铁蛋白受体构建双特异性抗体来突破血脑屏障,实现大分子抗体药物无法实现的治疗效果。

小结与展望

抗体制备经历了从多克隆抗体、单克隆抗体、嵌合抗体到全人源抗体及纳米抗体等改进,不仅在临床诊断等方面应用广泛,近年来更在肿瘤等疾病治疗中展现出令人鼓舞的成果。在未来的时间,通过双特异性抗体、纳米抗体、糖基修饰抗体等设计,增强抗体药物的临床治疗效果,并解决免疫原性和亲和力问题,仍是该领域的热点和难点。另外,结合机器学习等人工智能算法,优化抗体药物设计也是未来非常值得期待的研究领域。

(陈捷 杨丽 梁一)

思考题

1. 如何提取和纯化蛋白质类可溶性抗原?
2. 抗血清的鉴定包括哪些内容?
3. 如何制备A蛋白某一抗原表位的抗体?
4. 在制备某蛋白多克隆抗体时,该蛋白与其家族中其他蛋白序列高度同源,如何制备?
5. 如何制备新冠病毒的中和性抗体?

第三章　抗原 - 抗体反应

教学目标与要求

掌握　抗原 - 抗体反应的结构基础和反应原理。

熟悉　抗原 - 抗体反应的特点及类型。

了解　抗原 - 抗体反应的影响因素。

抗原 - 抗体反应是指抗原与相应抗体在体内或体外发生的特异性结合反应。体内发生的抗原 - 抗体反应即为体液免疫应答的效应作用，其结果表现为溶菌、杀菌、中和毒素、促进吞噬等，有时亦可引起免疫病理损伤。体外发生的抗原 - 抗体反应根据抗原的物理性状、抗体的类型及参与反应的成分不同，可表现出凝集反应、沉淀反应和溶血反应等。

第一节　抗原 - 抗体反应的结构基础

抗原 - 抗体反应的结构基础是抗原表位（epitope）和抗体互补决定簇（paratope）。抗原与抗体的特异性结合是基于抗原表位与抗体互补决定簇的结构互补性和亲和性（图 3-1），这种特性是由抗原表位和抗体互补决定簇的构象和组成特征所决定的（图 3-1A-E），除两者分子构型高度互补外，同时形成大量、强的非共价结合力（图 3-1F）。抗原和抗体结合的特异性是进行免疫诊断的基础。

一、抗原表位

参与抗体反应的抗原表位被称为 B 细胞表位，其本质为抗原上能与 B 细胞受体（B cell receptor，BCR）或抗体结合的部位。表位的结构特征包括其表面形态，以及由构成该表面的各种基团所形成的物理化学特性，如该表面的正负电荷及其分布情况、亲疏水性及其分布情况等（图 3-1B、C）。构成表位表面的基团多为氨基酸残基，也可以是多糖残基或核苷酸残基。由于空间位阻效应，抗原分子内部一般不具有结合抗体或 BCR 的能力，因此表位大多位于抗原分子的表面。但如果抗原分子发生水解或变性，其内部基团暴露出来后可获得与抗体或 BCR 结合的能力从而形成表位，因其隐藏在分子内部，称之为隐蔽表位。

对蛋白质抗原而言，抗原表位通常由 5～15 个氨基酸残基组成。组成蛋白质抗原表位的可以是肽链上连续的数个氨基酸残基，也可以是因蛋白质折叠成三级结构后而聚集在一起的、非连续的数个氨基酸残基。前者称之为线性表位，后者称之为构象型表位。构成表位的氨基酸残基发挥着维持表位特定的结构形态或 / 和与抗体形成相互作用力的作用，其中部分氨基酸对维持表位的结构形态至关重要或与抗体形成了最重要的相互作用力，被称为表位的关键氨基酸，一旦突变，则表位结构完整性被破坏和 / 或主要相互作用力丧失从而不再与对应抗体反应。对构象型表位而言，表位之外的部分氨基酸虽不与抗体直接作用，但对维持表位特定的结构形态至关重要，一旦突变则表位结构完整性被破坏从而丧失与对

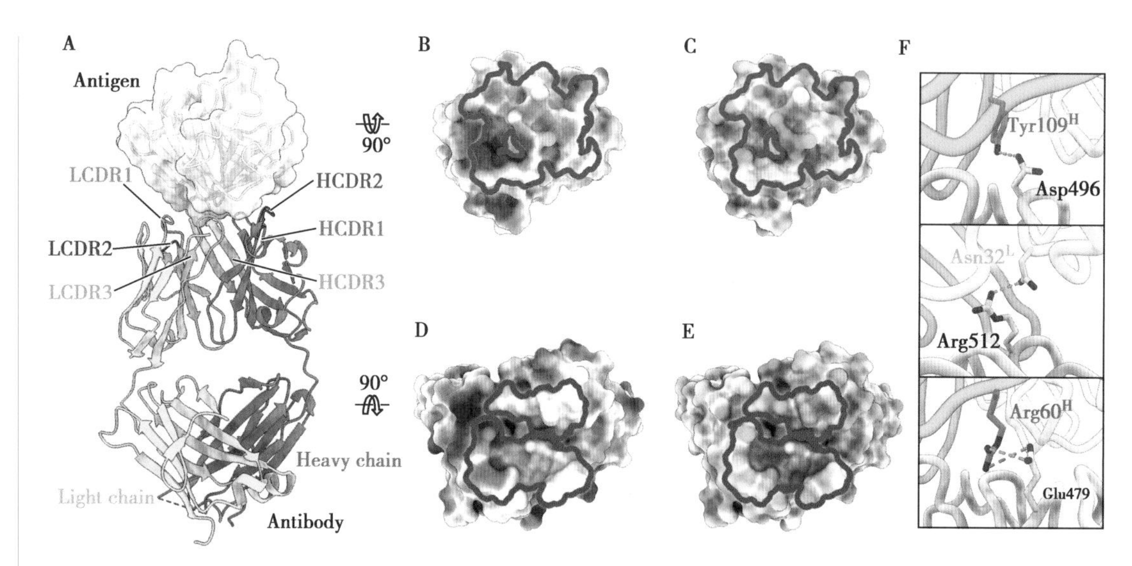

图 3-1 抗原表位与抗体互补决定簇

A. 抗原与抗体 Fab 形成复合物的结构。抗原显示为半透明的灰色表面，抗体的重轻链分别使用深、浅蓝展示，抗体高变区（互补决定区，CDR）使用不同颜色进行突出显示。B. 抗原表位的表面静电势。红色与蓝色分别代表负电与正电，蓝色线条形成的区域为与抗体相互作用的界面。C. 抗原表位的亲疏水性特征。亲水表面与疏水表面分别使用青色与褐色表示，蓝色线条形成的区域为与抗体相互作用的界面。D. 抗体互补决定簇的表面静电势。红色与蓝色分别代表负电与正电，灰色线条形成的区域为与抗原相互作用的界面。E. 抗体互补决定簇的亲疏水性特征。亲水表面与疏水表面分别使用青色与褐色表示，灰色线条形成的区域为与抗原相互作用的界面。F. 抗体与抗原形成的部分非共价相互作用力。上图和中图为形成的氢键（绿色虚线），下图为静电相互作用（橙色虚线）。

应抗体的反应性，这类氨基酸被称为该表位的关键环境氨基酸。

单个大分子抗原往往具有多个表位，但一般而言，如果该抗原没有重复序列则其表位各不相同，也就是说该抗原的某个特定表位不会重复出现。对于具有重复亚基的蛋白抗原或细菌、细胞和病毒等颗粒性抗原，则因某些大分子在其中重复出现而具有重复表位。

二、抗体互补决定簇

抗体的重链和轻链可变区通过折叠形成异源二聚体后，各自的高变区在其顶部聚集形成一个与抗原表位结合的区域，称之为抗体的互补决定簇，其本质为抗体与抗原结合的部位。互补决定簇的结构特征由抗体高变区的氨基酸序列决定，不同抗体因其高变区不同可形成不同的表面形态并具有表面不同的物理化学特性，包括该表面的正负电荷及其分布情况、亲疏水性及其分布情况等（图 3-1E、F）。可变区的基本结构为骨架区形成的 β 片层结构，高变区一般以连接两个相邻 β 折叠的环状结构（loop）的形式存在（图 3-1A）。这些 loop 环具有一定的柔性，在与抗原表位结合时可发生一定程度的轻微变构进行适配，从而形成更强的相互作用。同时，这些 loop 环可伸入抗原表位上的沟槽内，从而形成更为广泛的相互作用力。

抗体高变区的氨基酸或参与维持互补决定簇的结构形态，或直接参与抗原表位相互作用力的形成，或二者兼有。其中某些氨基酸对维持互补决定簇的形态或 / 和与表位上相应基团形成了强的相互作用力，则其突变后因互补决定簇结构完整性被破坏或重要相互作用力的丧失从而不再与相应表位结合，这些氨基酸称之为互补决定簇的关键氨基酸。

抗体的基本结构虽然含有两个臂，具有两个互补决定簇，但因其氨基酸序列完全相同，因此其两个互补决定簇是完全一致的。每种互补决定簇一般只能结合一种抗原表位，但每种抗原表位可能会有多种不同的互补决定簇与其结合。这些不同的互补决定簇可能以不同的取向结合同一个表位，或者在同一个取向上形成不一样的相互作用力。

第二节　抗原 - 抗体反应的原理

抗体能特异性识别并结合抗原，这种特性是免疫学检测方法建立的基础。抗原与抗体结合除了空间构象互补外，抗原表位与抗体超变区必须紧密接触，才可能有足够的结合力。

一、抗原 - 抗体结合力

抗原与抗体之间的结合力主要包括静电引力、范德华引力、氢键和疏水作用力（图 3-2）。

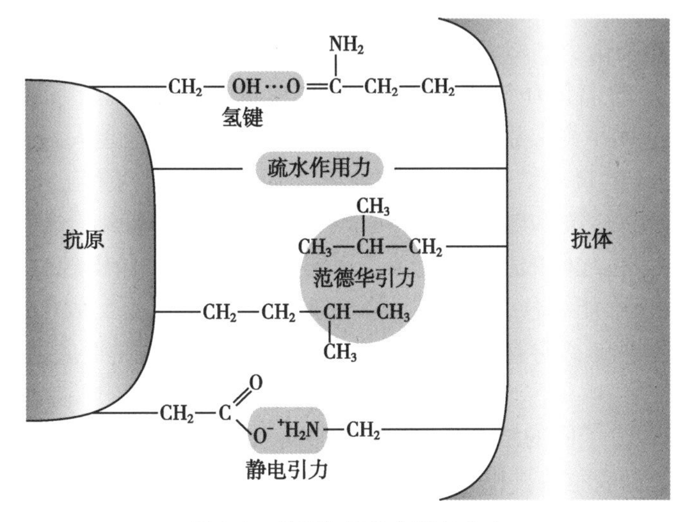

图 3-2　抗原与抗体间的结合力

（一）静电引力

静电引力（electrostatic force）是指抗原与抗体上带有相反电荷的氨基和羧基基团之间相互吸引的作用力，又称库伦引力（coulombic force）。抗体和多数抗原是蛋白质，在一定 pH 值的电解质中，蛋白质为两性分子，其氨基和羧基会电离形成带阳性电荷的 $-NH_3^+$ 和阴性电荷的 $-COO^-$，并与其相对应的带有不同电荷的基团相互吸引，进而促进抗原与抗体的结合。静电引力的大小与两个电荷间的距离的平方成反比，即两个电荷间的距离越近，静电引力越强。

（二）范德华引力

范德华引力（van derWaals force）是抗原与抗体相互接近时分子极化作用发生的一种吸引力。范德华引力的大小与抗原 - 抗体相互作用基团的极化程度的乘积成正比，与两个基团之间距离的七次方成反比。这种引力发挥最大限度作用的关键是抗原 - 抗体分子空间构型的互补，抗原与抗体活性部位的相互作用即可产生最强的范德华引力。范德华引力的作用强度小于静电引力。

（三）氢键

氢键（hydrogen bond）是由抗原分子中的氢原子与抗体分子中电负性大的原子如氮、氧等相互作用而形成的引力。当具有亲水基团（如 —OH、—NH_2 及 —COOH）的抗原与相对应的抗体接近时，相互间可形成氢键而使抗原与抗体相互结合。氢键结合力较范德华引力强，因其需要供氢体和受氢体的互补才能实现氢键结合，因此更具有特异性。

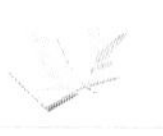

（四）疏水作用力

在水溶液中抗原和抗体之间的疏水基团相互接触，对水分子排斥而趋向聚集的力称为疏水作用力（hydrophobic interaction）。当抗原表位与抗体结合点处于溶液中未结合时，其中的亲水基团与溶液中离子或水分子形成氢键、离子键等，而疏水基团自由存在。当抗原表位与抗体结合点靠近时，相互间的疏水基团由于疏水作用力首先相互聚集在一起，而后由于表面形态互补，各种相互作用力逐步建立，并排斥两者间的水分子，从而促进抗原与抗体相互吸引而结合。疏水作用力对于抗原 - 抗体的结合最重要，提供的作用力最大，氢键结合力其次，离子键再次，范德华力最弱，正是因为这些作用力，使得抗原 - 抗体牢牢结合在一起。

二、抗原 - 抗体反应的亲和力和亲合力

（一）亲和力和亲合力的概念

抗原 - 抗体反应的亲和力（affinity）是指抗体单价 Fab 片段与单价抗原表位的结合能力。抗原 - 抗体反应的平衡常数 K 可反映出亲和力的大小，K 值越大，抗体的亲和力越高，反之亦然。抗体分子的抗原结合部位与抗原 B 细胞表位之间构象互补，使得两者的化学基团之间能够充分接触，抗体与抗原才有可能以较多的非共价键结合。如果抗体分子的抗原结合部位与抗原表位之间的构象不能完全互补，形成的非共价键较少，造成两者分子之间的亲和力较低甚至不能结合（图 3-3）。除了形态契合度高，相互结合的作用力的种类和强弱还与抗原 - 抗体间是否存在斥力有关，若有斥力存在，即便是形成了强作用力，结合也会弱。

多价抗体与抗原分子间的结合能力称为亲合力（avidity）。亲合力与亲和力、抗体的结合价、抗原的有效抗原表位数目相关（图 3-4）。

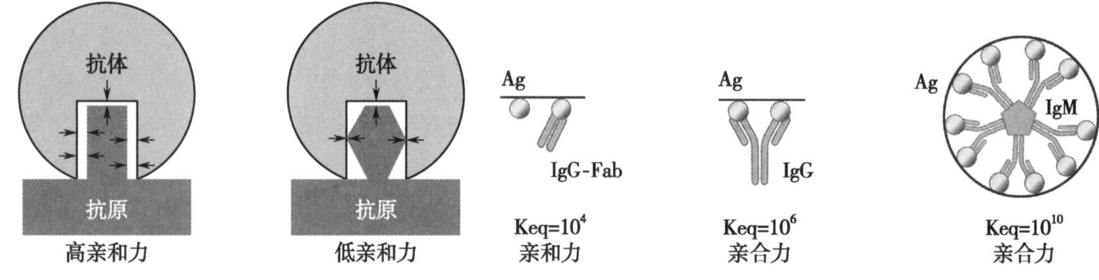

图 3-3　抗原与抗体间的亲和力

图 3-4　抗原抗体间的亲和力和亲合力示意图

（二）亲和力的评价指标计算

抗原 - 抗体反应的亲和力可以通过 K 值来评价。K 值即抗原 - 抗体复合物浓度 /（游离抗原浓度 * 游离抗体浓度）。抗原 - 抗体反应遵循生物大分子热动力学反应原则，其反应式为：

$$[Ab\text{-}Ag]/[Ab]*[Ag]=k1/k2=k$$

式中各反应项的单位以 mol 表示，k1 表示反应速度常数，k2 为逆反应速度常数，K 是反应平衡时的速度常数。由上式可知，K 值是反映抗原 - 抗体间结合能力的指示，所以 K 值大的抗体与抗原牢固结合，不易解离，说明该抗体有高亲和力。

当多价抗体与具有重复表位的抗原结合时，抗体的多个臂均会与同一抗原的多个表位结合。一般而言，当反应起始时，抗体的某个臂将以常数 k1 与抗原重复表位某一个结合（单价结合）；一旦结合后，抗体其他的臂将迅速与抗原上邻近的重复表位结合形成多价结

合；多价结合后，抗体的每一个臂与对应表位的结合将以常数 k2 解离，但由于抗体其他臂依然结合，因此解离的臂又会迅速与对应的表位恢复结合状态，最终多价结合抗体的解离速度远低于单价结合。因此，抗体多价结合的亲合力远高于单价结合的亲合力（图 3-5）。亲合力的显著提升在于解离常数的显著降低。不是完整抗体参与反应就一定是多价结合，大部分抗原可能并不具备重复表位。

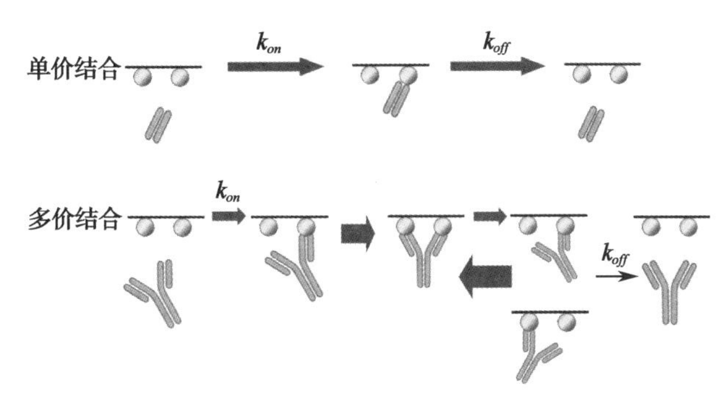

图 3-5　抗体的单价结合和多价结合

抗体亲和力是指抗体的抗原结合位点与对应的抗原决定簇之间的结合强度，是抗原与抗体之间固有的结合力，代表了两者之间特异结合的紧密程度。抗体的亲和力的大小对单克隆抗体的使用具有一定指导意义，例如用在疾病检测及治疗方面，选用高亲和力的单克隆抗体，而用于亲和层析，则应该选择亲和力较弱的单克隆抗体。因此测定亲和力是检测单克隆抗体效能的重要指标。

测定单克隆抗体亲和力的方法最常用的是平衡透析法。该方法适用于测定小分子半抗原 - 抗体的亲和力。将单克隆抗体与半抗原分别置于半透膜两侧，半抗原能透过半透膜，进而与单克隆抗体结合，当反应达到平衡时，分别测定游离半抗原和结合半抗原的浓度，计算亲和力常数。该方法利用小分子能穿透半透膜的原理，所以也可用于测定小分子抗体和相应分子量较大的抗原之间的亲和力，如 Fab 抗体与病毒颗粒之间的亲和力。在机体的体液免疫中，再次应答所产生抗体的亲和力高于初次免疫应答产生抗体的亲和力，初期抗体与抗原结合力较弱，即为低亲和力抗体，随着机体与抗原的接触时间的推移，抗体逐渐成熟，其亲和力增加，即为抗体亲和力成熟。测定抗体亲和力可以有效鉴别传染病毒是否为原发感染，对于治疗疾病有重要的指导意义，有利于产前诊断和优生优育，具有很好的临床价值。

三、液相中抗原 - 抗体反应

抗体是球蛋白，大多数抗原亦为蛋白质。在通常的血清学反应条件下，抗原 - 抗体均带负电荷，使极化的水分子在其周围形成水化层，成为亲水胶体，因此蛋白质分子不会相互凝集或沉淀。当抗原与抗体结合后，使表面电荷减少，水化层变薄甚至消失，蛋白质由亲水胶体转化为疏水胶体。此时，在一定浓度的电解质作用下，则可以中和胶体粒子表面的电荷，使各疏水胶体进一步靠拢，形成可见的抗原 - 抗体复合物（图 3-6）。

四、固相表面抗原 - 抗体反应

通常所提到的抗原 - 抗体的相互作用指的是液相抗原 - 抗体反应，而非均相免疫测定常涉及固相化的抗原 - 抗体，固相表面抗原 - 抗体反应通常具有以下特点：

（一）抗原 - 抗体反应时间

液相中的抗原和抗体分子呈现布朗运动，相遇并特异性结合的概率较高，在分子数相

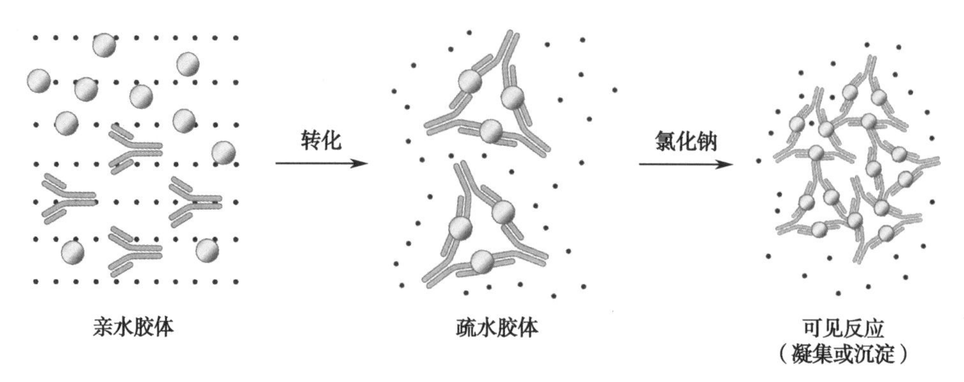

图 3-6　亲水胶体转化为疏水胶体示意图

同的情况下，液相中的抗原 - 抗体更容易达到平衡。固相免疫测定如 ELISA 中，固相表面的抗原或抗体分子处于相对静止状态，而待检抗体或抗原处于液相中，抗原 - 抗体反应达到平衡所需要的时间较液相免疫测定长，并随液体所占体积与界面抗体所占体积比的增加而增加。当在微孔板孔内进行免疫测定时，界面反应动力学显示其对扩散作用有很强的依赖性，扩散性越强则反应所需时间越短，反应越充分。通过旋转振荡可促进液相中抗原或抗体与固相表面抗体或抗原的反应。

（二）反应体积

固相抗原 - 抗体反应发生于液体 - 固相界面，可能处于一级结合键的引力距离内（小于 10nm）。液相中待测抗原或抗体要进入到这个结合界面，需要扩散或质量转移。微球的反应表面区域较微孔要大得多，因而处于抗原 - 抗体反应界面的体积占总反应体积的比例亦高得多。因此，反应的效率更高。这也是全自动化免疫测定分析仪均采用固相微球的重要原因之一。

（三）解离速率

固相界面包括细胞表面上的抗原 - 抗体复合物的解离速率较液相中的要低两个梯度。正是这种极缓慢的解离速率，使得 ELISA 等固相免疫测定技术具有很好的适用性，即使是测定的反复洗涤步骤，也不影响受体配体的相互作用，使之保持结合状态。

（四）固相化抗原或抗体的构象

固相化抗原或抗体与液相中的抗原或抗体所展示的构象不一样。液相中的抗原或抗体分子处于天然构象状态，能确保抗原或抗体的活性，抗原和抗体具有较高的利用效率。在固相免疫测定中，吸附于固相表面的抗原或抗体的构象可能由于折叠、功能性结合部位朝向固相等而发生改变，抗原或抗体的活性受影响，抗原和抗体的利用效率低于液相免疫测定。

第三节　抗原 - 抗体反应的特点

不管是在液相中还是在固相表面，抗原 - 抗体反应具有特异性、可逆性、比例性和阶段性等特点。

一、特异性

抗原 - 抗体反应具有高度特异性，这种特异性是由抗原表位与抗体高变区的互补结合所决定的。天然抗原表面通常含有多种抗原表位，可刺激机体产生多种特异性抗体。若两种不同的抗原分子的部分抗原表位相同或类似，则可与彼此相应的多克隆抗体发生交叉反应（cross reaction）（图 3-7）。交叉反应可影响血清学诊断的准确性，采用单克隆抗体是克服交叉反应的有效方法之一。但也可利用交叉反应来进行诊断，例如变形杆菌 0X19、0X2、OXk 株与斑疹伤寒和恙虫病的病原体立克次体之间有相同的抗原表位，故可用变形杆菌 0X19、0X2、OXk 株抗原代替立克次体抗原与怀疑斑疹伤寒患者的血清进行凝集试验，协助斑疹伤寒病的诊断，此试验称为外 - 斐（Weil-Felix）试验。

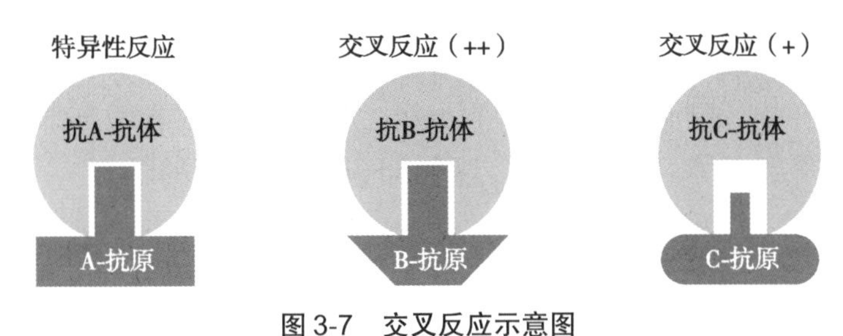

图 3-7　交叉反应示意图

二、可逆性

抗原与抗体的结合是分子表面的非共价键结合，故形成的复合物不稳定，在一定的条件下可以解离为游离抗原与抗体，这种特性称为抗原 - 抗体反应的可逆性（reversibility）。解离后的抗原或抗体仍然保持游离抗原、抗体的生物学活性。根据质量作用定律，抗原 - 抗体复合物形成的速度与抗原、抗体浓度成正比；平衡时，结合与解离的速度相等。

抗原 - 抗体复合物的解离度主要取决于两个方面：一是抗体 - 抗原结合的亲和力。亲和力越高，解离度越低，亲和力越低，解离度越高；二是抗原 - 抗体反应的环境因素，如温度、酸碱度和离子强度。当 pH 改变接近蛋白质的等电点时，可破坏离子间的静电引力，使抗原 - 抗体的结合力下降；增加离子强度可使静电引力消失，降低抗原 - 抗体的结合力，促使其解离。免疫学技术中的亲和层析法就是利用抗原 - 抗体反应的可逆性特点，通过改变溶液的 pH 和离子强度促使抗原 - 抗体复合物解离，从而纯化抗原或抗体。

三、比例性

比例性（proportionality）是指抗原与抗体发生可见反应需遵循一定的量比关系。以沉淀反应为例，若向加入固定量抗体的一组试管中再依次加入递增浓度的相应可溶性抗原，根据所形成的沉淀物及抗原 - 抗体的比例关系可绘制出反应曲线（图 3-8）。图中曲线的高峰部分是抗原与抗体分子比例合适的范围，称为抗原 - 抗体反应的等价带（equivalence zone）。在此范围内，抗原 - 抗体反应充分，沉淀物形成快而多。在等价带的前后，抗体过剩时称为前带（prezone），抗原过剩时称为后带（postzone）。Marrack 提出的网格理论（lattice theory）可以合理解释抗原 - 抗体反应比例性的机制。因为天然抗原大多是多价的，抗体大多为两价，当抗原与抗体在等价带结合时，抗体分子的两个 Fab 段分别与两个抗原表位结合，相互交叉连接成具有立体结构的网格状复合体，形成肉眼可见的沉淀物，基本不存在游离的抗原或抗体。当抗原或抗体过剩时，由于过剩方的结合价得不到饱和，故只能形成小网格

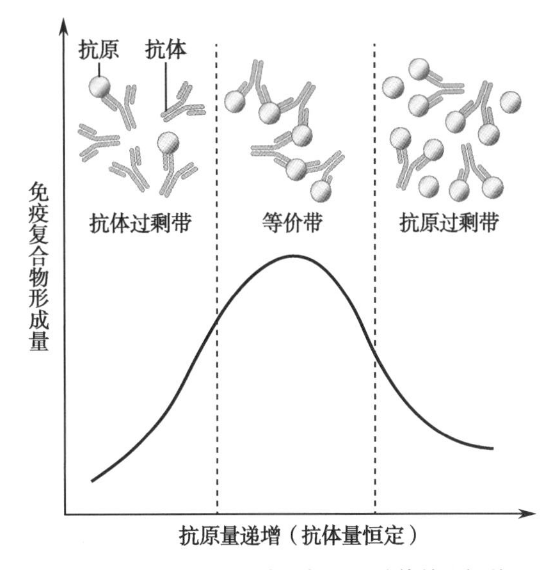

图 3-8　沉淀反应中沉淀量与抗原抗体的比例关系

复合物，并存在较多游离的抗原或抗体。具体实验过程中要适当稀释抗原或抗体，以调整两者的浓度和比例，使其出现最大复合物，避免假阴性的发生。

四、阶段性

抗原 - 抗体反应分为两个阶段，第一阶段是抗原与抗体特异性结合阶段，其特点是反应快，可在数秒钟至数分钟内完成，一般不能为肉眼所见；第二阶段为反应可见阶段，根据参加反应的抗原的物理性状的不同，可出现凝集和沉淀等现象。反应可见阶段所需时间较长，数分钟、数小时到数天不等，且受电解质、温度和酸碱度等因素的影响。

第四节　抗原 - 抗体反应的影响因素

抗原 - 抗体反应的影响因素较多，主要包括反应物自身因素和实验环境因素等。

一、反应物自身因素

（一）抗原因素

抗原的理化性质、表位种类和数量等均可影响抗原 - 抗体反应。例如，颗粒性抗原与相应抗体反应出现凝集现象，可溶性抗原与相应抗体反应出现沉淀现象，单价抗原与相应抗体因无法相互交叉连接形成大的免疫复合物，故不出现可见反应现象。

（二）抗体因素

抗体的来源、特异性及亲和力等均可影响抗原 - 抗体反应。

1. 抗体来源　家兔、羊等大多数动物来源的免疫血清具有较宽的等价带，与相应抗原结合易出现可见的免疫复合物，而马、驴等大型动物的免疫血清等价带较窄，易出现前带和后带现象；单克隆抗体仅与抗原分子上的单一表位结合，无法交叉连接形成大的免疫复合物，一般不出现沉淀和凝集现象，不适用于沉淀和凝集反应。

2. 抗体特异性及亲和力　抗体的特异性及亲和力是影响抗原 - 抗体反应的关键因素。为提高试验的准确性，应选择高特异性、高亲和力的抗体作为诊断试剂。多克隆抗体与单克隆抗体相比特异性较差，易发生交叉反应，导致假阳性的发生，因此在条件允许的情况下，尽可能选择特异性更高的单克隆抗体。

3. 抗原 - 抗体的浓度　抗原 - 抗体浓度适当时才能出现可见反应现象，所以在实验前应先进行预试验，确定抗原 - 抗体的最佳反应浓度，以免产生假阴性结果。

二、实验环境因素

（一）反应条件

抗原 - 抗体反应需要在合适的条件下进行，包括电解质、酸碱度和温度等。

1. 电解质　抗原 - 抗体反应形成复合物，由亲水胶体向疏水胶体转变，反应液中适当浓度的电解质能中和蛋白质表面的电荷，使疏水胶体进一步靠拢，出现可见的免疫复合物。若无电解质存在，则不出现可见反应。电解质浓度亦不能过高，否则将引起非特异性蛋白质沉淀，即出现盐析现象，导致检测结果的假阳性。免疫学检测中常用 0.85% 的 NaCl 或各种缓冲液作为抗原或抗体的稀释液，以提供适当浓度的电解质环境。

2. 酸碱度　抗原 - 抗体反应必须在合适的酸碱度环境中进行，最适酸碱度为 pH 6～8。pH 过高或过低均可影响抗原和抗体的理化性质，导致抗原 - 抗体无法结合或出现非特异性结合，出现假阴性或假阳性的结果。此外，当 pH 达到或接近颗粒性抗原的等电点时，即使没有相应抗体存在，也会引起抗原非特异性凝集即自凝，造成假阳性反应，严重影响试验的可靠性。

3. 温度 抗原 - 抗体反应必须在适宜的温度下进行，一般在 15～40℃范围内，最适温度为 37℃。温度升高，分子运动加快，抗原 - 抗体碰撞机会增多，反应速度越快。但温度过高（56℃以上）可导致已结合的抗原 - 抗体复合物解离，甚至抗原 - 抗体变性失活，影响实验结果。温度越低，结合速度越慢，但结合牢固，更易于观察。某些特殊的抗原 - 抗体反应对温度有特殊要求，如冷凝集素在 4℃左右与红细胞结合最好，20℃以上反而会解离。

（二）基质效应

基质是指样品中目标分析物（抗原或抗体）以外的部分，基质成分会对分析过程有显著干扰，影响分析结果的准确性，称为基质效应。影响抗原 - 抗体反应的基质主要包括类风湿因子、嗜异性抗体、自身抗体、抗试剂成分抗体、补体、溶菌酶和纤维蛋白原等。基质效应错综复杂，对抗原 - 抗体反应的影响与测定模式和抗体的选择有较大关系，对不同免疫测定的影响方式也有所不同，通过实验设计可减少基质效应的影响。例如使用一定亚型的高亲和力抗体或抗体片段、降低标本对总测定体积的比例、在测定缓冲液中加入免疫球蛋白、血液标本充分凝固后再分离血清等。

此外，适当的振荡或搅拌可促进抗原 - 抗体分子的接触，提高抗原 - 抗体反应的速度。影响抗原 - 抗体反应的因素较多，在实际工作中要严格做好实验对照，保证实验结果的准确性。

第五节 抗原 - 抗体反应的类型

根据抗原和抗体的性质不同、反应出现的现象不同，以及参与反应的其他条件不同，可将抗原 - 抗体反应分为凝集反应、沉淀反应、补体参与的反应、中和反应和标记免疫反应等五种类型（表 3-1）。

表 3-1 抗原 - 抗体反应的类型

分类	反应类型	技术类型	结果判断方法
经典免疫技术	凝集反应	直接凝集试验	观察凝集现象
		间接凝集试验	观察凝集现象
	沉淀反应	液相沉淀试验	观察沉淀，检测浊度
		凝胶内沉淀试验	观察沉淀线或沉淀环
		免疫电泳技术	观察沉淀峰、沉淀线和沉淀弧
	补体参与的反应	补体溶血试验	观察溶血现象
		补体结合试验	观察溶血现象
	中和反应	病毒中和试验	检测病毒感染性
		毒素中和试验	检测外毒素毒性
标记免疫技术	标记免疫反应	放射免疫技术	检测放射性强度
		荧光免疫技术	观察荧光现象，检测荧光强度
		酶免疫技术	检测酶底物显色
		化学发光免疫技术	检测发光强度
		金免疫技术	观察金颗粒聚集产生的颜色

以凝集反应、沉淀反应以及补体参与的反应为基础的免疫学技术为经典免疫技术，而以标记免疫反应为基础的免疫学技术为标记免疫技术。标记免疫技术是在经典免疫技术的基础上发展起来的，利用高度敏感的示踪物质标记抗原或抗体，通过观察或检测示踪物质发出的信号，来间接反映抗原 - 抗体特异性结合反应是否发生及其发生的强度，从而极大地提高了免疫学技术的灵敏度，使其除了能检测抗原性物质之外，还能检测体液中的超微量物质，如激素、细胞因子等，拓宽了免疫学技术的检测范围，是目前临床应用最广泛的免疫学检测技术。

小结与展望

抗原和抗体结合的特异性是免疫诊断的基础。抗原与抗体的特异性结合是基于抗原表位与抗体互补决定簇之间的结构互补性和亲和性，并在静电引力、范德华力、氢键和疏水作用力等非共价结合力的作用下，由亲水胶体转化为疏水胶体，最终形成可见的免疫复合物。抗原 - 抗体反应具有特异性、可逆性、比例性和阶段性等特点。影响抗原 - 抗体反应的因素包括反应物自身因素和实验环境因素。抗原 - 抗体反应类型包括凝集反应、沉淀反应、补体参与的反应、中和反应和标记免疫反应等。以标记免疫反应为基础的各类标记免疫技术，提高了免疫学技术的灵敏度，拓宽了免疫学技术的检测范围，是目前临床应用最广泛的免疫学检测技术，也是今后免疫学检测技术的主要发展方向。

（陈捷 王彩虹）

思考题

1. 试述抗原 - 抗体反应的基本原理及结合力。
2. 试述抗原 - 抗体反应的特点。
3. 试述影响抗原 - 抗体反应的因素。

第四章　经典免疫技术

教学目标与要求

掌握　凝集试验和沉淀试验的概念、基本类型和原理，补体结合试验原理。

熟悉　凝集试验、沉淀试验和补体参与的试验临床应用以及补体依赖的细胞毒试验原理。

了解　凝集试验、沉淀试验和补体参与的试验影响因素以及免疫吸附血凝试验、溶血空斑试验和胶固素结合试验原理。

凝集试验（agglutination test）、沉淀试验（precipitation test）以及补体参与的试验是三种经典的抗原 - 抗体反应。它们的历史源远流长，最早可追溯至 19 世纪末，1896 年，Widal 最先利用患者血清与伤寒沙门菌发生的特异性凝聚，有效地诊断了伤寒，即著名的肥达试验（Widal test）。1900 年，Landsteriner 根据红细胞表面有无特异性抗原（凝集原）A 和 B，发现人类 ABO 血型系统，并于 1930 年获得诺贝尔奖。1897 年，Kraus 首次发现霍乱弧菌、伤寒杆菌和鼠疫杆菌的培养滤液能与相应抗血清发生沉淀现象。1905 年，Bechhold 发现了凝胶中的沉淀现象。1906 年，Wasermann 首先将补体结合试验应用于梅毒的诊断，即著名的华氏反应（Wassermann test，WT）。目前它们在临床检验中仍然发挥着不可替代的作用，而且其技术仍在不断地改进和创新。

第一节　凝集试验

凝集试验是颗粒性抗原（如细菌、红细胞等）或可溶性抗原（或抗体）致敏的颗粒性载体，与相应抗体（或抗原）特异性结合后，在适当电解质存在下，出现肉眼可见的凝集现象（agglutination）。它可进行定性和半定量检测，前者是根据是否出现凝集现象判断结果阳性或阴性，而后者是将标本做倍比稀释后再观察，以出现阳性反应的最高稀释度作为滴度。

一、基本原理

颗粒性抗原在一定 pH 和适量电解质的悬液中带负电荷，此时周围会吸附一层与之牢固结合的正离子，而外周再吸附一层松散的负离子，形成稳定的双层粒子云，这样粒子云内界和外界之间存在着电位差，即构成 Z 电位，使得各颗粒间相互排斥。而溶液中的负离子强度越大，Z 电位也就越大。当特异性抗体与相应抗原表位（决定簇）互补结合时，抗体通过桥联作用和破坏颗粒表面的 Z 电位，使得各颗粒相互聚集、交联（图 4-1）。

凝集现象的发生分为两个阶段：①抗原 - 抗体的特异性结合：此阶段反应快，仅需数秒到数分钟，但不出现肉眼可见反应；②肉眼可见的凝集反应：此阶段会出现可见的凝集现象，但反应慢，往往需要数分钟到数小时。实际上这两个阶段往往并无严格界限，所需反应时间亦受多种因素影响。

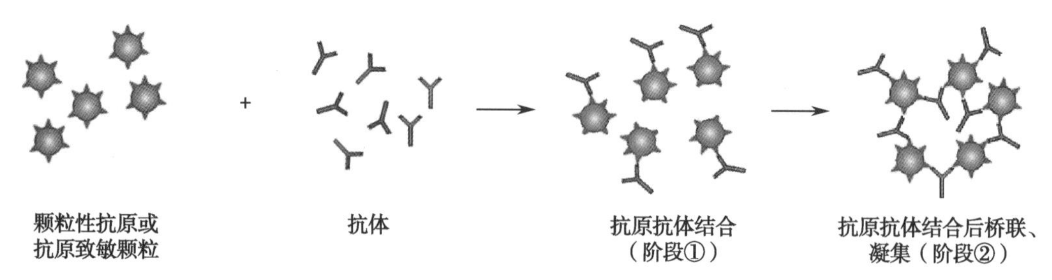

图 4-1　凝集试验原理示意图

二、试验类型

根据抗原性质、实验方法和检测对象等不同，将凝集试验分为直接免疫凝集试验（direct agglutination test）、间接免疫凝集试验（indirect agglutination test）、抗球蛋白红细胞免疫凝集试验和自身红细胞凝集试验（autologous erythrocyte agglutination test）等类型。凝集试验操作方法简单，易观察，无需特殊仪器，尤其适用于基层实验室。

（一）直接免疫凝集试验

颗粒性抗原在适当电解质参与下，直接与相应抗体结合出现肉眼可见的凝集现象，称为直接免疫凝集试验（图 4-2）。直接免疫凝集试验中的抗原称为凝集原（agglutinogen），相应的抗体称为凝集素（agglutinin）。常用的方法有两种，即玻片法和试管法。

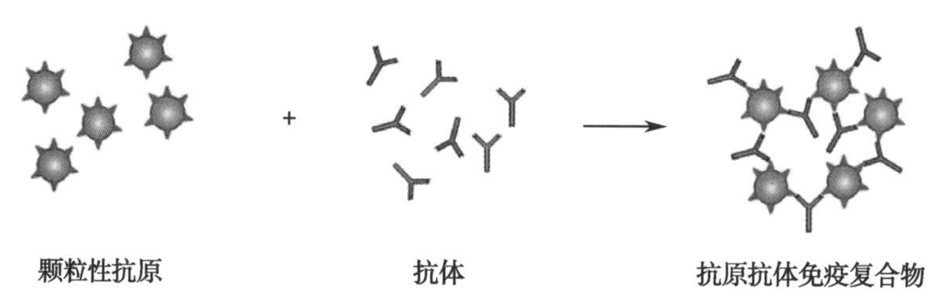

图 4-2　直接免疫凝集试验原理示意图

1. 玻片凝集试验（slide agglutination test）　此法为定性试验，即将已知抗体与红细胞悬液或细菌等颗粒性抗原分别滴加在玻片上，混匀，并以生理盐水或正常血清作为对照，室温反应几分钟后，用肉眼或低倍显微镜观察结果，其中出现颗粒凝集的为阳性反应。该法一般用于细菌的诊断或分型鉴定和红细胞 ABO 血型检测（图 4-3）。

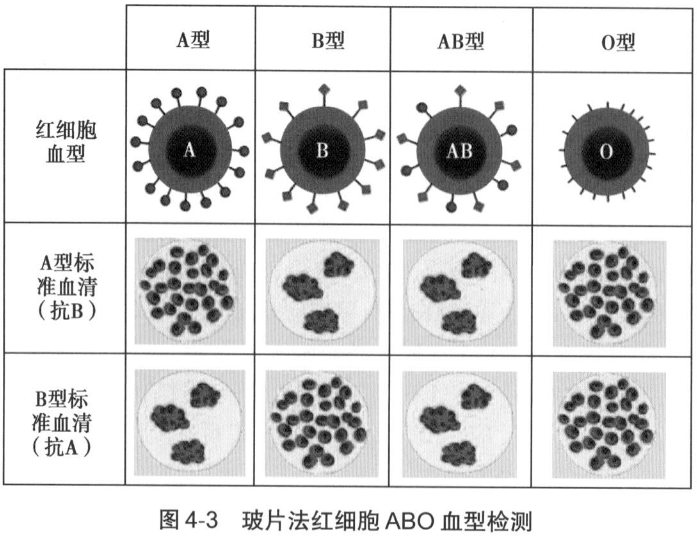

	A型	B型	AB型	O型
红细胞血型	A	B	AB	O
A型标准血清（抗B）				
B型标准血清（抗A）				

图 4-3　玻片法红细胞 ABO 血型检测

2. 试管凝集试验（tube agglutination test） 此法为半定量实验，在微生物学检验中常用标准定量的已知抗原作为诊断试剂，与一系列倍比稀释的受检血清在小试管内混合，37℃培养一段时间后，观察每管内抗原凝聚的程度，通常以产生明显凝集现象的血清最高稀释度作为血清中的抗体效价，亦称为滴度。另外试验中容易出现抗原的非特异性凝集造成的假阳性反应，使得试验时必须设不加抗体的稀释液（生理盐水加抗原）作为对照。该法的应用包括诊断伤寒和副伤寒的肥达试验，诊断斑疹伤寒等的外斐反应以及输血时受体和供体两者的红细胞和血清交叉配血试验等。

（二）间接免疫凝集试验

将可溶性抗原（或抗体）预先吸附或偶联于与免疫无关、一定大小的颗粒性载体表面，使之成为抗原（或抗体）致敏颗粒，然后与相应抗体（或抗原）作用，在适宜电解质存在的条件下，可出现肉眼可见的特异性凝集现象，称为间接凝集试验或被动免疫凝集试验（passive agglutination test）。

1. 间接免疫凝集试验的类型 根据凝集试验方式不同，间接免疫凝集试验可分为正向间接免疫凝集试验、反向间接免疫凝集试验和间接免疫凝集抑制试验。根据载体性质不同，间接免疫凝集试验又可分为免疫血凝试验、颗粒免疫凝集试验及协同免疫凝集试验。

（1）正向间接免疫凝集试验（图 4-4）：用已知抗原致敏载体以检测标本中的相应抗体（即将可溶性抗原与载体颗粒结合后再与抗体反应，由于抗体的桥梁作用，形成凝集块），该法常用于检测病原体的抗体。

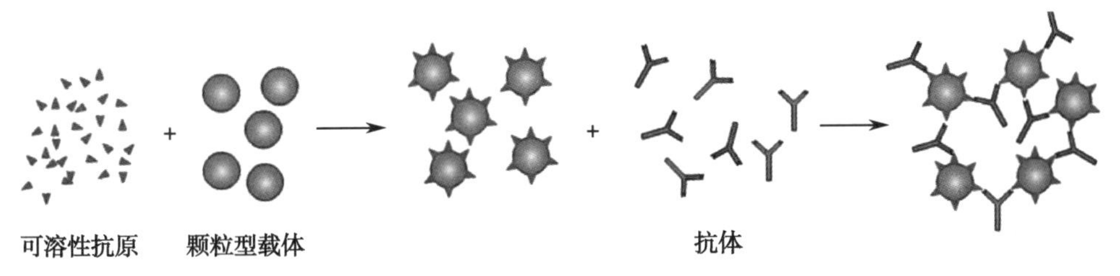

图 4-4　正向间接免疫凝集试验原理示意图

（2）反向间接免疫凝集试验（reverse indirect agglutination test）（图 4-5）：用已知特异性抗体致敏载体以检测标本中的相应抗原（即将特异性抗体与载体颗粒结合，与样品中待检抗原反应，由于抗原的桥梁作用，形成凝集块），该法常用于检测病原体的可溶性抗原和各种蛋白质成分。

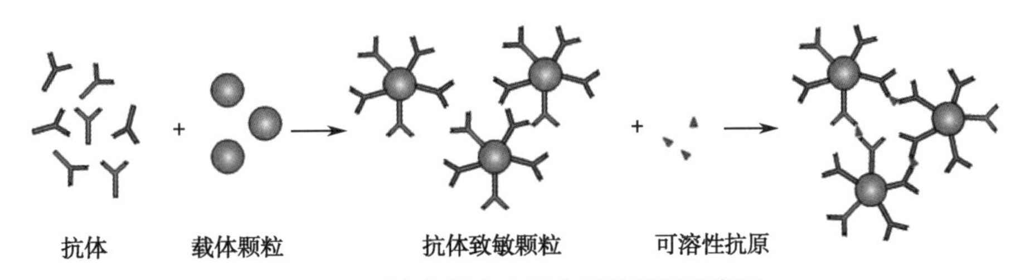

图 4-5　反向间接免疫凝集试验原理示意图

（3）间接免疫凝集抑制试验（indirect agglutination inhibition test）（图 4-6）：以已知抗原致敏载体及相应的抗体为诊断试剂，用于检测标本中是否存在与致敏载体相同的抗原。其方法是将待测标本作系列倍比稀释后，加入定量的特异性抗体混合，使其充分结合后，再加入抗原致敏的载体悬液，若出现凝集现象，说明标本中不存在与致敏载体相同的抗原，抗体试剂未被结合，因此仍与载体上的抗原起作用；反之，如待测标本中存在相同抗原，则凝集现象被抑制。同理，如用已知特异性抗体致敏载体及相应的抗原作为诊断试剂，则可检测标本中的抗体，称为反向间接免疫凝集抑制试验。

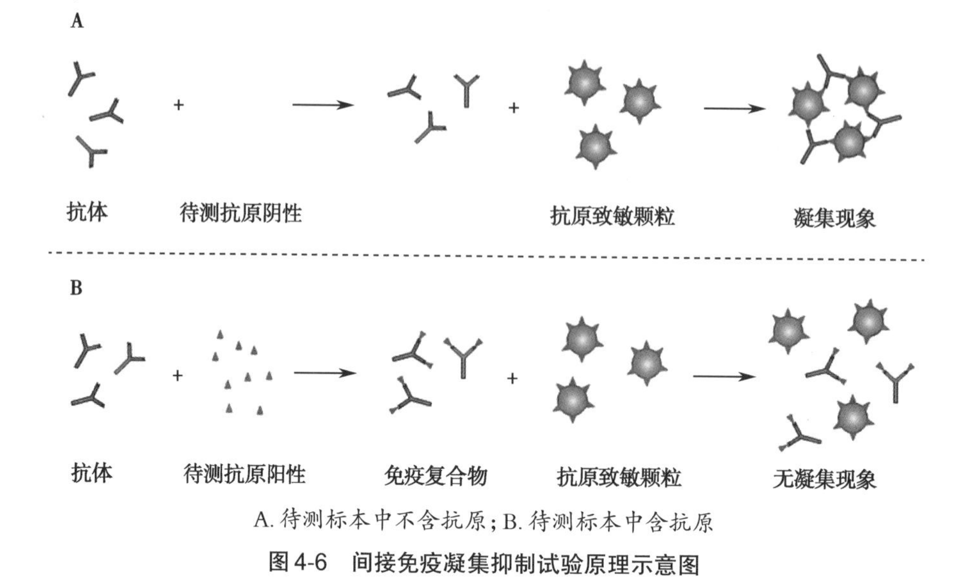

A. 待测标本中不含抗原；B. 待测标本中含抗原

图 4-6　间接免疫凝集抑制试验原理示意图

（4）协同免疫凝集试验（co-agglutination test）（图 4-7）：利用金黄色葡萄球菌 A 蛋白（SPA）能与人及多种哺乳动物血清中的 IgG 类抗体（IgG_3）Fc 段结合的特性，这样就成为抗体致敏的颗粒载体。如与相应的抗原接触，抗体 IgG Fab 段暴露于葡萄球菌菌体表面，可与抗原特异性结合。本试验应用范围广，可用于细菌、病毒、毒素及各种可溶性抗原的检测。

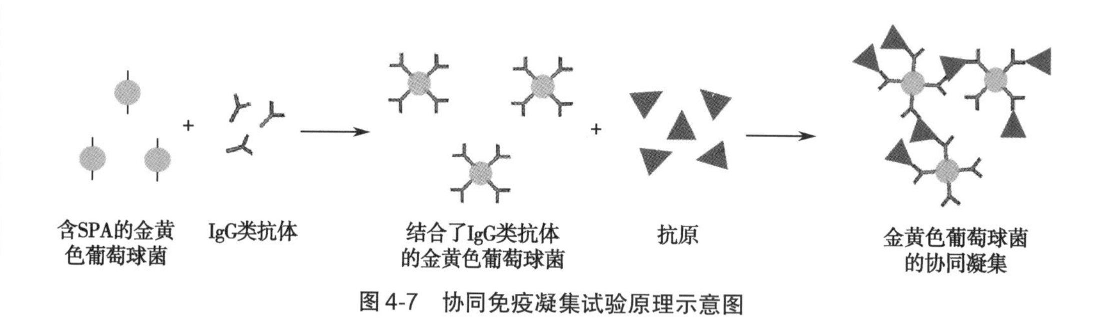

图 4-7　协同免疫凝集试验原理示意图

2. 间接免疫凝集试验致敏所用的颗粒类型

（1）间接免疫血凝试验（indirect hemagglutination assay，IHA）：该试验是以红细胞作为载体的间接免疫凝集试验，即将已知抗原（或抗体）结合到红细胞表面，制成致敏颗粒，待检标本中相应的抗体（或抗原）与被结合抗原（或抗体）的特异性反应引起红细胞凝集（图 4-8）。红细胞是大小均一的载体颗粒，最常用的是绵羊、兔、鸡和人 O 型红细胞。一般采用醛化红细胞为载体颗粒，可长期保存而不溶血。常用的醛类有甲醛、戊二醛和丙酮醛等。

IHA 通常用微量血凝板或试管测定法，试验时将标本倍比稀释，同时设阳性、阴性及不加受检血清的稀释液作为对照孔。若红细胞沉积于孔底，集中呈一边缘光滑的圆点，为阴性，记“–”；反之，若红细胞凝集，则分布于孔底周围成一薄层，为阳性。最后根据红细胞的凝集程度判断为“+”～“++++”，以出现“++”明显凝集孔的待检血清最高稀释度作为抗体效价。

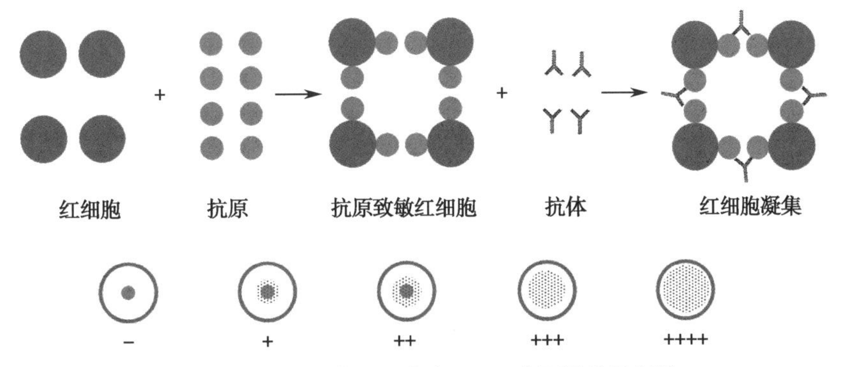

图 4-8 间接免疫血凝试验原理示意图及结果判读

（2）颗粒免疫凝集试验

1）胶乳颗粒凝集试验（latex agglutination test，LAT）：该试验是以聚苯乙烯胶乳颗粒作为载体的一种间接凝集试验。1956 年，Singer 和 Plotz 将人 IgG 吸附到聚苯乙烯胶乳颗粒上检测 RF，即将抗原（或抗体）与胶乳结合（致敏）后，直接与待检标本中抗体（或抗原）起凝集反应。出现大颗粒凝集者为阳性，保持均匀乳液状者为阴性。该法可用于病原体及自身抗体的检测等。

2）明胶颗粒凝集试验（gelatin agglutination test，GAT）：该试验是将全病毒抗原或重组抗原吸附于粉红色明胶颗粒上，致敏明胶颗粒会与标本血清作用，如血清含有抗病毒抗体，可形成肉眼可见的粉红色凝集。该法可用于抗人类免疫缺陷病毒（HIV）抗体和梅毒螺旋体抗体检测等。

（3）炭颗粒凝集试验（carbonal agglutination test，CAT）：该试验是将已知的抗体球蛋白吸附于炭粉颗粒上，形成炭粉抗体复合物，当炭颗粒上的抗体与待检标本中相应抗原相遇，可发生特异性结合，形成肉眼可见的炭微粒凝集块。目前已用于病原体的诊断。

（4）甲苯胺红颗粒凝集试验：该试验又称为甲苯胺红不加热血清试验（tolulized red unheated serum test，TRUST）。它是采用纯化的心磷脂、卵磷脂和胆固醇配制的性病研究实验室（venereal disease research laboratory，VDRL）抗原，重悬于含甲苯胺红的特制溶液中，制成致敏甲苯胺红颗粒，将其与待检血清混合，如血清中有反应素存在，则可与其发生凝集，出现肉眼可见的粉红色凝块。该法可用于献血员的筛选及梅毒患者的辅助诊断和疗效监测。

（三）抗球蛋白红细胞免疫凝集试验

抗球蛋白参与的红细胞免疫凝集试验是在间接免疫凝集试验的基础上改进的一种试验方法，它是 1945 年由 Coombs 建立，用于检测抗红细胞不完全抗体，故又称为 Coombs 试验。所谓不完全抗体，多数是 IgG 类抗体，能与相应抗原牢固结合，但因其分子量较小，不能起到桥梁作用。但当机体受到某些抗原刺激后，可能会产生不完全抗体，此时抗球蛋白抗体作为第二抗体，连接红细胞表面抗原结合的特异抗体，发挥桥梁作用导致红细胞凝集。试验方法分为直接 Coombs 试验和间接 Coombs 试验。

1. 直接 Coombs 试验 该试验用于检测已吸附于红细胞上的不完全抗体。将患者红细胞制成悬液，直接加入抗人球蛋白抗体，观察结果出现凝集现象者为阳性（图 4-9）。常用于新生儿溶血症、自身免疫性溶血症及特发性自身免疫性贫血症的检测。

2. 间接 Coombs 试验 该试验可用于检测血清中游离的不完全抗体。受检血清与具有相应抗原特异性的红细胞悬液混合，加入抗球蛋白，出现血凝者为阳性（图 4-10）。多用于检测母体 Rh（D）抗体和因红细胞不相容输血后所产生的血型抗体，还可用于检测新生儿溶血和贫血性疾病。

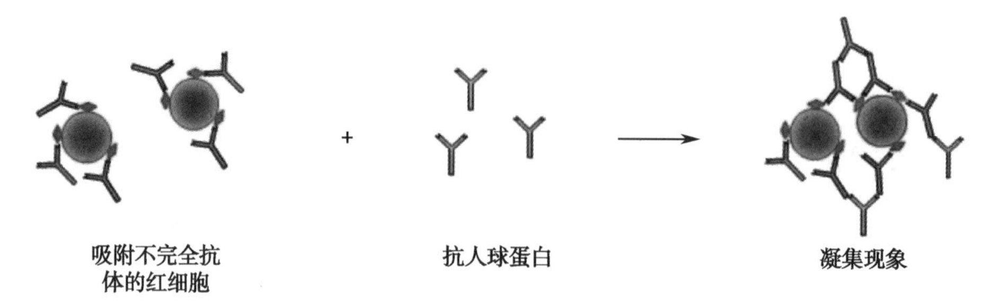

图 4-9　直接 Coombs 试验原理示意图

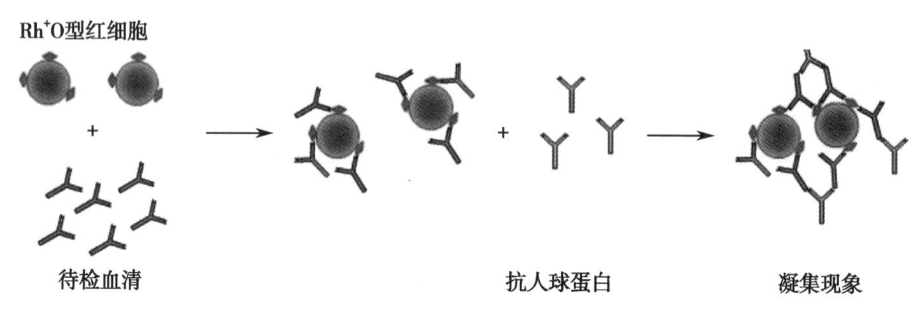

图 4-10　间接 Coombs 试验原理示意图

（四）自身红细胞凝集试验

与一般间接免疫血凝试验不同，自身红细胞凝集试验中的红细胞是未经致敏的受检者新鲜红细胞。主要试剂材料是抗人 O 型红细胞单克隆抗体，这种抗体能与各种血型的红细胞结合，但不出现凝集现象。将这种抗体与另一特异性抗体连接的双功能抗体可以用于检测标本中的抗原，若与特定抗原连接，可检测标本中的抗体（图 4-11）。该试验的特点是受检的标本为全血，不用分离血清，取手指血或耳垂血即可进行试验，受检者即刻获知检测结果。在白色塑料板上加上血液标本和相应试剂各一滴，混匀，两分钟后观察，出现红细胞凝集者为阳性。该法可用于抗 HIV 抗体和 HBsAg 的检测。

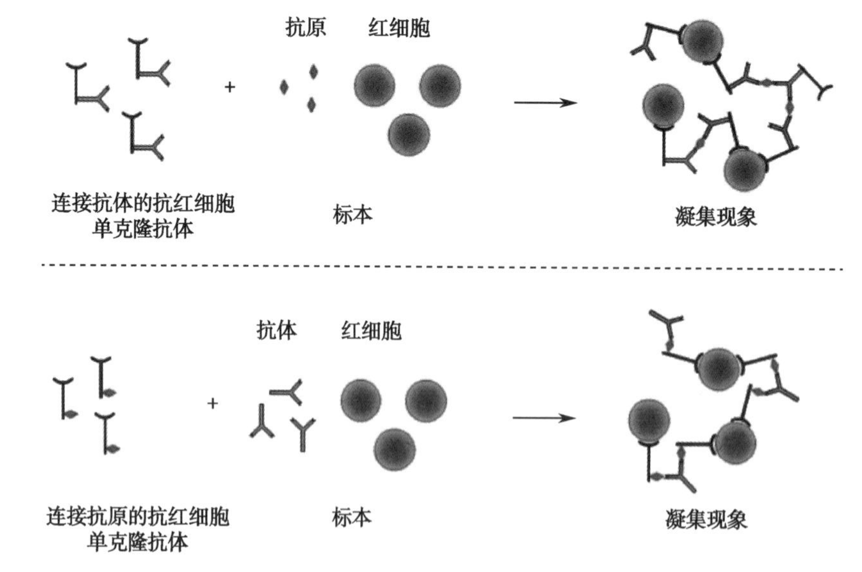

图 4-11　自身红细胞凝集试验原理示意图

三、影响因素

免疫凝集试验过程易受多种因素影响，为了保证试验结果的稳定性、准确性和可靠性，应严格控制试验的主要影响因素。

1. 抗原　①抗原不同使得免疫凝集试验的敏感性也有所不同，且某些细菌有共同抗原，会出现交叉反应；②抗原悬液不稳定，易使抗原自动凝集，即非特异性凝集；③为保证结果的可重复性，抗原的浓度、稀释剂和温育时间等应相同，当建立一种新方法时，其抗原浓度还应与参考制品比较。

2. 抗血清　①抗原、抗体应比例适当，从而避免前带现象和非特异性凝集发生；②抗体血清必须在有效期内使用，实验结束后应放至冰箱保存，以免细菌污染，使用前应平衡至室温（25℃左右）。

3. 致敏颗粒试剂　①未致敏颗粒不应与实验血清起反应；②致敏所用抗原 - 抗体要纯度高、免疫反应活性好；③致敏颗粒使用前也应平衡至室温（25℃左右）并充分混匀。

4. 血清标本　①血清标本应新鲜、无污染和无溶血；②血清倍比稀释应仔细、准确定量、勿跳管；③当进行血清标本系列稀释时，诊断试剂应从空白对照管开始，从低到高的顺序加；④对所有标本应视为感染性物品，须采取相应的防护措施。

5. 试验条件

（1）试验过程中，应注意反应时间、温度、酸碱度、离子强度和震荡等因素对结果的影响：一般而言，试验应在室温（25℃左右），反应时间不得少于 10 分钟，反应 pH 值为 6～8；需混匀时，切勿混用混匀器械（如牙签）；反应时应静置，观察结果时细菌和胶乳凝集试验应在暗背景下透过强光检查，而红细胞凝集试验应置于白背景。

（2）为促使肉眼可见的明显凝集现象，可采取增加电解质或蛋白质、增加反应溶液的黏滞度、胰酶或神经氨酸酶处理改变细胞表面化学结构和通过离心克服颗粒间排斥力等措施。

（3）所有实验技术人员的操作必须严格按照相应的标准操作程序（standard operating procedure，SOP），同时设立试验对照进行室内质控。

四、临床应用

免疫凝集试验是一种定性或半定量检测方法，即根据是否出现凝集现象判定结果阳性或阴性；也可进行半定量检测，即将标本作一系列倍比稀释后进行反应，以出现阳性反应的最高稀释度作为滴度。免疫凝集试验具有灵敏度高、操作简便等优点，已广泛应用于临床检验。

1. 直接免疫凝集试验的临床应用　常用的直接凝集试验可分为玻片凝集试验和试管凝集试验。玻片凝集试验主要做定性检测，用已知抗体检测未知的颗粒性抗原，主要用于菌种鉴定或人 ABO 血型的鉴定等。操作简便、快速，但敏感性较低。

试管凝集试验是半定量试验，常用于检测抗体的滴度或效价，操作简单，敏感性不高。临床上常用的有辅助诊断伤寒或副伤寒的肥达试验，辅助诊断斑疹伤寒和恙虫病等立克次体病的外斐试验以及辅助诊断布氏菌病的瑞特氏试验（Wright test）等。在输血前也常用试管凝集试验进行红细胞 ABO、Rh 血型鉴定及受供体双方红细胞和血清的交叉配合。在用颗粒性抗原免疫动物后，可用该法测定免疫血清中特异性抗体的效价，判定抗体生成情况。

2. 间接免疫凝集试验的临床应用　间接免疫凝集试验在临床检验中应用广泛，可用于抗原或抗体的测定，对某些疾病的诊断、药物疗效的观察及疾病预后的判断等均有重要参考价值。

（1）抗原的检测：可用于检测病原体的可溶性抗原，也可用于检测各种蛋白质成分。在临床上常用反向间接凝集试验检测 HBsAg 及甲胎蛋白；用协同免疫凝集试验检测细菌的外毒素、鉴别细菌、腺病毒及流感病毒等；用胶乳凝集抑制试验检测尿液中的绒毛膜促性腺激素以诊断早期妊娠；用间接免疫血凝试验检测纤维蛋白原等血浆蛋白成分以诊断凝血系统的疾病等。

间接免疫凝集试验的敏感度虽高于免疫沉淀试验，但低于新发展的各种标记免疫测定，因此在微量抗原测定中其实用价值取决于临床的要求。

（2）抗体的检测：可用于检测细菌、病毒、寄生虫等感染后产生的抗体，用于检测自身免疫性疾病的抗体，也可用于检测超敏反应患者的抗体。在临床上常用间接免疫血凝试验或明胶颗粒凝集试验用于检测抗 HIV 抗体以诊断艾滋病；用胶乳凝集试验检测抗溶血素O、梅毒螺旋体抗体等；用胶乳凝集试验检测类风湿因子；用间接血凝试验检测抗平滑肌抗体、抗 DNA 抗体和抗甲状腺球蛋白抗体等；也可检测青霉素抗体及某些花粉抗体以协助诊断青霉素过敏、花粉症等。

第二节 沉淀试验

沉淀试验是利用可溶性抗原与相应抗体在适当条件下特异性结合所呈现出的沉淀现象这一特性，用已知抗原（或抗体）检测未知抗体（或抗原）的存在及其含量，从而达到疾病诊断的目的。1946 年，Qudin 在试管中建立了最早的凝胶内免疫沉淀试验；1953 年，Grabar 和 Willims 首先将电泳技术与凝胶内免疫沉淀试验相结合，建立了免疫电泳技术；1965 年，Mancini 建立了单向免疫扩散技术，使得定性免疫沉淀试验向定量化发展。尤其是 20 世纪 70 年代免疫比浊方法的问世，使得沉淀试验进入了快速、定量、自动化的新阶段，目前已成为临床快速定量检测的重要技术手段。

一、基本原理

沉淀试验的基本原理是将可溶性抗原与相应抗体置于温度、酸碱度适宜的一定电解质溶液中，两者按适当比例形成沉淀，产生浊度，或在琼脂等凝胶中形成肉眼可见的沉淀线或沉淀环，并根据所形成的沉淀物计算待测抗原或抗体的含量。另外，还有 1934 年 Marrack 提出的网格学说：大多数抗体为两价，而天然抗原为多价，两者可相互交联成具有立体结构的巨大网格状聚集体，即出现肉眼可见的沉淀物（图 4-12）。

沉淀试验亦分为两个阶段：①抗原 - 抗体特异性结合，此阶段出现不可见的可溶性

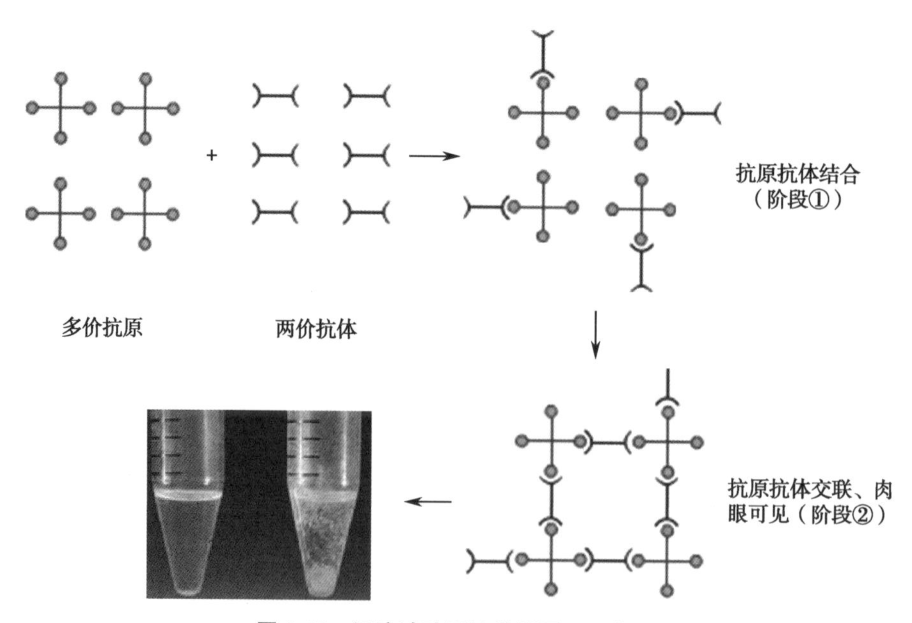

图 4-12 沉淀试验网格学说原理示意图

复合物，时间短，要求抗原必须为可溶性抗原；②形成可见的免疫复合物，此阶段时间较长，约需几十分钟到数小时，经典的沉淀反应是观察此阶段形成的沉淀线或沉淀环来判断结果。

二、试验类型

根据反应介质和检测方法的不同，沉淀试验可分为液相免疫沉淀试验、凝胶内免疫沉淀试验和免疫电泳试验，其中液相免疫沉淀试验包括环状免疫沉淀试验（目前临床上几乎不用）、絮状免疫沉淀试验（flocculation immunoprecipitation test）、透射免疫比浊试验（turbidimetry）和散射免疫比浊试验（nephelometry）。

（一）液相免疫沉淀试验

液相沉淀试验（fluid phase precipitation）是指可溶性抗原与抗体在含电解质的液体介质中反应，形成肉眼可见的沉淀物。

1. 絮状免疫沉淀试验 絮状免疫沉淀试验是经典的沉淀试验，其原理是将抗原-抗体溶液混合在一起，在电解质存在时，抗原与抗体结合，形成肉眼可见的絮状沉淀物。该方法受到抗原-抗体比例的影响非常显著，常用作确定抗原-抗体反应的最适比例，包括抗原稀释法、抗体稀释法和方阵滴定法三种。

（1）抗原稀释法（Dean-Webb 法）：该方法是将可溶性抗原进行一系列倍比稀释，与特定浓度的抗体等量混合，置于室温或 37℃环境，产生的沉淀物随抗原的变化而不同，以出现沉淀量最多的管为抗原最适比例管。

（2）抗体稀释法（Ramon 法）：该方法是将抗体进行一系列倍比稀释，与特定浓度的可溶性抗原等量混合，置于室温或 37℃环境，产生的沉淀物随抗体的变化而不同，以出现沉淀量最多的管作为抗体最适比例管。

（3）方阵滴定法：该方法又称为棋盘滴定法，它是结合了上述两种方法，即将抗原-抗体同时进行系列倍比稀释，根据出现最大沉淀量时的抗原、抗体稀释度确定抗原-抗体反应的最适比（表 4-1）。

表 4-1 方阵滴定法测定抗原-抗体最适比

抗体稀释度	抗原稀释度								
	1∶10	1∶20	1∶40	1∶80	1∶160	1∶320	1∶640	1∶1 280	对照
1∶5	+	++	++	+++	+++	++	+	±	–
1∶10	+	++	++	++	+++	+++	++	+	–
1∶20	+	+	++	++	++	+++	++	+	–
1∶40	–	+	+	+	++	++	+++	++	–
1∶80	–	–	–	+	+	+	+	+	–

注："+" 为沉淀量；"□" 为最适比。

2. 免疫浊度试验 免疫浊度试验（immunoturbidimetry test）是利用抗原、抗体在液相中特异性结合，形成小分子免疫复合物，在增浊剂（如 PEG6000～8000、氟化钠等）作用下，形成较大的免疫复合物，使反应液出现浑浊。当反应液中保持抗体过量且浓度固定时，形成的免疫复合物随着抗原量增加而增加，反应液的浊度也随之增加，即待测抗原量与反应液的浊度呈正相关。与标准曲线对照，即可计算出待测样品中抗原的含量。要注意的是抗原和抗体的比例是浊度形成的关键因素，当抗原和抗体的比例合适时，二者全部结合，既无过剩的抗原，也无过剩的抗体，此时免疫复合物的形成和解离相等。但当抗原过量时，

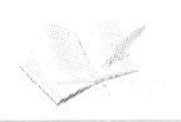

形成的免疫复合物分子小，而且会发生再解离，使浊度反而下降，光散射也减少，则造成测定的准确度降低，此为高剂量钩状效应（high dose hook effect）。当抗体过量时，免疫复合物的形成随着抗原量递增，在抗原、抗体最适比例时达到最高峰，此为经典的海德堡曲线（Heidelberger curve）理论。

该方法灵敏度高、快速简便、易于自动化，已广泛应用于临床各种微量物质的测定。根据光信号检测器的位置及接收光信号的性质，免疫浊度试验可分为透射免疫比浊试验和散射免疫比浊试验两种。1977 年，Sternberg 建立的速率散射比浊法是目前测定微量抗原物质，并广泛使用的一种高灵敏度、快速的自动化免疫比浊测定方法。

（1）透射免疫比浊试验：该试验是利用抗原 - 抗体反应形成免疫复合物，使介质浊度发生改变，光线通过反应液时，被其中的免疫复合物微粒反射、吸收而引起透射光强度减弱，表现为吸光度增加。在保持抗体过量的情况下，吸光度与免疫复合物的量成正比，再与标准曲线比较，即可计算出标本中待测抗原的含量。免疫复合物颗粒大小为 35～100nm，一般选择 290～410nm 处作为测定波长。

（2）散射免疫比浊试验：该试验是利用抗原 - 抗体在液相中特异性结合后产生一定大小的免疫复合物，当一定波长的光通过该溶液遇到免疫复合物时，光线发生散射现象，散射光的强度与免疫复合物的含量和散射夹角成正比，与入射光波长成反比。当散射夹角和入射光波长一定时，散射光的强度和免疫复合物的量成正比，而当反应体系保持抗体过剩时，形成的免疫复合物又与抗原成正比。通过检测散射光强度，可计算出待测抗原的含量。根据散射光检测时间和检测方式的不同，散射免疫比浊试验又分为定时散射比浊测定（fixed time nephelometry）和速率散射比浊测定 / 试验（rate nephelometry）两种：①定时散射比浊测定亦称终点散射比浊测定，它是在保证抗体过量的情况下加入待测抗原，读数时间选在抗原 - 抗体反应最佳时间段（即开始反应 7.5～120s），从而避开了抗原 - 抗体反应的不稳定阶段，将误差降到最低；②速率散射比浊测定是抗原 - 抗体反应的动力学测定，它是指抗原 - 抗体反应在单位时间内形成的免疫复合量，即连续测定各单位时间内免疫复合物形成过程中，总散射光信号的变化速率。具体来讲就是在抗体过量前提下，抗原 - 抗体反应速率由慢到快，在单位时间内形成免疫复合物不断增多，随后逐渐减慢，连续动态监测过程，可发现在某一时间抗原 - 抗体反应速度最快，单位时间内免疫复合物形成量最多，散射光强度变化最大，即为速率峰。速率峰的峰值与抗原浓度呈正相关，选取速率最大，其与被测物浓度变化呈线性关系的速率峰值，制作剂量 - 反应曲线，通过曲线计算可获得被测物浓度。

（3）胶乳增强免疫浊度测定（latex nanoparticle-enhanced turbidimetric immunoassay）：免疫复合物产生量过少、过小是导致散射免疫比浊试验敏感度不高的主要因素，而采用胶乳增强免疫浊度测定可克服此缺点。它是将抗体吸附在大小合适、均匀一致的胶乳颗粒上，当遇到相应抗原时，使胶乳颗粒发生凝集，单个胶乳颗粒在入射光波长范围内不阻碍光线透过，两个和两个以上胶乳颗粒凝集时，透射光减少，减少的程度与胶乳颗粒凝集程度成正比，同时也与待测物含量成正比，因此可以通过检测光强度变化，计算出待测标本中抗原的含量。

（4）透散射融合增强技术 / 平台：临床应用中一些特定蛋白在采用传统比浊法检测时常常会遇到检测范围不够、抗原过剩导致的 Hook 效应以及检测速度受限等诸多痛点，新一代颗粒增强免疫比浊技术——多聚粒技术可完美解决。多聚粒可通过三种以上不同直径纳米微球的混合使用，同步提高试剂的灵敏度和检测高限，解决 Hook 效应导致的假阴性问题。

与多聚粒技术原理相似，透散射融合增强技术是在同一仪器上，大直径纳米微球做散射，小直径纳米微球做透射，中间则是透散射的融合，即大直径纳米微球通过在偶联与羧基胶乳表面的抗体两条重链间，增加一个氨基酸支架，来增加抗体两个 Fab 之间的空间距离，从而减少胶乳比浊过程中抗体与抗原结合的空间位阻，提高灵敏度，小直径纳米微球可以提高试剂检测高限，透散射两套光路的结合，保证了检测区域线性的上限、下端灵敏度以及整个检测区域的重复性。另外有研究对透散射融合平台与其他检测平台检测范围进行了比较，并发现该技术有望替代化学发光。因此，高通量、超灵敏和宽线性的透散射融合增强平台，未来可全覆盖特定蛋白项目和部分覆盖化学发光免疫分析的检测项目。

（二）凝胶内免疫沉淀试验

凝胶内免疫沉淀试验（gel phase precipitation）是利用可溶性抗原和相应抗体在凝胶内扩散，形成浓度梯度，在抗原与抗体比例适当的位置形成肉眼可见的沉淀线或沉淀环。常用的凝胶为琼脂、琼脂糖、葡聚糖或聚丙酰胺凝胶，以琼脂糖最为常用。适当浓度的凝胶实际上是一种固相化的缓冲液（98% 以上是水），呈网格结构（孔径＞3nm，将水固相化），抗原和抗体蛋白质（＜3nm）在此凝胶内扩散，犹如在液体中自由运动。大分子（相对分子质量＞20kD）物质在凝胶中扩散较慢，利用此特性可识别抗原 - 抗体分子量的差别。此外，抗原 - 抗体形成的复合物由于分子量超过凝胶网孔的限度，而被网格在凝胶中形成沉淀，经盐水浸泡也只能去除游离的抗原或抗体，以便保留反应结果供后续分析。凝胶内免疫沉淀试验根据抗原 - 抗体反应的方式和特性，分为单向扩散试验（single diffusion test）和双向扩散试验（double diffusion test）。

1. 单向扩散试验　单向扩散试验是在琼脂胶中加入一定的抗体，使待测抗原溶液从局部向琼脂内自由扩散，在一定区域内形成可见的沉淀环。根据试验形式可分为试管法和平板法两种，其中试管法是由 Qudin 于 1946 年报道，但因沉淀环不易观察及定量，目前较少应用。

平板单扩散实验是由 Mancini 于 1965 年提出，是目前最常用的简易抗原定量技术，其要点包括：将抗体或抗血清混入 0.9% 琼脂糖内（约 50℃），未凝固前倾注成平板，凝固后在琼脂板上打孔（一般直径为 3～5mm），孔中加入抗原溶液，放置室温或 37℃环境，让其向四周扩散，在抗原 - 抗体比例合适处周围出现沉淀环（图 4-13），沉淀环直径或面积的大小与抗原量呈正相关。另外这种沉淀还与相对分子质量和扩散时间有关，因此开发出了两种计算方法。

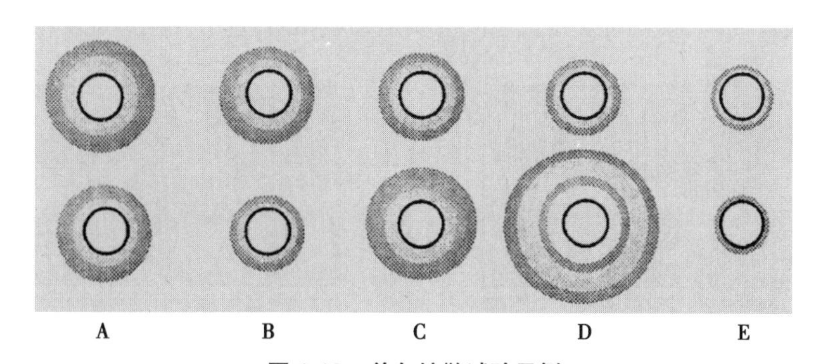

图 4-13　单向扩散试验示例

注：上排为 5 个不同浓度的参考品；下排为患者血清，其中 D 为异常病理血清。

（1）Mancini 曲线适用于大分子抗原和长时间扩散（＞48h）的结果处理，该曲线下，抗原 - 抗体反应终止时，扩散环直径的平方（d^2）与抗原浓度（C）呈线性关系，即常数 $K=C/d^2$。

（2）Fahey 曲线适用于小分子抗原和较短时间（24h）扩散的结果处理，抗原浓度的对数（Log$C$）与 d 呈线性关系，即常数 $K=\mathrm{Log}C/d$。

需要注意的是：在检测标本的同时，要用已知含量的标准抗原做 5～7 个稀释梯度，同时测量圈大小，按扩散时间的不同得出 Mancini 或 Fahey 标准曲线，计算出标本中抗原的含量。该方法常用于 IgA、IgG、IgM、C3、C4、转铁蛋白和抗胰蛋白酶等多种血清蛋白的测定。

2. 双向扩散试验　双向扩散试验是将琼脂内抗原和抗体各自向对方扩散，在最恰当的比例处形成抗原 - 抗体沉淀线，观察这种沉淀线的位置和形状，可作出对抗原或抗体的定性分析（图 4-14）。此法灵敏度低、出现结果慢和不能精确定量，这些在一定程度上限制了它的应用。另外，可根据沉淀线的形态和位置等，做如下几种分析。

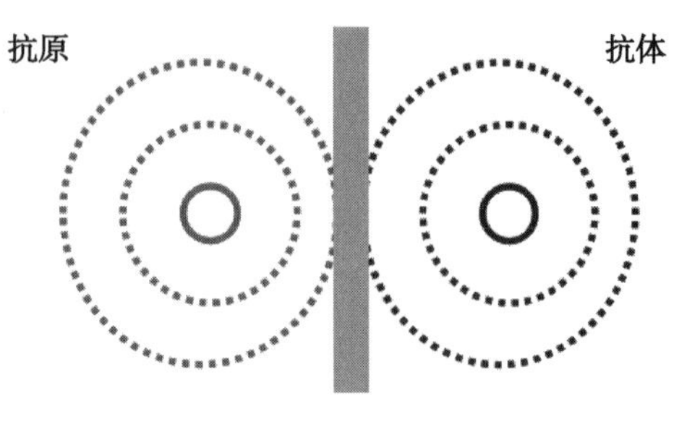

图 4-14　双向扩散试验

（1）判断抗原 - 抗体的存在及估计相对含量：沉淀线的形成是因抗原与抗体两者的比例不同所致。沉淀线如靠近抗原孔则指示抗体含量较大，靠近抗体孔则指示抗原含量较大，不出现沉淀线则表明抗体（或抗原）的缺乏或抗原过剩（图 4-15）。

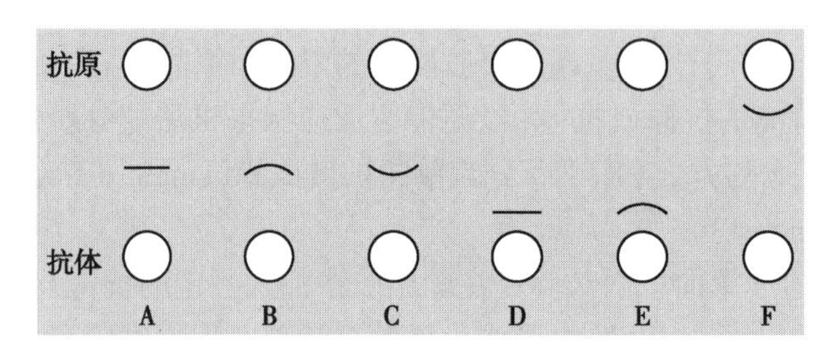

A 为抗原、抗体浓度及分子量近似；B 为抗原、抗体浓度近似，抗原分子量＜抗体；
C 为抗原、抗体浓度近似，抗原分子量＞抗体；D 为抗原浓度＞抗体，分子量近似；
E 为抗原浓度＞抗体，抗原分子量＜抗体；F 为抗原浓度＜抗体，抗原分子量＞抗原。

图 4-15　沉淀线的位置、形状和抗原抗体分子量及浓度关系图

（2）分析抗原或抗体相对分子质量：抗原或抗体在琼脂内扩散速度受相对分子质量的影响，相对分子小者扩散快，反之较慢。由于慢者扩散圈小，局部浓度较大，形成的沉淀线弯向相对分子质量大的一方。若两只相对分子质量相同，则形成直线（图 4-15）。

（3）分析抗原的性质：两种受检抗原的性质是完全相同、部分相同或完全不同（图 4-16）。

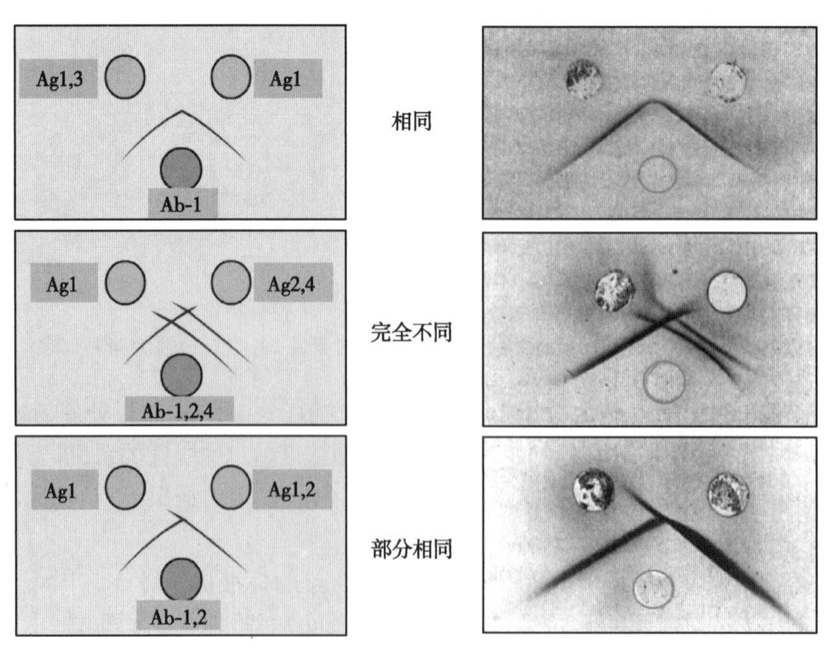

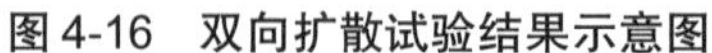

图 4-16　双向扩散试验结果示意图

（4）滴定抗体的效价：双向扩散技术是血清抗体效价滴定的常用方法。固定抗原浓度，稀释抗体，或抗原、抗体双方皆作不同的稀释，经自由扩散，形成沉淀线，出现沉淀线的最高抗体稀释度作为抗体的效价，如图 4-17 显示抗体的效价为 1∶16。

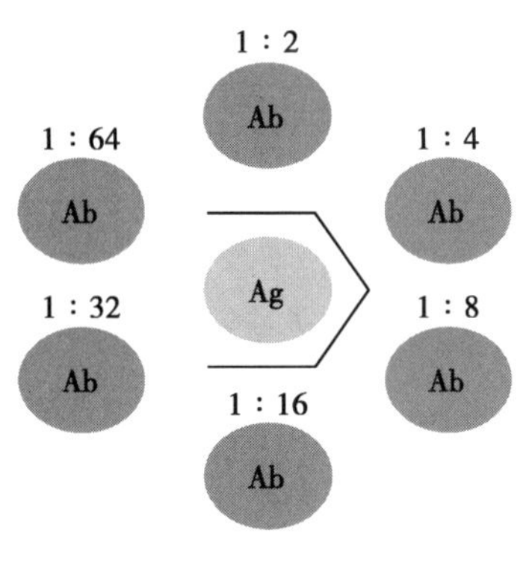

图 4-17　抗体效价滴定结果

（5）鉴定抗原或抗体纯度：用混合抗原或抗体鉴定相应抗体或抗原的纯度，如出现一条沉淀线，说明待测抗体或抗原性质单一，出现多条沉淀线则说明待测抗体或抗原性质多样。

（三）免疫电泳技术

免疫电泳技术（immunoelectrophoresis，IEP）是将电泳分析与沉淀反应相结合的检测技术，即在一定电场强度下，合适比例的可溶性抗原与相应抗体以凝胶为载体，加速结合形成复合物，并通过观察和分析沉淀线或沉淀峰的性质，对抗原 - 抗体进行定性分析。1953 年，Gambar 和 William 首次将凝胶扩散置于直流电场中进行，并与免疫沉淀反应相结合。该技术有以下优点：①加快了扩散速度，从而加快了沉淀反应的速度；②电场限定了抗原 - 抗体的扩散方向，使其集中，提高了检测的灵敏度；③可将某些蛋白组分利用其带电荷的不同进行分离，再分别与抗体反应。免疫电泳技术的种类很多，常用的有对流免疫电泳、火箭免疫电泳、免疫电泳和固定免疫电泳等，广泛用于科研和临床实验室诊断分析。

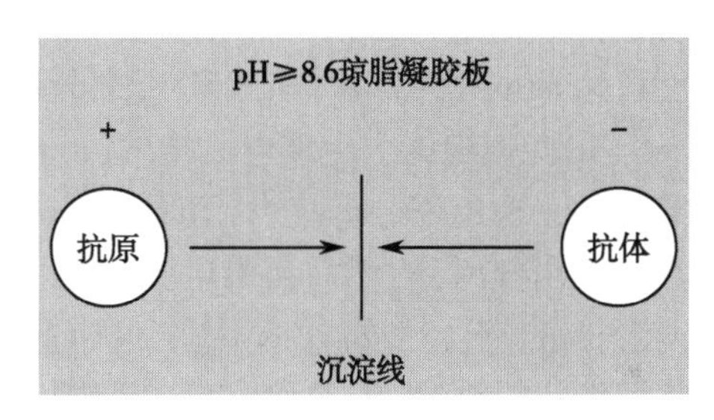

图 4-18　对流免疫电泳

1. 对流免疫电泳　对流免疫电泳（counter immunoelectrophoresis，CIEP）是将双向免疫扩散与电泳相结合在直流电场中定向加速的免疫扩散技术（图 4-18）。大部分蛋白质抗原在 pH≥8.6 缓冲液中带负电荷，在电场中向正极移动；而作为抗体 IgG 因其相对分子质量大，等电点偏高，暴露和解离的极性基团较少，使之在电场中亦向正极缓慢移动，但是在电渗作用下，IgG 引向负极移动的速度超过了其向正极的移动，带动了抗体移向负极，这样抗原 - 抗体在最适比处相遇，形成乳白色沉淀线。实验时在琼脂板上打两排孔，左侧各孔加上待测抗原，右侧各孔加相应抗体，抗原在阴极侧，抗体在阳极侧。通电后，带负电荷的抗原向阳极抗体侧泳动，而抗体由于电渗作用向阴极抗原侧移动，这样在两者之间或抗体的另一侧（抗原过量时）形成沉淀线（图 4-19）。

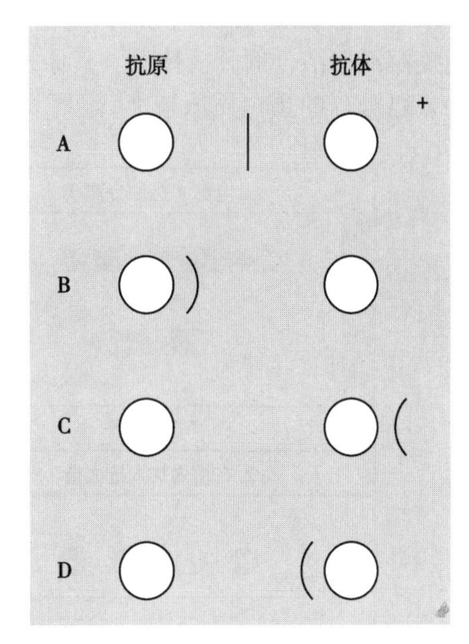

注：A 为抗原阳性；B 为抗原弱阳性；C 为抗原强阳性；D 为抗原强阳性

图 4-19　对流免疫电泳结果示意图

2. 火箭免疫电泳　火箭免疫电泳（rocket immunoelectrophoresis，RIE）是单向免疫扩散与电泳相结合的一项定向加速的单向免疫扩散试验。其原理是将抗体混合于琼脂中，在含抗体的琼脂板一端打一排抗原孔，加入待测标本后，将抗原置于阴极端，用横距 2～3mA/cm 的电流强度进行电泳。抗原泳向阳极，在抗原 - 抗体比例适当处出现沉淀。随着泳动抗原的减少，抗原泳动的基底区域越来越窄，抗原 - 抗体复合物形成的沉淀线逐渐变窄，形成一个形如火箭的沉淀峰（图 4-20）。当抗体浓度保持不变，峰的高度与抗原量成正比，用已知浓度标准抗原做对照，制作标准曲线，即可根据沉淀峰的高度从标准曲线中计算出待测抗原的浓度。反之，固定抗原的浓度，便可检测出抗体的含量（称为反向火箭电泳）。

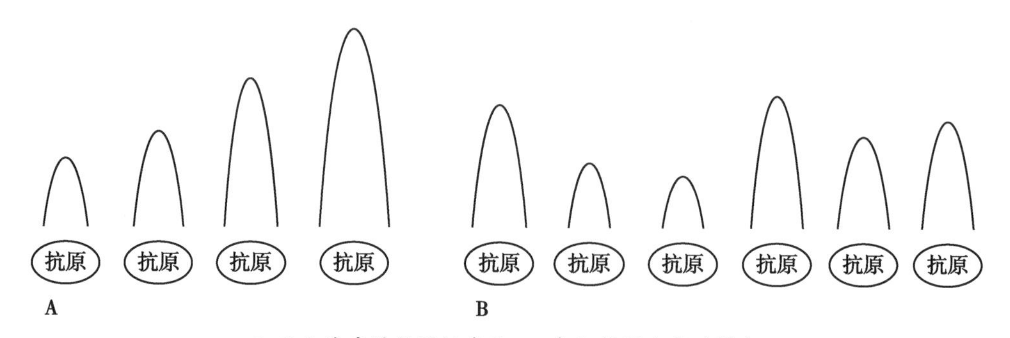

A. 已知浓度的抗原标准品；B. 未知抗原浓度的样本

图 4-20　火箭免疫电泳结果示意图

火箭电泳只能测定＞μg/mL 的抗原含量，低于此水平时，沉淀峰难以可见。此时可以使用放射免疫自显影技术，即加入少量 ^{125}I 标记的标准抗原共同电泳，火箭峰经洗涤干燥后，经 X 线胶片显影，再根据自显影火箭峰降低的程度可计算出抗原的浓度，该技术的灵敏度可达 ng/mL。常用于 IgA 和 IgG 等蛋白的定量。

3. 免疫电泳　免疫电泳技术（immunoelectrophoresis，IEP）是区带电泳与免疫双扩散相结合的一种免疫分析技术，其原理是先利用区带电泳技术将不同电荷和分子量的蛋白抗原在琼脂内分离开，然后再沿电泳方向平行的两侧开槽，并加入抗血清。置于室温或 37℃使两者扩散，经 18～24 小时后，各区带蛋白在相应位置与抗体反应形成弧形沉淀线（图 4-21）。将沉淀线的数量、位置和形态与已知标准抗原 - 抗体生成的弧线沉淀线比较，可分析待测样品中所含成分的种类和性质。

4. 免疫固定电泳　免疫固定电泳（immunofixation electrophoresis，IFE）是区带电泳和免疫沉淀相结合的分析技术。其原理是血清蛋白质在凝胶介质上经电泳分离后，将抗血清加入已分离的蛋白质泳道上，经孵育后，则在适当位置产生抗原 - 抗体复合物并沉淀下来

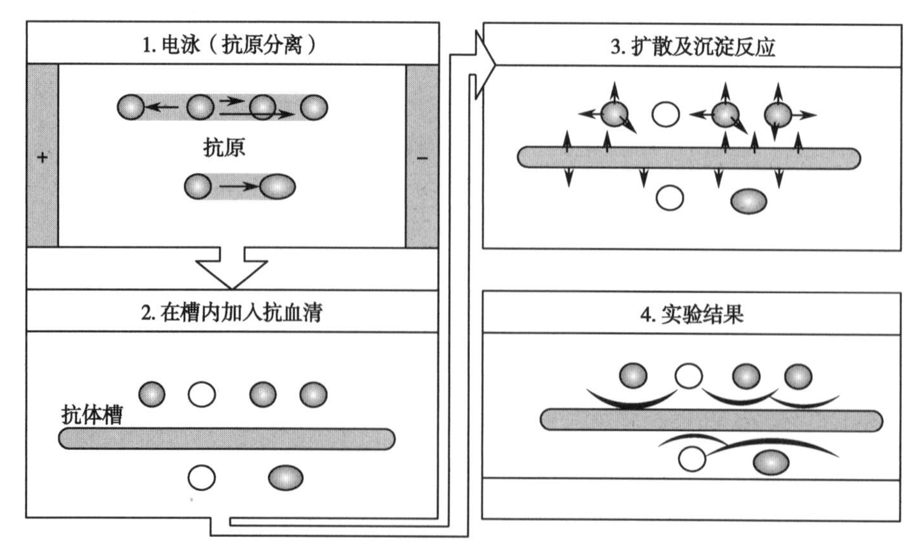

图 4-21　免疫电泳结果示意图

(图 4-22)。通过漂洗和染色,与蛋白质参考泳道对照分析。该技术可用于血清、尿、脑脊液等其他体液中各种异常蛋白的检测和鉴定,已在医学研究、基因诊断和临床实验室得到了广泛的应用。

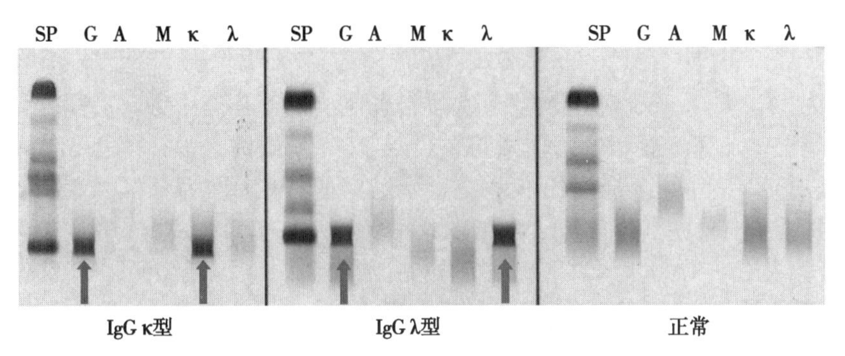

图 4-22　免疫固定电泳示意图

5. 免疫交叉电泳　免疫交叉电泳(crossed immunoelectrophoresis,CIEP)是将琼脂平板电泳和火箭免疫电泳相结合的免疫电泳分析技术,它一次同时可对多种抗原进行分析,分辨率高。其原理先将抗原样品在琼糖凝胶中进行电泳分离,然后使已分开的各抗原成分与原泳动方向呈 90° 角泳向含抗体的琼脂凝胶中,于是该抗原样品中的各抗原成分和它相对应的抗体依次形成若干锥形沉淀线,最后与标准抗原 - 抗体相比较,根据沉淀线的位置及面积(或高度)可确定该抗原的质和量。

6. 自动化免疫电泳　近年来自动化免疫电泳仪的推出,使得自动化免疫电泳技术得到了广泛推广,它解决了传统电泳技术手工操作不易标准化和耗时长的问题,只需要人工加标本、固定剂和抗血清,其余步骤全部实现自动化,它包括电泳系统(自动化电泳仪)和光密度扫描系统,具有分辨率高、重复性好等优点。

三、影响因素

由于免疫沉淀试验是抗原 - 抗体反应的一种类型,使得凡是可以影响抗原 - 抗体反应的因素均可对免疫沉淀试验造成影响,其主要因素包括反应物自身因素和实验环境因素等,具体内容见第三章。

四、临床应用

经典的沉淀反应可用于抗原 - 抗体的纯度鉴定、抗血清效价的判断及抗原或抗体的检测,但是其通常在抗原 - 抗体反应的终点进行结果判断,存在操作烦琐、费时、灵敏度低等缺陷。随着现代科学技术的不断发展,各种自动化分析仪的问世解决了以上诸多问题,使基于沉淀反应的免疫浊度技术及免疫电泳技术在科研与临床检测中得到广泛应用。

1. 免疫浊度技术的临床应用　目前主要用于蛋白质的测定,如免疫球蛋白及补体、急性时相反应蛋白、血浆药物浓度等测定。目前,透射免疫比浊法和散射免疫比浊等方法已常规运用于临床特定体液蛋白质的检测,相关仪器已广泛运用于国内外各级医院,成为临床免疫检测的重要手段之一。

2. 免疫电泳的临床应用　可用于正常和异常免疫球蛋白的识别与鉴定及抗原和抗体的纯度分析,但是其扩散时间长,影响因素多,结果难以判定,现临床已较少使用。免疫固定电泳技术具有分辨力强,敏感度高,操作周期短,结果易于分析等优势,可以用于鉴定迁移率相近的蛋白和 M 蛋白,免疫球蛋白轻链,脑脊液等的微量蛋白,游离轻链,补体裂解产

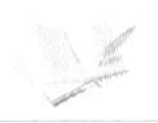

物等，也可以用于尿液本 - 周蛋白的检测及 κ、λ 分型。目前，免疫固定电泳技术在医学研究、法医学、基因诊断和临床实验室得到了广泛应用。

第三节　补体参与的试验

早在 19 世纪末，Bordet 就发现并证实了新鲜血清中存在着一种具有酶样活性的不耐热成分，它是抗体发挥溶血和溶菌作用的必要充分条件，故称之为补体（complement）。现已知补体是由近 40 种可溶性蛋白和膜结合蛋白组成，故又称为补体系统（complement system）。根据各成分的功能不同，可将补体系统分为补体固有成分（依照被发现的先后顺序分别命名为 C1～C9）、补体调节蛋白（如 C1 抑制物 -INH、膜协同因子 MCP、C4 结合蛋白 -C4bP 和衰变加速因子 DAF 等）和补体受体（以其结合对象命名）三类。补体可通过三条既独立又交叉的途径被激活，即经典途径（classical pathway）、旁路途径（alternative pathway）和凝集素途径（lectin pathway），后两者均无须抗体参与即可激活补体，可在感染早期或初次感染发挥作用。补体活化过程及其活化产物可介导细胞溶解、调理吞噬、免疫黏附、炎症反应等重要的生物学效应。补体不仅是机体固有免疫防御的重要组成部分，也是固有免疫和适应性免疫之间的重要桥梁。正常人体内补体活性及含量相对稳定，但在某些疾病发生时，补体水平可出现波动。因此，对补体活性及含量的检测有助于协助临床对某些疾病的诊断、疗效观察和发病机制的研究。另外，根据补体激活后出现的某些特定生物学效应，可通过补体参与的试验检测各种抗原或抗体及免疫复合物。

一、基本原理

补体可与大多数抗原 - 抗体复合物结合而被激活，从而产生某些特定的生物学效应，如溶解细胞、细胞黏附等。常见的补体参与的试验包括补体结合试验（complement fixation test，CFT）、补体依赖的细胞毒试验（complement-dependent cytotoxicity test）、免疫吸附血凝试验（immune adherence hemagglutination assay）、溶血空斑试验和胶固素结合试验等。

二、试验类型

（一）补体结合试验

CFT 原理是利用抗原 - 抗体免疫复合物可结合补体，而游离的抗原或抗体不能结合补体的特点，以溶血素致敏的绵羊红细胞为指示系统，指示补体是否被结合，从而判断抗原 - 抗体是否发生反应的试验，它可用已知抗原检测未知抗体，也可用已知抗体检测未知抗原。早在 1906 年，Wasseramann 就将其应用于梅毒的诊断，即著名的华氏反应。

该试验有 5 种成分参与反应，分属于 3 个系统：①反应系统，即已知抗原（或抗体）与待测的抗体（或抗原）；②补体系统；③指示系统，即绵羊红细胞与相应溶血素，试验时常将其预先混合，形成致敏的绵羊红细胞（sheep red blood cells，SRBC）。试验分两步进行，首先在反应系统与补体系统发生反应一定时间后，再加入指示系统，根据致敏绵羊红细胞是否发生溶血来判断试验结果。

在反应系统中，如果待测标本中存在与已知抗原（或抗体）相对应的抗体（或抗原）时，即可形成抗原 - 抗体复合物结合补体，补体被消耗，之后加入 SRBC，若无多余的补体可利用，则不发生溶血反应，为补体结合试验阳性。反之，若待测标本中无相对应的抗体（或抗原）存在，无抗原 - 抗体复合物形成，补体未被消耗仍游离存在，那么后加入的 SRBC 便可与补体结合，而发生溶血反应，为补体结合试验阴性（图 4-23）。试验时可将反应系统的待测抗原（或抗体）进行系列倍比稀释作半定量测定。

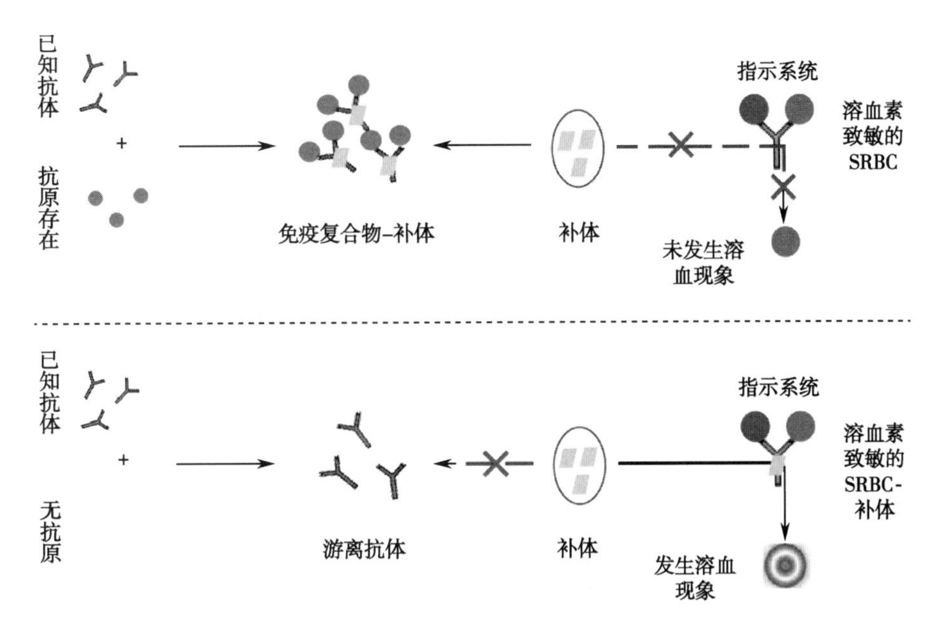

图 4-23　补体结合试验原理示意图

与凝集试验和沉淀试验相比，补体结合试验具有灵敏度高、特异性强、可检测的抗原或抗体范围广、无须特殊设备、结果容易观察等特点。但该试验参与的成分多，其实验结果易受许多因素的影响，各种参与成分需要烦琐的稀释和滴定且要求严格，补体也不稳定，因此难以标准化。随着现代免疫检验技术的发展，许多自动化检测抗原 - 抗体的方法也不断地涌现，目前该试验在临床上已基本被淘汰，但该试验的原理和设计思路仍对新型免疫学检测方法的建立具有启迪和指导作用。

（二）补体依赖的细胞毒试验

补体依赖的细胞毒试验又称补体介导的细胞毒试验，是指带有特异性抗原的靶细胞（如正常细胞、肿瘤细胞和病毒感染细胞）与相应抗体结合后，在补体的参与下，引起靶细胞膜损伤，导致细胞膜的通透性增加、细胞死亡，而不带特异性抗原的细胞仍存活。染料（如伊红 -Y 和台盼蓝）可通过细胞膜进入细胞内使细胞着色，可用于指示死细胞或濒死细胞，而活细胞不着色。本试验可用于检查细胞膜抗原（如 HLA 分型和 T 细胞表面抗原），亦可鉴定抗体的特异性。

（三）免疫吸附血凝试验

免疫吸附血凝试验是利用抗原和特异性抗体结合，在补体存在条件下，可使人的“O”型红细胞（指示细胞）发生凝集。反应可在试管或“U”形微量滴定板上进行，阳性者出现类似间接血凝试验图像，如抗原为细胞（如肿瘤细胞、原虫）时，反应结果需用显微镜观察，阳性者红细胞吸附于细胞周围，形成花环状，即可判定。

试验时由于各种动物血清中往往存在 C3 抑制物质，可使免疫黏附作用逆转，故通常在加入指示细胞的同时添加一种还原剂（如二硫苏糖醇或聚乙二醇巴比妥稀释液等）。本法可用于检测病毒颗粒性抗原、细胞或菌体的表面抗原以及 IgG1、IgG2、IgG3 和 IgM 类抗体所形成的抗原—抗体复合物。

（四）溶血空斑试验

溶血空斑试验又称体外抗体形成细胞（plaque-forming cell assay，PFC）测定技术，其原

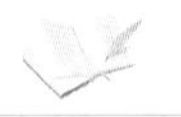

理是将经 SRBC 免疫小鼠的脾细胞（即 AFC）与 SRBC 在凝胶中混匀温育，在补体参与下，使 AFC 周围的 SRBC 溶解，形成一个肉眼可见的溶血空斑。根据所操作的方法不同可分为直接溶血空斑试验、间接溶血空斑试验、琼脂固相法、小室液相法、单细胞层法等。此项技术广泛地用于检测产生 IgM 类型（包括其他各类免疫球蛋白及其亚类）的抗体形成细胞，它还可作为临床筛选抗肿瘤新药以及研究中药对抗体免疫功能影响的免疫学指标。

（五）胶固素结合试验

胶固素结合试验是检测循环免疫复合物的试验，它是利用牛胶固素（用放射性核素标记）在含钙条件下，可与待检血清中免疫复合物上补体裂解产物 iC3b 结合，再用聚乙二醇沉淀法分离已与 iC3b 结合的牛胶固素，根据放射性强度推算免疫复合物的含量。

三、影响因素

补体参与的试验成分较多，因此其试验结果容易受多种因素的影响，其中凡是可以影响抗原 - 抗体反应的因素均可对补体参与的试验造成影响。

1. 标本采集与保存　极为重要，即待检标本要新鲜。一般静脉取血后，置室温 1h 使血液凝固，分离血清后最好 2h 之内检测完毕，否则应尽快置 -20℃保存，避免反复冻融，以防补体活性降低。

2. 补体活性不甚稳定　56℃ 30 分钟、剧烈振荡，酸碱、乙醇、乙醚、肥皂、蛋白酶等均可使其灭活，因此补体要新鲜（宜将 3 只以上豚鼠血清混合），且检测所用器皿要洁净并呈中性。

3. 补体结合试验　还要求各种参与成分严格准确地配制、稀释和滴定（尤其是溶血素和绵羊红细胞，即 SRBC）。

4. 补体依赖的细胞毒试验

（1）带有抗原的靶细胞为保持细胞活力，需要在冰浴中新鲜分离获得，还要速度快、浓度适中，否则长时间放置可导致细胞自然死亡或者浓度过高和过低均会影响试验结果。

（2）染料染色及计数时间不要太长，因为染料本身具有一定的毒性作用，可致细胞死亡。

（3）抗体和补体的效价需在预试验中确定。

（4）细胞对照管死细胞数若超过 5%，实验需重新做。

5. 溶血空斑试验

（1）SRBC 应新鲜且免疫所使用数量应合适。

（2）免疫脾以免疫后第四天取脾为宜，过早或过晚，空斑都形成极少，另外为了保证脾细胞的活力，制备脾细胞时应用的 PPS（Hank’s 液），最好临用时方从 4℃冰箱取出，或整个操作过程应在冰浴中进行。

（3）倾注平板时，底层要平，表层要把握好温度，不要有气泡，表层基要求混合均匀。

（4）空斑计数时，要求判读准确，遇可疑空斑时，应镜检，即对肉眼结果进行核对。

四、临床应用

补体参与的试验是利用补体的溶细胞作用，将其作为试剂成分参与试验，可对各种抗原或抗体以及免疫复合物进行检测。补体参与的试验可应用在以下几个方面：①传染病诊断，病原性抗原及相应抗体的检测；②其他抗原的检测，如肿瘤相关抗原、血液中的蛋白质鉴定，HLA 分型等；③自身抗体的检测等。

补体参与的试验的优点为灵敏度高、特异性强、应用面广、易于普及。缺点为试验参与反应的成分多，影响因素复杂，操作步骤烦琐并且要求十分严格，容易出现错误。

补体参与的试验类型包括补体结合试验（CFT）、补体依赖的细胞毒试验（CDC）、免疫粘连血凝试验、溶血空斑试验、胶固素结合试验、C1q抗体的结合试验等。这些传统的试验经不断改进，除了用于传染病诊断、病原性抗原及相应抗体的检测和流行病学调查以外，在一些自身抗体、肿瘤相关抗原的检测和分析中也有应用；还可用于检测细胞表面特异性的抗原（如HLA分型、T细胞表面抗原等），也可用于鉴定抗体的特异性、淋巴细胞亚群的鉴定等。

如常用补体依赖的淋巴细胞毒试验进行HLA抗原分型，将淋巴细胞膜上的HLA抗原与相应抗体结合，在补体作用下，细胞膜损伤，细胞溶解破裂被染色，计算显微镜下观察着色细胞的百分率（>20%为阳性反应）。Ⅰ类抗原分型时可用T淋巴细胞或外周血淋巴细胞，Ⅱ类抗原分型时需用B淋巴细胞。

小结与展望

经典免疫技术包括凝集试验、沉淀试验以及补体参与的试验，本章着重介绍了经典免疫技术的基本原理、类型及主要应用。凝集试验是颗粒性抗原或表面包被可溶性抗原（或抗体）的颗粒性载体，与相应抗体（或抗原）特异性结合后，在适当电解质存在下，出现肉眼可见的凝集现象。它可进行定性和半定量检测，分为直接免疫凝集试验、间接免疫凝集试验、抗球蛋白红细胞免疫凝集试验和自身红细胞凝集试验等类型。沉淀试验是利用可溶性抗原与相应抗体在适当条件下特异性结合出现的沉淀现象这一特性，用已知抗原检测未知抗体的存在及其含量，从而达到疾病诊断的目的，可分为液相免疫沉淀试验、凝胶内免疫沉淀试验和免疫电泳试验。补体参与的试验是利用补体的溶细胞作用，将其作为试剂成分参与试验，可对各种抗原或抗体以及免疫复合物进行检测，包括补体结合试验、补体依赖的细胞毒试验、免疫吸附血凝试验、溶血空斑试验和胶固素结合试验等。经典免疫技术在临床检验中发挥着不可替代的作用，随着现代免疫学以及细胞生物学、分子生物学等相关学科的进展，经典免疫技术亦在不断地改进和创新，已成为当今生命科学主要的研究手段之一，为病原体检测和免疫功能判定提供了重要的方法和手段。

（王峰　赵朋超）

思考题

1. 什么叫直接凝集反应？什么叫间接凝集反应？它们之间有何异同？
2. 抗球蛋白红细胞免疫凝集试验有几种类型？叙述各自的试验原理以及它们的异同点。
3. 什么是沉淀试验？其试验原理是什么？
4. 什么是平板法双扩散试验？叙述其结果判定及应用范围。
5. 什么是补体结合试验？叙述其试验原理、结果判定及临床应用。

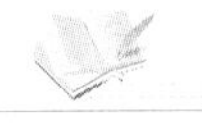

第五章　标记免疫技术

教学目标与要求

掌握　常见示踪物及其特性，非均相免疫检测的主要反应模式。

熟悉　标记结合物的制备，标记免疫检测的常见固相支持介质。

了解　均相免疫检测的实现策略。

在免疫凝集和免疫沉淀等经典免疫检测技术中，抗原-抗体反应需要经过阶段Ⅰ和阶段Ⅱ形成可见的免疫复合物才能指示反应的发生。当被检测物的浓度低或者反应时间短时，抗原-抗体反应只能进行到阶段Ⅰ或者阶段Ⅱ初期，不能形成可见的免疫复合物或形成的复合物较少，因此经典免疫检测技术耗时较长、灵敏度较低。标记免疫检测技术通过将示踪物标记在抗原或抗体上，通过观测示踪物所产生的信号来指示抗原-抗体反应是否发生以及反应的强弱，抗原-抗体反应进行到阶段Ⅰ即可完成检测，其耗时较短、灵敏度较高，已成为现代免疫学检测的主流技术。标记免疫检测技术的核心内容包括示踪物及其标记技术、示踪物信号检测方法、免疫检测反应模式等。

第一节　示踪物的种类及特性

示踪物是高灵敏度免疫测定的物质基础，通常通过共价交联的方式标记到抗原或抗体上，形成示踪物-抗原结合物或示踪物-抗体结合物，是标记免疫测定试剂的核心组分。标记免疫检测技术常用的示踪物可分为放射性核素、荧光物质、发光物质、酶和纳米颗粒等。

一、放射性核素

标记免疫检测技术中，用作示踪物的放射性核素有 ^{125}I、^{131}I、^{3}H 和 ^{14}C 等，其中 ^{125}I 最常用。^{125}I 具有以下特性：①化学性质活泼，标记方法简单，易获取高比活性（>95%）的标记结合物；②衰变过程中不产生电离辐射强的 β 射线，对标记的多肽或蛋白分子的免疫活性影响小；③半衰期适中（60 天），标记抗原或抗体后具有相对较长的有效期，同时放射性废物处理相对较为容易。^{125}I 释放的 γ 射线可用 γ 计数器测量，或采用放射自显影进行检测。

二、荧光物质

荧光物质指一类可以接收光能发生能级跃迁，并在从激发态回复为基态时以发射光子释放能量的物质。常用的荧光示踪物包括小分子荧光素、稀土离子螯合物、荧光蛋白和荧光纳米颗粒等。荧光纳米颗粒将在纳米颗粒部分进行介绍。标记的荧光物质主要通过经激发后的发射光（荧光）进行检测，常用检测设备包括荧光读数仪、荧光显微镜、荧光扫描成像仪和流式细胞分析仪等。

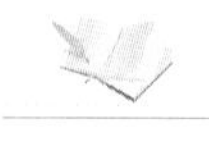

（一）荧光素

荧光素是指具有共轭双键的小分子化合物，可接收紫外光或蓝紫光的能量发生能级跃迁，并在从激发态恢复为基态时发出荧光。荧光素主要有异硫氰酸荧光素（fluorescein isothiocyanate，FITC）、四乙基罗丹明（rhodamine，RB200）和四甲基异硫氰酸罗丹明（tetramethyl rhodamine isothiocyanate，TRITC）等，其分子结构分别见图 5-1。

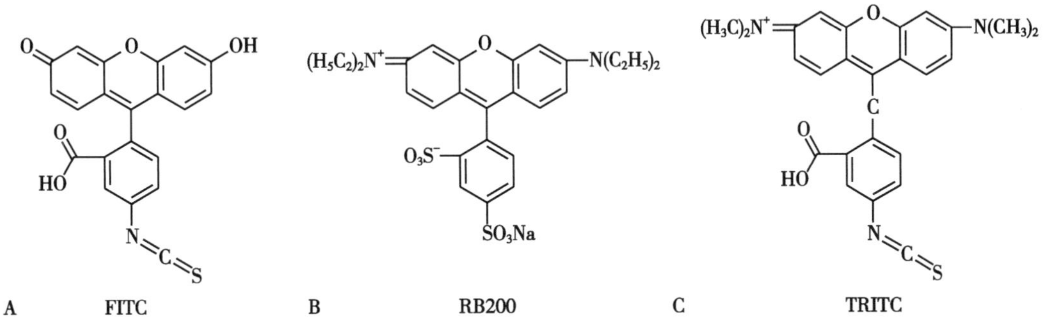

A　FITC　B　RB200　C　TRITC

A. 异硫氰酸荧光素；B. 四乙基罗丹明；C. 四甲基异硫氰酸罗丹明

图 5-1　常见荧光素的结构

1. 异硫氰酸荧光素　FITC 是目前应用最为广泛的荧光示踪物，一般为黄色或棕色的粉末或结晶，易溶于水或乙醇等溶剂，在冷暗干燥处可长期保存。分子量为 398.4D，最大吸收光波长为 490～495nm，最大发射光波长为 520～530nm，呈现黄绿色荧光。

2. 四乙基罗丹明　RB200 又被称为罗丹明 B、玫瑰红 B、玫瑰精 B，是一种鲜桃红色的人工合成染料，易溶于水或乙醇等溶剂，性质稳定，可长期保存。分子量为 479.0D，最大吸收光波长为 570nm，最大发射波长为 595～600nm，呈橘红色荧光，易与 FITC 的绿色荧光形成鲜明对比，常用作衬比染色，但量子产率较低。

3. 四甲基异硫氰酸罗丹明　TRITC 最大吸引光波长为 550nm，最大发射光波长为 620nm，呈橙红色荧光，与 FITC 的翠绿色荧光对比鲜明，可配合用于双重标记或衬比染色。

（二）稀土离子

镧系元素属于三价稀土离子，包括铕（Eu^{3+}）、钐（Sm^{3+}）、铽（Tb^{3+}）、钕（Nd^{3+}）、镝（Dy^{3+}）和铈（Ce^{3+}）等，Eu^{3+} 是标记抗原 - 抗体应用最广的稀土元素。游离的稀土离子荧光比较弱，但与适当的螯合剂如 β- 萘甲酰三氟丙酮（β-NTA）、三甲基乙酰三氟丙酮（PTA）等形成螯合物后，可使荧光得到增强。同时游离的稀土离子在溶液中不稳定，且不易标记，因此常用二乙烯三胺五乙酸（DTPA）等螯合剂制备成稳定的镧系元素 - 螯合物，并在螯合剂 DTPA 上引入活性基团二氯三嗪基（DTA）便于标记。但 DTPA 形成镧系元素螯合物荧光强度低，通常在检测时需要用酸解离后，再加入 β-NTA 或 PTA 等形成荧光强度更高的螯合物进行检测。

稀土离子的荧光特性如下：①Stokes 位移大，激发光谱与发射光谱不会相互干扰；②荧光寿命长，荧光半衰期介于 10～1 000 微秒之间，可在激发后延时检测，有效降低本底荧光的干扰；③荧光稳定性好，可反复检测并叠加多次测量的荧光信号，灵敏度高；④激发光波长范围宽，发射光谱带很窄，一般不到 10nm，可同时检测多个镧系元素实现多重检测。

（三）荧光蛋白

荧光蛋白是一类在特定波长的光激发下可发射荧光的蛋白质，绿色荧光蛋白（green fluorescent protein，GFP）是第一种被发现的荧光蛋白。在免疫检测中常用作标记示踪物的荧光蛋白有藻红蛋白（phycoerythrin，PE）和多甲藻叶绿素蛋白（peridinin chlorophyll protein complex，PerCP）等。

1. 藻红蛋白　PE 是从红藻中分离纯化的一种藻胆蛋白，分子量 248kD，最大吸收光波长 565nm，最大发射光波长 578nm，呈红橙色荧光。由于其在 488nm 处的光吸收率是 565nm 处的 75%，因此 PE 可与 FITC 进行双标记免疫荧光染色，并共用 488nm 的激发光。与小分子荧光素相比，PE 具有较宽的吸收光谱、荧光效率高、荧光强而稳定、灵敏度高、不易淬灭等特点。

2. 多甲藻叶绿素蛋白　PerCP 是在甲藻和薄甲藻的光学合成器中发现的一种蛋白复合物，分子量约为 35kD，最大吸收光波长 490nm，最大发射光波长 677nm，呈红色荧光。PerCP 也可与 FITC 进行双标记免疫荧光染色，并共用 488nm 的激发光。

三、化学发光物质

化学发光物质是指一类可以接收化学能发生能级跃迁，并在从激发态恢复为基态的过程中以发射光子释放能量的物质。常用作标记示踪物的化学发光物质有吖啶酯（acridinium ester）、异鲁米诺（isoluminol）和三联吡啶钌［$Ru(bpy)_3$］$^{2+}$ 等，其所产生的发射光强度一般较为弱，常采用光电倍增管进行检测。

1. 吖啶酯　吖啶酯为三环有机化合物，在碱性条件下易被 H_2O_2 氧化。在碱性 H_2O_2 溶液中，吖啶酯被 H_2O_2 氧化为不稳定的二氧杂四环酮（dioxetanone）中间体，而后进一步分解成 CO_2 和电子激发态的 N- 甲基吖啶酮（acridone），当吖啶酮回复到基态时释放出 475nm 波长的光子，如图 5-2 所示。在此过程中，吖啶酯直接反应生成高能化合物，且此高能化合物在恢复到基态时发光，此类发光反应称之为直接化学发光。

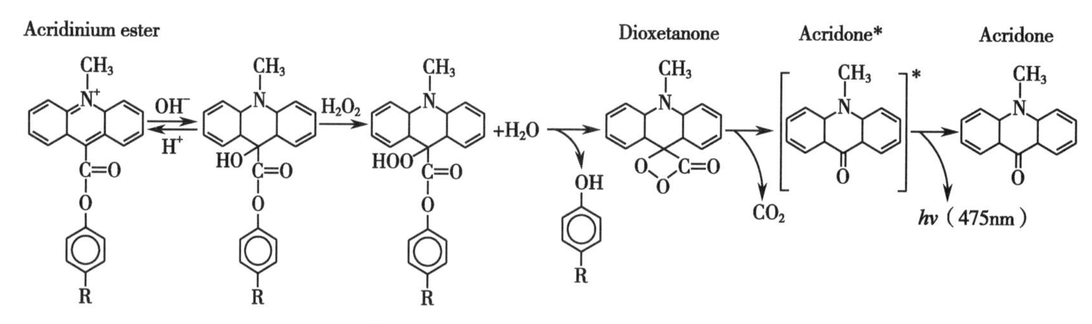

图 5-2　吖啶酯的化学发光反应过程

吖啶酯作为发光示踪剂的特点：①化学发光反应简单，无需催化剂，量子产率高；②稳定性好，如 2- 甲基吖啶酯，因其独特的结构有效期可达 1 年以上；③发光反应迅速，在碱性过氧化氢溶液加入后，1 秒内光子散射达到高峰，整个过程在 2 秒内完成。这一类型发光又称为闪光，其发光直接消耗作为示踪物的发光物质，发光曲线随时间呈现典型的左偏态分布，不存在平台期；测得的全部光量子数与发光物质的量成正比，因此多以曲线下面积作为发光强度的量值。

2. 异鲁米诺　鲁米诺（3- 氨基苯二甲酰肼，luminol）是最早合成的发光物质，在碱性条件下可被 H_2O_2 氧化发光，但其反应速度慢，发光效率低，一般不作为标记示踪物应用。而异鲁米诺（4- 氨基苯二甲酰肼）及其衍生物在碱性双氧水溶液中发光迅速，发光效率高，可作为标志示踪物在化学发光免疫检测中使用。异鲁米诺在碱性条件下先被 H_2O_2 氧化成电子激发态的 4- 氨基苯二甲酸（4-amino-o-phthalic acid）和 N_2，激发态的 4- 氨基苯二甲酸回复到基态时释放出 425nm 波长的光子，如图 5-3 所示。异鲁米诺也是直接化学发光，其作为发光示踪剂的特点与吖啶酯类似。

3. 三联吡啶钌　三联吡啶钌［$Ru(bpy)_3$］$^{2+}$（tripyridinium ruthenium）是由联吡啶（bipyridyl）配体和二价钌（ruthenium）金属离子组成的配合物，是最常用的电化学发光标记

图 5-3　异鲁米诺的化学发光反应过程

示踪物（图 5-4A）。三联吡啶钌的电化学发光原理如图 5-4B 所示：在阳电极的作用下，二价的［$Ru(bpy)_3$］$^{2+}$ 失去一个电子被氧化成三价的［$Ru(bpy)_3$］$^{3+}$，成为强氧化剂，同时电子供体三丙胺（tripropyl amine，TPA）失去一个电子被氧化成阳离子自由基 TPA^{+*}；TPA^{+*} 不稳定，可自发失去一个质子（H^+），形成自由基 TPA^*，成为一种强还原剂，可将一个高能电子传递给三价的［$Ru(bpy)_3$］$^{3+}$ 使其成为激发态的二价［$Ru(bpy)_3$］$^{2+*}$；激发态的二价三联吡啶钌［$Ru(bpy)_3$］$^{2+*}$ 不稳定，很快发射出一个波长为 620nm 的光子，回复到基态的三联吡啶钌。

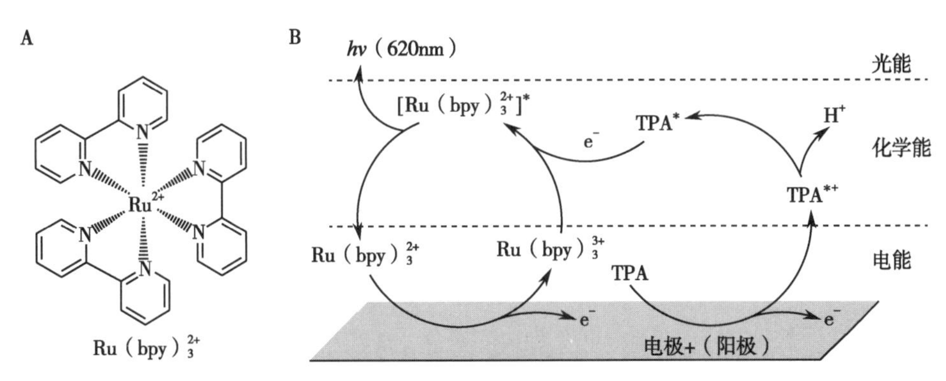

A. 三联吡啶钌；B. 三联吡啶钌电化学发光反应过程

图 5-4　三联吡啶钌及其电化学发光反应过程

在这一发光过程中，TPA 首先将电能转化为化学能，然后将化学能传递给三联吡啶钌，高能态的三联吡啶钌在回复到基态时发光，将化学能转化为光能。其间涉及能量在分子间的传递，属于间接化学发光。从其反应过程可以看出，该电化学发光消耗的是 TPA，三联吡啶钌被循环利用，在持续电激发和过量 TPA 供应的情况下，其随时间变化的发光曲线会进入平台期，平台期发光强度的高低与三联吡啶钌的量成正比，因此多以平台期的数值作为发光强度的量值。

四、酶及其常用底物

标记免疫检测技术中，常用作标记示踪物的酶有辣根过氧化物酶（horseradish peroxidase，HRP）、碱性磷酸酶（alkaline phosphatase，ALP）和 β- 半乳糖苷酶（β-galactosidase，β-Gal）等。酶通过催化各自的底物产生可检测信号，进行定性、定量或定位分析。

根据产生信号的不同，底物可以分为色原性底物、荧光底物和发光底物。色原性底物被酶催化后形成有颜色的产物，可以用肉眼观察或分光光度计（如酶标仪等）检测；荧光底物在酶催化后转变成具有荧光性质的产物，可用荧光读数仪检测；发光底物在酶促反应的过程中发光，可用光电倍增管检测光强或曝光成像。色原性底物根据其产物是否可溶又分为可溶性色原性底物和沉淀性色原性底物，可溶性色原性底物主要用于酶联免疫吸附试验，沉淀性色原性底物主要用于免疫组织化学、免疫印迹或免疫斑点试验。采用色

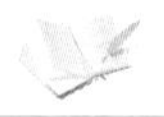

原性底物或荧光底物的检测为终产物浓度检测，在固定的时间内，显色的强弱或荧光强度与反应体系中的酶浓度成正比；采用发光底物的检测（酶促化学发光）为酶催化速率检测，其瞬时发光强度与反应体系中的酶浓度成正比。酶促化学发光均为间接化学发光，在酶底物充足的情况下，其随时间发光曲线具有平台期，一般测量其平台期光强作为其检测量值。

（一）辣根过氧化物酶及其常用底物

HRP 来源于蔬菜植物辣根中，分子量 40kD，由无色的糖蛋白和深棕色的亚铁血红素（辅基）结合而成。亚铁血红素是酶活性基团，在 403nm 处有最大吸收峰，糖蛋白最大吸收峰在 275nm，通常 HRP 的纯度用其在 403nm 和 275nm 处吸光度的比值（RZ 值）表示。用于标记的 HRP，其 RZ 值应＞3.0。RZ 值仅说明血红素基团在其中的含量，并非 HRP 制剂的真实纯度，也与酶的活性无关。强酸是 HRP 的强烈抑制剂，通常在显色反应中作为终止剂。此外，叠氮钠是 HRP 的不可逆抑制剂，应避免使用叠氮钠作为 HRP 酶标复合物的防腐剂。HRP 的催化反应式为：$DH_2+H_2O_2 \rightarrow D+2H_2O$。在此反应中，过氧化氢（$H_2O_2$）为 HRP 的底物，$DH_2$ 为氢供体，但在日常工作中，氢供体 DH_2 常被称为底物。

1. 色原性底物　HRP 常用的可溶性色原性底物有邻苯二胺（orthophenylenediamino，OPD）和四甲基联苯胺（3，3，5，5-tetramethylbenzidine，TMB）。OPD 是 HRP 最为敏感的底物之一，在 HRP 的催化作用下显橙黄色，硫酸终止后显棕红色，最大吸收峰波长为 492nm。TMB 是酶联免疫吸附试验最常用的 HRP 色原性底物，经 HRP 催化作用后显蓝色，硫酸终止后呈黄色，最大吸收峰波长为 450nm。

HRP 常用的沉淀性色原性底物有 3- 氨基 -9- 乙基卡巴唑（3-amino-9-ethylcarbazole，AEC）。AEC 经 HRP 催化后形成稳定的红色不溶性产物，沉淀在 HRP 附近的固相载体上，形成红色的斑点或条带。

2. 荧光底物　HRP 常用的荧光底物有对羟基苯乙酸（4-hydroxyphenylacetic acid，HPA）。HPA 在 HRP 的催化作用下被氧化成具有荧光性质的二聚体，其最大激发波长为 350nm，最大发射波长为 450nm。

3. 发光底物　HRP 常用的发光底物有鲁米诺及其衍生物。鲁米诺在碱性双氧水溶液中反应缓慢，但在 HRP 的催化下可快速发光，其发光反应见图 5-5，与上述异鲁米诺的直接发光较为类似，发光波长同样也为 425nm。

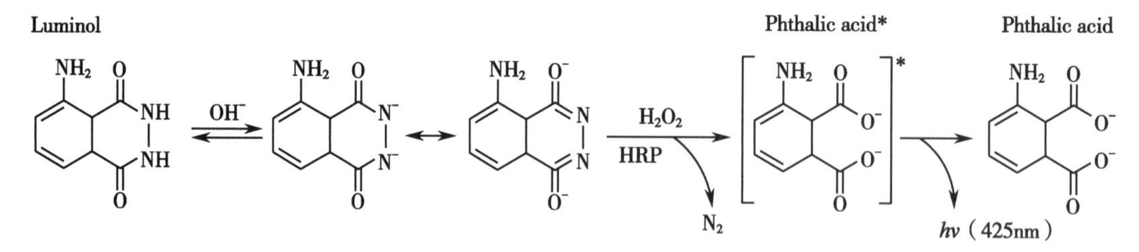

图 5-5　鲁米诺的酶促化学发光

（二）碱性磷酸酶及其常用底物

ALP 是一种磷酸酯水解酶，为同源二聚体，磷酸盐为其抑制剂，反应和洗涤不能使用含磷酸盐的缓冲液。ALP 可从大肠杆菌或小牛肠黏膜提取，菌源性 ALP 分子量 80kD，最适反应 pH 为 8.0；肠源性 ALP 分子量 100kD，最适反应 pH 为 9.6；肠源性 ALP 活性高于菌源性 ALP。

1. 色原性底物　ALP 常用的可溶性色原性底物有对 - 硝基苯磷酸盐（p-nitrophenyl phosphate，PNP）。PNP 在 ALP 的催化下磷酸根水解生成黄色的对 - 硝基苯酚，经 NaOH 溶液终止后呈色稳定，最大吸收峰波长为 405nm。

ALP 常用的沉淀性色原性底物有 5- 溴 -4- 氯 -3- 吲哚 - 磷酸盐 / 氯化硝基四氮唑蓝（5-bromo-4-chloro-3-indolyl phosphate/nitro-blue-tetrazolium，BCIP/NBT）。BCIP 在 ALP 催化下水解生成具有强反应性的产物，该产物与 NBT 发生反应形成不溶性的深蓝色至蓝紫色沉淀。

2. 荧光底物　ALP 常用的荧光底物有 4- 甲基伞形酮磷酸盐（4-methylumbelliferyl phosphate，4-MUP）。4-MUP 本身无荧光，在 ALP 的作用下水解失去磷酸根生成 4- 甲基伞形酮（4-methylumbelliferone，4-MU），可发出荧光，最大激发波长 360nm，最大发射波长 450nm（图 5-6A）。

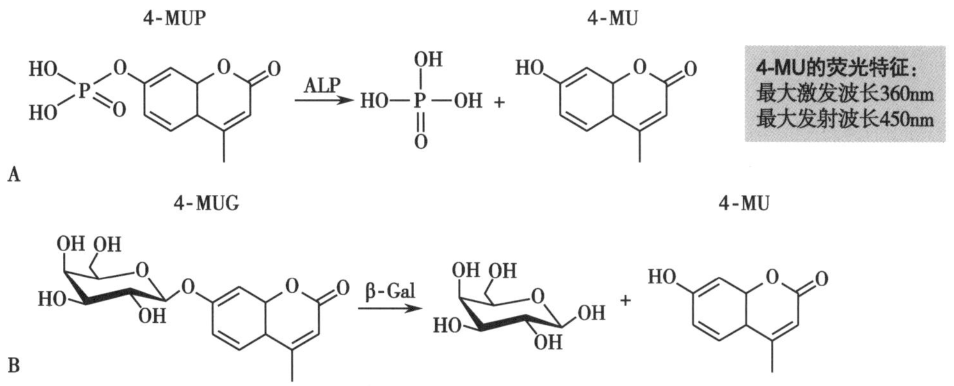

4-MU的荧光特征：
最大激发波长360nm
最大发射波长450nm

A. ALP 催化 4-MUP 水解脱磷酸；B. β-Gal 催化 4-MUG 水解脱半乳糖

图 5-6　4-MUP 和 4-MUG 的酶催化水解

3. 发光底物　ALP 常用的发光底物有 3-（2'- 螺旋金刚烷）-4- 甲氧基 -4-（3''- 磷酰氧基）苯 -1，2- 二氧杂环丁烷（AMPPD）。AMPPD 分子中有两个重要的结构，一个是连接苯环和金刚烷的二氧四节环，它可断裂并发射光子；另一个是磷酸基团，它维持整个分子结构的稳定。碱性条件下，ALP 催化 AMPPD 水解脱去磷酸根基团，形成不稳定的中间体 AMPD，随之自发水解（二氧四环断裂）成金刚烷（admantanon）和激发态的间氧苯甲酸甲酯阴离子（phenolat），在其回复到基态时释放出 470nm 的光子（图 5-7）。

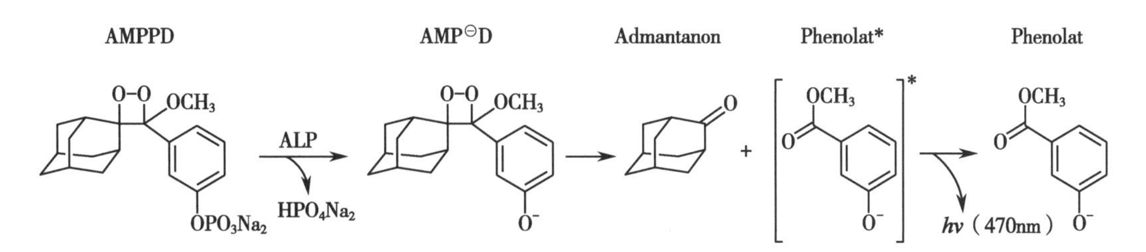

图 5-7　AMPPD 的酶促化学发光

（三）β- 半乳糖苷酶及其常用底物

大肠杆菌 *Lac Z* 基因表达的 β-Gal 为同源四聚体，分子量 540kD，反应最适 pH 为 6.0～8.0，其酶活性为催化 β- 半乳糖苷键水解。人类血液标本中无此酶，在测定时不易受到内源性酶的干扰，故常用于均相酶免疫测定中。

β-Gal 常用的荧光底物有 4- 甲基伞形酮基 -β-D- 半乳糖（4-methylumbelliferyl-β-D-galactoside，4-MUG）。4-MUG 在 β-Gal 的催化下水解成荧光产物 4- 甲基伞形酮（4-MU）最大激发波长 360nm，最大发射波长 450nm（图 5-6B）。

五、纳米颗粒

纳米颗粒是指人工制造的直径在纳米量级的微型颗粒。作为免疫检测技术中标记示踪物的纳米颗粒主要分为两类：一类是具有颜色的纳米颗粒，如胶体金（colloidal gold）和彩色乳胶颗粒等；一类是荧光纳米颗粒，如量子点（quantum dots，QDs）和镧系元素掺杂的纳米颗粒等。纳米颗粒常用于免疫层析检测技术，通过免疫反应在特定区域聚集并与邻近区域形成明显反差，可通过肉眼观察（具有颜色的纳米颗粒）或荧光读取装置（荧光纳米颗粒）对结果进行判读。

1. 胶体金　胶体金也称金溶胶，是金盐被还原成金原子后形成的金颗粒悬液。胶体金颗粒由一个基础金核（原子金 Au）及包围在外的双离子层组成（内层为负离子层 $AuCl_2^-$，外层是带正电子的 H^+）。由于静电作用，金颗粒之间相互排斥而悬浮成一种稳定的胶体状态，形成带负电的疏水胶溶液，故称胶体金。胶体金特性如下：①具有胶体的多种特性，特别是对电解质的敏感性，电解质能破坏胶体金颗粒的外周水化层，使单一分散的胶体金溶液凝聚沉淀；②胶体金颗粒大小不同，呈色不同，光吸收性也不同，最小的胶体金（2～5nm）是橙黄色，中等大小胶体金（10～20nm）是酒红色，较大颗粒胶体金（30～80nm）则是紫红色。（拓展资料 5-1：胶体金制备流程）

胶体金越大，其聚集形成的颜色越明显，但其相互间的空间位阻也越明显，因此在建立免疫层析试剂时，需要考虑这两方面的影响，选择合适大小的胶体金。一般而言，免疫层析所用胶体金优选 40～80nm 大小。

2. 量子点　即半导体纳米晶粒，其直径小于或接近其电子的德布罗意波长，电子被束缚其内，表现出类似于原子外层电子的能级。它们是由Ⅱ～Ⅵ族或Ⅲ～Ⅴ族元素组成，性质稳定，可接受激发光产生荧光，具有类似体相晶体的规整原子排布。广义量子点还包括Ⅳ～Ⅵ族、Ⅴ～Ⅵ族组成的纳米晶以及金簇、银簇、硅点、碳点、复合型荧光纳米颗粒等。量子点的特殊结构导致它具有表面效应、量子尺寸效应、介电限域效应和宏观量子隧道效应，展现出许多独特的光学特性：①荧光强度高，稳定性好，抗漂白能力强，荧光寿命长；②激发光波长宽，而发射光波长窄，具有较大的 Stokes 位移和狭窄对称的荧光谱峰；③具有“调色”功能，一元激发多元发射。不同粒径的量子点具有不同的颜色（粒径越小发射光谱蓝移，反之则红移），可用同一波长的光激发不同大小的量子点，获得多种荧光颜色。

第二节　标记结合物的制备

示踪物多以共价交联的方式标记到抗原或抗体分子上，形成相应的结合物。示踪物分子量从小到大依次为单个原子（放射性核素）、小分子化合物（荧光素、镧系元素螯合物、发光小分子）、蛋白（荧光蛋白、酶）和纳米颗粒。分子量越小的示踪物标记抗原 - 抗体后，其空间位阻越小，对抗原 - 抗体生物学活性的影响也较小。标记结合物的制备包括示踪物与抗原 - 抗体的交联，以及结合物的分离纯化、鉴定与保存。

一、抗原 - 抗体参与交联反应的常见基团及其共价反应

抗原 - 抗体作为生物大分子，其参与交联反应的基团主要为伯氨基（$-NH_2$）、巯基（-SH）和羟基（-OH）。如果被标记分子为蛋白质或多肽，则参与反应的主要是赖氨酸、半胱氨酸、酪氨酸、苏氨酸和丝氨酸等残基的侧链。由于羟基的反应活性较低，而蛋白表面游离巯基少见，因此抗原 - 抗体在被标记过程中主要利用的是伯氨基。蛋白伯氨基包括肽链 N 段的

α- 氨基和赖氨酸残基侧链的 ε- 氨基，但由于每条肽链只有一个 α- 氨基，因此赖氨酸残基的 ε- 氨基是蛋白标记的常用基团。需要注意的是，蛋白质赖氨酸残基侧链氨基在中性条件下多带正电（$-NH_3^+$），其参与反应的能力较弱，因此其标记多在中性偏碱性条件下进行，以维持伯氨基的非离子形态（$-NH_2$）。此外，可以在不影响抗原 - 抗体活性的情况下用还原剂将二硫键还原成游离巯基用于标记。

（一）伯氨基

与伯氨基进行共价反应的官能团可分为两类。一类是可以直接反应的活性基团，主要有醛基（$-CHO$）、异氰酸酯（$-N=C=O$）、异硫氰酸酯（$-N=C=S$）和乙烯基砜（$-SO_2CH=CH_2$）等含活泼双键的基团以及 N- 羟基琥珀酰亚胺酯（N-hydroxysuccinimide ester，NHS 酯）等。该类活性基团反应速度快、效率高、条件温和，适用范围广。一类是需要进行活化后进行反应的基团，包括羧基（$-COOH$）和糖基，一般是通过其他试剂将其转换为反应活性较强的基团再进行后续反应。以下简要介绍几种与伯氨基反应的基团及其反应。

1. 醛基　醛基与伯氨基可在碱性条件下反应形成不稳定的 Schiff 碱，Schiff 碱可经硼氢化钠（$NaBH_4$）还原 $-N=C-$ 键成为稳定的 $-N-C-$ 键。其反应如下：

$$\text{L}-\text{CH}=\text{O} + \text{H}_2\text{N}-\text{R} \xrightarrow{\text{pH 7\sim9}} \text{L}-\text{CH}=\text{N}-\text{R} \xrightarrow{\text{NaBH}_4} \text{L}-\text{CH}_2-\text{NH}-\text{R}$$

（Shiff碱）

式中 L-CHO、R-NH_2 分别为含醛基和伯氨基的物质。

2. 异硫氰酸酯　异硫氰酸酯（isothiocyanate）与伯氨基可在碱性条件下直接生成稳定的硫脲键。其反应如下：

$$\text{L}-\text{N}=\text{C}=\text{S} + \text{H}_2\text{N}-\text{R} \xrightarrow{\text{pH 7\sim9}} \text{L}-\text{NH}-\text{C}(=\text{S})-\text{NH}-\text{R}$$

异氰酸酯（isocyanate）和乙烯基砜（vinyl sulfone）与异硫氰酸酯较为类似，均可与伯氨基在温和条件下快速反应生成稳定的共价键。此外，这三种活性基团与巯基同样也具有良好的反应性，但与羟基的反应性较弱。

3. N- 羟基琥珀酰亚胺酯　NHS 酯与伯氨基可在弱碱性条件下直接生成稳定的酰胺键。其反应如下：

$$\text{L}-\text{C}(=\text{O})-\text{O}-\text{N}(\text{succinimide}) + \text{H}_2\text{N}-\text{R} \xrightarrow{\text{pH7\sim9}} \text{L}-\text{C}(=\text{O})-\text{NH}-\text{R}$$

4. 羧基　羧基需要活化后才能与伯氨基进行共价反应。羧基一般采用碳二亚胺（carbodiimide）试剂进行活化，常用的碳二亚胺试剂有 1-ethyl-3-（3-dimethylaminopropyl）-carbodiimide（EDC）。羧基与 EDC 先反应生成不稳定的中间产物 o-acylisourea 酯，其在水溶液中可快速水解还原成羧基，当有伯氨基存在的情况下可快速发生反应生成稳定的酰胺基。因 EDC 活化羧基直接标记氨基的反应不易控制，一般会在 EDC 活化时引入 NHS，EDC 活化羧基生成的 o-acylisourea 酯与 NHS 快速反应生成较为稳定的 NHS 酯，通过 NHS 酯再与伯氨基反应生成稳定的酰胺键。与单独使用 EDC 相比，EDC/NHS 对羧基的联合活化更为稳定可控，因此更为常用。其反应过程如图 5-8 所示。

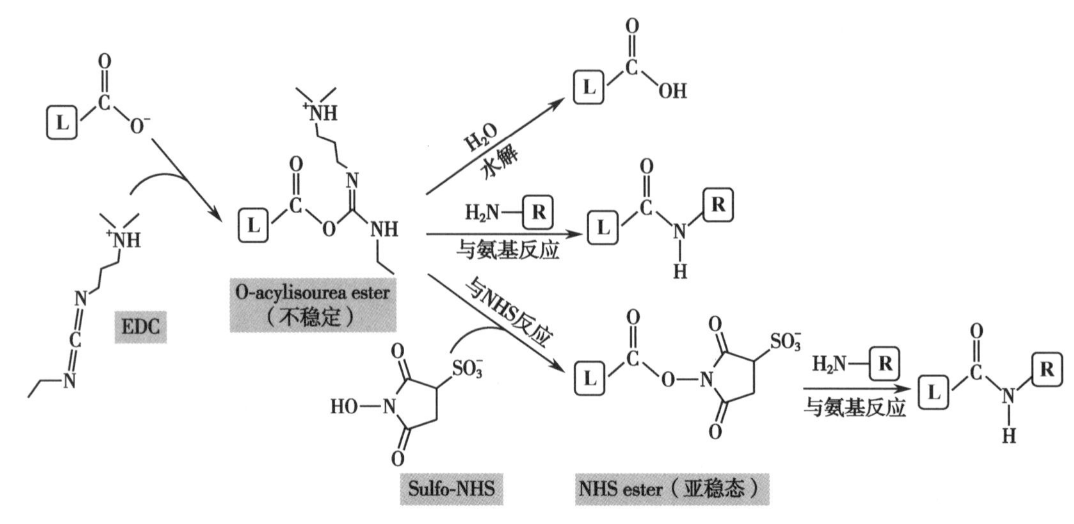

图 5-8　羧基活化反应示意图

5. **糖基**　糖基的邻二羟基可在过碘酸盐 IO_4^-（periodate）的氧化下成为醛基，再通过醛基与伯氨基发生 Schiff 碱反应，并经硼氢化钠还原后形成稳定的共价键。其反应如下：

（Shiff碱）

（二）巯基

与巯基进行共价反应的基团除上述的异硫氰酸酯、异氰酸酯和乙烯基砜外，常见的基团还有 N- 马来酰亚胺（N-maleimide）和 2- 吡啶基二硫基（2-pyridyl disulfide）。

1. **马来酰亚胺**　在中性条件下，巯基与马来酰亚胺上的双键发生迈克尔加成反应快速生成稳定的硫醚键。其反应如下：

2. **2- 吡啶基二硫基**　在弱碱性条件下，巯基可将 2- 吡啶基二硫基中的吡啶 -2- 硫酮基团置换下来，形成新的二硫键。其反应如下：

二、示踪物与抗原 - 抗体交联的基本方法

不同类型示踪物的性质及其制备方式的不同，其与抗原 - 抗体进行交联反应的方式也存在不同，以下将按放射性核素、小分子化合物、蛋白和纳米颗粒的顺序逐一进行介绍。

（一）放射性核素

^{125}I 标记的方法很多，最常用的是氯胺 T（chloramine T，ch-T）碘化标记法（图 5-9）。氯胺 T 是一种氧化剂，可在水溶液中分解成具有氧化性的次氯酸，从而使带负电荷的碘离子

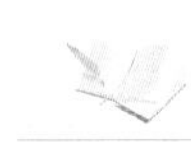

$^{125}I^-$ 氧化成带正电荷的放射性碘离子 $^{125}I^+$；然后取代抗原（或抗体）中酪氨酸残基苯环上的氢原子，或者取代组氨酸残基咪唑环上的氢原子，形成稳定的放射标记物；最后加入还原剂偏重亚硫酸钠（$Na_2S_2O_5$）终止反应。该法简便、迅速、高效且重复性好，但标记过程中存在的氧化剂有可能损伤抗原或抗体的免疫反应活性。

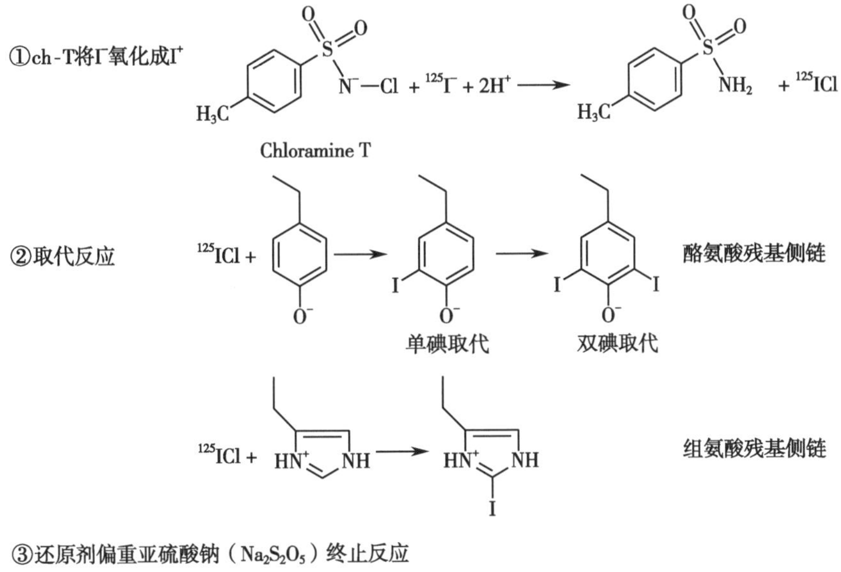

①ch-T将I^-氧化成I^+

Chloramine T

②取代反应

单碘取代　双碘取代

酪氨酸残基侧链

组氨酸残基侧链

③还原剂偏重亚硫酸钠（$Na_2S_2O_5$）终止反应

图 5-9　^{125}I 的氯胺 T 标记方法

（二）小分子化合物

小分子示踪物包括荧光素、镧系元素螯合物、发光小分子等，均为化学合成。其在合成时就可以考虑到后续的交联反应，直接在小分子上合成具有交联活性的基团，如异硫氰酸酯、乙烯基砜或 NHS 酯等，可直接购买相应的化合物进行标记。异硫氰酸荧光素（FITC）就是具有交联活性基团的例子，其结构式见图 5-1A，上半部分为具有荧光活性的荧光素基团，下半部分为具有交联活性的异硫氰酸酯。

这种类型示踪物的标记较为简单，先将拟被标记的抗原或抗体在标记缓冲液中稀释成合适浓度，再将溶解好的示踪物加入其中混匀后反应一段时间即可（一般 2 个小时足够）。抗原或抗体溶液的初始缓冲液不一定是适合标记的缓冲液，可通过透析、超滤、脱盐等方式置换缓冲液。需要注意的是，具有荧光性质或发光性质的小分子物质易发生光漂白或光分解，因此在标记时应避光反应。不同交联活性基团的共价反应过程请见本节第一部分。（拓展资料 5-2：吖啶酯标记抗体实验流程）

（三）蛋白类示踪物

蛋白类示踪物主要包括荧光蛋白和酶，主要从生物体中提取或基因工程表达，表面缺乏有交联活性的基团，因此其标记抗原 - 抗体时，需要对特定基团进行活化后交联或采用双功能交联剂（bifunctional cross-linking reagent）交联。

蛋白类示踪物常用来活化的基团有糖蛋白的糖基，可以在过碘酸盐氧化成醛基后通过 Schiff 碱反应与抗原 - 抗体上的伯氨基形成共价键。需要注意的是，并不是所有的糖蛋白都可以通过过碘酸盐氧化来活化，一般要求该蛋白表面不具有伯氨基或伯氨基较少，否则活化形成的醛基同时就可以与邻近蛋白上的伯氨基反应，形成自交联。虽然蛋白类示踪物常含有羧基，但一般不会被用来活化交联，因为 EDC 活化后具有较强的反应性，会在活化的同时与邻近蛋白上普遍存在的氨基快速反应而形成自交联。

双功能交联剂常为小分子，两端同时具有交联活性的基团，分别能与各自对应的反应基团形成共价键，从而可以将反应基团所在的两个分子交联在一起。双功能交联剂含有的交联活性基团包括醛基、异硫氰酸酯、异氰酸酯、乙烯基砜、NHS 酯、N- 马来酰亚胺和 2- 吡啶基二硫基等。如果含有的两个交联活性基团是同一种，称之为同型双功能交联剂（homobifunctional cross-linking reagent），两端均与同一种反应基团反应，如戊二醛（图 5-10A）等；如果含有的两个交联活性基团不是同一种，称之为异型双功能交联剂（heterobifunctional cross-linking reagent），两端分别与不同的反应基团反应，如 N- 琥珀酰亚胺基 -3-（2- 吡啶基二硫）- 丙酸酯（SPDP）（图 5-10B）、硫代琥珀酰亚胺基 4-［N- 马来酰亚胺甲基］- 环己烷 -1- 羧化物（Sulfo-SMCC）（图 5-10C）等。

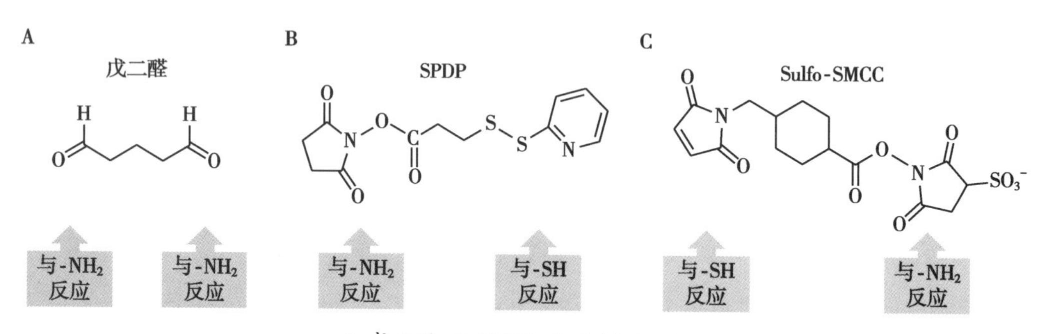

A. 戊二醛；B. SPDP；C. Sulfo-SMCC

图 5-10 常见的双功能交联剂

1. 改良过碘酸钠法 辣根过氧化物酶（HRP）是一种表面含有较少氨基的糖蛋白，是少有的可以采用过碘酸盐活化糖基进行标记的蛋白类示踪物。改良过碘酸钠法标记 HRP 操作简便、标记效率较高，是 HRP 常用的标记方法。HRP 上的糖基被过碘酸钠氧化成醛基后，与抗原 - 抗体上的伯氨基在碱性条件结合形成 Schiff 碱，再经硼氢化钠还原后形成稳定的共价标记物。为了降低 HRP 在活化过程中的自交联情况，其过碘酸盐氧化常在酸性条件下进行，以维持 HRP 赖氨酸残基侧链上 ε- 氨基的质子化，降低其参与反应的活性。HRP 活化后，迅速调节其溶液 pH 值到碱性，再加入碱性抗原 - 抗体溶液中进行交联反应。（拓展资料 5-3：辣根过氧化物酶标记抗体实验流程）

2. 戊二醛交联法 碱性磷酸酶（ALP）、β- 半乳糖苷酶和藻红蛋白等蛋白类示踪物常采用戊二醛进行标记。戊二醛含有两个相同的醛基，可分别与两个氨基发生共价结合。戊二醛交联法可分为一步法和两步法。一步法是将蛋白示踪物、抗原（抗体）和戊二醛混在一起在碱性条件下反应。此法操作简单，但易发生蛋白示踪物自交联和抗原（抗体）自交联，获得目标产物蛋白示踪物 - 抗原（抗体）的量较少，标记效率低。两步法是先将蛋白示踪物与过量的戊二醛反应，过量的戊二醛可以保证蛋白示踪物上的每个氨基均能与一个单独的戊二醛分子反应而不发生自交联，且与示踪物结合的每个戊二醛分子上依然保留了一个未结合的醛基。去除过量的游离戊二醛后，再加入抗原或抗体，形成蛋白示踪物 - 戊二醛 - 抗原（抗体）结合。两步法标记过程如图 5-11 所示，可以有效避免自交联的广泛发生，标记效率显著提高。

3. Sulfo-SMCC 交联法 Sulfo-SMCC 是一种常用的异型双功能交联剂，其分子中的琥珀酰亚胺酯可与伯氨基反应，马来酰亚胺可与巯基反应。分子中的磺酸基（Sulfo-）主要是为了增加其可溶性。一般而言，为了避免自交联和提高标记效率，Sulfo-SMCC 先与需要标记氨基的蛋白反应，去除游离的 Sulfo-SMCC 后，再与需要标记巯基的蛋白（一般也会含有氨基）反应。其标记过程如图 5-12 所示。

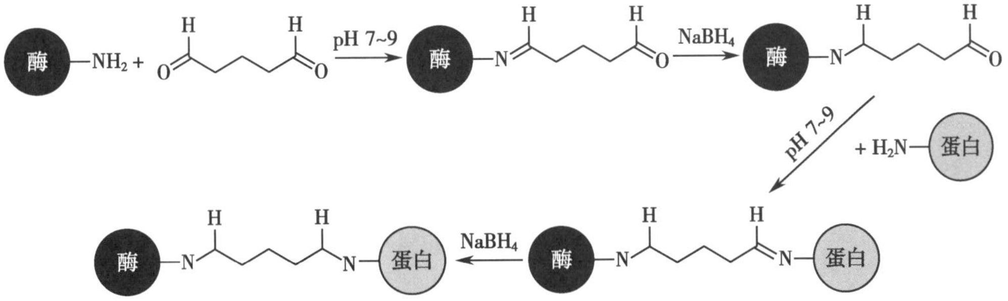

图 5-11　戊二醛两步交联标记反应

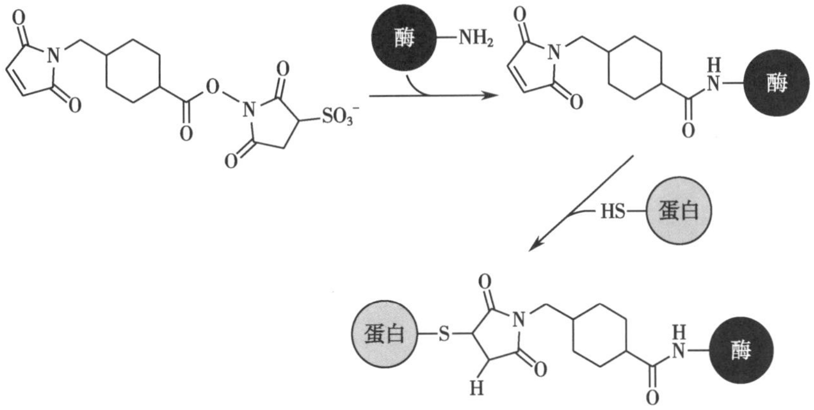

图 5-12　Sulfo-SMCC 的交联标记反应

（四）纳米颗粒

纳米颗粒与抗原 - 抗体的标记可以分为两大类：一类是颗粒表面已修饰有羧基、氨基或多聚羟基等功能基团，可活化后交联目标蛋白；一类是颗粒表面本身具有特殊性质，无须活化即可以直接吸附目标蛋白实现标记。前者如量子点、镧系元素掺杂纳米颗粒等，后者如胶体金、碳纳米颗粒等。

纳米颗粒的表面羧基可通过 EDC 或 EDC/NHS 活化，表面氨基可通过戊二醛活化，活化后主要与蛋白 / 多肽上的伯氨基共价交联。胶体金的标记较为简单，将蛋白溶液加入胶体金溶液中混匀后反应即可。蛋白与胶体金的结合包括三种不同的结合力，分别为蛋白表面正电荷与胶体金负电荷层的静电相互作用、蛋白表面疏水基团与单质金颗粒疏水表面的疏水相互作用以及蛋白表面巯基与单质金颗粒表面通过 Dative 反应形成的共价键（图 5-13）。因此，在胶体金标记时要注意溶液中游离巯基的影响。如果有游离巯基存在，一是可以直接与蛋白的巯基竞争从而减少蛋白的标记效率，二是大量巯基物质的结合将导致胶体金表面性质的改变从而影响蛋白的标记。（拓展资料 5-4：胶体金标记抗体实验流程）

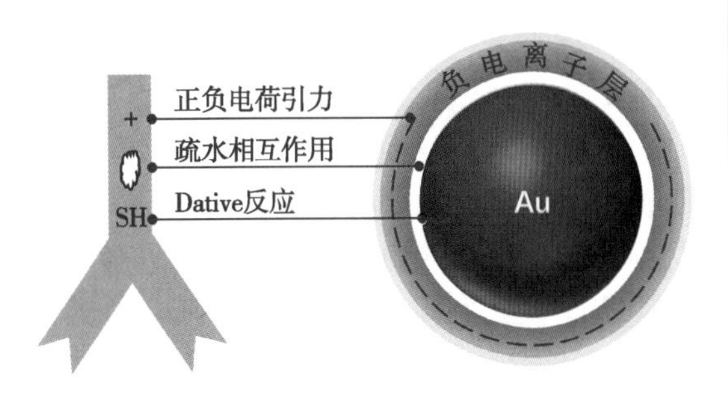

图 5-13　蛋白与胶体金的相互作用力

三、标记结合物的纯化

在标记反应后，反应体系中除了目标产物外，还含多余的交联剂、未反应的示踪物、未反应的抗原 - 抗体和加入的其他化学试剂等，有可能影响结合物的生物学活性或其保存稳定性，因此需要进行纯化以将其去除。

放射性核素与小分子化合物在交联反应时一般较为过量，抗原 - 抗体一般会被充分标记，因此纯化主要是去除未反应的示踪物和多余的交联剂。这些需要去除物质的分子量均较小，与抗原 - 抗体的分子量差异较大，可通过透析、超滤、脱盐等方法去除。

蛋白类示踪物标记抗原或抗体时，一般会存在未反应的蛋白示踪物、未反应的抗原 - 抗体，以及各自的自交联产物等。这些需要去除物质的分子量较大，难以通过透析、脱盐等方式去除，一般需要选择合适分离范围的分子排阻凝胶层析进行分离。在蛋白类示踪物中，HRP 对盐析较为不敏感，因此其标记结合物可以通过硫酸铵沉淀的方式进行分离。在 50% 饱和硫酸铵的条件下，抗原 - 抗体以及其与 HRP 的结合物一般会被沉淀下来，而游离的 HRP 则不会。

纳米颗粒标记抗原或抗体时，一般被标记的抗原 - 抗体会过量，未结合抗原 - 抗体的纳米颗粒较少，主要需要分离去除未反应的抗原 - 抗体。因纳米颗粒的分子量和体积远大于抗原 - 抗体，其结合物的分离方法主要采用超速离心法和分子排阻凝胶层析法。

四、标记结合物的鉴定

示踪物与抗原 - 抗体反应物纯化后，需要对标记比例、免疫反应活性和非特异性结合能力等进行鉴定。

1. 标记比例　标记比例指纯化后的结合物中，示踪物与被标记物的摩尔比，一般可以理解为平均每个抗原（或抗体）上标记结合了多少个示踪物，可通过分别测定结合物中示踪物和抗原 - 抗体的浓度计算。示踪物一般可以根据其示踪活性或与抗原 - 抗体不同的其他特性进行测定，前者如放射性、荧光强度、发光强度和酶活性等；后者如 HRP 亚铁血红素在 403nm 的特征吸收峰、胶体金在 520nm 处的特征吸收峰、FITC 在 495nm 处的特征吸收峰等。抗原 - 抗体的测定一般通过蛋白在 280nm 特征吸收峰处的吸光度进行测量，但需要注意蛋白类示踪物的干扰，可以通过测量总蛋白浓度后减去通过其他方法测定的蛋白类示踪物的浓度进行计算。

2. 免疫反应活性　用与结合物中被标记的抗原（抗体）所对应的抗体（抗原）测定结合物的免疫反应效价，并可通过结合物中抗原（抗体）的浓度计算出结合物的比活性。需要注意的是，由于免疫活性测定方式以及测定所用抗原（抗体）的不同，结合物所测得的免疫反应比活性可能存在显著差异。

3. 非特异性　标记后的结合物需要检测其发生非特异性反应的情况。非特异性反应指抗原（抗体）结合物通过非免疫反应与其他物质的结合能力。采用合适的技术平台，用结合物检测不含对应抗体（抗原）的样本，如果获得明显的反应信号，则表明存在着非特异性反应。

对于纳米颗粒而言，标记后还应检测纳米颗粒是否出现明显的团聚。团聚将显著影响纳米颗粒标记物的分析性能。纳米颗粒团聚的出现可能是因为标记反应的体系中加入了破坏纳米颗粒稳定性的化学物质、标记时存在过于剧烈的条件，或者因为标记上的抗原 - 抗体严重影响了纳米颗粒的表面性质所致。纳米颗粒的团聚可以通过动态光散射测定纳米颗粒水化半径的分布情况进行检测，或通过电镜进行观察。

从理论上而言，结合物的标记比例越高，其免疫反应活性越高。但需要注意的是，过高的标记比例将增加抗原表位或抗体互补决定簇及其邻近区域的氨基酸残基被标记的概率；或者显著改变了抗原或抗体的表面性质而导致其发生明显的构象改变，从而导致其免疫反应活性的显著降低或显著增加其非特异性反应。因此，在抗原 - 抗体标记时，可以通过调整标记比例获得整体性能最优的结合物。影响结合物标记比例的因素有：标记反应体系中的 pH 值和离子强度，反应时间和反应温度，反应时加入的示踪物浓度、抗原 - 抗体浓度及二者的摩尔比等。

五、标记结合物的保存

放射性核素与抗原-抗体反应物应在2～8℃避光保存。注意放射防护，废弃物需按放射防护条例规定处理。放射性核素的标记物一般不长期贮存，一是因为长期贮存后可因脱碘和自身辐射造成蛋白质破坏而形成碎片，二是因为半衰期的限制需要尽快制备成最终的商业化试剂。

小分子荧光物质、发光物质和蛋白类示踪物的结合物一般在加入终浓度为50%的甘油后可在-20℃下长期贮存，保存过程中需注意避光。终浓度50%的甘油在-20℃不会冻结成冰，在后续的使用中可以有效避免反复冻融。

纳米颗粒的结合物应在2～8℃保存，荧光纳米颗粒制备的结合物还应注意避光。纳米颗粒一般不会采用冷冻的方法保存，其在冻结的过程中纳米颗粒易发生结块，从而影响后续的使用性能。因此，纳米颗粒的结合物难以长期贮存，应尽快制备成最终的商品化试剂。

第三节　标记免疫技术的类型

标记免疫检测技术根据抗原与抗体的结合反应是否发生在固-液相表面可分为均相免疫检测和非均相免疫检测。

一、均相免疫检测

均相免疫检测指抗原-抗体免疫反应在液相中进行的一类检测方法，同时也未涉及采用固相支持介质将发生免疫反应后形成的复合物从反应体系中分离出来进行检测的过程。反应结束后，所形成的免疫复合物中存在示踪物标记的抗原（抗体）结合物，同时反应体系中还存在未参与免疫反应、处于游离状态的结合物。因此均相免疫检测的技术核心是如何将免疫复合物中的示踪物信号与游离状态的示踪物信号甄别出来进行检测。实现均相免疫检测的策略大致有三种，分别介绍如下：

第一种策略是将示踪物进行改造。标记在抗原-抗体上的改造后示踪物在游离的情况下（未发生抗原-抗体反应）不能产生检测信号，但在形成免疫复合物后示踪物的信号产生能力得到恢复；或者改造后的示踪物在游离的情况下可以产生检测信号，但在形成免疫复合物后示踪物反而丧失信号产生能力。采用这一策略的均相免疫检测技术有酶放大免疫分析技术（enzyme multiplied immunoassay technique，EMIT）、克隆酶供体免疫试验（cloned enzyme donor immunoassay，CEDIA）等，具体介绍请见本书第八章。

第二种策略是选择具有特殊性质的示踪物。标记在抗原-抗体上的该示踪物在游离的情况下和形成免疫复合物后，所产生的信号不一致，可以实现有效的区分。采用这一策略的均相免疫检测技术有荧光偏振免疫试验/测定（fluorescence polarization immunoassay，FPIA）等，具体介绍请见本书第七章。

第三种策略是形成免疫复合物后，采用合适的方法将免疫复合物沉淀下来，从而实现免疫复合物中（沉淀）和游离标记物中（上清）示踪物信号的分开检测。采用这一策略的均相免疫检测技术有放射免疫分析（radioimmunoassay，RIA）等，具体介绍请见本书第六章。

均相免疫检测往往只需要将样本与试剂混合后在合适条件下充分反应即可，具有操作简便、反应迅速等特点。但上述均相免疫检测技术不适合检测抗体和大分子抗原，大多是将示踪物标记在小分子抗原上，通过竞争法检测样本中的小分子抗原。其次，因均相免疫检测技术大多不存在分离洗涤步骤，样本复杂的成分对免疫反应和/或信号检测可能存在

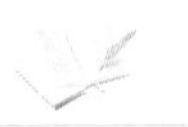

干扰，从而影响试剂的分析性能。最后，虽然采取了合适的策略来区分免疫复合物中示踪物所产生的信号，但因反应体系中存在大量游离的结合物，或多或少会产生一定的干扰。而非均相免疫检测因其可检测的对象几乎不受限制，同时因采取洗涤分离措施，可有效地去除样本中的干扰成分和游离的结合物，从而可以有效降低其对后续步骤的影响，检测性能和可重复性显著提升，因而成为标记免疫检测技术的主流类型。

二、非均相免疫检测

非均相免疫检测指反应体系中存在固相支持介质、检测过程中的全部反应或某一步骤在固 - 液相界面进行的一类标记免疫检测技术。免疫反应中的某一组分（抗原或抗体）通过被动吸附或共价交联的方式固定在固相支持介质上，此过程在免疫检测技术中被称为包被（coating）。包被在固相支持介质上的抗原或抗体与溶液中对应的抗体或抗原在固 - 液相界面发生反应形成免疫复合物，进而将参与反应的标记结合物通过免疫复合物结合在固相介质上；通过洗涤将未结合在固相介质上的游离结合物去除，从而只留下固相介质上固定的免疫复合物中的示踪物，并通过检测示踪物的多少实现对免疫复合物的定性、定量乃至定位检测。

不同的固相支持介质，其包被方式、固定抗原或抗体的能力、洗涤分离方式均有不同。常见的固相支持介质有聚苯乙烯微孔板（polystyrene microplate）、超顺磁性微球（superparamagnetic mcirosphere）和硝酸纤维素膜（nitrocellulose membrane，NC 膜）等。

1. 聚苯乙烯微孔板　聚苯乙烯微孔板是由聚苯乙烯塑料制成的 8 横排、12 竖排共 96 个微孔的长方形板，主要通过疏水相互作用实现抗原、抗体等蛋白质的被动吸附。其包被能力约为 300ng/cm^2，即每平方厘米的聚苯乙烯表面可以吸附约 300ng 的蛋白质。聚苯乙烯微孔板可通过同位素辐照或紫外线照射处理来改变其表面特性，从而增加其吸附包被能力。聚苯乙烯微孔板同时发挥了固相支持介质和反应容器的作用，样本和试剂可以加入微孔内与微孔底部和内壁吸附固定的抗原或抗体反应。聚苯乙烯微孔板的 96 个微孔可以同时加入 96 个样本，适合于大样本量的批量化检测。聚苯乙烯微孔板的洗涤方式主要为在微孔中加入清洗液浸洗，一般需要洗涤 3～5 遍。聚苯乙烯微孔板常作为 ELISA 的固相支持介质。

2. 超顺磁性微球　超顺磁性微球又称磁性微球或磁珠，是具有超顺磁性、单分散和磁饱和度高等特点的球形颗粒，免疫检测用的磁珠粒径一般在 100nm～10μm 之间。磁珠表面一般修饰有羧基、氨基等易活化交联的基团，抗原 - 抗体主要通过共价交联的方式固定，其包被能力可达 300μg/cm^2，即每平方厘米的磁珠表面可以吸附约 300μg 的蛋白质。聚苯乙烯微孔板在反应时，溶液中的抗原或抗体需要逐渐扩散到微孔的底部或内壁附近，再与固定的抗体或抗原结合，扩散路程长，反应速度慢。而磁珠因其超顺磁性，在没有外加磁场时，均匀分散在反应体系中，与溶液中的抗原或抗体接触更为充分，需要其进行扩散的路程短，因而反应迅速。当需要进行分离洗涤时，给予一个外加磁场，磁珠在磁场中迅速磁化并往磁场强度高的地方聚集，从而从溶液中分离出来；在吸去分离出来的溶液并加入新的溶液后，撤去外加磁场，磁珠的磁性会迅速消失，通过震荡、搅拌或吹打等方式，原来聚集的磁珠会迅速分散在溶液中。采用磁珠作为固相支持介质可以单个样本逐一进行检测，更适合全自动化的随到随检方式，更契合临床实际使用情况，因此是目前的临床全自动化免疫检测系统中主要采用的固相支持介质。磁珠的洗涤方式主要为在反应容器中加入清洗液浸洗，并结合磁场分离的方法进行洗涤。化学发光免疫试验（chemiluminescence immunoassay，CLIA）多采用磁珠作为固相支持介质。（拓展资料 5-5：羧基磁微粒共价结合抗体实验流程）

3. 硝酸纤维素膜　NC 膜也是标记免疫检测技术常用的固相支持介质之一，抗原 -

抗体主要通过疏水作用被动吸附于其上。NC膜因形成膜的纤维间存在广泛的空隙，具有较大的比表面积，其吸附包被蛋白的能力也较强，一般为100μg/cm^2。NC膜作为固相支持介质的反应方式有两种：一种是NC膜浸泡在溶液中进行反应，如免疫印迹试验（immunoblotting test，IBT）；一种是溶液通过扩散方式在NC膜内迁移进行反应，如免疫层析试验（immunochromatography assay，ICA）。前者与聚苯乙烯微孔板作为固相支持介质类似，反应速度较慢，洗涤也同样采用浸洗或漂洗的方式，一般需要洗涤3～5遍。而在后者的情况下，溶液因扩散作用流过膜上抗原或抗体的包被区，溶液中的抗体或抗原也会随液流经过该区域，可实现快速的抗原-抗体反应；同时，溶液中未发生免疫反应的游离结合物不会固定在包被区，而是会流过该区域，从而实现有效分离。

清洗液一般采用中性或弱碱性的缓冲液（pH 6.8～8.0），但如果示踪物是碱性磷酸酶，则不能采用磷酸盐缓存液。为了增强洗涤效果，清洗液一般会有一定的离子强度和加入一定浓度的非离子型表面活性剂。

值得注意的是，在反应过程中，溶液中待检测的目标分子、其他组分和示踪物标记的抗原-抗体反应物有可能被动吸附到固相支持介质的表面，从而抬升检测本底或者导致假阳性。因此，在固相支持介质包被抗原或抗体后，需要用封闭液进行封闭，以降低固相支持介质在反应时的非特异性吸附。有必要时，封闭液还可以实现对包被在固相介质上抗原-抗体进行保护。具有封闭和/或保护作用的物质有：动物血清、蛋白（如牛血清白蛋白、深海鱼皮明胶、酪蛋白等）、非还原性寡糖（如蔗糖、海藻糖等）、非离子型表面活性剂以及高分子多聚物（如聚乙二醇等）等。

第四节　非均相免疫检测的反应模式

非均相免疫检测是目前应用最为广泛的免疫检测技术，因样本形式、待检测目标分子的性质以及所用生物活性原材料的不同，往往有不同的适宜反应模式（检测原理）。以下分别介绍抗原检测和抗体检测的各种主要反应模式。

一、抗原检测

（一）直接法

直接法检测抗原的原理与反应过程如图5-14A所示。需要检测的样本固定在固相支持介质上，加入示踪物标记的抗体结合物后进行孵育。如果样本中存在待检测的抗原，则示踪物标记的抗体与其反应并通过形成的免疫复合物固定到固相载体上，清洗去除游离的抗体标记物后，检测固相支持介质上的示踪物（清洗后留下的）所产生信号来判断样本中是否存在待检测的抗原。信号越强，表明支持介质上固定的抗体标记物越多，也就表明样本中待检测的抗原越多（图5-14B）。

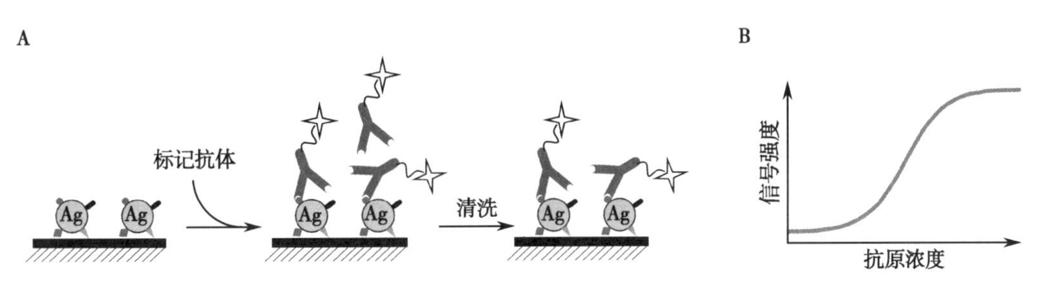

A.反应过程及最终复合物模式；B.信号强度随浓度变化曲线

图5-14　直接法抗原检测示意图

应用与特点：可采用直接法检测的样本类型有组织切片、细胞等固态样本，以及转印在NC膜上的样本等。这一类型的样本多需要定位检测，所用的示踪物有荧光物质、酶（沉淀性底物和发光底物）等。直接法检测抗原的灵敏度和特异性与示踪物标记的抗体性能相关，该抗体与待检测抗原的亲和力越高、特异性越好，试剂的灵敏度和特异性就越好。

（二）间接法

间接法检测抗原与直接法类似，但与样本中待检测抗原反应的抗体未标记示踪物，其检测原理和反应过程如图5-15A所示。同样，需要检测的样本固定在固相支持介质上，加入未标记的抗体（一般称之为第一抗体，简称“一抗”）进行孵育。如果样本中存在待检测的抗原，则一抗与其反应并通过形成的免疫复合物固定到固相支持介质上；清洗去除游离的一抗后，再加入示踪物标记的、能与一抗反应的抗抗体（一般称之为第二抗体，简称“二抗”）进行孵育，二抗标记物通过与已结合在固相支持介质上的一抗反应形成“抗原-一抗-二抗”复合物从而固定在固相支持介质上；再次清洗去除游离的二抗标记物，然后检测固相支持介质上的示踪物所产生的信号来判断样本中是否存在待检测的抗原。信号越强，表明支持介质上固定的二抗标记物越多，也就表明支持介质上的一抗越多，继而说明待检样本中的抗原越多（图5-15B）。

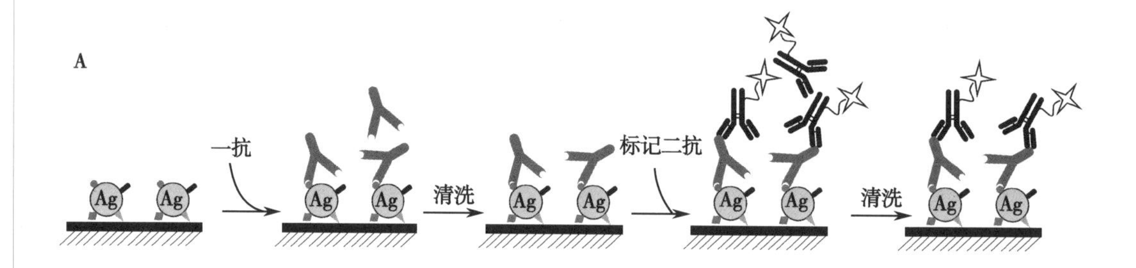

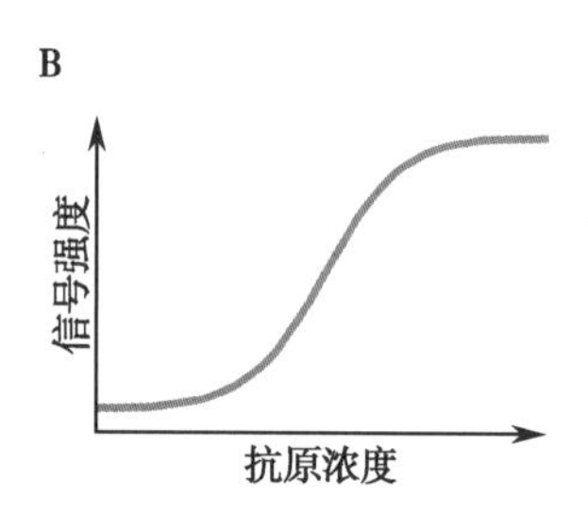

A. 反应过程及最终复合物模式；B. 信号强度随浓度变化曲线

图5-15 间接法抗原检测示意图

应用与特点：适合于间接法检测抗原的样本类型也与直接法类似，包括组织切片、细胞等固态样本以及转印在NC膜上的样本等。同样，间接法也多用于抗原的定位检测，所用的示踪物也主要有荧光物质、酶（沉淀性底物和发光底物）等。间接法检测抗原的灵敏度和特异性与一抗的性能相关，一抗与待检测抗原的亲和力越高、特异性越好，试剂的灵敏度和特异性就越好。需要注意的是，二抗的选择应与一抗的种属来源、型别或亚型相对应，如果选错示踪物标记的二抗，则会因二抗不与一抗反应而导致假阴性。

（三）双抗体夹心法

双抗体夹心法是检测液态样本中抗原最常用的方法，所检测的抗原至少要含有两个不同的表位，所以不适合检测小分子半抗原。其最终反应形成的免疫复合物如图5-16所示，包被在固相支持介质上的抗体（一般称之为包被抗体）与抗原的一个（包被抗体为单抗）或一些表位（包被抗体为单抗混合物或多抗）结合，示踪物标记的抗体（一般称之为标记抗体）

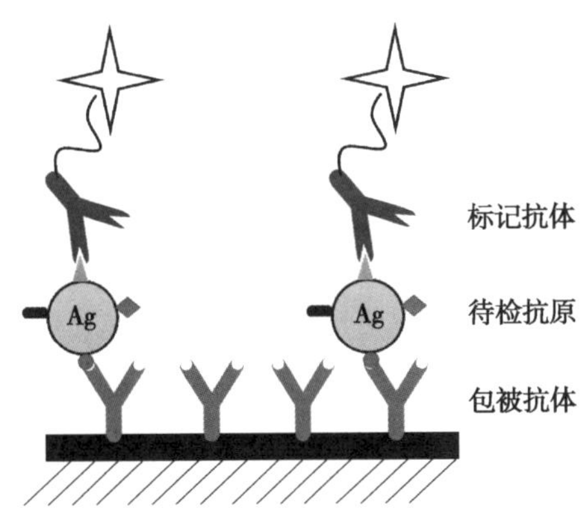

图 5-16　双抗体夹心法三明治类似结构免疫复合物示意图

与抗原的另一个（标记抗体为单抗）或另一些表位（标记抗体为单抗混合物或多抗）结合，形成“包被抗体 - 抗原 - 标记抗体”的夹心饼干或三明治类似结构。

双抗体夹心法可分为“一步法”和“两步法”。如图 5-17A 所示，“一步法”是将样本和标记抗体一起加入反应体系中，若样本中存在待检抗原，则抗原与包被抗体和标记抗体同时反应形成“包被抗体 - 抗原 - 标记抗体”复合物，洗涤去除未反应的游离抗原和游离标记抗体后，然后检测固定在固相支持介质上的复合物中的示踪物信号。随着抗原浓度的逐步升高，在固相支持介质表面形成的复合物越来越多，检测信号也随之升高，如图 5-17B 中的实线曲线部分所示。但当样本中抗原浓度继续升高时，则有可能出现“钩状（Hook）”现象中的后带（postzone）效应，三明治结构的复合物反而减少，检测信号反而降低，甚至出现假阴性，如图 5-17B 中的虚线曲线部分所示。当出现后带效应时，过量的抗原导致包被抗体和标记抗体大部分结合在不同的抗原分子上，而二者结合在同一个抗原分子上的量反而变少，在固相支持介质表面形成三明治结构的复合物减少，在洗涤后留在固相支持介质上的示踪物也会减少（图 5-17C）。

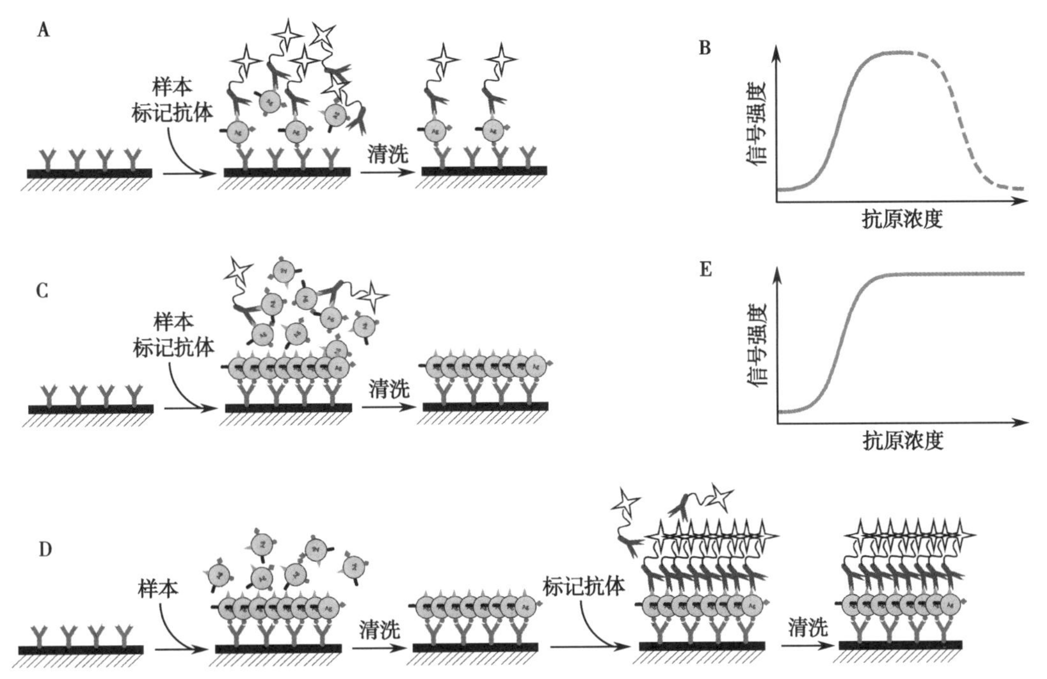

A. 双抗体一步夹心法反应过程（抗原浓度不过高）；B. 双抗体一步夹心法信号强度随浓度变化曲线；C. 双抗体一步夹心法反应过程（抗原浓度过高）；D. 双抗体两步夹心法反应过程（抗原浓度过高）；E. 双抗体两步夹心法信号强度随浓度变化曲线

图 5-17　双抗体夹心法的“一步法”和“两步法”

双抗体夹心法的“两步法”可有效克服后带现象。如图 5-17D 所示，“两步法”是先加入样本与包被抗体反应，反应后清洗去除未结合的游离抗原，然后加入标记抗体与包被抗体结合的抗原反应，再通过清洗去除未结合的标记抗体，最后检测示踪物信号。因过量的抗原在第一步反应后已被清洗去除，因而不再影响后续三明治结构复合物的形成，不会出现

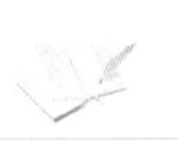

随着抗原浓度升高而下降的现象（图 5-17E）。

应用与特点：双抗体夹心法涉及包被抗体和标记抗体对抗原的双重特异性识别，其特异性好；同时，因其特异性好，包被抗体和标记抗体可以使用较高的浓度，从而其灵敏度也好。包被抗体或标记抗体的亲和力和特异性均能显著影响到双抗体夹心法的性能。在临床抗原检测项目中，乙型肝炎患者血清中的乙型肝炎病毒表面抗原和妊娠期间孕妇血清中的人绒毛膜促性腺激素的浓度可能升到特别高的水平，容易出现后带现象。

（四）竞争法

竞争法也常用于检测液态样本中的抗原，因其只需要抗原的一个表位参与反应，特别适合小分子半抗原的检测。竞争法检测抗原有两种方式，一种是样本中抗原与示踪物标记的抗原（标记抗原）竞争结合包被在固相支持介质上的抗体（包被抗体）（图 5-18A），一种是样本中抗原与包被在固相支持介质上的抗原（包被抗原）竞争结合示踪物标记的抗体（标记抗体）（图 5-18B），二者均随着样本中抗原浓度的增加而检测信号强度逐渐降低（图 5-18C）。

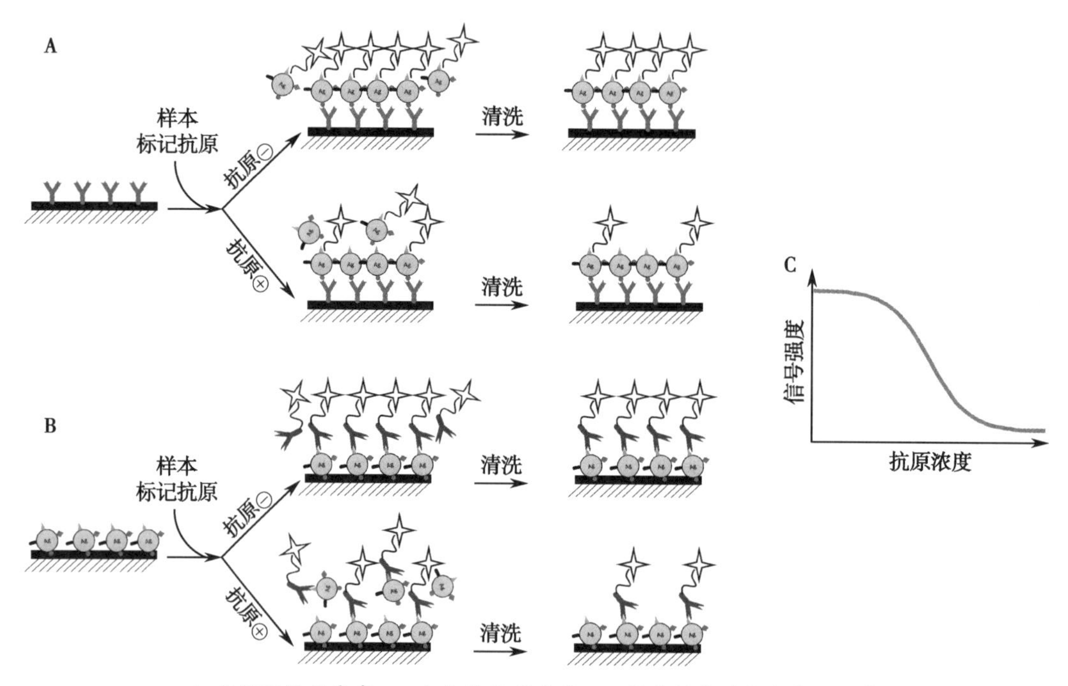

A. 与标记抗原竞争；B. 与包被抗原竞争；C. 信号强度随浓度变化曲线

图 5-18　竞争法抗原检测示意图

在“与标记抗原竞争”的方式中，样本与标记抗原一起加入与包被抗体反应。当样本中不存在待检抗原时，试剂中的标记抗原将与包被抗体充分反应形成大量的“包被抗体 - 标记抗原”免疫复合物，清洗去除游离的标记抗原后，已固定在固相支持介质表面免疫复合物中的示踪物将产生较强的检测信号；当样本中存在待检抗原时，样本抗原与标记抗原将按其摩尔浓度比分别与包被抗体结合，与样本中抗原结合的包被抗体不再与标记抗原结合，在固相支持介质表面形成的“包被抗体 - 标记抗原”免疫复合物将按比例减少，其最终检测信号也相应减弱。

在“与包被抗原竞争”的方式中，样本与标记抗体一起加入。当样本中不存在待检抗原时，试剂中的标记抗体将与包被抗原充分反应形成大量的“包被抗原 - 标记抗体”免疫复合物，清洗后固定在固相支持介质上的大量示踪物将产生较强的检测信号；当样本中存在待检抗原时，样本抗原与包被抗原将按其摩尔浓度比分别与标记抗体结合，与样本中抗原反应的标记抗体不再与包被抗原结合，因未固定在固相支持介质上而被洗去，其最终检测信号将随之减弱。

应用与特点：竞争法因其反应模式特点，易受干扰和灵敏度较低。竞争法检测抗原的灵敏度与包被抗原或标记抗原的浓度负相关，其抗原零浓度下的反应强度与标记抗体或包被抗体的浓度正相关。

二、抗体检测

（一）间接法

间接法是一种常用的抗体检测方法，其检测原理和反应过程如图 5-19A 所示。固相支持介质上包被的是能与样本中待检抗体特异性反应的抗原，加入样本后，如果样本中存在待检抗体，则与包被的抗原反应结合到固相支持介质上；清洗去除未结合的待检抗体及样本中其他的无关抗体后，再加入示踪物标记的二抗，与已结合在固相支持介质上的待检抗体反应形成“包被抗原 - 待检抗体 - 二抗标记物”复合物；再次清洗去除游离的二抗标记物后，检测结合在固相支持介质上复合物中示踪物的信号。样本中待检抗体的浓度越高，通过免疫反应结合在固相支持介质上的示踪物越多，其检测到的信号就越强（图 5-19B）。

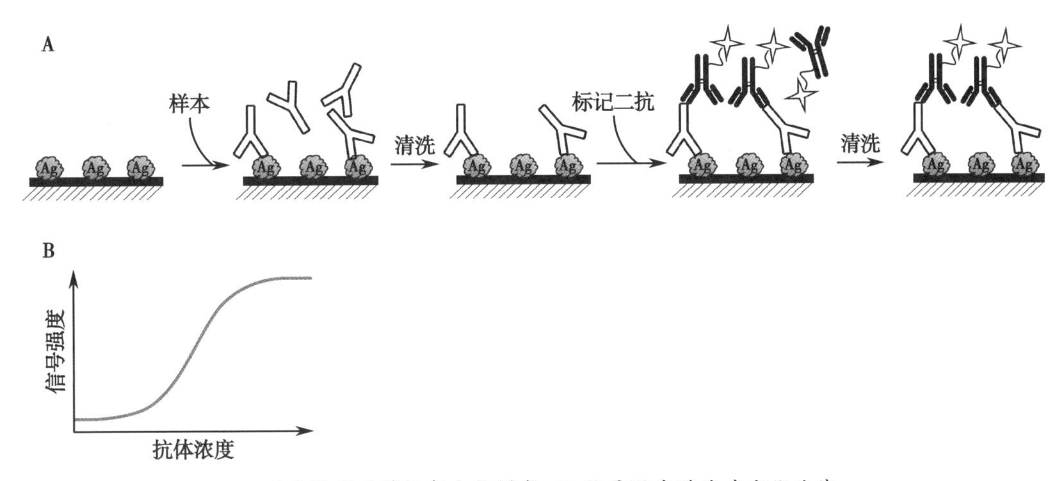

A. 反应过程及最终复合物模式；B. 信号强度随浓度变化曲线

图 5-19　间接法抗体检测示意图

间接法可以通过示踪物标记的不同二抗实现抗体型别或亚型的检测，是临床上检测抗原特异性 IgG 抗体的常用方法，也可以用于抗原特异性 IgM 抗体、IgA 抗体或 IgE 抗体的检测。采用间接法检测抗体时应特别注意待检抗体的种属与型别，避免选择错误的二抗而出现错误的检测结果。

应用与特点：间接法检测抗体只涉及一次抗原 - 抗体的特异性识别，特异性较差。二抗只是对结合在固相支持介质上的抗体进行种属和型别的识别，并不能区分该抗体是否是抗原特异性的。样本中除抗原特异性的抗体外，往往含有大量与该抗原无关的抗体，一旦在固相支持介质上发生非特异性吸附，极易导致假阳性。克服该问题的主要措施是对样本进行稀释，降低无关抗体的浓度，同时样本稀释液具有阻断被动吸附的功能，从而降低无关抗体发生非特异性吸附的风险。临床上用间接法检测抗体时，样本一般 10 倍稀释。抗体间接法检测试剂的性能主要由包被抗原决定，抗原的反应性越高、纯度越高和交叉反应越弱，试剂的灵敏度就越高、特异性就越好。

采用间接法检测抗原特异性 IgM 抗体时应注意样本中高浓度抗原特异性 IgG 抗体的影响。在加入样本反应时，包被抗原特异性的所有抗体均会与抗原发生反应，如果样本中特异的 IgG 抗体浓度远远高于 IgM 抗体，因竞争的关系 IgM 抗体结合量就会相应地减少，甚至出现假阴性。

间接法检测抗体时所用的固相支持介质可以分为两类，一类是组织切片、细胞和NC膜等，其所用的示踪物多为荧光物质、酶（沉淀性底物和发光底物）等可定位检测的示踪物；一类是聚苯乙烯微孔板、磁珠等，其所用的示踪物多为非定位检测的示踪物。

（二）捕获法

捕获法检测最终形成的免疫复合物形式刚好与间接法相反，其检测原理和反应过程如图5-20A所示。固相支持介质上包被的是二抗，加入样本后，能被二抗结合的某一型别抗体通过免疫反应被捕获到固相支持介质上；清洗去除未结合的成分后，再加入示踪物标记的抗原，如果二抗捕获的抗体中存在该抗原特异性的抗体（也即样本中存在这样的抗体），则与之反应形成“包被二抗-待检抗体-抗原标记物”免疫复合物；再次清洗去除游离的抗原标记物后，检测结合在固相支持介质上复合物中示踪物的信号。样本中待检抗体的浓度越高，通过免疫反应结合在固相支持介质上的示踪物越多，其检测到的信号就越强（图5-20B）。

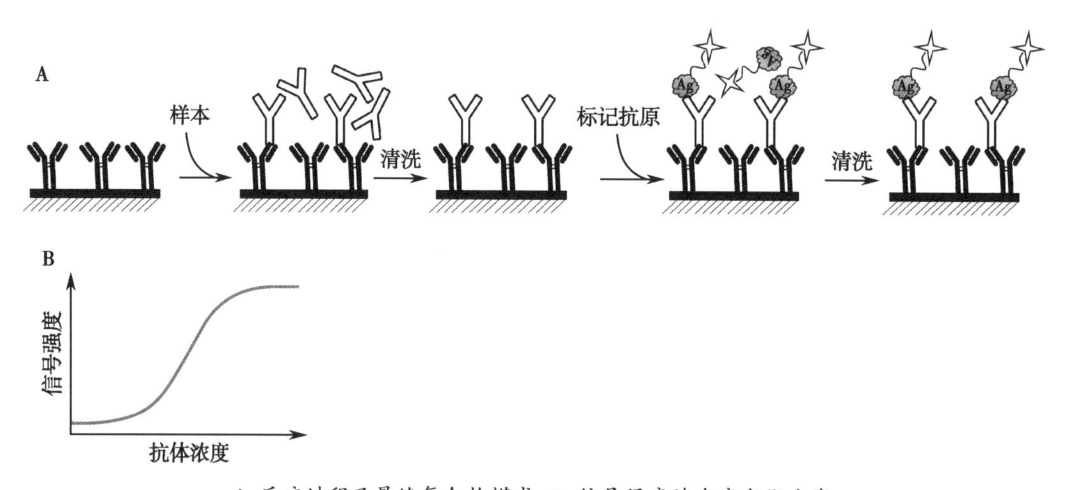

A. 反应过程及最终复合物模式；B. 信号强度随浓度变化曲线

图5-20　捕获法抗体检测示意图

捕获法同样可以通过不同的包被二抗实现抗体型别或亚型的检测，但常用于检测抗原特异性IgM抗体，不太适合于检测抗原特异性的IgG抗体。IgM抗体跟正在或新近发生的免疫应答有关，随着时间的推移IgM抗体会迅速衰减，因此IgM抗体在血清中的整体含量不高，但最近应答产生的IgM由于依然处在高位，其在全部IgM抗体中的比例较高。当用抗IgM重链的二抗（抗-μ）捕获时（按比例捕获），捕获在固相支持介质上的IgM抗体中新近应答产生的特异性IgM抗体占比较高，用标记抗原易于检出。而IgG抗体在应答后持续时间较长，血清中IgG抗体整体含量高，因此，即便是新近应答产生的IgG抗体，其在全部IgG抗体中的比例依然较低。当用抗IgG重链的二抗捕获时（按比例捕获），捕获在固相支持介质上的IgG抗体中某一抗原特异的IgG占比较低，用标记抗原不易检出。

采用捕获法检测IgM抗体时，可以有效克服高浓度的抗原特异性IgG抗体的干扰。当用包被的抗-μ捕获后，血清中所有的IgG抗体在清洗时均会被有效去除，不再在加入抗原标记物后干扰抗原与其特异性IgM的结合。

应用与特点：同样，捕获法检测也只涉及一次抗原-抗体的特异性识别，其特异性较差。包被二抗只是对样本中的抗体进行种属和型别的识别，并不能区分该抗体是否是抗原特异性的。捕获法检测试剂的性能主要由标记抗原决定，抗原的反应性越高、纯度越高和交叉反应越弱，试剂的灵敏度就越高、特异性就越好。

此外，捕获法检测抗原特异性 IgM 抗体时也同样需要进行一定比例的稀释，主要是降低在抗 -μ捕获时样本中高浓度的抗原特异性 IgG 抗体在固相支持介质上发生非特异性吸附的风险。抗原特异性 IgG 抗体一旦在固相支持介质上发生非特异性吸附，同样也会与抗原标记物发生反应从而导致假阳性。一般而言，样本中 IgM 抗体的总量远超过包被在固相支持介质上抗 -μ的量，因此在一定的稀释倍数范围内（样本稀释后的 IgM 抗体总量依然超过抗 -μ的量时），被抗 -μ捕获在固相支持介质上的抗原特异性 IgM 抗体的量依旧不会改变，其最终检测到的示踪物信号也不会发生明显改变。临床上用捕获法检测 IgM 抗体时，稀释倍数一般在 10～1 000 之间。

（三）双抗原夹心法

双抗原夹心法也是临床常用的抗体检测方法，其检测的是某一抗原特异性的总抗体，不能甄别抗体的不同型别，也没有种属的选择性。其最终反应形成的免疫复合物如图 5-21 所示，包被在固相支持介质上的抗原（一般称之为包被抗原）与抗体的一个互补决定簇结合，示踪物标记的抗原（一般称之为标记抗原）与抗体的另一个互补决定簇结合，形成“包被抗原 - 抗体 - 标记抗原”的夹心饼干或三明治类似结构。

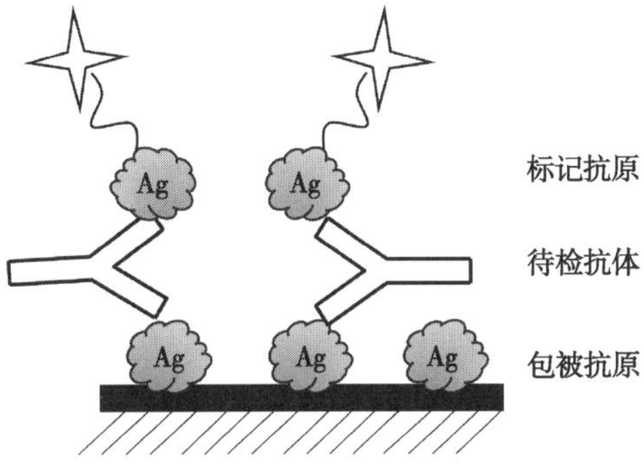

图 5-21　双抗原夹心法三明治类似结构免疫复合物示意图

双抗原夹心法也可分为“一步法”和“两步法”。如图 5-22A 所示，“一步法”是将样本和标记抗原一起加入反应体系中，若样本中存在待检抗体，则抗体与包被抗原和标记抗原同时反应形成“包被抗原 - 抗体 - 标记抗原”复合物，清洗去除未反应的游离抗体和游离标记抗原后，然后检测固定在固相支持介质上的复合物中的示踪物信号。随着抗体浓度的逐步升高，在固相支持介质表面形成的复合物越来越多，检测信号也随之升高，如图 5-22B 中的实

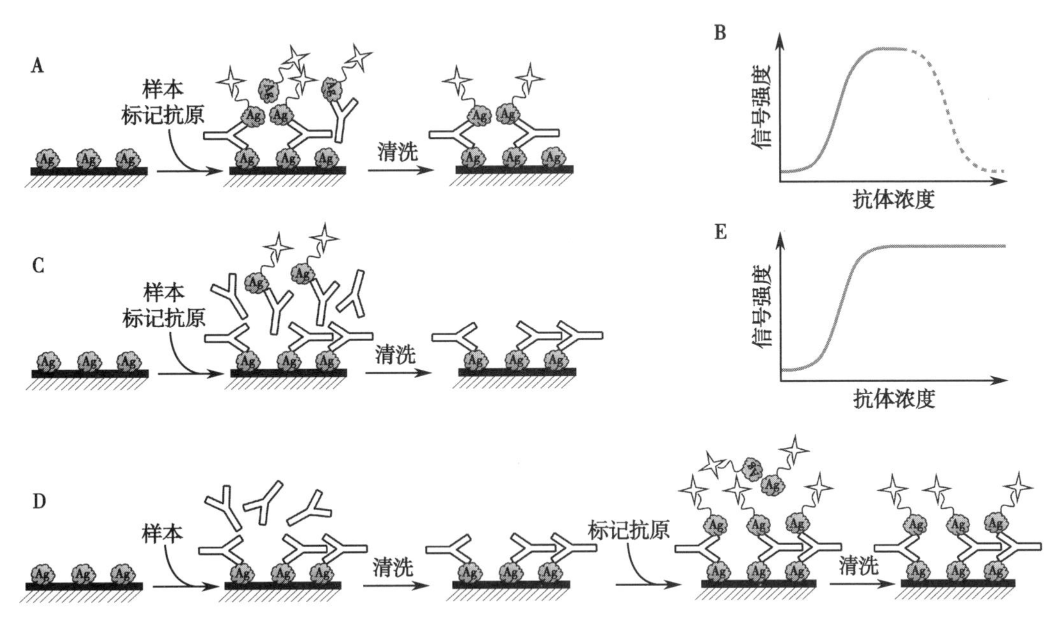

A. 双抗原一步夹心法反应过程（抗体浓度不过高）；B. 双抗原一步夹心法信号强度随浓度变化曲线；C. 双抗原一步夹心法反应过程（抗体浓度过高）；D. 双抗原两步夹心法反应过程（抗体浓度过高）；E. 双抗原两步夹心法信号强度随浓度变化曲线

图 5-22　双抗原夹心法的“一步法”和“两步法”

线曲线部分所示。但当样本中抗体浓度继续升高时，则有可能出现“Hook”现象中的前带效应，三明治结构的复合物反而减少，检测信号反而降低，甚至出现假阴性，如图5-21B中的虚线曲线部分所示。当出现前带效应时，过量的抗体导致包被抗原和标记抗原大部分结合在不同的抗体分子上，而二者结合在同一个抗体分子上的量反而变少，在固相支持介质表面形成三明治结构的复合物减少，在洗涤后留在固相支持介质上的示踪物也会减少（图5-22C）。在临床抗体检测项目中，双抗原夹心法容易出现前带效应的有人类免疫缺陷病毒抗体（anti-HIV）等。

双抗原夹心法的“两步法”可有效克服前带现象。如图5-22D所示，“两步法”是先加入样本与包被抗原反应，反应后清洗去除未结合的游离抗体，然后加入标记抗原与包被抗原结合的抗体反应，再通过清洗去除未结合的标记抗原，最后检测示踪物信号。因过量的抗体在第一步反应后已被清洗去除，因而不再影响后续三明治结构复合物的形成，不会出现随着抗体浓度升高而下降的现象（图5-22E）。

应用与特点：双抗原夹心法涉及包被抗原和标记抗原对抗体的双重特异性识别，其特异性好；同时，因其特异性好，包被抗原和标记抗原可以使用较高的浓度，同时样本也无须稀释，从而其灵敏度也高。包被抗原或标记抗原的反应能力和特异性均能显著影响到双抗原夹心法的性能。

（四）竞争法

间接法、捕获法和夹心法检测抗体时，均需要高纯度、无明显交叉反应的抗原以保证检测试剂的特异性，但某些项目难以获得纯化的抗原或其抗原不能完全去除交叉反应，只能采用竞争法进行检测。检测抗体的竞争法有三种被竞争方式（图5-23A）：一种是包被抗原+标记抗体，另一种是包被抗体+标记抗原，最后一种是包被抗体+抗原+标记抗体。所用的包被抗体或/和标记抗体一般是抗原特异性的单克隆抗体，决定了竞争法抗体检测的特异性。当样本加入后，如样本中不存在识别抗原上特定表位（包被抗体或/和标记抗体识别的表位）的抗体时，即便抗原结合了大量的非特异性抗体，也不影响包被、标记抗体与抗原的结合，因此会在固相支持介质表面形成大量含示踪物的免疫复合物，清洗去除游离的试剂后，固相支持介质所固定的复合物将产生较强的示踪物信号；如样本中存在识别抗原上特定表位的抗体（待检抗体）时，则会与包被、标记抗体竞争，减少包被、标记抗体与抗原的结合，在固相支持介质表面形成的复合物中的示踪物将显著减少，最终产生的检测信号同样也会显著降低。样本中待检抗体越多，最终获得的检测信号越低（图5-23B）。

应用与特点：竞争法检测抗体时虽然无须对样本进行稀释，但由于该反应模式的固有特点，其灵敏度较低，易受干扰因而特异性也较差。此外，竞争法无法区分待检抗体的型

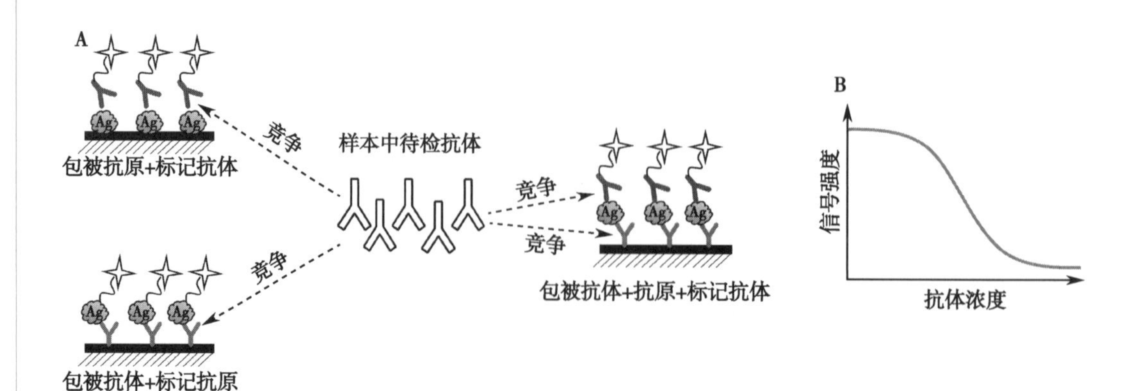

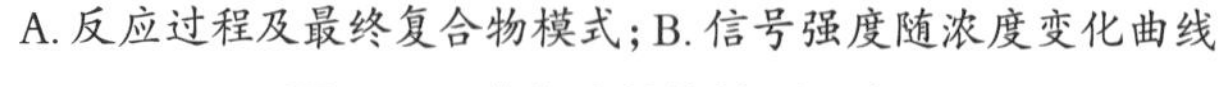
A.反应过程及最终复合物模式；B.信号强度随浓度变化曲线

图5-23　竞争法抗体检测示意图

别，也无法区分待检抗体的种属来源。竞争法检测抗体的灵敏度与包被抗体或/和标记抗体的浓度负相关，其待检抗体零浓度下的反应强度与抗原的浓度正相关。

小结与展望

标记免疫检测技术满足了临床实际应用中对灵敏度、特异性、可重复性、分析速度、可自动化以及便捷性的要求，已成为当前主流的免疫学分析方法。特别是非均相免疫检测技术，在临床上最为常用。标记免疫检测技术根据固相支持介质、示踪物及其信号检测方式的不同，又可分为放射免疫技术、荧光免疫技术、酶免疫技术、化学发光免疫技术、固相膜免疫技术、免疫组织化学技术和流式细胞分析技术等，将在后续的章节中逐一介绍。临床可根据待检测标志物的样本类型、标志物特征、对检测的性能要求以及不同的应用场景，选择适宜的标记免疫检测技术（基于该技术所建立的试剂）开展实际工作。随着科技的进一步发展，新的示踪物、新型酶底物以及新型固相支持介质将陆续出现，标记免疫检测技术的类型也将进一步丰富，临床性能或使用便捷性也将进一步提升。同时，本章介绍的非均相免疫检测技术反应模式为最基本的模式，可根据实际需要进行多种方式的拓展，特别是一些具有特定相互作用体系的发现和应用，如生物素-亲和素系统（第十一章），极大地增加了反应模式的可拓展性。

（葛胜祥　李海鹰）

思考题

1. 请归纳免疫标记检测技术的特点。
2. 请比较不同示踪物的性质及其标记方法。
3. 非均相免疫检测技术不同反应模式各自的优缺点是什么？
4. 与聚苯乙烯微孔板相比，磁珠作为免疫固相支持介质的优势有哪些？

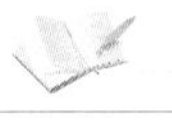

第六章　放射免疫技术

教学目标与要求

掌握　放射免疫分析与免疫放射分析的原理、异同点。
熟悉　放射性核素的特点。
了解　放射免疫技术的临床应用。

放射免疫技术是一种将放射性核素的高度灵敏性和抗原 - 抗体反应的特异性相结合，体外测定超微量（10^{-15}~10^{-9}g）物质的免疫分析技术。1959 年 Yalow 和 Berson 首先利用此技术测定血浆胰岛素含量，创立了放射免疫分析，Yalow 因此荣获 1977 年度的诺贝尔生理学或医学奖。1968 年 Miles 和 Hales 建立了利用放射性核素 ^{125}I 标记的抗体检测抗原的免疫放射分析。

由于放射免疫技术存在放射性污染、有效期短等缺陷，有逐渐被非放射性标记的免疫试验取代的趋势。由于放射免疫显影的独特性，在核医学和生命科学领域，放射免疫技术仍有非放射免疫标记技术不可替代的作用。此外，纳米磁性固相的应用，也推动了放射免疫技术自动化的研制。本章主要介绍放射免疫分析与免疫放射分析的反应原理、方法学评价及临床应用。

第一节　放射免疫分析

放射免疫分析（radioimmunoassay，RIA）利用放射性核素标记抗原，让待测抗原与标记抗原竞争性结合限量抗体，通过测定标记抗原 - 抗体复合物的放射性强度来反映待测抗原的含量。此技术因适用于测定小分子抗原及半抗原，被广泛地应用于激素、多肽、药物等超微量物质的定量分析。

一、基本原理

RIA 就分析模式而言属于竞争性免疫分析，基于标记抗原（Ag*）和待测抗原（Ag）对同一抗体（Ab）具有相同亲和力，可分别形成 Ag*-Ab 复合物和 Ag-Ab 复合物。反应原理如图 6-1 所示，在反应体系中，当抗体限量且抗体分子的总结合位点数量小于 Ag 和 Ag^* 所需结合位点数的总和时，Ag 与 Ag^* 竞争性结合反应体系中的限量 Ab。当标本中无 Ag 时，Ab 全部与 Ag^* 结合，并有游离的 Ag^* 存在；当标本中有 Ag 时，Ag^* 与 Ab 结合将受到抑制，Ag 与 Ag^* 将会按比例与 Ab 竞争性结合。因此待测 Ag 量与 Ag^*-Ab 复合物（B）成反比，与游离的 Ag^*（F）成正比。用一系列已知浓度的标准抗原，与定量的 Ag* 和 Ab 反应，将 Ag*-Ab 复合物与游离的 Ag* 分离，测定各自放射性强度，以标准 Ag 为横坐标，B/F 比值或 B/B+F 为纵坐标，绘制剂量（Ag 含量）- 反应（放射性强度）曲线，亦称标准曲线，根据该标准曲线可计算待测抗原的含量。

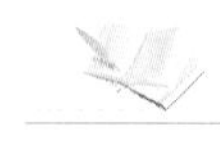

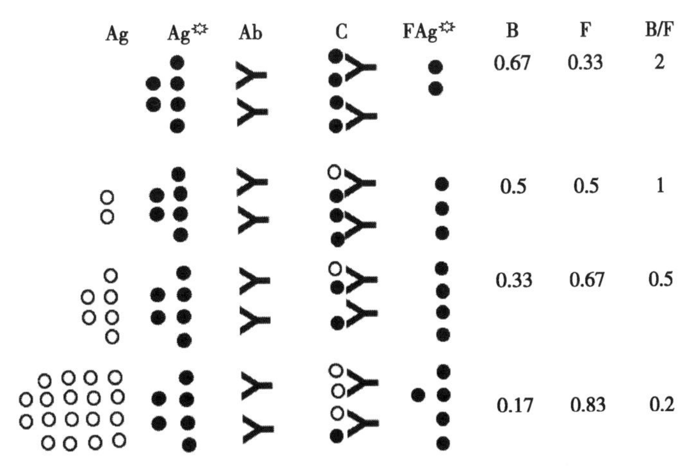

图 6-1　RIA 竞争性抗原抗体结合反应示意图

二、技术要点

RIA 的操作流程包括标记抗原和抗体的制备、抗原 - 抗体反应、B/F 分离、放射性强度测定、数据处理等。

（一）标记抗原、抗体的制备

用于制备放射性核素标记的抗原必须是高纯度的，否则将影响 RIA 的特异性和灵敏度。抗体是 RIA 测定中的关键因素之一，须选用亲和力高（亲和常数应达到 10^{-12}～10^{-9}mol/L）、特异性强、效价高的抗体。

（二）抗原 - 抗体反应

抗原 - 抗体反应是 RIA 的重要环节，指将待测抗原或标准抗原、标记抗原和抗体加入反应体系中，并在一定条件下（温度、时间及酸碱度）进行竞争性结合反应。根据加样顺序不同，可分为以下两种类型：

1. 平衡法　在反应体系内同时加入待测抗原或标准抗原、标记抗原和限量的抗体，混匀后，在一定温度下孵育一定时间，使三种成分的反应概率相同。平衡法的反应时间较长，灵敏度相对较差，但操作方便，方法稳定。

2. 顺序饱和法　在反应体系内先加待测抗原（或标准抗原）和限量抗体，使待测抗原（或标准抗原）优先与抗体结合并达到平衡，然后再加入标记抗原，与剩余的抗体结合。此法使非标记免疫复合物的形成概率大于标记免疫复合物，结果使标准曲线的斜率增加，有利于提高分析的灵敏度，但其稳定性不如平衡法。

（三）B/F 分离技术

RIA 是在液相中进行的竞争性反应，由于标记抗原和抗体的用量极微，达到平衡后形成的 Ag^*-Ab 复合物不能自行沉淀。此时，由于反应体系中的 Ag^*-Ab 复合物（B）和游离的 Ag^*（F）均带有放射性而无法测定，须采取适当的分离技术将二者分离，然后测定其中一个组分（一般测定 Ag*-Ab 复合物）的放射性强度，才能获得标准曲线或分析被测标本中 Ag 的含量。因此，B/F 分离也是 RIA 的重要环节，分离效果将直接影响测定结果的准确性和重复性。

理想的分离技术应满足以下几点：①分离应迅速、彻底，适合批量操作；②反应平衡不受分离过程的影响，且反应介质不干扰分离效果；③操作简单、重复性好、成本低且适合自动化分析的要求。目前常用的 B/F 分离方法有以下几种：

1. 聚乙二醇沉淀法　聚乙二醇（polyethylene glycol，PEG）为一种有机溶剂，可将不易在水中沉淀的蛋白质的电荷和水化层破坏，使大分子蛋白质（如抗原 - 抗体复合物）沉淀下来，而小分子蛋白质（如游离的标记抗原）则不会沉淀，仍游离在上清中，经离心后弃上清，即可获得免疫复合物，选用分子量 6 000Da 的 PEG，终浓度 7%～9%，pH 6～9，可取得较好的分离效果。此法被广泛用于 RIA 中免疫复合物的沉淀，方法快速、简便、沉淀完全；但非特异性结合率较高，受温度、酸碱度、离子强度等影响较大，当温度高于 30℃时，沉淀物易复溶。

2. 双抗体法　双抗体法用第二抗体（Ab2，是用第一抗体 Ab1 作为免疫原免疫动物获得）作为沉淀剂来分离 B/F。在 RIA 分析中，标记抗原（Ag^*）先与 Ab1 结合形成 Ag^*-Ab1 复合物，随后加入 Ab2，与 Ag^*-Ab1 复合物结合形成更大且易沉淀的 Ag^*-Ab1-Ab2 复合物，通过离心便可将 B/F 分离。但因第一抗体含量甚微，不易沉淀，因此在分离时还需加入一定量的与第一抗体同源的动物 IgG，提高分离效果。此法的特异性强、重复性好、非特异性结合少，但 Ab2 与 Ab1 反应时间较长，Ab2 的用量较大，会增加经济成本。

3. PR 试剂法　又称双抗体 -PEG 法，将双抗体法的特异性沉淀与 PEG 法的快速沉淀相结合，既减少二者的用量，又而降低非特异性结合，分离效果好，适用范围广。

4. 活性炭吸附法　活性炭可吸附小分子游离抗原或半抗原，而大分子蛋白（如抗体和免疫复合物）则留在溶液中。如用葡聚糖包被活性炭颗粒，使其表面具有一定孔径的网眼，仅允许小分子游离抗原或半抗原逸入而被吸附，大分子复合物被排斥在外，效果更好。在抗原 - 抗体反应后，加入葡聚糖 - 活性炭颗粒，使游离的标记抗原吸附到颗粒上，离心使颗粒沉淀，上清液含有标记抗原 - 抗体复合物。此法简便、分离迅速完全、价廉，尤其适用于小分子抗原或药物的测定。但此法的分离效果和重复性常受吸附剂、相对表面积、被吸附抗原分子大小、电荷分布及其作用时间、温度、离子强度、pH 等因素影响。在使用前须过筛，选择一定大小的活性炭颗粒，如颗粒越小孔隙扩散速度越快，活性炭的吸附能力就越强。

（四）放射性强度测定

B/F 分离后，即可测定放射性强度。目前 RIA 多使用 ^{125}I 标记物，普遍使用晶体闪烁计数仪检测放射性强度。计数单位是仪器输出的电脉冲数，单位为计数 / 分（cpm）或计数 / 秒（cps）；若要计算核素的放射性衰变，则以衰变 / 分（dpm）或衰变 / 秒（dps）表示。

（五）数据处理

每次测定均需同时绘制剂量反应 - 标准曲线，以标准抗原的浓度为横坐标，对应的放射性强度为纵坐标作图获得数学函数关系。放射免疫分析可测到的数据有：标记物的总放射强度（total radiation intensity，T）、标准品和待测标本的沉淀部分放射强度（B）或上清部分的放射强度（F）、零标准管（不含标准抗原管）放射强度（B_0）、非特异性结合（non-specific binding）管（操作与零标准管相同，但不加入特异性抗体）的放射强度（NSB）以及质控血清管的放射强度（QC）等。放射性强度可任选 B 或 F 的放射性计数，亦可采用计算值 B/B+F、B/F 或 B/B_0，公式计算 B/B_0=（B-NSB）/（B_0-NSB）。此外，为使曲线易于直线化（减少误差），标准品抗原浓度常用对数（log 或 In）值表示，通过标准曲线即可查出待检样品中抗原的浓度。目前已普遍采用计算机进行数据处理、自动绘制标准曲线和打印待检样品抗原的浓度。

例如：临床人血清游离三碘甲状腺原氨酸（free triiodothyronine，FT_3）测定中，数据可采用 Logistic 四参数拟合获得标准曲线，如图 6-2 所示，纵轴为放射性强度 B（常数），横轴为浓度（常数）。数据亦可采用线性方程，如图 6-3 所示，纵轴为 B/B_0（logit），横轴为浓度（log）。

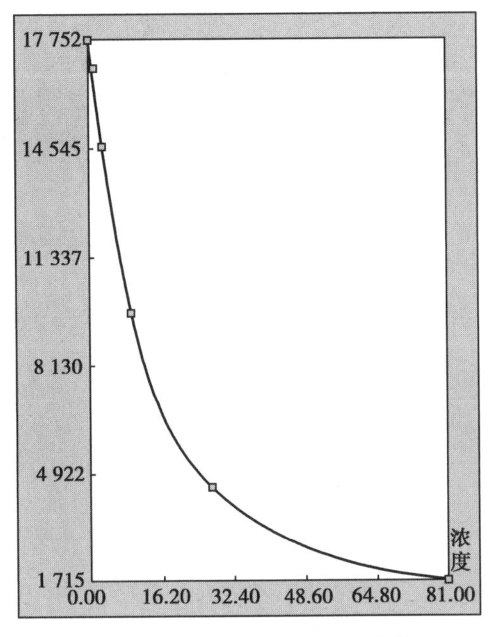

图 6-2　Logistic 四参数拟合曲线

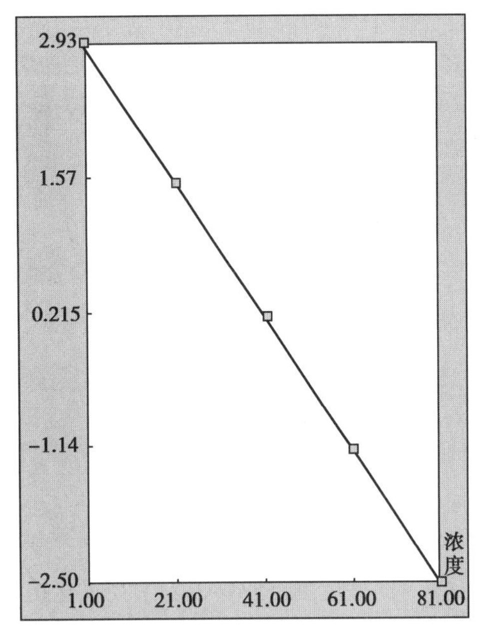

图 6-3　线性方程

第二节　免疫放射分析

免疫放射分析（immunoradiometric assay，IRMA）是在 RIA 的基础上发展而来，以放射性核素标记抗体，采用固相免疫吸附方法分离免疫复合物和游离的标记抗体。此技术采用过量抗体缩短了反应达到平衡所需时间，固相免疫吸附分离不需要离心，缩短了反应时间，其灵敏度和测定范围也均优于 RIA，操作程序亦较 RIA 简单。

一、基本原理

IRMA 的原理属于非竞争性免疫结合反应，让过量的标记抗体（Ab^*）与待测抗原（Ag）反应形成 Ag-Ab^* 复合物（B），待充分反应后，分离并除去游离的 Ab^*（F），根据标准曲线即可得知待测抗原含量，Ag-Ab^* 复合物的放射性强度与 Ag 的含量成正比关系。IRMA 有以下几种类型：

（一）单位点 IRMA 法

单位点 IRMA 法先用过量的 Ab^* 与 Ag 温育，结合形成 Ag-Ab^* 复合物，反应平衡后，加入固相抗原（$Ag^\#$）与游离的 Ab^* 结合形成 $Ag^\#$-Ab^* 复合物沉淀，离心去除沉淀物，测定上清液 Ag-Ab^* 复合物的放射性强度。

（二）双位点 IRMA 法

双位点 IRMA 法采用固相抗体（$Ab^\#$）与标记抗体（Ab^*）同时与待测抗原（Ag）的两个位点结合，形成 $Ab^\#$-Ag-Ab^* 复合物，洗涤除去游离的 Ab^*，测定 $Ab^\#$-Ag-Ab^* 复合物的放射性强度（B）（图 6-4），放射性强度与样品中 Ag 的含量成正比。此法仅适用于检测有多个抗原决定簇的多肽和蛋白质抗原，非特异性结合较低，灵敏度较高。

（三）标记第三抗体法

标记第三抗体法是在双位点 IRMA 的基础上，进一步改良为用 ^{125}I 标记第三抗体（$Ab3^*$，即抗 Ab2 抗体），反应后形成 $Ab^\#$-Ag-Ab2-$Ab3^*$ 四重免疫复合物。标记第三抗体可作为通用试剂，用于同种属 Ab2 的各种 IRMA，省去针对不同抗原的特异性抗体的标记。

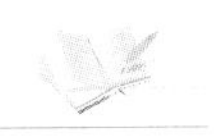

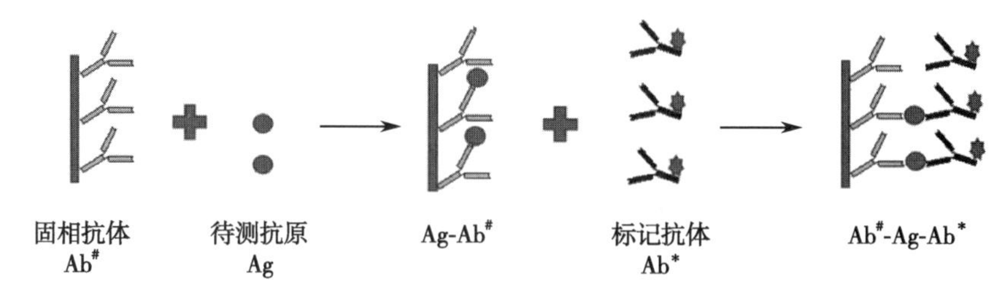

图 6-4 双位点 IRMA 反应原理示意图

（四）BAS-IRMA 法

BAS-IRMA 法是将生物素 - 亲和素系统（biotin-avidin system，BAS）（详见第十三章）引入 IRMA，生物素与亲和素是一对具有高度亲和力的分子，它们既能偶联大分子物质又能被示踪剂标记，一个亲和素分子能与 4 个生物素分子结合。以生物素化抗体和 ^{125}I 标记亲和素（或链霉亲和素）为示踪剂，使检测方法的灵敏度、特异性和精密度大大提高。目前一些高灵敏度的 IRMA 分析试剂盒就是基于此法制成的。图 6-5 为 BAS-IRMA 反应模式图，固相抗体（$Ab^{\#}$）、待测抗原（Ag）、生物素化抗体（Ab^{B}）与 ^{125}I 标记的亲和素（A^{*}）结合形成 $Ab^{\#}$-Ag-Ab^{B}-A^{*} 复合物。

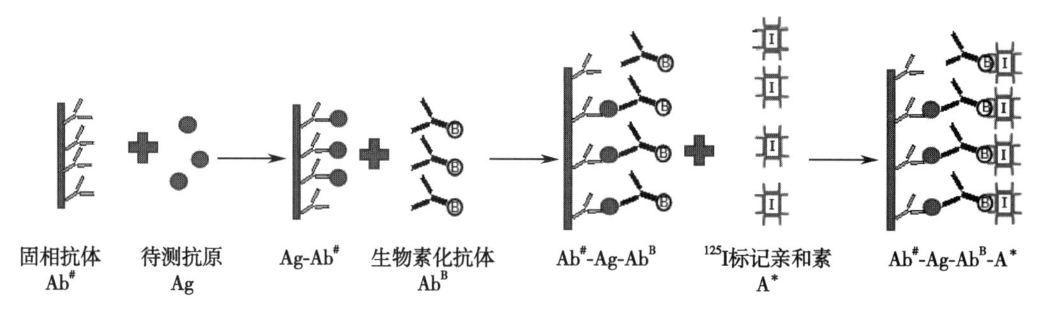

图 6-5 BAS-IRMA 反应模式

（五）双标记液相 IRMA 技术

双标记液相 IRMA 技术是将两株高特异性 McAb 分别以 ^{125}I 和 FITC 作为标记试剂，将待测样品和标记抗体加至试管中，温育后加入磁性固相抗 FITC，反应后置于磁性分离器上可将 B/F 分离，洗涤后即可测量放射性强度。此法优点如下：①双标记液相 IRMA 比普通的 IRMA 节省时间；②对于中小化合物，双标记液相 IRMA 法的灵敏度明显高于酶联免疫法和化学发光法；③双标记液相 IRMA 法检测量程宽，特异性强，适宜大量样品检测。

二、技术要点

IRMA 的操作流程包括：制备标记抗体、抗原 - 抗体反应、B/F 分离、放射性强度测定、数据处理等。

单位点 IRMA 法需要加入固相抗原免疫吸附剂吸附游离的标记抗体。固相抗原免疫吸附剂是将纯化的抗原连接在固相载体上制成，所用载体要求对抗原的结合力强，对非特异性蛋白的吸附能力低，并具有高度分散性，能大量结合游离的标记抗体，一般采用重氮化纤维素、溴化氰活化的纤维素、琼脂糖 4B 珠、聚丙烯酰胺凝胶、葡萄糖凝胶和玻璃粉作为固相载体，特异性抗体和标记抗体的制备见本书第二章、第五章。

双位点 IRMA 法具体测定方法如下。

（一）抗原 - 抗体反应

将待测样品 / 标准抗原和标记抗体同时加入固相抗体反应管，进行抗原 - 抗体反应，在一定条件下温育，使反应达到平衡。

（二）B/F分离

IRMA采用固相吸附分离方法，以聚苯乙烯试管作为反应容器和固相吸附材料，能够吸附抗体并保留其原有结合抗原的特性，具有操作简便、省时的优点。固相抗体捕获液相中的抗原，在固相材料表面结合形成复合物，而未结合物质（如游离的标记抗体）存在于液相中，通过洗涤弃去液相中的未结合物质，即可分离B/F。

此技术的重点不是分离，而是固相吸附（包被），是指在不损伤吸附抗体活性的基础上，使抗体分子均匀涂布于固相材料表面。固相吸附一般采用物理吸附法：用pH 9.6的碳酸盐缓冲液将预包被抗体稀释到一定浓度（3～10μg/mL），加入试管中室温过夜；弃包被缓冲液并洗涤去掉结合不牢固抗体，再加入1%牛血清白蛋白溶液，以高浓度蛋白封闭未结合抗体的空白位点，防止在以后反应中发生非特异性吸附，此过程称为封闭，经上述处理的塑料试管经真空干燥后保存备用。

（三）放射性强度测定

测定固相标记结合物的放射性强度（B）。

（四）数据处理

每次测定均需绘制剂量反应-标准曲线，以标准品抗原的浓度为横坐标，固相标记结合物的放射性强度为纵坐标绘制剂量反应-标准曲线，根据标准曲线计算待检标本的抗原浓度。免疫放射分析可测到的数据有：T（总放射强度）、NSB（非特异性结合）、零标准（B_0）、标准品及标本（B）以及QC（质控血清），其中Bm（Bmax）为最高标准品管的放射性强度。放射性强度可选B的放射性计数，亦可采用计算值B/Bm，公式计算$B/Bm=(B-B_0)/(Bm-B_0)$。此外为使曲线易于直线化（减少误差），标准品抗原浓度常用对数（log或In）值表示，通过标准曲线即可查出待检样品中抗原的浓度。在实际工作中，通过不同的数学模型经计算机处理，可获得不同的剂量反应-标准曲线。由于实验系统不同，各种数据处理方法的拟合程度不同。但不论何种方式，均应以获得较好相关系数（绝对值接近1）为标准。

例如：在临床人血清促甲状腺激素（TSH）测定中，数据可采用Logistic四参数拟合获得标准曲线，如图6-6，纵轴为放射性强度B（常数），横轴为浓度（常数）。数据亦可采用线性方程，如图6-7，纵轴为B/Bm（log），横轴为浓度（log）。

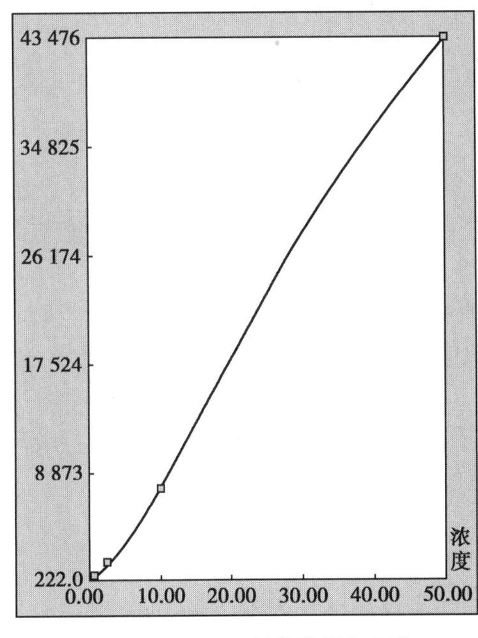

图6-6　Logistic四参数拟合曲线

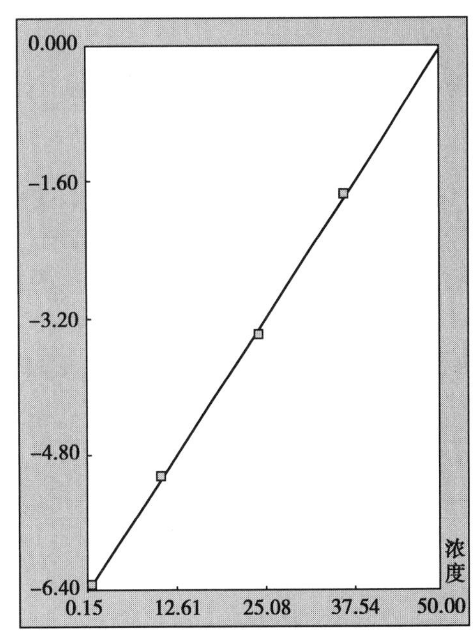

图6-7　线性方程

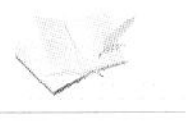

三、RIA与IRMA的比较

RIA与IRMA在方法学上各有差异，RIA属于竞争性结合反应，而IRMA则为非竞争性结合反应，RIA与IRMA的比较见表6-1。

表6-1　RIA与IRMA的比较

比较点	RIA	IRMA	比较点	RIA	IRMA
标记物质	抗原	抗体	反应灵敏度	较低	较高
标记物用量	限量	过量	检测范围	窄	宽
反应方式	竞争性反应	非竞争性反应	B、F分离方法	双抗体-PEG法	固相吸附法
反应速度	较慢	较快	测定对象	小分子半抗原	大分子抗原或抗体
反应特异性	较低	较高			

第三节　方法学评价及临床应用

一、方法学评价

放射免疫技术是三大经典标记免疫技术之一，它的建立为生物医学的发展发挥了重要作用。放射免疫技术自创立以来，由于其灵敏度高、特异性强、重复性好，市场上有各种试剂盒供应，已经广泛用于抗原和半抗原的定量测定。虽然放射免疫技术存在放射性污染以及试剂有效期短等缺点，已逐渐被非放射性标记的免疫试验取代，但在一些特殊的检测项目（如小分子半抗原等）中，放射免疫技术仍然具有优势。

（一）RIA方法学评价

1. 优点　该方法灵敏度高，能测到μg/L，甚至到ng/L或pg/L水平；特异性强，与结构类似物质间的交叉反应少；精密度高、重复性好，批间批内误差小；需样本量少；操作简便，使用的试剂大部分都有配套的试剂盒供应。

2. 缺点　放射性核素污染，对人体会产生一定危害，废物的储存和销毁不当可能会对环境造成污染。另外，放射性核素易衰变和放射性标记物不稳定，导致试剂有效期短，在应用中有诸多不便。

（二）IRMA方法学评价

1. 优点

（1）灵敏度高：IRMA测定的灵敏度明显高于RIA，主要原因如下：①抗体分子含酪氨酸多，可结合多个放射性碘原子；②IRMA抗原与抗体为非竞争性结合，抗体过量能与微量抗原充分结合，而RIA中标记抗原因待测抗原的竞争，与有限抗体的结合不充分。

（2）特异性高：双位点IRMA法要求待测抗原必须同时具备两个结合位点，才能形成有效的双抗体夹心复合物，不易发生交叉反应，低剂量区没有不确定因素。

（3）标记物稳定且标记容易。

（4）检测范围较宽：由于IRMA抗体量大，能结合较多的抗原量，用于抗原含量较高的标本测定时，结果也较RIA好，IRMA标准曲线工作范围较RIA宽1～2个数量级。

（5）稳定性好：因标记抗体与固相抗体均过量，不易受外界环境的影响；也不易受实验操作和加样误差的影响。

（6）效率高、操作简便：①加入过量的抗体缩短了反应达到平衡所需时间；②IRMA采用固相分离吸附方法，不需离心，操作步骤相对简单，有效节省检测时间。

2. 缺点 由于IRMA反应系统中需要两种抗体，至少需要两个抗原决定簇，不适用于小分子的半抗原。另外，与RIA一样，IRMA具有放射性核素污染、易衰变和放射性标记物不稳定等缺点。

二、临床应用

由于放射免疫技术所用试剂具有半衰期短、放射性废物难以处理等缺陷，限制其应用，逐渐被其他技术所取代。因其在测定小分子特别是半抗原方面显示出其独特的优势，目前少数有放射防护条件的医疗机构仍保留该技术，用于一些特殊的检验项目，比如：①激素的测定，包括垂体激素、性激素、生殖激素、甲状腺疾病有关激素、肾上腺有关激素、代谢类疾病有关激素等；②药物浓度的测定，如地高辛、苯妥英钠、可待因、苯巴比妥等。

小结与展望

放射免疫技术是一种将放射性核素测定的高度灵敏性、精确性和抗原-抗体反应的特异性相结合的一类标记免疫技术，常用放射性核素 ^{125}I 制备标记物。它的基本原理主要包括：①以放射性核素标记抗原与反应系统中的待测抗原竞争结合限量抗体，来测定待测样品中抗原量的RIA；②以放射性核素标记的过量抗体与待测抗原非竞争性结合，采用固相免疫吸附方法分离结合与游离的标记抗体的IRMA。IRMA由于待测抗原与过量抗体结合属于非竞争性，因此其测定灵敏度、反应速率及测定范围均优于RIA，而且双抗体可结合不同的抗原决定簇形成双抗体夹心复合物，提高了检测的特异性。

放射免疫技术试剂存在放射性污染、有效期短等缺陷，在体外诊断应用中受到限制。由于放射免疫显影的独特性，在核医学和生命科学领域的分子影像诊断中得到应用。

（贾天军 肖凌）

思考题

1. 放射免疫技术的核心是什么？
2. 放射免疫分析中标记/未标记抗原、抗体的用量特点及与免疫复合物的量变关系如何？
3. 反应结束后，如何分离免疫复合物与游离标记物？
4. 放射免疫分析实验中，如何确定待测抗原的含量？
5. 免疫放射分析与放射免疫分析的反应原理有何不同？
6. 在灵敏度、特异性和测定范围方面，免疫放射分析与放射免疫分析有何区别？

第七章　荧光免疫技术

教学目标与要求

掌握　1. 荧光免疫显微技术的原理、技术类型及其特点。
2. 时间分辨荧光免疫测定的基本原理及技术类型。
3. 荧光偏振免疫测定的基本原理。

熟悉　荧光免疫显微技术的技术要点及临床应用。

了解　荧光显微镜的使用。

荧光免疫技术（fluroimmunoassay，FIA）是将荧光物质检测的高度灵敏性和抗原 - 抗体反应的特异性相结合而建立的一种标记免疫技术。荧光免疫技术是发展最早的一种标记免疫技术。1941 年，Coons 等首次用异硫氰酸荧光素标记抗体，检测小鼠组织切片中的可溶性肺炎球菌荚膜多糖抗原，开创了标记免疫技术的先河。1958 年，Riggs 等合成性能较优良的异硫氰酸荧光素，并由 Marshall 等对荧光素标记抗体的标记方法进行了改进。1960 年，Glodstein 应用现代免疫学技术纯化荧光素标记抗体，很大程度上解决了非特异性染色的问题，从而使荧光免疫技术逐渐推广应用。经典的荧光免疫技术是荧光抗体技术（fluorescence antibody technique，FAT），它是以荧光物质标记抗体对抗原进行定位染色，并借助荧光显微镜观察底物片上荧光染色形态来判断有无待测抗原或抗体。20 世纪 70 年代以来，荧光免疫技术不断完善，在荧光抗体技术基础上发展起来了荧光免疫测定技术（fluorescence immunoassay），从仅限于检测固定标本扩展到进行活细胞分类检测以及液态样本中可溶性物质的分析。目前，荧光免疫技术已经广泛应用于临床检测和科学研究中，并展现出广阔的前景。

第一节　荧光抗体技术

荧光抗体技术是以荧光素标记抗体与标本中的组织或细胞抗原反应，经洗涤分离后，在荧光显微镜下观察呈现特异性荧光的抗原 - 抗体复合物及其存在的部位，借此对组织或细胞抗原进行定性和定位检测，或对抗体（如自身抗体等）进行滴度测定，此技术亦称荧光免疫组织化学技术（fluorescence immunohistochemistry technique）。荧光抗体技术又可分为显微荧光抗体技术和流式荧光抗体技术，荧光标记抗体是荧光抗体技术中的关键组成部分。

一、荧光标记抗体的制备

荧光抗体技术制备主要遵循的原则有标记后稳定、标记后比活性高以及标记后的免疫反应活性和特异性不改变。首先用于荧光素标记的抗体应具有高特异性和高亲和力。检测任何目的抗原都有不止一种抗体可供选择，一抗可以是单克隆抗体，也可以是多克隆抗体，并且所用抗血清中不应含有针对标本中正常组织的抗体。

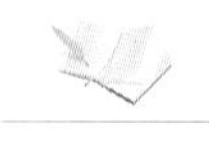

常用的标记方法有搅拌法和透析法两种。搅拌标记法标记时间短，荧光素用量少，但本法的影响因素多，若操作不当会引起较强的非特异性荧光染色。透析标记法适用于标记样品量少、蛋白含量低的抗体溶液，此法标记均匀，非特异性荧光染色也较弱。荧光素标记抗体完成后，还应对搅拌法标记 FITC 做进一步纯化，以去除游离的荧光素及过度标记的抗体（透析法标记无须后续纯化，透析已经将游离的标记物去除），不同类型的抗体采用不同的纯化方法。此外，荧光素标记的抗体，在使用前应进行抗体效价和荧光素与蛋白质结合比率等的鉴定。最后，为防止抗体失活及荧光淬灭，标记抗体最好小量分装避光保存，-20℃冻存可放置 3～4 年，在 4℃中一般可存放 1～2 年。

二、显微荧光抗体技术

（一）基本原理

显微荧光抗体技术又称免疫荧光显微技术（immunofluorescence microscopy），是将经典的抗原 - 抗体反应、荧光物质标记技术与显微观察技术相结合的技术。将制备的荧光抗体与细胞或组织内相应抗原结合，通过荧光显微镜直接观察呈现特异性荧光的抗原 - 抗体复合物，可以对组织或细胞抗原进行定性、定位的检测方法。

（二）技术类型

根据标记物及抗原 - 抗体反应的结合步骤不同，可将显微荧光抗体技术分为直接法、间接法、补体结合法及双重免疫荧光法。

1. 直接法　用荧光素标记的特异性抗体直接与相应抗原（待检标本）反应并结合，以检测未知抗原。将特异性荧光抗体加于待测标本上，直接与相应抗原反应。该方法操作简便快速、特异性强，常用于组织或细胞表达的抗原、细菌和病毒等病原体的快速检测、肾穿刺和皮肤活检。但敏感性较低，一种荧光抗体只能检测一种抗原，不能用于检测抗体，应用范围相对较窄（图 7-1）。

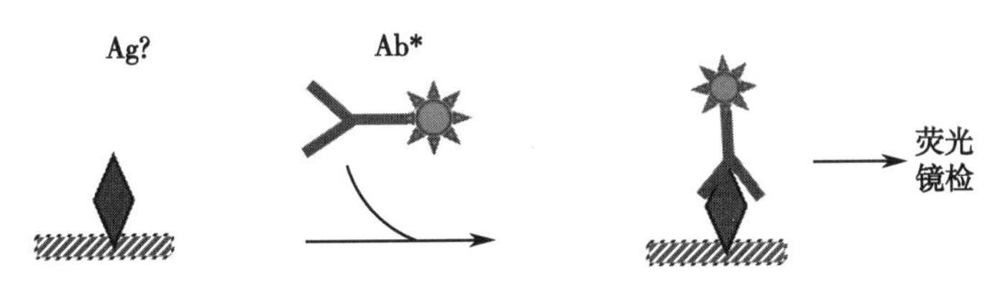

图 7-1　显微荧光抗体技术（直接法）示意图

2. 间接法　间接法是对直接法的重要改进，首先用针对细胞或组织内抗原的特异性抗体（第一抗体）与相应抗原反应，作用一段时间后，用缓冲液洗去未与抗原结合的抗体，再用荧光素标记的间接荧光抗体（第二抗体）与结合在抗原上的抗体结合，形成抗原 - 特异性抗体 - 间接荧光抗体的复合物。该方法由于结合在抗原 - 抗体复合物上的间接荧光抗体明显多于直接法，因此，敏感性显著提高，是直接法的 5～10 倍，并且识别不同抗原的第一抗体，只要其种属和型别一致，可以采用同一种间接荧光抗体，但是非特异性荧光本底较高，操作步骤多，费时（图 7-2）。

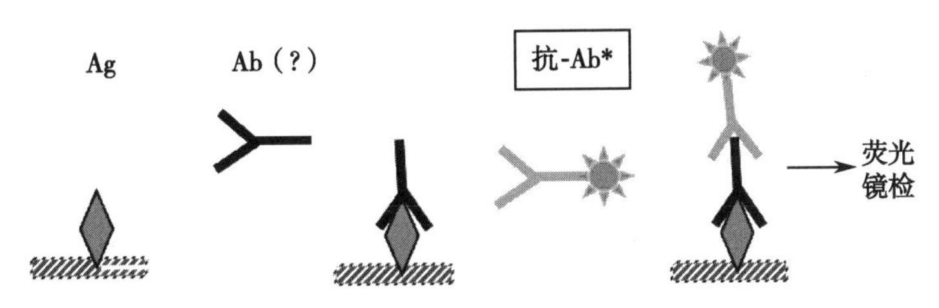

图 7-2 显微荧光抗体技术（间接法）示意图

3. 补体结合法　补体结合法的实质是间接法，是在间接法的第一步抗原 - 抗体反应时加入补体（多用豚鼠补体），再用荧光标记的抗补体抗体进行示踪。本法敏感度高，且只需一种抗体。但易出现非特异性染色，加之补体不稳定，每次需采新鲜豚鼠血清，操作复杂。该方法虽敏感，但参加反应的因素较多，故特异性较差，此外由于补体不稳定，每次需采集新鲜豚鼠血清，操作相对复杂，故在临床上应用不多（图 7-3）。

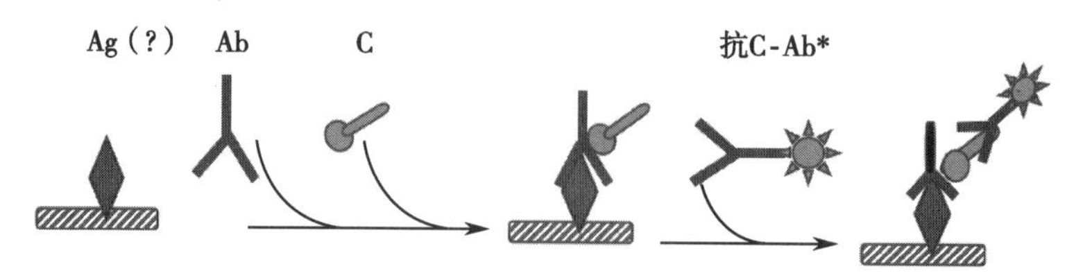

图 7-3　显微荧光抗体技术（补体结合法）示意图

4. 双重免疫荧光法　双重免疫荧光法的原理与直接法相同。用发射波长不重叠（最好是相差较远）的两种荧光素分别标记两种不同的特异性抗体，与同一标本不同抗原表位反应，孵育一段时间后，洗去未结合的荧光抗体，在荧光显微镜下观察特异性荧光，若有两种抗原表位，则可观察到相应两种颜色的荧光。该法用于检测同一标本内的两种抗原。例如，Th 细胞表面的 CD3、CD4 抗原（图 7-4）。

图 7-4　显微荧光抗体技术（双重免疫荧光法）示意图

（三）技术要点

显微荧光抗体技术过程主要包括标本制作、荧光抗体染色及荧光显微镜观察。

1. 标本制作　显微荧光抗体技术主要靠观察标本（如切片、细胞涂片、细菌涂片等）上荧光抗体与抗原结合后的染色结果来对抗原进行鉴定和定位。因此标本制作的好坏直接影响检测的结果。在制作标本过程中应力求保持抗原的完整性，并在染色、洗涤和封埋过程中，抗原应尽量不发生溶解和变性，也不扩散至邻近细胞或组织间隙中去。标本切片尽量薄些，以利于抗原 - 抗体接触和镜检。对于标本中干扰抗原 - 抗体反应的物质要充分洗去，并且对于有传染性的标本要注意生物安全防护。

常见的临床检测标本主要有：组织、细胞和细菌三大类。按不同标本可制作成切片、涂片和印片。组织材料可制备成石蜡切片或冷冻切片。石蜡切片有利于观察组织细胞的精细结构，可用于回顾性分析，但因操作烦琐、结果不稳定、非特异反应强等原因已很少在荧光显微技术中应用。冰冻切片可保存大量的抗原，操作简便，自发荧光较少，但组织结构没有石蜡切片清晰。组织标本也可制成印片，方法是用洗净的玻片轻压组织切面，使玻片粘上 1～2 层组织细胞。细胞或细菌可制成涂片，涂片应尽量薄而均匀。涂片或印片制成后应迅速吹干、封装，立即使用或置 -10℃保存备用。

除活细胞外，其他标本片应在染色前用适当方法固定。丙酮和乙醇是常用的固定剂，尤以冷丙酮对冷冻切片的固定效果好。对于制备好的标本应尽快染色检查，或置 -20℃下低温干燥保存。

2. 荧光抗体染色　在已固定的标本上滴加适当的荧光抗体，置于带盖的湿盒内，在一定温度下温育一定时间，一般以 25～37℃温育 30 分钟。不耐热抗原的检测则以 4℃过夜为宜。温育后用 PBS 缓冲液充分洗涤，待干燥后镜检。

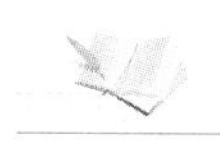

3. 荧光显微镜观察　经荧光抗体染色的标本，需要在荧光显微镜下观察。最好在染色

当天即作镜检，以防荧光物质在某些理化因素（如紫外线照射、高温、苯胺、硝基苯、酚、I^-等）作用下，发射荧光减弱甚至消退，影响检测结果。这种现象是由于激发态的电子不能回到基态，所吸收的能量无法以荧光的形式发射所致。在荧光免疫技术中，一方面要避免沾染这些物质，并注意避光保存荧光物质。另一方面，可利用荧光淬灭剂来消除非特异性荧光，如用硝基苯处理含荧光的镜油；用亚甲蓝、碱性复红、伊文思蓝或低浓度高锰酸钾、碘液等复染标本，可减弱非特异性荧光，使特异性荧光更加明显。荧光显微镜检查应在通风良好的暗室内进行。标本的特异性荧光强度通常用"+"表示。"–"为无或仅见极微弱荧光；"+"为荧光较弱但清晰可见；"++"为荧光明亮；"+++"为耀眼的强荧光。临床上根据特异性荧光强度达"+"以上判定为阳性，而阴性对照应呈"–"，临界值对照应呈"±"。这种半定量的结果表示方法具有一定的主观性，结果判断应严谨，各操作者之间应进行比对，以增加结果的可比性。在临床试验中均需设立实验对照（阳性和阴性对照，有条件的实验室可以加入临界值对照），排除假阳性和假阴性结果，正确区分特异性染色和非特异性染色，保障检测的可信度。

（四）荧光显微镜的基本结构

荧光显微镜是荧光试验的基本工具。荧光显微镜能够发射出一定波长的激发光对待测标本进行激发，产生一定波长的发射荧光，从而对组织细胞的组分进行定性、定位和半定量分析检测。荧光显微镜与普通显微镜主要结构基本相同，不同之处在于光源、滤光片、不吸收紫外线的聚光器和镜头等，根据光路可分为透射光和落射光两种形式。

1. 光源　由于荧光物质的量子效率极低，需要有一个很强的激发光源，通常用高压汞灯、氙灯或卤素灯作为激发光源。

2. 滤光片　滤光片是荧光显微镜的重要部件，正确选择滤光片是获得良好荧光观察效果的重要条件。滤光片分为隔热滤光片、激发滤光片和吸收滤光片。

（1）隔热滤光片：位于灯室的聚光镜前面，能阻断红外线的通过而发挥隔热作用。

（2）激发滤光片：位于光源和物镜之间，能选择性地透过紫外线可见波长的光域，以提供合适的激发光谱。激发滤光片有两种，其中紫外光滤片（UG）只允许波长 275～400nm 的紫外光通过，最大透光度为 365nm；蓝紫外光滤片（BG）只允许波长 325～500nm 的蓝紫外光通过，最大透光度为 410nm。

（3）吸收滤光片：位于物镜和目镜之间，作用是阻断激发光谱而使发射荧光透过，使标记在暗的背景上呈现荧光以易于观察，也使眼睛免受强激发光刺激。吸收滤光片的透光范围为 410～650nm，有 OG（橙黄色）和 GG（淡绿黄色）两种。

以异硫氰酸荧光素（fluorescein isothiocyanate，FITC）为例标记抗体，可选用激发滤光片 BG12，配以吸收滤光片 OG4 或 GG9。观察四乙基罗丹明（rhodamine，RB200）标记抗体时，可选用激发滤光片 BG12 与吸收滤光片 OG5 配合。

3. 光路　分为透射光和落射光两种形式（图 7-5）。透射光的照明光线从标本下方经过聚光器后透过标本进入物镜，适用于观察对光可通透的标本；落射光的照明光线则是从标本上方经过投在物镜外周的特殊的垂直照明器，从物镜周围落射到标本上，经标本反射而进入物镜，适用于观察透明度不好的标本以及各种活性组织等。落射光和透射光联合照明，可同时观察两种荧光素的荧光，或同时观察发荧光物质在细胞内的定位。

4. 聚光器　荧光显微镜设计制作的聚光器是用石英玻璃或其他透紫外光的玻璃制成的，有明视野、暗视野和相差荧光聚光器等。聚光器不应吸收紫外线，并与光源、光路、激发滤片适宜组合，以期在暗背景下获得满意的荧光。

5. 镜头　镜头须无荧光，目镜有氟处理镜头、消色差镜头和复消色差镜头等，常用的是消色差镜头。

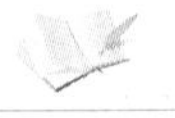

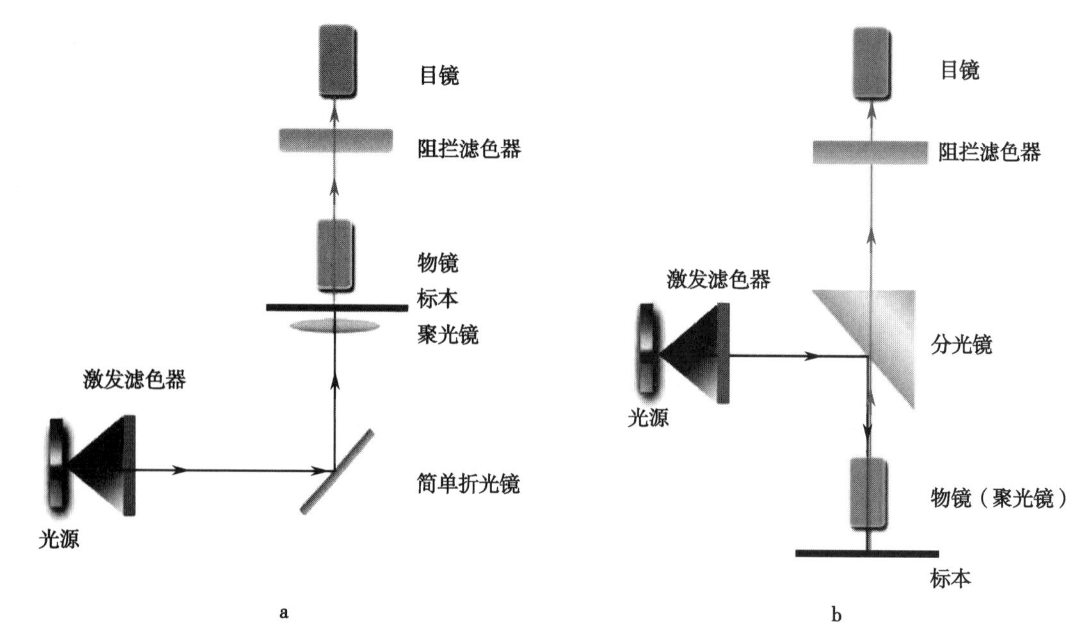

图 7-5 透射荧光显微镜光路（a）与落射荧光显微镜光路（b）

三、流式荧光抗体技术

荧光免疫技术除了用荧光显微镜观察结果外，还可通过采用荧光检测仪器测定抗原 - 抗体复合物中特异性荧光强度，对液体标本中微量或超微量物质进行定量测定。流式荧光抗体技术是免疫荧光抗体技术的一种特殊应用，它采用人工微球（胶乳颗粒）和流式检测方式对可溶性物质进行高通量分析。目前流式荧光免疫试验主要有两大类，一类是以多指标同步分析（flexible multi-analyte profiling，xMAP）为代表，该技术又称悬浮阵列（multi-analyte suspension array）；另一类是以流式微球阵列技术（cytometric beads array，CBA）为代表。其突出特点是在保持细胞完整的情况下，对液相中的细胞或悬浮的颗粒样物质逐个进行分子水平的分析。具体内容见第十八章。

第二节 荧光免疫测定技术

荧光免疫测定技术（FIA）是将抗原 - 抗体反应的特异性与荧光标记技术的敏感性相结合的技术，用于体液标本中微量或超微量物质的定量测定。荧光免疫测定技术可分为均相荧光免疫测定和非均相荧光免疫测定。临床实验室常用的非均相荧光免疫测定方法有时间分辨荧光免疫测定和荧光酶免疫测定，常用的均相荧光免疫测定方法为荧光偏振免疫测定。

一、时间分辨荧光免疫测定

时间分辨荧光免疫测定（time-resolved fluorescence immunoassay，TRFIA）是以镧系元素作为示踪物质标记抗原或抗体分子，并与时间分辨测定技术相结合而建立起来的一种非放射性微量分析技术，具有灵敏度高、发光稳定、荧光寿命长、受自然荧光干扰少、标准曲线范围宽等特点，目前已在临床检测中广泛使用。

（一）镧系稀土元素标记物的制备

镧系稀土元素离子不能直接与蛋白质结合，需要利用具有双功能基团的螯合剂，将稀土元素与抗体或抗原分子的氨基偶联，才能获得稳定的稀土元素标记物。

1. 常用的螯合剂 ①多羧基酸类螯合剂：异硫氰酸 - 苯基 -EDTA、异硫氰酸 - 苯

基 -DTTA、二乙烯三胺五乙酸（DPTA）和环酐（CDPTA）等。②β- 二酮体类螯合剂：2- 萘酰三氟丙酮（2-NTA）。③W1174、4，7- 双（氯化苯酚磺酸盐）-1，10 菲洛林（简称 BCPDA）。

2. 标记方法 对于抗体和蛋白类抗原可直接标记。标记方法分为一步法和二步法两种。一步法是螯合剂先螯合 Eu^{3+}，再连接蛋白质。方法是：在纯化的抗体溶液中加入 Eu^{3+}-DTTA 螯合物，调 pH 至 9.5，4℃反应过夜。用 Sephacryl S-200 分子排阻层析柱纯化，收集含蛋白的洗脱峰（A_{280nm}），同时取样加荧光增强液测定 Eu^{3+} 含量。按公式 Eu^{3+}/IgG=Eu^{3+}（μmol/L）/ 蛋白（μmol/L），计算标记率，一般为 10.0 左右。

二步法是先连接蛋白质，再螯合 Eu^{3+}。方法是：在纯化的抗体溶液中加入 DPTA 螯合剂，调 pH 至 7.0，快速旋动混合，室温反应，4℃透析除去未结合的 DPTA。加入 $EuCl_3$ 或 $SmCl_3$ 溶液，室温搅拌反应。用 Sephadex G-50 分子排阻层析柱纯化，其余步骤同一步法。

（二）基本原理

以镧系元素螯合物作为荧光标记物，利用其具有较长的荧光寿命且有较大的 Stokes 位移的特点，推迟荧光检测时间，可有效排除检测样本中本底荧光以及非特异性荧光干扰，从而精确推测出待测物的含量。应用解离 - 增强原理可进一步提高该种方法的检测灵敏度。

1. 时间分辨 通常很多组织、蛋白或其他化合物，如血清蛋白和胆红素在激发光的照射下都能发出一定波长的自发荧光（或非特异性荧光），干扰荧光免疫测定的特异性和灵敏度，但它们的荧光寿命通常较短（1～10 纳秒），最长不超过 20 纳秒，镧系元素螯合物的荧光寿命较长（0.01～1 毫秒），是传统荧光物质的 10^3～10^6 倍。在检测时可在短寿命本底自发荧光完全衰变后，再测定镧系元素螯合物的特异性荧光信号，可有效地降低本底荧光的干扰，称为时间分辨（图 7-6），这也是时间分辨荧光免疫测定具有高灵敏度的原因之一。

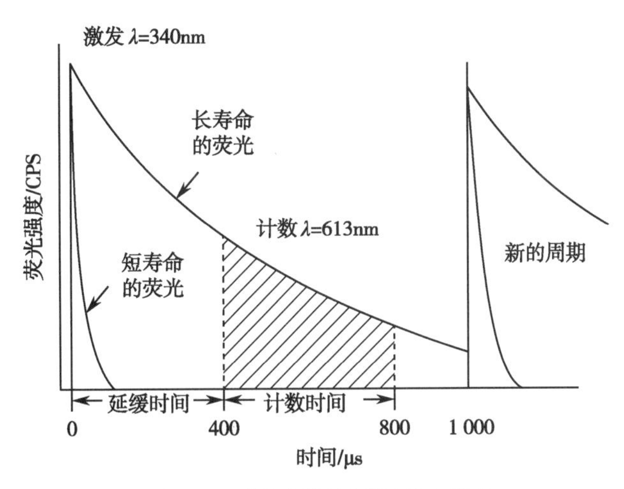

图 7-6 时间分辨检测原理示意图

2. Stokes 位移 Stokes 位移是激发光谱和发射光谱的波长差，选择荧光物质作为标记物时，必须考虑 Stokes 位移。若 Stokes 位移小，激发光谱和发射光谱常有重叠，相互干扰，从而影响检测结果的准确性。镧系元素的荧光光谱 Stokes 位移较大（通常为 273nm），很容易利用简单的滤光片把激发光和发射光分开，可避免激发光谱和荧光发射光谱以及生物基质发射的光谱重合，从而有效消除由样品池、溶剂分子和溶液中胶体颗粒等造成激发光散射引起的测量干扰。

3. 激发光谱和发射光谱 镧系元素激发光谱较宽，通常为 300～350nm，有利于激发光的选择并增加激发能，从而提高检测的灵敏度。而镧系元素发射光谱较窄，通常在 613nm±10nm，利用 615nm±5nm 的滤光片只允许此波段的发射荧光通过，可排除其余波长

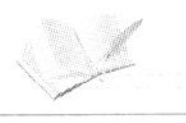

的荧光。生物样本的本底荧光波长通常在350～600nm，故在615nm±5nm波段内，来自生物标本的荧光干扰极少，可有效地降低本底荧光。

4. 荧光标记物的相对比活性　测定Eu^{3+}螯合物发射荧光采用的荧光激发光源为脉冲氙灯，其工作频率为1 000次/秒，由光导纤维、积分器PI和闪光管触发器组成闪光管的控制系统，闪光管的确切数目由积分器PI控制，以保证闪光管的光子发射的积分强度不变，为荧光检测提供一个稳定的激发光源。

比活性是指单位时间内每个标记分子可被探测到的信号量。在测量时间内Eu^{3+}标记物可被反复激发，每次激发后，它由激发态很快回到基态，就有荧光发射，然后又可被重新激发，如此每秒可有1 000次激发，这就相当于大大提高了荧光标记物比活性。

5. 解离增强原理　镧系元素螯合物（如Eu^{3+}螯合物）与待测标本中的抗原或抗体生成的Eu^{3+}-螯合剂-抗原（抗体）复合物在弱碱性溶液中被激发后的荧光强度较弱，加入β-NTA酸性荧光增强液可使Eu^{3+}标记抗原-抗体复合物的pH值降低至2～3，Eu^{3+}从复合物上完全解离下来，游离的Eu^{3+}被增强液中的螯合剂所螯合，与增强液中的β-NTA生成一个以铕为核心的保护性胶态分子团，这是一个具有高强度荧光的稳定螯合物，信号的增强效果可达上百万倍。

（三）技术类型

目前常用的有双抗体夹心法、固相抗体竞争法和固相抗原竞争法。

1. 双抗体夹心法　将待检抗原与固相抗体结合，再与Eu^{3+}标记抗体结合，形成固相抗体-待检抗原-Eu^{3+}标记抗体复合物，在酸性增强液作用下，复合物上的Eu^{3+}从免疫复合物中解离并形成新的微粒，在340nm激发光照射下，游离出的Eu^{3+}螯合物可发射613nm的荧光。经时间分辨荧光检测仪测定并推算出待检抗原的含量（图7-7）。这一方法通常用于测定蛋白质类大分子化合物。

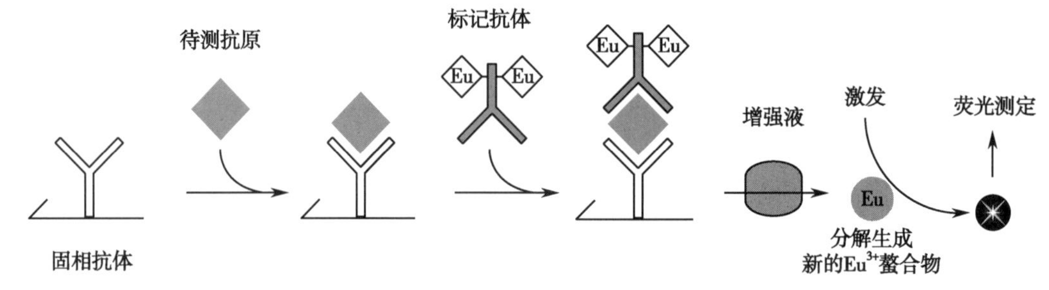

图7-7　时间分辨荧光免疫试验（双抗体夹心法）原理示意图

2. 固相抗体竞争法　将待检抗原和Eu^{3+}标记抗原与固相抗体竞争性结合，温育洗涤后在固相中加入荧光增强液，测定荧光强度，所测得的荧光强度与待检样品中的抗原含量呈负相关。

3. 固相抗原竞争法　将待检抗原和固相抗原竞争性结合定量的Eu^{3+}标记抗体，温育洗涤后在固相中加入荧光增强液，测定荧光强度，所测得的荧光强度与待检样品中的抗原含量呈负相关。

固相抗体竞争法和固相抗原竞争法适用于测定一些小分子半抗原化合物，如多肽、甲状腺激素类等。

二、荧光酶免疫测定

荧光酶免疫测定/试验（fluorescence enzyme immunoassay，FEIA）是20世纪80代末在FIA的基础上发展起来的一种非放射性标记免疫分析方法。它利用酶标抗体（或抗原）与待

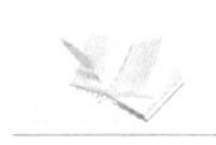

检抗原(或抗体)反应,借助酶催化荧光底物,经酶促反应生成稳定且高效的荧光物质,通过测定荧光强度来确定待检抗原或抗体的含量。

(一)基本原理

荧光酶免疫测定是以标记酶标记抗体(或抗原),常见的标记酶有碱性磷酸酶(ALP)、β-半乳糖苷酶(β-gal)和辣根过氧化物酶(HRP)。以碱性磷酸酶为例。用碱性磷酸酶标记抗体(或抗原),以固相载体包被抗原(或抗体),以4-甲基伞形酮磷酸盐(4-MUP)为碱性磷酸酶反应的荧光底物,碱性磷酸酶分解4-MUP,脱磷酸根基团后形成4-甲基伞形酮(4-MU)。4-MU经360nm激发光照射,发出450mm的荧光(图7-8),通过荧光检测仪测定所产生的荧光强度,即可计算出待检抗原或抗体的含量。

CH_3　ALP　CH_3　$+ H_3PO_4$

4-甲基伞形酮磷酸盐　4-甲基伞形酮(荧光物质)

图7-8　荧光酶免疫测定荧光物质产生示意图

(二)技术类型

1. 双抗体夹心法　加入待检抗原,使标本中的抗原与固相抗体充分反应,形成固相抗体-抗原复合物。然后加入ALP标记抗体,使固相抗体-抗原复合物与酶标抗体结合,形成固相抗体-抗原-ALP标记抗体复合物,洗涤除去未结合的抗原和酶标抗体,加入底物4-MUP,酶标抗体中的ALP将4-MUP催化分解成4-MU,经360nm激发光的照射,发出450nm的荧光,荧光强度与待检抗原含量呈正相关(图7-9)。

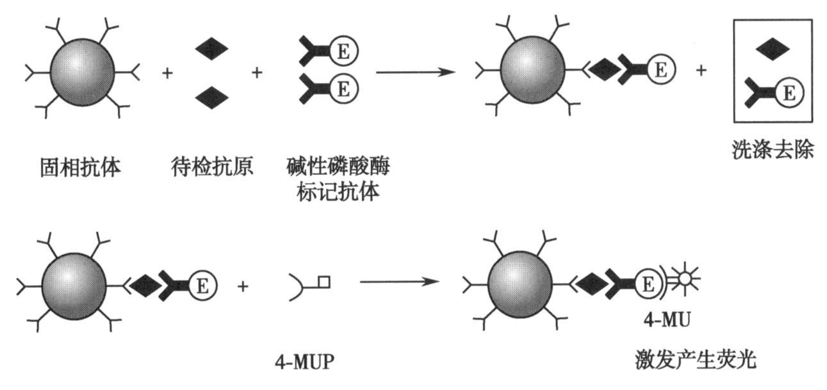

图7-9　荧光酶免疫测定(双抗体夹心法)示意图

2. 双抗原夹心法　与双抗体夹心法类似,用固相抗原和酶标记抗原与待检抗体反应,形成固相抗原-待检抗体-酶标抗原复合物,洗涤去除未结合抗体和酶标抗原,加入底物进行酶促反应并发出荧光,荧光强度与待检抗体含量呈正相关。

3. 固相抗原竞争法　待检抗原和固相抗原竞争性结合定量的酶标抗体,洗涤去除未结合部分,与固相抗原结合的酶标抗体以复合物形式保留在固相载体上,加入底物进行酶促反应并发出荧光,荧光强度与待检抗原含量呈负相关。

三、荧光偏振免疫测定

荧光偏振免疫试验/测定(fluorescence polarization immunoassay,FPIA)是一种均相的、竞争

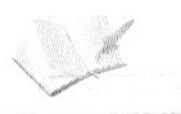

性荧光免疫分析法，始于20世纪70年代，是基于荧光偏振现象及免疫学原理发展起来的分析方法。其利用抗原-抗体竞争反应原理，根据荧光素标记抗原与荧光素抗原-抗体复合物之间荧光偏振程度的差异，测定体液中小分子抗原物质的含量。

荧光偏振免疫测定采用异硫氰酸荧光素（fluorescein isothiocyanate，FITC）作为示踪物质，通常情况下用FITC标记小分子抗原，制备FITC标记抗原复合物。

（一）荧光偏振现象

荧光偏振现象是指荧光物质经单一波长的偏振光（蓝光，485nm）照射后，吸收光能跃入激发态，再恢复至基态时，释放能量并发出相应的偏振荧光（绿光，525～550nm）。偏振荧光的强弱程度与分子的大小呈正相关，与其受激发时转动的速度呈负相关。

（二）竞争性免疫测定

荧光偏振免疫测定常用于测定半抗原（药物）的浓度。首先荧光素标记的小分子抗原（标记半抗原）和待测样品中的小分子抗原（待测半抗原）与限量的特异性大分子抗体发生竞争性结合。反应平衡后，经偏振光激发，游离的荧光素标记抗原分子小，转动速度快，激发后发射的光子散向四面八方，检测到的偏振荧光信号很弱；而与抗体结合的荧光素标记抗原形成的免疫复合物分子大，转动速度慢，激发后产生的荧光比较集中，偏振荧光信号强。因此，待测抗原越少，荧光标记抗原与抗体结合量越多，偏振荧光信号越强。偏振荧光强度与抗原浓度成反比关系，以抗原浓度为横坐标，偏振荧光强度为纵坐标，绘制竞争性结合抑制标准曲线。通过测定的偏振荧光强度大小，就可得出样品中待测抗原的相应浓度（图7-10）。

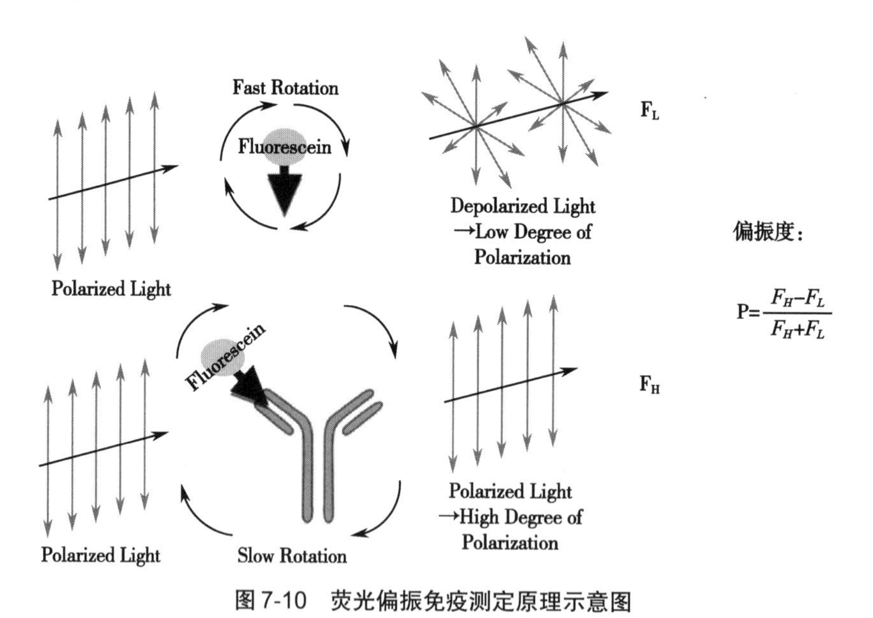

图7-10　荧光偏振免疫测定原理示意图

第三节　方法学评价及临床应用

根据反应原理和检测手段，荧光免疫技术分为荧光抗体技术和荧光免疫测定技术。由于标记物质是荧光素，因此具有无放射性、标记物稳定、便于长期保存、试验重复性好、分析速度快、样品用量少及标准曲线量程宽等优点。两类技术各有特点，并应用于不同的领域。本节主要讨论两类技术的方法学特点和临床应用。

一、方法学评价

（一）显微荧光抗体技术

用荧光素标记的抗体（抗原）与待检测的组织切片或细胞内相应的抗原（抗体）反应后，通过荧光显微镜可以观察到荧光信号的分布和强度，这是荧光免疫技术最先应用的领域。随着技术的不断发展，不仅检测固定标本，还可用于活细胞和多种细胞成分分析。因此显微荧光抗体技术主要用于组织学中抗原和抗体的定位、定性检查，既有抗原-抗体反应的特异性，同时可以在荧光显微镜下观察呈现特异性荧光的抗原-抗体复合物及存在的部位，直观性强。缺点是荧光容易消退，不能永久保存，并且非特异性荧光会干扰结果判断。

1. 直接荧光免疫法　操作简便快速、特异性高、非特异性荧光干扰因素少，但是敏感性低，且一种荧光抗体只能检测一种未知抗原，不能用于抗体检测，应用范围相对较窄。

2. 间接荧光免疫法　具有敏感性较高，应用范围广的优点。只要其种属和型别一致，可以采用同一种间接荧光抗体；但反应中有多种成分参与，易产生非特异性荧光，有时导致结果判读困难；操作步骤多，实验时间较长。

3. 补体结合法　敏感性高，由于补体与抗原-抗体复合物结合无种属特异性，所以不受已知抗体或待测血清的动物种类限制，故补体结合法可用于检测各种抗原、抗体。缺点是参加反应的因素较多，特异性较差，此外由于补体不稳定，每次实验均需采集新鲜豚鼠血清，操作相对复杂，故在临床上应用不多。

（二）荧光免疫测定技术

荧光免疫测定技术可分为时间分辨荧光免疫测定、荧光偏振免疫测定和荧光酶免疫测定。目前这三种技术均实现了检测自动化，可以自动进行试剂和标本条码识别，自动加样、温育、洗涤、分离、检测和处理数据，并发送报告等。

1. 时间分辨荧光免疫试测定　根据镧系元素螯合物的发光特点，采用时间分辨技术测量荧光，可以有效排除非特异性荧光的干扰，提高灵敏度，此方法的检测下限可达 10^{-18}mol/L。镧系元素螯合物还具有荧光分析范围宽，标记物稳定，使用有效期长，测量快速，无放射性污染，易于自动化的特点。同时具有标记物制备简单，标本用量少的优点。但缺点是易受环境、试剂和容器中镧系元素离子的污染，使检测本底增高。

2. 荧光酶免疫测定　此方法结合了酶免疫方法的放大效应和荧光测定的高敏感性，极大地提高了方法的灵敏度。与常规的荧光免疫分析技术相比，一般可高 2 个数量级。

3. 荧光偏振免疫测定　属于均相免疫测定，该法标本用量少；荧光素标记物稳定，使用寿命长；测定方法简便、快速，易于自动化；通过空白校正消除内源性荧光干扰，重复性好；专属性强，适于检测小分子和中等分子物质，不适宜测定大分子物质；灵敏度较非均相荧光免疫测定法低。

二、临床应用

根据检测方法的不同，荧光免疫试验的临床应用主要包括以荧光显微镜作为结果观察手段的显微荧光抗体技术和以检测荧光信号作为结果分析手段的免疫荧光试验。

（一）显微荧光抗体技术

显微荧光抗体技术在临床检验中可用于自身抗体、病原体抗原或抗体、组织细胞抗原、肿瘤特异性抗原以及淋巴细胞分类计数等的检测。

1. 自身抗体检测　荧光抗体技术在自身免疫病的实验诊断中应用非常广泛。检测患者血清中自身抗体或免疫球蛋白在组织细胞中的定位对自身免疫性疾病如系统性红斑狼疮、类风湿关节炎、干燥综合征、抗中性粒细胞胞浆抗体（ANCA）相关性血管炎、自身免疫

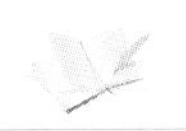

性肝炎、原发性胆汁性胆管炎、原发性硬化性胆管炎、膜性肾病等的诊断具有重要意义。在临床上主要采用间接免疫荧光法检测患者血清中的自身抗体，如抗核抗体、抗线粒体抗体、抗平滑肌抗体、抗 ds-DNA 抗体、抗甲状腺球蛋白抗体、抗骨骼肌抗体、抗胃壁细胞抗体和抗肾上腺抗体等，用于辅助诊断自身免疫性疾病。根据检测的自身抗体种类，采取人或动物不同的组织制备印片或涂片备用。抗核抗体检测常用鼠肝做核抗原，可做成冰冻切片、印片或匀浆。用组织培养细胞如 Hep-2 细胞或 Hela 细胞涂片还可检出抗着丝点抗体、抗中性粒细胞胞浆抗体。用大鼠胃做抗原检测抗平滑肌抗体等。

2. 病原体抗原和抗体检测 荧光抗体技术在细菌学检验中主要用于菌种的鉴定和抗原结构的研究。理论上每种细菌都有特异性抗原，可以通过制备特异性荧光抗体来鉴定相应的细菌。荧光抗体技术比其他血清学方法速度快、操作简便、特异性和灵敏度高，并能直观地观察到细菌的形态。因方法学的特点，其对于某些传染病的早期诊断和及时防治有重要意义。但是这种方法不能确定菌株的毒力和耐药性，所以在细菌学实验中，不能代替常规诊断实验，只能作为一种补充手段。临床上主要用于菌种鉴定，如脑膜炎奈瑟菌、甲型溶血性链球菌、痢疾志贺菌、霍乱弧菌、副霍乱弧菌、布氏杆菌和炭疽杆菌等。

荧光抗体技术对病毒学的发展具有重要意义。组织或培养细胞标本经过荧光抗体染色后，在荧光显微镜下可以观察到病毒在细胞内增殖的位置，病毒在细胞间的扩散，以及病毒与宿主细胞间的相互作用。因此，荧光抗体技术也是研究病毒感染宿主细胞的过程和机制的有力工具。在病毒学检测中，最先应用此技术进行检测的是流感病毒，特点为特异性较高，速度快。应用荧光抗体技术可以进行多种病毒抗原的检测，如 EB 病毒、疱疹病毒、流行性出血热病毒、流行性乙型脑炎病毒、肝炎病毒、免疫缺陷病毒、狂犬病毒等。

荧光抗体技术还可用于衣原体或支原体引起的泌尿生殖系统或呼吸系统感染的检测。应用衣原体单克隆抗体免疫荧光染色检测衣原体具有特异性强、敏感性高、快速的优点。可在荧光显微镜下看到感染细胞内衣原体包涵体呈绿色荧光、大小不等的圆形小体。

间接免疫荧光法在检测患者血清中病原体抗体具有重要的价值。病原体感染后，能刺激机体体液免疫反应产生特异性抗体。IgM 是体液免疫中出现最早的抗体，免疫荧光技术可以更敏感地检测出感染早期 IgM 抗体。在临床上间接免疫荧光试验常用于检测的呼吸道病原体抗体有呼吸道合胞病毒、腺病毒、流感病毒、副流感病毒、柯萨奇病毒、埃可病毒、嗜肺军团菌、肺炎支原体、肺炎衣原体抗体。间接免疫荧光试验检测梅毒螺旋体抗体是梅毒特异性诊断的常用方法，也用于检测疟原虫、阿米巴、血吸虫、弓形虫等寄生虫抗体。IFA 法为弓形虫检测的“金标准”。

3. 免疫病理检测 荧光抗体技术可以用于组织中免疫球蛋白、抗原 - 抗体复合物、补体及肿瘤组织中特异性抗原的检测。

（二）荧光免疫测定技术

荧光免疫测定可用于激素、肿瘤抗原、病原体、自身免疫性疾病、血液药物浓度检测。

1. 时间分辨荧光免疫测定 该技术应用范围非常广泛，主要用于激素、肿瘤标志物、自身抗体、病原体抗原 - 抗体，药物代谢以及各种体内或外源性超微量物质的检测。

（1）激素的测定：对于一些小分子的内分泌激素，如孕酮、雌二醇、睾酮、甲状腺激素、前列腺素等，一般用竞争性时间分辨荧光免疫法测定。对于完全抗原的激素，如胰岛素、促甲状腺激素，主要用非竞争性时间分辨荧光免疫法测定。

（2）肿瘤标志物的测定：非竞争法检测血清癌胚抗原、血清甲胎蛋白、甲状腺球蛋白、前列腺特异抗原、前列腺酸性磷酸酶、β_2 微球蛋白等。

（3）病原体的抗原或抗体检测：用于检测甲型肝炎病毒、乙型肝炎病毒、丙型肝炎病毒、脑炎病毒、流感病毒、呼吸道合胞体病毒、新型冠状病毒、副黏病毒、风疹病毒、轮状病毒、人类免疫缺陷病毒、出血热病毒和梅毒螺旋体的抗原 - 抗体以及某些细菌和寄生虫抗体。

2. 荧光偏振免疫测定　该技术特别适用于血清或体液中小分子物质的测定，是临床药物浓度检测的首选方法。目前已经有多种药物、维生素、激素、毒品和常规生化检测项目使用荧光偏振免疫试验进行定性和定量检测，如环孢素、卡马西平、苯妥英钠、丙戊酸、地高辛、氨茶碱、苯巴比妥、鸦片等。

3. 荧光酶免疫测定　可用于多种抗原 - 抗体的检测，如细菌及毒素抗原、病毒抗体、激素、肿瘤标志物、过敏原、心肌损伤标志物、凝血因子等。但由于标本荧光干扰的问题，在临床上应用较少。

小结与展望

荧光免疫技术是最早出现的免疫标记试验，将抗原 - 抗体反应的特异性与荧光技术的敏感性相结合，对抗原或抗体进行定性、定位或定量检测。主要包括荧光抗体技术和荧光免疫技术。

荧光抗体技术是将经典的抗原 - 抗体反应、荧光物质标记技术与显微观察技术相结合的一门技术。用荧光素标记抗体与细胞或组织内相应抗原结合，通过荧光显微镜直接观察呈现特异性荧光的抗原 - 抗体复合物，实现对组织或细胞抗原进行定性、定位的检测方法，荧光抗体技术分为直接法、间接法、补体结合法和双重免疫荧光法。

荧光免疫技术包括时间分辨荧光免疫测定、荧光酶免疫测定和荧光偏振免疫测定。时间分辨荧光免疫试验是以镧系元素标记抗原或抗体，并与时间分辨测定技术相结合而建立起来的一种新型非放射性微量分析技术，Eu^{3+} 是最常用于时间分辨荧光免疫技术的标记物。由于 TRFIA 技术的优点，在超微量分析技术领域展示出巨大的应用前景。荧光酶免疫测定利用酶标抗体（或抗原）与待检抗原（或抗体）反应，借助酶催化荧光底物，经酶促反应生成稳定且高效的荧光物质，通过测定荧光强度来确定待检抗原或抗体的含量。荧光偏振免疫试验是利用抗原 - 抗体反应原理。荧光物质在溶液中被单一平面的偏振光照射后，吸收光能跃迁进入激发态，随后回复至基态，并发出另一单一平面的偏振发射荧光。偏振荧光的强弱程度与荧光分子的大小呈正相关，与其受激发时转动的速度呈负相关，分子越大，转动速度越慢。

间接荧光免疫试验是荧光免疫技术的主要技术类型，可用于细菌、病毒和寄生虫的检验、组织细胞抗原、肿瘤特异性抗原以及自身免疫病诊断。时间分辨荧光免疫试验和荧光偏振免疫试验目前均实现了检测自动化，应用范围非常广泛。

（段相国　王亚飞）

思考题

1. 简述荧光抗体技术的原理和类型。
2. 简述时间分辨荧光免疫试验的基本原理。
3. 影响荧光免疫试验的因素有哪些？

第八章　酶免疫技术

教学目标与要求

掌握　酶联免疫吸附试验的基本原理和类型，双抗体夹心法、竞争法在酶免疫检测中的原理和应用。

熟悉　常用的酶和底物及其各自的作用特点。

了解　酶免疫技术的发展历史；酶标记物的制备，酶免疫技术的类型，膜载体的酶免疫技术。

酶免疫技术（enzyme immunoassay，EIA）是标记免疫分析中的一项重要技术，是以酶标记的抗体（抗原）作为试剂，将抗原 - 抗体反应的特异性与酶催化底物反应的高效性和专一性相结合的一种对抗原（抗体）进行定位、定性或定量分析的标记免疫技术，其特征之一是采用发色底物。酶免疫技术的出现极大地推动了免疫分析技术在临床的广泛应用。

第一节　均相酶免疫试验

酶免疫测定根据抗原 - 抗体反应后是否分离结合与游离的酶标记物，可分为均相（homogenous）和非均相（heterogenous）两种类型。在均相酶免疫试验中，无须通过理化方法分离游离与形成免疫复合物的酶标记物。只需将待测标本、反应试剂和底物溶液共同孵育，待反应平衡后即可直接比色测定游离酶标记物的含量。

均相酶免疫试验一般用于检测小分子抗原，属于竞争结合分析法。一般采用酶标抗原与相应抗体构建反应体系，如样本中存在待检抗原，则会与酶标抗原竞争与抗体的反应。酶标抗原与其相应的抗体结合后，复合物中的酶标记物活性较游离的酶标记物活性明显增强或减弱，因此，在共存条件下可以进行区分，通过测定酶的活性变化，从而推算出抗原或抗体的量。反应中酶活性变化较小，需使用高灵敏度的分光光度计进行检测。

均相酶免疫试验操作步骤简单，避免分离操作产生的误差，适合自动化测定，主要用于小分子激素、药物等的检测。最早应用于临床的是酶放大免疫分析技术，目前最成功的则是克隆酶供体免疫分析技术。

一、酶放大免疫分析技术

酶放大免疫分析技术（enzyme multiplied immunoassay technique，EMIT）是一种常见且广泛应用于生物医学领域的免疫测定方法。它是通过利用酶的高效催化作用，来放大免疫反应信号，从而实现对目标物质的灵敏检测。EMIT 技术的优势在于操作简单、反应快速，且适用于大规模检测。由于其高通量性和可自动化特点，它在临床诊断、药物筛查、毒品检测、医学研究和实验室工作中得到广泛应用。

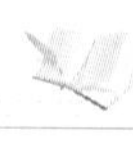

（一）酶放大免疫分析技术的基本原理

酶放大免疫分析技术的基本原理类似于竞争法。首先使用酶标记小分子半抗原和待检样本混匀；随后加入相应的特异性抗体，抗体与酶标半抗原结合后将影响酶的活性中心，抑制酶的活性。若待测样本中特定的半抗原含量少，其与特异性抗体结合少，酶标半抗原与抗体结合比例高，导致酶活性较低，加入酶底物后显色反应较弱，反之亦然。最后可通过检测酶活性，反应的强弱与待测样本中半抗原的含量正相关，从而推算出样本中半抗原的含量（图 8-1）。

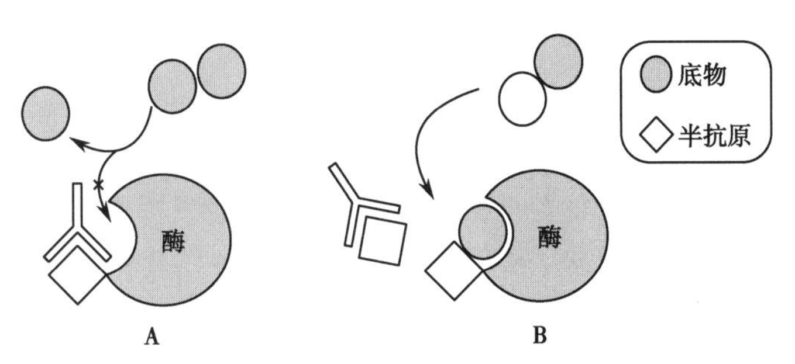

A. 酶不能结合底物；B. 酶能结合底物

图 8-1　酶放大免疫分析技术基本原理

（二）葡萄糖 -6- 磷酸脱氢酶放大系统

葡萄糖 -6- 磷酸脱氢酶（glucose-6-phosphate dehydrogenase，G6PDH）是糖酵解途径中的关键酶。它在细胞中负责将葡萄糖 -6- 磷酸氧化为 6- 磷酸葡萄酸内酯，并同时将辅酶烟酰胺腺嘌呤二核苷酸磷酸（nicotinamide adenine dinucleotide，NAD^+）还原为烟酰胺腺嘌呤二核苷酸磷酸氢化物（nicotinamide adenine dinucleotide，NADH）。在细胞的氧化还原平衡中，NADH 是一种重要的还原剂。它参与抗氧化防御和脂质代谢等许多生物化学反应，在细胞的能量代谢和氧化还原平衡中起着重要的作用，对维持细胞内稳态和生命活动具有重要意义。

G6PDH 是 EMIT 中的常用酶。首先制备 G6PDH 与半抗原的共价结合物，并于待检样本混合；随后，反应体系中加入针对半抗原的特异性抗体。此时，G6PDH 标记的半抗原和待检样本中的半抗原将竞争性地与抗体结合，而抗体和酶标记的半抗原结合后将形成空间位阻，降低酶的催化效率；如样本中存在待检抗原，由于竞争反应，体系中会存在一定量未与抗体结合的酶标抗原，从而催化 NAD^+ 产生 NADH。最终，通过检测产物的量，即可计算待检样本中半抗原的含量。酶放大免疫分析技术的这种 G6PDH 底物放大系统的设计使得检测结果更加灵敏和准确，为临床诊断和生物医学研究提供了有力的技术支持。

除 G6PDH 以外，溶菌酶、β- 半乳糖苷酶、苹果酸脱氢酶也可应用于 EMIT 中，在实际操作中应该根据其特点进行灵活应用。

（三）技术评价

酶放大免疫分析技术的优点主要为以下几点。①特异性强：EMIT 主要基于抗原 - 抗体特异性反应，专一性较强，能够有效避免待检样本中其余物质对反应的影响。②灵敏度强：由于存在信号放大系统，EMIT 能够在待检样本中检测非常低浓度的目标分子，可达到 pg/mL 水平，使得在临床中检测血液中微量药物成为可能。③实用性强：EMIT 整个反应均在液相均相体系中进行，无须复杂的样本前处理工作，也不必分离抗原 - 抗体，操作简便，自动化程度较高。同时抗原 - 抗体反应的时间也较短，能够在短时间内得到检验结果。

但是，尽管酶放大免疫分析技术在许多方面具有优点，但也存在一些不足之处。①重复性差：EMIT 的实验步骤中基于抗原 - 抗体反应和酶促反应，对温度的要求相对较高。需要严格控制反应条件以确保准确性和重现性。同时，不同批次的试剂或不同实验条件可能会导致结果的变异性，影响到数据的可重复性和可比性。②特异性抗体的选择：EMIT 依赖于特异性抗体的选择，需要考虑抗原的特异性、亲和力和交叉反应的问题，以确保准确地检测。

鉴于这些优势和不足，EMIT 在实际应用中需要仔细选择和优化实验条件，确保结果的准确性和可靠性。同时，为了提高 EMIT 的稳定性和可重复性，实验过程中应尽量采用内部参照物或标准曲线法，以纠正可能的变异性，并保证数据的可比性。

（四）临床应用

EMIT 主要用于血液中治疗药物或代谢产物浓度的检测，用于指导个性化用药。常用于检测的药物包括甲氨蝶呤、卡马西平、芬太尼、苯巴比妥、地高辛、万古霉素等。另外，EMIT 在肝、肾等器官移植患者的免疫抑制剂药物检测中也发挥着重要作用，如环孢素 A、他克莫司、霉酚酸等。

鉴于 EMIT 高灵敏度和高特异性，以及操作简便和自动化程度较高的优势，它在临床药物监测领域的应用越来越广泛。借助 EMIT，临床医生能够更加精准地了解药物在患者体内的代谢情况，从而实现个性化用药，优化治疗方案，提高疗效，减少药物不良反应的发生，为患者的健康提供更有效的保障。

二、克隆酶供体免疫试验

克隆酶供体免疫试验（cloned enzyme donor immunoassay, CEDIA）是最早由 D. R. Henderson 等人于 1986 年提出的一种均相酶免疫测定法，具有快速、简单、可自动化的特点。随着生物技术和临床实践的不断发展，CEDIA 方法在临床诊断及药物筛选等领域中得到了广泛应用。

（一）克隆酶供体免疫试验的基本原理

β-D- 半乳糖苷酶是一种能够催化 β- 半乳糖苷水解为单糖的糖苷外切酶。β-D- 半乳糖苷酶是由四个相同的亚基组成的四聚体，而每个亚基又可分为一大一小的两个片段，大片段称为酶受体（enzyme acceptor, EA），小片段称为酶供体（enzyme donor, ED），EA 与 ED 在合适的条件下能够发生自动组装形成具有正常酶活性的四聚体结构。值得注意的是，单独的 EA 和 ED 并无酶活性，只有在特定条件下结合后形成完整酶才能发挥功能。

克隆酶供体免疫试验是将 β-D- 半乳糖苷酶的特性和免疫反应结合所诞生的检测技术。其基本工作原理为：首先制备 ED 标记的抗原，随后将受检样本与 ED 标记的抗原充分混合，并与抗体进行竞争结合，此时，反应体系中将形成受检抗原 - 抗体和 ED 标记抗原 - 抗体两种抗原 - 抗体复合物；待充分反应后，在反应体系中加入 EA，此时，免疫复合物中的 ED 由于抗体的空间位阻作用而不能与 EA 正常结合，使其无法形成具有活性的完整酶，进而无法催化底物，因此受检样本中抗原含量越高，反应体系中所能形成的酶就越多；最后加入底物测定酶活性，酶活性的高低与受检样本的抗原含量呈现正相关，同时，通过绘制标准曲线，也可完成待检样本中的待检抗原定量（图 8-2）。

（二）克隆酶供体免疫试验的操作方法

CEDIA 的操作方法相对简单，但在实验过程中需要严格遵守操作规程和质量控制要求，以确保获得准确可靠的检验结果，以下是 CEDIA 检验的详细步骤。

1. 待检样本准备和前处理 待检样本通常为血液、尿液、脑脊液等生物样本。在临床实际应用中，应该根据样本类型，在适当的条件下进行收集和储存。对于血液和脑脊液等样本，应该进行离心，去除细胞和固体颗粒，得到清晰的液体样本；对于尿液样本，可能需

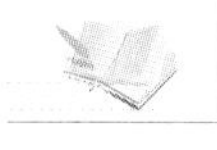

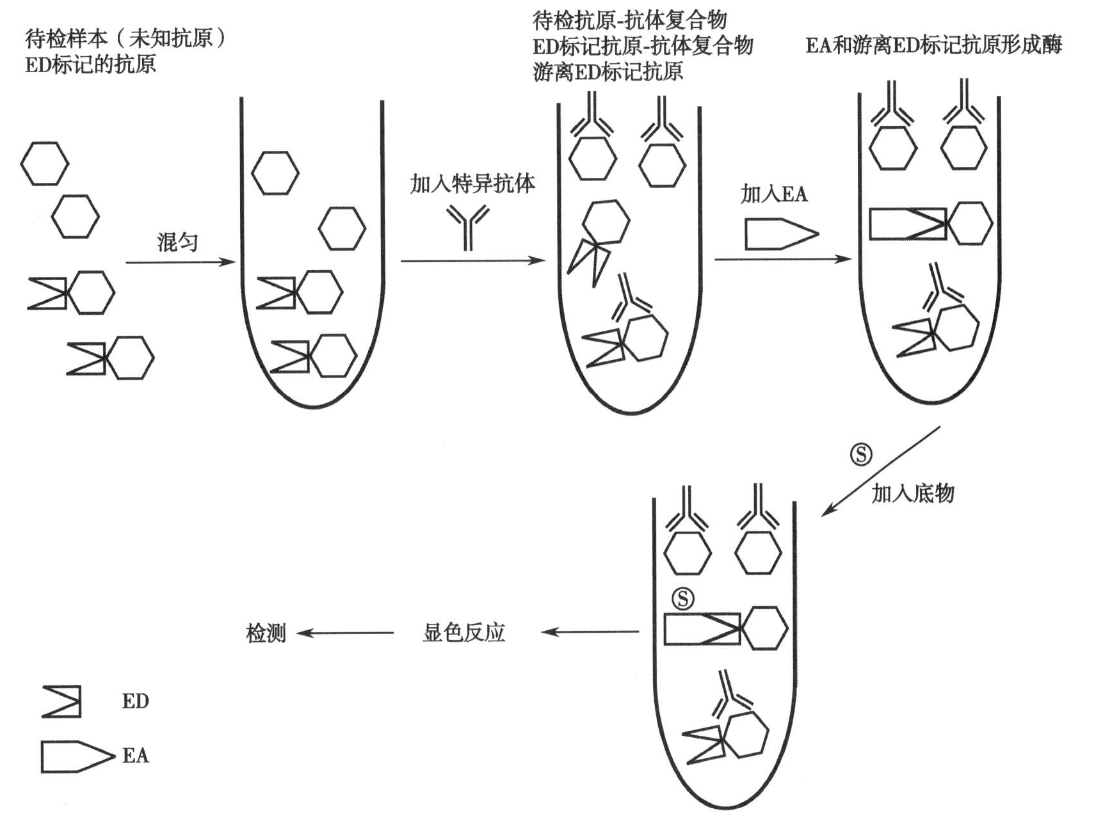

图 8-2　克隆酶供体免疫试验基本原理

要进行稀释，以使样本浓度处于检测范围内。同时，在样本处理过程中，可以加入蛋白酶抑制剂等前处理步骤，去除潜在的干扰物质，提高检验的准确性。

2. 检验前准备　在进行 CEDIA 实验之前，需要准备好所需的试剂和试验板，以及质控样本和标准曲线样本。试剂的质量和储存条件对于实验结果的准确性至关重要，因此应该严格按照说明书要求进行试剂的保存和使用。

3. 实际检验　在实验开始时，首先将预处理后的待检样本、质控样本、标准曲线样本和 ED 标记的抗原进行混合，并各自加入反应孔中。随后，加入特异性抗体，并在适当的条件下进行充分反应。这一步骤是整个检验的核心，确保待检样本中的目标物质与特异性抗体结合形成复合物。在反应体系中加入 EA，充分反应后，加入底物，并在特定仪器中检测酶活性变化。此时，受检样本中抗原含量越高，反应体系中所能形成的酶就越多，从而表现出更高的酶活性。

4. 结果分析　在实验完成后，首先根据质控样本判断整个实验过程是否合格。随后，通过标准曲线计算出待检样本中待检物质的浓度。这些结果数据可以提供给临床医生或研究人员，用于疾病诊断、治疗效果评估等用途。

（三）技术评价

1. 克隆酶供体免疫试验的优点

（1）灵敏度高：CEDIA 由于利用的抗原和抗体的特异性反应，因而其能够在非常低的浓度下检测待检物质，例如，CEDIA 能够在血液或尿液中检测微量的药物和毒物的存在，在药物检测和毒物筛查等领域提供了重要的技术支持。这种高度灵敏的特性使得 CEDIA 成为临床诊断和监测中至关重要的工具，尤其在早期疾病诊断和治疗效果评估方面发挥着重要作用。

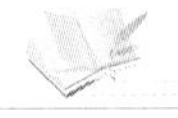

（2）准确性高：CEDIA 利用高度特异性的抗体和待检物质结合，能够有效避免其余物质对检验结果的干扰，这种高度特异性的反应确保了检验结果的准确性和可靠性，为医学诊断和疾病监测提供了可靠的数据支持。准确的检验结果是确诊和治疗决策的基础，对患者的健康和疾病管理至关重要。

（3）线性程度高：CEDIA 具有较高的线性程度，能够根据待检物质的浓度变化产生相应的信号响应。这种线性关系使得 CEDIA 在定量分析和浓度测定方面具有较高的灵活性和可靠性。在医学研究和药物开发中，对待检物质的精确定量十分重要，而 CEDIA 的高线性程度使其成为定量分析的理想选择。

（4）检验方便快速：CEDIA 操作方法极为简便，不需要复杂的样本前处理步骤，反应也通常在一个体系中即可完成。此外，实验时间相对较短，通常在数分钟至数小时内即可得到结果，适用于急诊检验等需要快速大量筛查的场景。这种便捷性和快速性为临床实践提供了重要的支持，有效地缩短了患者等待时间，有助于及时作出诊断和治疗决策。

（5）高度自动化：CEDIA 技术在现代医学实验室中广泛应用，其操作过程可以实现高度自动化。通过结合自动进样系统、自动检测仪器和数据处理软件，CEDIA 实验可以快速、高效地完成大批样本的检测分析。这种高度自动化的特点不仅提高了工作效率，还减少了实验操作人员的劳动强度，大大简化了实验流程，使得 CEDIA 技术更易于推广和应用。

（6）经济高效：相较于一些传统的检测方法，CEDIA 技术具有更低的成本和更小的样本用量。由于其快速的反应速度和高通量处理能力，CEDIA 技术在同等样本数量下能够节省试剂和耗材的使用量，降低了实验的成本。此外，高度自动化也有助于节省人力成本。因此，CEDIA 作为一种经济高效的检测技术，为医学研究和临床诊断提供了可行且具有竞争力的选择。

（7）多样化应用：CEDIA 不仅适用于药物浓度的测定，还可应用于代谢产物、激素、抗体、蛋白质等生物标志物的检测。这种多样化的应用范围使得 CEDIA 在临床诊断、药物研发和生物医学研究等领域中具有广泛的应用前景和潜力。通过 CEDIA 技术的多样化应用，我们能够更全面地了解生物体内的变化和反应，为疾病诊断和治疗的精准化提供更多的信息和依据。

2. 克隆酶供体免疫试验的不足

（1）易被干扰：CEDIA 反应过程中需要 EA 和 ED 的结合，当待检样本中存在如蛋白酶等物质时，将会降解 EA 和 ED，干扰反应的进行，从而导致测量不准确。这些干扰物质可能来自待检样本本身，也可能是实验过程中引入的外部干扰因素，对于检验结果的准确性造成影响。为了提高 CEDIA 技术的可靠性，需要对样本进行适当的预处理和质量控制，以消除或减少干扰因素的影响。

（2）有限的动态范围：虽然 CEDIA 技术对于低浓度待检物质具有很高的灵敏度，但其动态范围有限。在待检物质浓度过高或过低的情况下，CEDIA 的线性关系可能会受到限制，导致测量值超出可信范围。因此，对于高浓度或低浓度的待检样本，可能需要进行适当的稀释或浓缩处理，以确保实验结果在合适的线性范围内，并避免饱和或过低信号造成的误差。

（四）临床应用

1. 药物检测 CEDIA 广泛用于监测药物在患者体内的浓度，以确保患者获得正确的药物剂量和治疗效果。目前，CEDIA 已被用于检测吗啡、地高辛、卡马西平、丙戊酸、苯妥英、氟哌啶醇和溴哌啶醇等药物。

2. 个性化药物治疗 克隆酶供体免疫试验为器官移植后免疫监测提供了一种可靠和敏感的方法。根据 CEDIA 检测时间短，灵敏度较强的特点，目前已经广泛应用于肾移植、肝移植、骨髓移植后的免疫抑制剂的药物浓度评估。目前有报道应用 CEDIA 检测环孢素、霉酚酸、他克莫司等免疫抑制药物的浓度，以便临床医生调整治疗方案，为临床用药提供一定依据。此外，也有报道 CEDIA 用于检测儿童患者中的 FK506 浓度改变。

3. 临床诊断 CEDIA 可应用检测血清中维生素 D 和维生素 B_{12} 的浓度，为疾病的鉴别诊断提供一定依据。

4. 毒物检测 CEDIA 被广泛应用于毒物筛查和毒物监测。它可以检测尿液或血液样本中各种药物、毒素或其代谢产物的浓度，有助于判断个体是否暴露于毒物或滥用药物。例如，在法医学和毒理学研究中，CEDIA 可用于检测血液和尿液中的大麻素、阿片类药物、可卡因、苯丙胺、美沙酮和苯二氮䓬类药物，来判断个体是否使用毒品。临床医生可以更全面地了解个体暴露于毒物的情况，为毒物相关疾病的临床诊断和治疗提供科学依据。

第二节 酶联免疫吸附试验

ELISA 最初由瑞典学者 Eva Engvall 和 Peter Perlmann、荷兰学者 Anton Schuurs 和 Bauke van Weeman 所建立。作为一种简便、快速的固相免疫测定技术，ELISA 目前已经广泛应用于定性或定量检测抗原、抗体、激素等多种物质，在临床诊断中发挥了重要作用。

一、基本原理及方法类型

酶联免疫吸附试验的基本原理是将已知抗原或抗体固定到固相载体上（如聚苯乙烯等），即形成固相抗原或抗体，检测时需要将待检样品（可能含有待检抗体或抗原）和酶标记抗原或抗体按照一定的程序与固相抗原或抗体反应，形成特异性的固相抗原（抗体）- 抗体（抗原）- 酶复合物，并用洗涤的方法将该复合物与其他游离物质分离。此时，复合物存在的酶量与待检抗原或抗体的量成一定的比例，在加入相应的底物后，酶能够催化底物形成有色产物，通过测量有色产物的量即可完成对受检标本的定性或定量检测。

根据检测原理和目的的不同，ELISA 可以分为 4 种基本类型：夹心法、间接法、竞争法、捕获法。根据检测抗原和抗体不同，需要灵活采用不同的检测方法。在检测抗原中，大多采用双抗体夹心法和竞争法；而在检测抗体中，通常采用间接法、双抗原夹心法、竞争法和捕获法等。

（一）检测抗原的方法

1. 双抗体夹心法 双抗体夹心法广泛应用于检测抗原，属于非竞争结合法。该法适用于检测含有至少两个抗原决定簇的大分子抗原。双抗体夹心法可分为一步法和两步法。两步法的基本原理是首先将特异性抗体固定到固相载体上，并洗涤以去除未结合的抗体，以及用封闭液封闭固相载体的剩余结合位点，从而获得固相抗体；随后加入待检样本并充分温育，形成固相抗体 - 抗原复合物，并洗涤除去其余游离成分；然后加入酶标抗体再次充分温育，形成固相抗体 - 待测抗原 - 酶标抗体复合物（双抗体夹心），并洗涤除去未结合的酶标抗体；最后添加底物，此时复合物中的酶可以催化底物形成有色产物，根据产物的显色程度及吸光度完成抗原的定性或定量测量（图 8-3）。

一步法的主要原理与两步法相似，其最大的不同是一步法需要通过针对抗原分子上两个不同且空间距离较远的抗原决定簇制备两种抗体，在检测过程中，在固相载体上固定一种抗体，而酶标抗体则使用另一种抗体。在检测过程中只需将待检标本和酶标抗体同时加入固相载体中，仅需一次温育即可形成固相抗体 - 待测抗原 - 酶标抗体复合物，再洗涤后即可加入底物进行显色反应，极大减少了检测所需时间和复杂度。

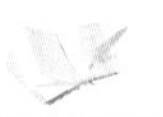

2. 竞争法 竞争法主要应用于检测只有一个抗原决定簇的小分子抗原或半抗原（如药

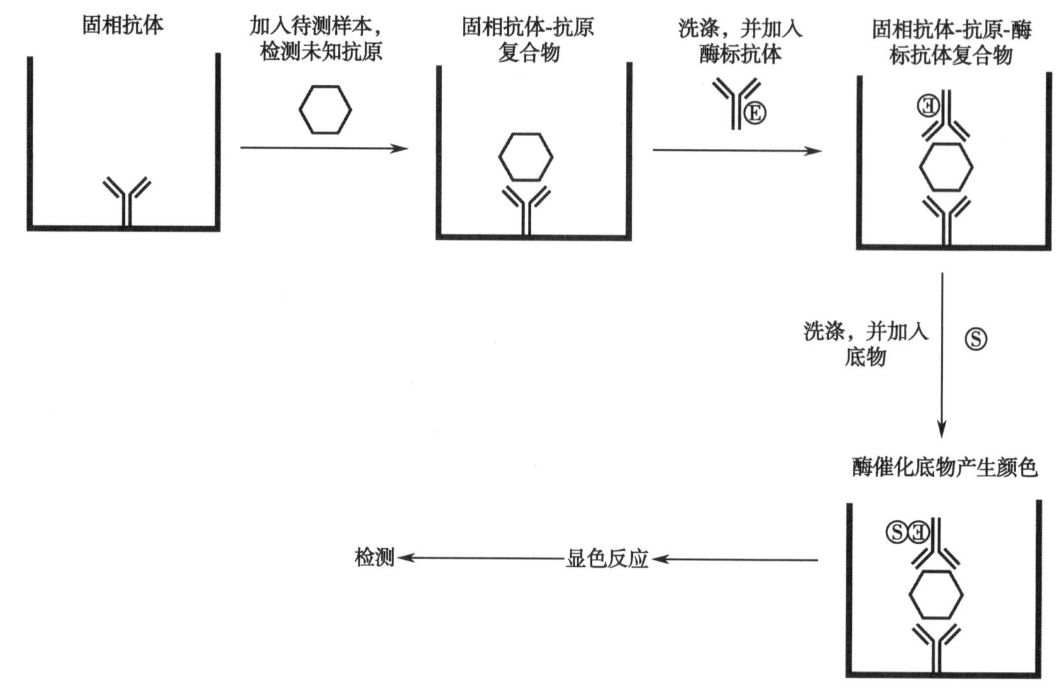

图 8-3　双抗体夹心法检测未知抗原

物、激素等）中。如将特异性抗体包被到固相载体上，从而获得固相抗体；随后将待检样本和酶标抗原加入固相载体，此时，待检样本中的抗原能够和酶标抗原竞争结合固相抗体，若待检样本中抗原越多，能够形成的抗原 - 抗体复合物也越多，导致酶标抗原 - 抗体复合物的形成减少，因而最后的显色反应也相应减少，通过检测产物的显色程度完成抗原的定性或定量测量（图 8-4）。同样地，也可采用固相抗原与待检抗原竞争结合酶标抗体的模式进行检测。

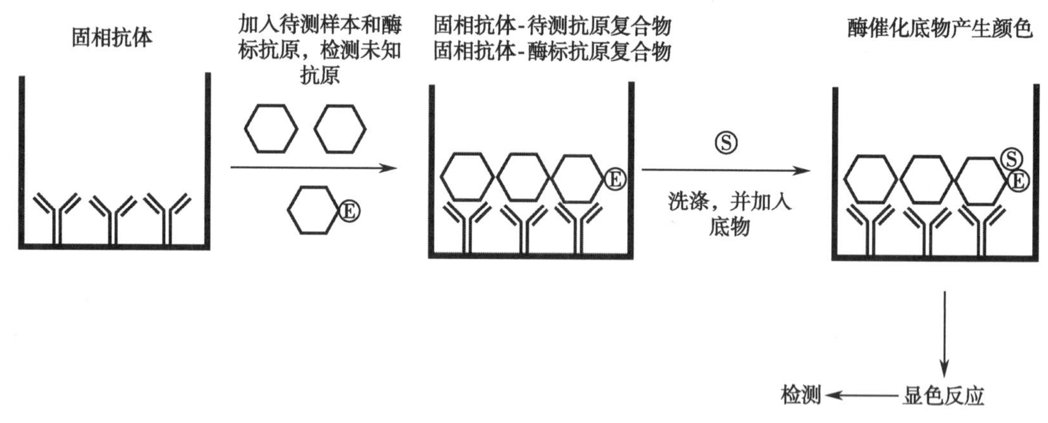

图 8-4　竞争法检测未知抗原

（二）检测抗体的方法

1. 间接法　间接法是检测抗体最常使用的方法。以临床上检测抗心磷脂抗体为例，该方法的主要原理是首先将心磷脂抗原包被到固相载体上（多为微孔板），从而获得固相抗原；随后加入待检样本，存在于待检样本中的抗心磷脂抗体与包被于微孔板上的固相心磷脂抗原结合，形成固相抗原 - 待测抗体复合物；然后经过洗涤除去未结合的抗体，加入酶标二抗（即酶标记的针对待测抗体的抗体，临床上常用 HRP 标记的羊抗人 IgG 作为酶标二抗）进行温育，此时，固相载体上能够形成固相抗原 - 待测抗体 - 酶标二抗复合物，随后通过洗涤除去未结合的酶标二抗；最后加入底物（如TMB），此时复合物中的酶可以催化底物形成有色产物，根据产物的显色程度及数量进行抗心磷脂抗体的定性或定量测量（图8-5）。

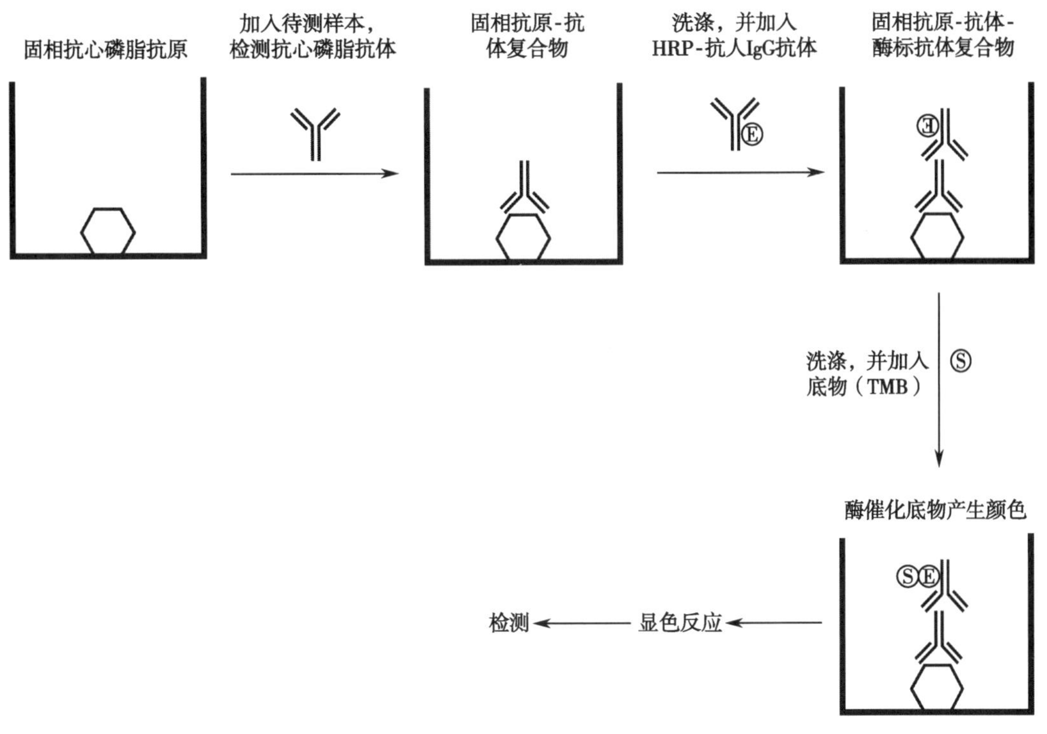

图8-5　间接法检测抗心磷脂抗体

2. 双抗原夹心法　双抗原夹心法的基本原理和双抗体夹心法相似，不同之处在于包被到固相载体和酶标记的均为特异性抗原，从而能够检测待检样本中的未知抗体（图8-6）。

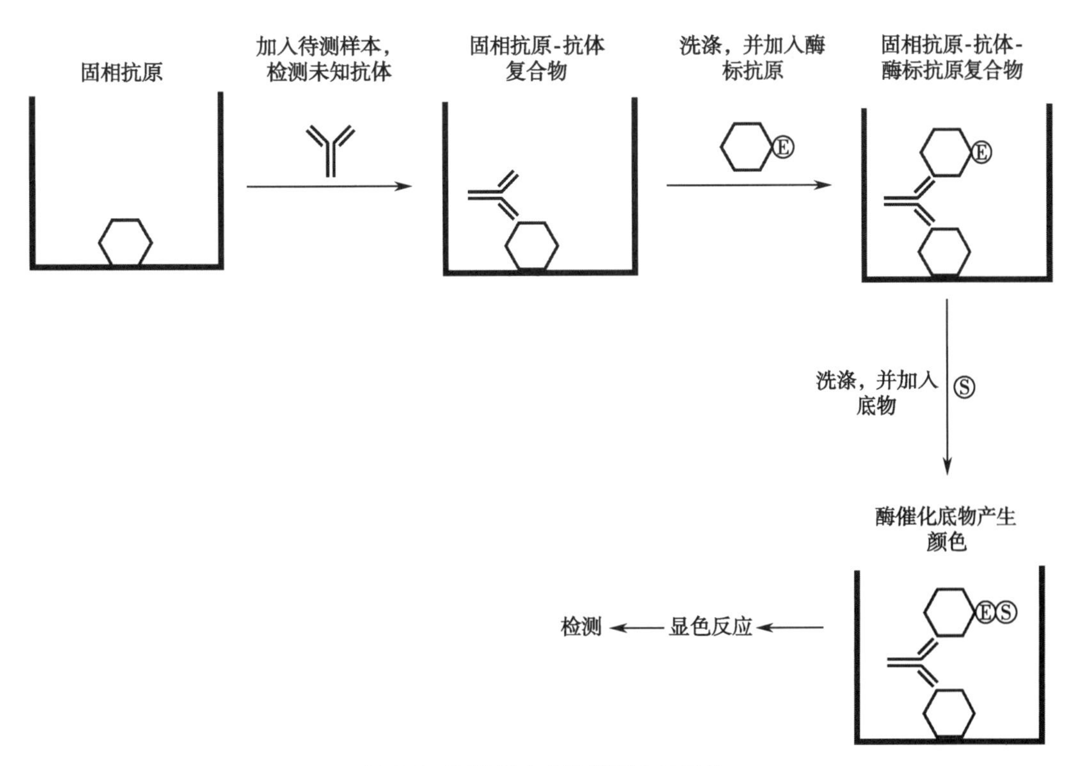

图8-6　双抗原夹心法检测未知抗体

3. 竞争法　临床上常采用竞争法检测乙型肝炎病毒核心抗体（HBcAb）或乙型肝炎病毒 e 抗体（HBeAb）。竞争法中的抗原固相化可采用直接固相化或通过相应特异性抗体的间接固相化来进行。以直接固相化的方法检测 HBcAb 为例，基本原理为首先将乙型肝炎病毒核心抗原包被到固相载体上，形成固相抗原；随后加入待检标本和酶标 HBcAb，此时，待检标本中的 HBcAb 会与酶标 HBcAb 竞争性结合固相抗原，当待检标本中的 HBcAb 含量越高，能够与固相抗原结合的酶标 HBcAb 就越少；最后进行洗涤，加入底物显色，显色的强弱程度与待检标本的 HBcAb 含量呈现负相关（图 8-7）。

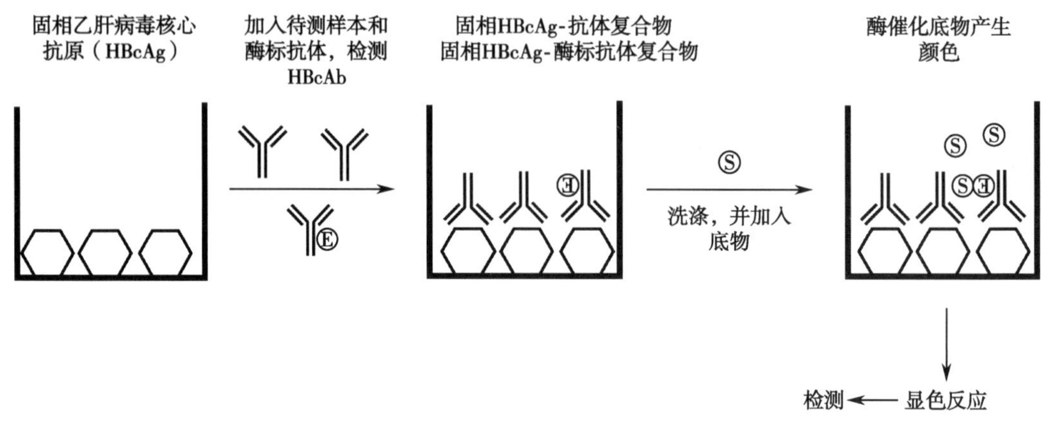

图 8-7　竞争法检测 HbcAb（直接固相法）

间接固相化可应用于临床 HBeAb 的检测，其基本原理为首先将制备的 HBeAb 包被到固相载体上，形成固相抗体；随后加入待检标本和中和抗原 HBeAg，此时，待检标本中的 HBeAb 能够与固相抗体竞争结合中和抗原，当待检标本中 HBeAb 的浓度越高，能够与固相抗体结合的中和抗原就越少；最后在洗涤除去未结合的游离物质后加入酶标 HBeAb，酶标 HBeAb 能够与结合在固相抗体上的中和抗原进行结合，加入底物反应即可显色，此时显色反应的强弱程度与待检标本的 HBeAb 含量呈现负相关（图 8-8）。

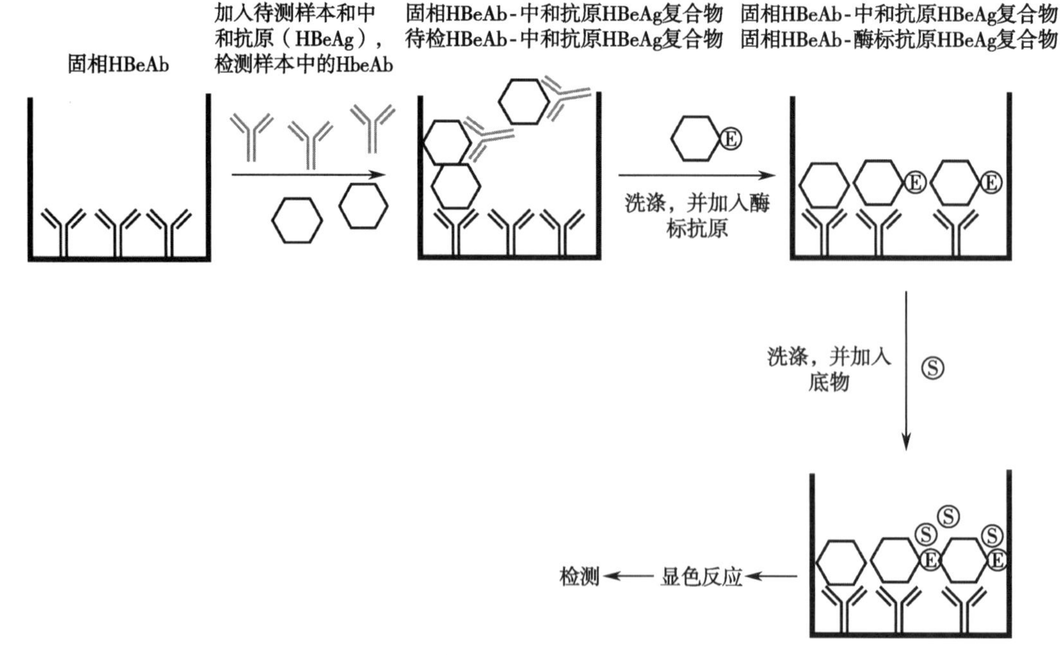

图 8-8　竞争法检测 HbeAb（间接固相法）

4. 捕获法 捕获法又称为反向间接法，主要应用于临床检测特定抗体亚型，如在急性感染期的IgM型抗体的检测。以临床检测人血清或血浆中的甲型肝炎病毒IgM抗体（HAV-IgM）为例，其基本原理为首先将抗人IgM（μ链）的抗体包被于固相载体，形成固相抗体；之后加入待检样本，此时，样本中所有类型的IgM均会被固相抗体捕获，未结合的其他成分（包括特异性的IgG抗体）将被洗涤除去；随后加入重组的HAV抗原与用酶标记的抗-HAV的特异性抗体形成的复合物，被捕获的IgM中的HAV-IgM会与特异性抗原酶标记物结合，洗去其他未结合物，最后加入底物（如TMB）显色。通过酶标仪检测吸光度从未判定待检样本中的HAV-IgM抗体的存在与否，显色的强弱程度与待检标本中HAV-IgM的含量呈正相关（图8-9）。

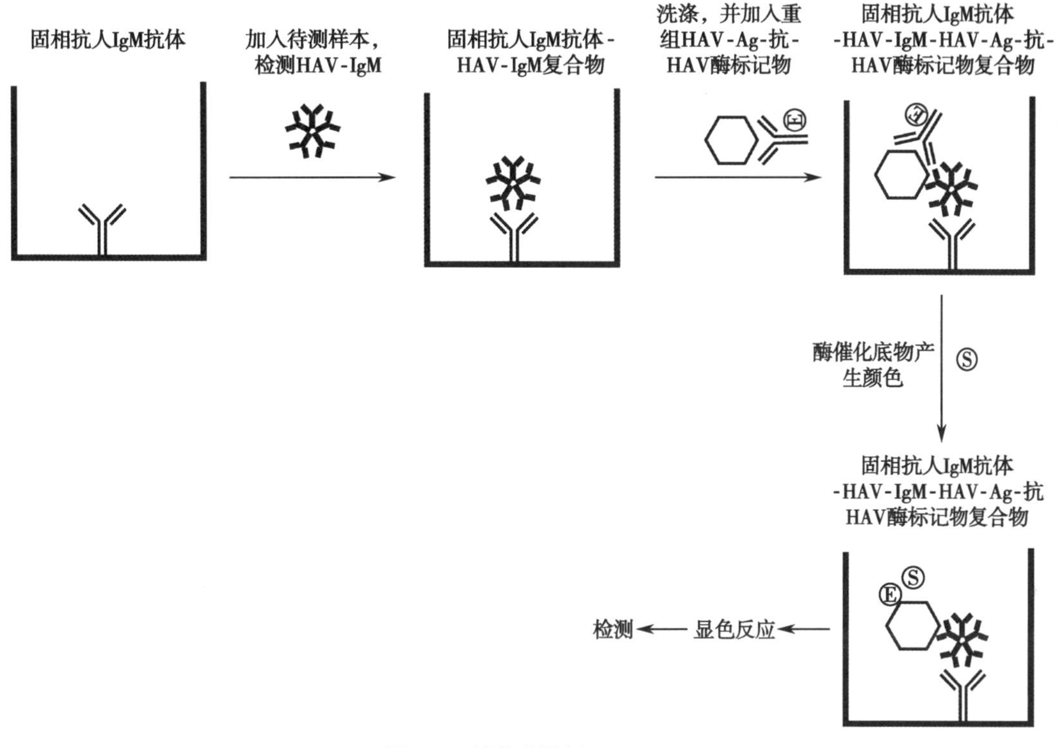

图8-9 捕获法检测HAV-IgM

二、技术要点

（一）包被技术

包被（coating）是指将抗体（抗原）与固相载体连接的过程。根据酶联免疫吸附试验的基本原理，首先要将已知抗原或抗体结合到某种固相载体表面并使原有免疫活性保持稳定，以完成固相抗体（抗原）的制备。所以固相载体和包被方法的选择是进行酶联免疫吸附试验的基础。

1. 固相载体

（1）固相载体应具备的条件：①与抗体（抗原）有较高的结合容量，且结合稳定不易脱落；②可结合抗原或抗体及亲和素或链霉亲和素等大分子蛋白质；③生物大分子固相化后仍保持生物活性，且有利于反应充分进行；④可塑性较好，便于制备成各种形状（试管、微孔或微球），并且透光性好，利于比色；⑤包被方法简便易行、快速经济；⑥材料成本低，常用的材料有聚苯乙烯、硝酸纤维素、磁性微球、聚丙烯酰胺、琼脂糖、聚乙烯、聚偏二氟乙烯等。

（2）固相载体的类型：①聚苯乙烯塑料，聚苯乙烯塑料可塑性好，易于制成微孔板、微球和小试管等形状。在酶联免疫吸附试验中使用最多的是聚苯乙烯塑料微孔板（8×12）。它的优点是便于批量标本测定，并可在特定的比色计上迅速测定结果，节省操作时间；缺点是较低的抗体（抗原）结合容量、不均一的结合程度会影响灵敏度、精确性及检测范围等，但现在可通过间接包被技术较好地解决此问题。另外，由于制作时原料及生产工艺存在差别，各种聚苯乙烯板的质量差异大，常需在使用前进行质量评价。相较于微孔板，由聚苯乙烯高分子单体聚合成的微球结合容量更大，其带有能与蛋白质结合的功能团，易和抗体（抗原）形成化学偶联。并且固相微球在反应时，可以均匀地分散到整个反应溶液中，反应速度快。当微球内包裹磁性物质时，制成磁性微球，其分离步骤可以简单地用一般磁板或自动化磁板完成，已普遍应用在自动化的荧光酶免疫测定及化学发光免疫测定等技术中。②膜载体，膜载体包括硝酸纤维素膜（nitrocellulose, NC）、聚偏二氟乙烯（polyvinylidene fluoride, PVDF）膜、玻璃纤维素膜和尼龙膜等。通过非共价键吸附蛋白质，吸附能力很强，故已广泛应用于定性或半定量斑点 ELISA、免疫印迹试验、酶联免疫斑点试验、胶体金免疫技术、膜荧光免疫技术和与 POCT 相关的各类检测技术中。

2. 包被方法

（1）直接包被：是一种将抗体（抗原）直接包被于固相材料表面的经典包被方法。其主要步骤包括用包被缓冲液（pH 9.6 碳酸盐溶液或 pH 7.4 磷酸盐溶液）将欲包被的抗原或抗体稀释到一定浓度（一般终浓度为 3～10μg/mL），包被体积为 100～150μL/ 孔。包被条件为 37℃下 2～6 小时或 4℃过夜。要注意的是，用于包被的蛋白质（抗原或抗体）浓度不宜过大，以免过多的蛋白质分子在固相载体表面形成多层聚集，洗涤时易脱落，影响随后形成免疫复合物的稳定性和均一性。此外，包被溶液中抗原或抗体的最适浓度，需经预实验筛选确定。

（2）间接包被：是将固相载体结合上附着力强的特殊包被物，再将包被物和欲包被的抗体（抗原）相连形成复合物。与直接包被不同的是，间接包被是分子之间的连接，包被的抗体（抗原）分布比较均匀，试验时抗原（抗体）能充分结合，检测的灵敏度大大提高。但是这种包被方式可能会影响抗体的利用效率，导致抗原、抗体之间亲和力降低。目前常用到的两种间接包被模式是亲和素 - 生物素化抗体（抗原）模式和葡萄球菌蛋白 A（SPA）- 抗体模式。

3. 封闭　由于包被的抗原或抗体浓度很低，固相载体表面不能被包被蛋白完全覆盖，可非特异地吸附标本中的蛋白质及酶标记物，导致显色本底偏高，因此需用 1%～5% 牛血清清蛋白或 5%～20% 小牛血清等再包被一次，可以占据空白位点以消除这种干扰，这一过程就是封闭（blocking）。

4. 包被效果评价　制备好的固相载体应具有良好的均一性和稳定性。如良好的微量反应板应吸附性能好，空白值低，孔底透明度高，各板之间、同一板各孔之间性能相近。

（二）原料匹配试验

在 ELISA 反应体系中，需要选择合适的包被原料和酶标记原料的种类，以期获得最佳的检测性能。以建立双抗体夹心法检测抗原的试剂为例，首先将获得抗体标记酶获得酶 - 抗体结合物（酶标抗体）并将酶标抗体稀释成相同的工作浓度，同时将各抗体以一致的浓度包被固相载体，通过将酶标抗体和包被抗体两两匹配后检测样本筛选最优配对。

抗体匹配需要考虑如下因素：①阴性样本反应低，阳性样本反应高，分析灵敏度高；②阳性样本检出率高，特异性好；③如检测的抗原存在变异或变体的情况，应不受其影响；④受样本基质效应影响小，标准品测定值与质控血清相吻合；⑤如为定量检测，则定量准确性好，线性范围宽。

（三）最佳工作浓度的确定

抗原 - 抗体反应需在最适比例条件下进行，以期获得较好的检测性能。抗原或抗体实际稀释比例由工作浓度指征。不同反应类型参与成分不同，最佳工作浓度滴定方法略有差别，我们以双抗体夹心法定量检测前列腺特异性抗原为例，说明最佳工作浓度如何确定。

首先根据临床意义确定抗原标准曲线的浓度范围，并配制不同浓度抗原溶液。然后将欲滴定的包被抗体稀释成 3～5 个浓度，分别包被酶标板并进行封闭后待用；再将酶标抗体分别稀释成 3～5 个浓度。最后将包被抗体和酶标抗体不同浓度分别组合后，进行双抗体夹心反应，整理实验结果（表 8-1）。

表 8-1 包被抗体和酶标抗体棋盘滴定实验结果

Ab-B		1：2 000			1：4 000			1：8 000		
Ab-HRP		1：1000	1：2000	1：4000	1：1000	1：2000	1：4000	1：1000	1：2000	1：4000
前列腺特异性抗原浓度（ng/mL）	0	0.071	0.051	0.047	0.053	0.063	0.046	0.050	0.051	0.054
	2	0.333	0.223	0.126	0.299	0.237	0.126	0.260	0.173	0.113
	10	0.746	0.459	0.459	1.015	0.673	0.419	0.841	0.522	0.375
	25	1.309	1.123	0.900	1.468	1.539	0.918	1.760	1.139	0.903
	50	1.285	1.423	1.307	1.404	2.033	1.378	2.453	1.772	1.424
	100	1.051	1.290	1.615	1.725	2.223	1.758	2.468	2.247	1.803

实验结果显示：①当包被抗体稀释度为 1：2 000，酶标记抗体稀释度为 1：4 000 也能显示良好线性关系，但包被抗体较为浪费；②包被抗体稀释度为 1：8 000，酶标记抗体稀释度为 1：2 000 显示良好线性关系，但最大光密度值偏高，且酶标记抗体较为浪费；③当包被抗体稀释度为 1：8 000，酶标记抗体稀释度为 1：4 000 显示良好线性关系。因此，选择包被抗体稀释度为 1：8 000，酶标记抗体稀释度为 1：4 000。

上述最佳抗体工作浓度选择时考虑了以下因素：①确保线性范围是否满足实际临床要求；②确保检测方法的灵敏度，即非特异性结合较弱、零点的 OD 接近“0”；③定量标准品的最大 OD 值是否在 2.0 左右；④确保临界点是否落在斜率最大范围，当待测物质含量略有变化时，检测信号也会发生很大变化，要保证临界点附近的标本较为精确。

三、临床应用

酶联免疫吸附试验主要用于临床疾病血液及其他体液标志物的定性测定。目前广泛用于传染病的诊断，如肝炎病毒（甲肝抗体、“乙肝两对半”、丙肝抗体、丁肝抗体、戊肝抗体）、风疹病毒、疱疹病毒、轮状病毒 / 结核分枝杆菌、幽门螺杆菌等。也用于一些蛋白质检测，如各种免疫球蛋白、补体、肿瘤标志物（甲胎蛋白、癌胚抗原、前列腺特异性抗原等）。

第三节 酶联免疫斑点试验

酶联免疫斑点试验（enzyme-linked immunospot assay，ELISPOT）是一种结合细胞培养技术和 ELISA 技术，是定量 ELISA 技术的延伸和发展。本检测技术可从单细胞水平检测分泌抗体或细胞因子的细胞。

一、基本原理及方法类型

（一）基本原理

在包被有待测细胞因子抗体的微孔板上（如 PVDF 膜），加入可分泌相应细胞因子的待测细胞及抗原刺激物进行培养。待测细胞受抗原刺激后向其周围分泌细胞因子，细胞因子被板上的特异性抗体捕获。细胞被移除并清洗后，其后续的反应同 ELISA，加入生物素标记的抗体与被捕获的细胞因子结合，然后用酶标链霉亲和素与生物素结合，形成膜特异抗体 - 细胞因子 - 生物素标记抗体 - 酶标链霉亲和素复合物。加入显色底物，酶催化底物产生不溶性的色素，就近沉淀在局部的膜上形成斑点，便于观察和计数分泌细胞因子的细胞（图 8-10）。一个斑点代表一个细胞因子分泌细胞，斑点的颜色深浅程度与细胞分泌的细胞因子量有关。斑点的计数可在显微镜下或采用酶联斑点分析仪自动化进行。

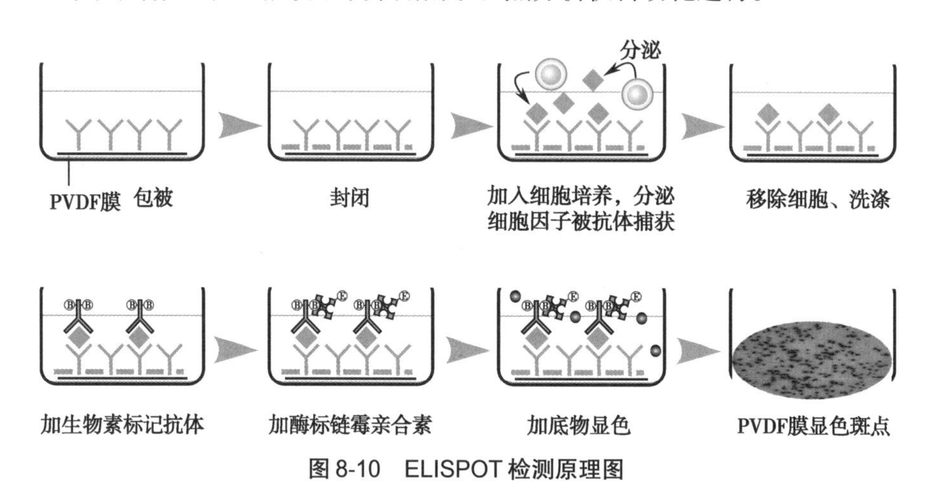

图 8-10 ELISPOT 检测原理图

（二）方法类型

目前 ELISPOT 方法多采用双抗体夹心法。该法先将抗细胞因子抗体包被于固相载体上，再加入不同来源的细胞（待检细胞），经有或无刺激物存在的条件下培养一段时间后，细胞分泌细胞因子并与固相抗体发生结合，洗涤去除细胞，再加入相应的酶标抗体显色，即在细胞因子出现的位置形成并呈现有色斑点，每个斑点代表单个分泌待测细胞因子的细胞，斑点颜色深浅与细胞分泌细胞因子含量相关。其检测流程包括被捕获抗体、封闭（含蛋白质封闭液）、加入细胞，抗原和肽段或有丝分裂素等刺激物、孵育、洗涤细胞、加入标记二抗，形成“夹心三明治”复合物、加入酶、加入酶底物，显色反应形成斑点、分析。

ELISPOT 优于传统细胞因子或其他分子分泌细胞的检测方法。该技术检测细胞因子具有三大优点：①灵敏度高。在 10^6 个阴性细胞中只要有一个分泌细胞因子的阳性细胞即可被检测出来。这是目前为止，分析细胞分泌细胞因子最为灵敏的检测技术，灵敏度比传统的 ELISA 方法高 2～3 个数量级。若标记抗体引入生物素与亲和素放大系统，可大大提高灵敏度。②单细胞水平活细胞功能检测。ELISPOT 检测的是单个细胞分泌，而非细胞群体的平均分泌。在检测的过程中，有活细胞培养与抗原刺激阶段，检测的是活细胞的功能，而非死细胞的遗留物。③操作简便经济，可以进行高通量筛选。ELISPOT 没有复杂的细胞体外扩增过程，不使用同位素，不需要大型的、专门的实验仪器设备。按照标准化的实验操作，一个实验者可以同时处理数百个样品，效率远远高于其他检测方法。

二、技术要点

（1）细胞培养和培养前阶段无菌操作，避免污染细胞。

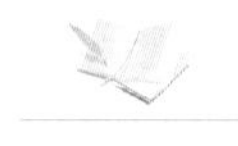

（2）提取淋巴细胞时应尽量去除红细胞的干扰，加入 ELISPOT 培养孔的细胞须为单细胞悬液。

（3）细胞孵育过程应保证 ELISPOT 培养板静置，CO_2 培养箱应保证稳定，避免震荡。

（4）洗涤要充分，尤其是裂解细胞之后的洗涤。

（5）洗涤时，枪头不能接触到膜，从孔中移出液体采用倾倒的方式。

（6）洗涤最后一次要用高质量的吸水纸拍干。

三、影响因素

ELISPOT 试验在体外模拟体内的环境，检测活化的免疫细胞分泌细胞因子的状况，因此细胞的分离、保存、复苏、培养、运输以及检测环境和具体的操作等多个环节都可能会影响细胞的活力和功能，如果不能确保细胞的活力和功能，便不能得到免疫细胞分泌细胞因子的真实试验结果。

（一）外周血单个核细胞（peripheral blood mononuclear cells，PBMCs）

应尽快分离（室温下储存不应超过 12h），分离后的细胞应该尽快进行 ELISPOT 试验，否则需要用相应的冻存方法将其放置在液氮内保存。

在进行反应时，细胞的生理状态可直接影响实验结果，若样品中死细胞的含量为 30%～50%，则会使实验结果的斑点减少以及产生较高的实验背景。冷冻的 PBMCs 常具有较高的细胞因子分泌水平；同时，细胞样品中，PBMCs 细胞的纯度以及各细胞亚群含量的完整性亦会影响实验的最终结果，如细胞样品中含有一定量的单核细胞或抗原呈递细胞（APC 细胞），就会影响实验结果。

（二）孵育细胞的浓度

细胞的浓度亦是实验成功的关键，若孵育细胞的浓度过高，则会出现斑点重叠无法统计的情况，反之，则会斑点太少，统计结果不准确。一般情况下，PBMC 合适的细胞浓度约为（1～3）$\times10^6$ 个 /mL，每孔 100μL。不同的细胞种类以及实验的操作过程不同，最适的细胞浓度都需要调整。若以人 PBMC 细胞进行直接法的实验，则每孔孵育的细胞必须少于 3×10^5 个 /mL，而以鼠的脾细胞进行实验，则少于 2×10^6 个 /mL，每孔 500μL 的用量更为合适。此外，若实验过程不同，则细胞的浓度亦要有所调整，如间接法中，效应细胞（cytokine-secreting cells，CSC）需调整至 5×10^5 个 /mL，每孔 100μL 的用量。再则，效应细胞的种类与状态以及检测的因子的不同，其最适的细胞孵育浓度亦有不同。因此，建议在正式进行实验前，在上述建议的基础上，最好先进行预实验，如以 3×10^6 个细胞为起始浓度，按 1∶3 进行梯度稀释，至最稀浓度为 1×10^3 个细胞进行实验，并以每空出现的斑点少于 500 点的而斑点数最多的浓度作为最适的实验浓度。

（三）细胞的培养条件

根据实验方法以及实验细胞的种属不同，其最适的细胞培养条件也有所不同。例如，对于人 PBMC 细胞，无血清培养基是较适合的选择；而对于其他种类的细胞，用含 2mM L- 谷氨酸、适量的抗生素以及 10% FBS 的 RPMI 1640 培养基能取得更佳的效果。此外，即使细胞相同，不同的实验方法也有不同的要求，对于直接法，一般无血液培养基的效果更好，反之，若采用的是间接法，则含有 10% FCS 或人血清培养基的效果更佳。应当注意的是，不同的厂家供应或批次不同的血清效果亦不一致，因此，实验者们应在进行实验前，先以新购得的血清与之前购得的血清进行对比实验，以保证最适的实验条件。

（四）刺激剂种类以及用量

与上述情况类似，不同的细胞种类以及待检测的细胞因子不同，所用的刺激剂种类以及用量亦有所不同。在每次进行实验时，实验者都应设置阳性对照组作为参照。常用的

阳性对照刺激剂为 concanavalin A（conA：6～10μg/mL），结合 PMA（50ng/mL）、ionomycin（1μg/mL）、PHA（10μg/m）或抗 CD3/CD28 抗体。一般情况下，对于人的 PBMC 细胞 conA（6～10μg/mL）、PMA（50ng/mL）、ionomycin（1μg/mL）、PHA（10μg/m）等适用于所有的细胞因子 ELISPOT 分析实验，而抗 CD3/CD28 抗体则是 IFN-γ、IL-4、IL-10 和 granzyme B 的 ELISPOT 的有效刺激剂。对于鼠的脾细胞，conA（4μg/mL）或与 PMA（50ng/mL）和 ionomycin（1μg/mL）联合使用便可达到足够的刺激效果。

（五）抗体的选用

抗体的选择与工作浓度亦对实验有很大的影响。如选用的抗体不佳，结合率差则可能会导致捕获的细胞因子变少而使得斑点变浅。一般情况下，建议优先使用单克隆抗体，因为相对于多克隆抗体，单克隆抗体可以降低非特异结合，降低背景噪音。此外，若捕获抗体与检测抗体的配对不当也会对结果产生很大的影响，如一对抗体结合的两个抗原决定表位族之间存在相互影响，不仅使得应用抗体的实际有效用量变低，造成浪费，同时，亦会降低结合于细胞因子上的抗体量，使得结果不佳。因此，如果可以，最好选用一些知名抗体厂家提供的专用于 ELISPOT 实验的配套单克隆抗体。此外，抗体保存液的成分亦常对实验有很大的影响，如果可以，最好选择无叠氮钠、无热源的抗体，因为这些添加物的存在，往往会刺激或抑制 CSC 效应细胞分泌的活性，使得细胞分泌的因子量与实际状况出现偏差。此外，包被与检测抗体的浓度亦需在进行实验时进行优化。一般情况下，抗体的建议用量为 1～5μg，若抗体浓度太高，则会提高背景的水平，同时还会使得检测结果与检测细胞比率的线性关系变差；反之，若抗体浓度太低，则使斑点变弱以及阳性斑点变少，影响结果判断。

（六）洗涤

如同众多常规的显色实验一样，洗涤充分是实验成功的关键条件之一，如若洗涤不充分，则会使背景变高，尤其在洗脱孵育细胞时，若洗涤不足，可能会造成孵育细胞残留而导致斑点重叠或斑点形状不规则而使可统计的有效斑点变少，而生物素标记的检测抗体洗涤不足，则会造成检测抗体在膜上的非特异性吸附而显出大量假阳性斑点；反之，若洗涤过度，则会造成斑点变淡、阳性斑点变少，从而降低实验的灵敏度。因此，洗液的种类以及洗涤的方法的选择非常重要。现时，最常用且有效的洗液是 PBST（即 PBS 加入 0.05% Tween-20，pH 7.2），因其配制简易，作用温和，且洗涤效果良好而广为人们所用。常规的洗涤方法主要有三种，一为手工操作移液器的方法，二为宽口洗瓶冲洗法，三为洗板机自动冲洗法，其中，宽口洗瓶冲洗法操作简便、节省洗液，冲力较少，且加洗时较均匀，不但具有自动洗板机冲洗较彻底的优点，同时亦克服了自动洗板机由于喷液方式易在孔内形成涡旋而导致的中心效应，是首推的方法。

总之，在 ELISPOT 的操作过程中，试验中应用的培养基、包被抗体浓度、检测抗体浓度、孵育时间、洗板的操作及显色的时间等每一个试验环节都有可能影响试验的结果，每个操作者可以根据实验室的条件建立相应的 ELISPOT 反应条件，从而得到较理想的试验结果。值得注意的一点是，不同实验室对于同一种细胞因子需要进行各自试验条件的摸索，同一个实验室在检测不同细胞因子时，同样应该针对每一种细胞因子的试验条件进行探索。

四、临床应用

酶联免疫斑点试验主要用于细胞因子分泌细胞的定量测定。目前在监测 HIV 等疫苗研究免疫应答反应、移植研究、Th0/Th1/Th2 细胞转换分析、自身免疫研究、过敏机制探讨及一些传染性疾病研究中发挥重要作用。

五、ELISA和ELISPOT比较

ELISA既可用于测定抗原，也可用于测定抗体，主要有夹心法、间接法、竞争法和捕获法四种基本类型。ELISPOT结合了细胞培养技术和ELISA技术，主要用于细胞因子分泌细胞的定量测定。两种方法比较见表8-2。

表8-2 ELISA和ELISPOT试验比较

项目	ELISA	ELISPOT
样本类型	血清、血浆、上清液	全血、PBMC、脾脏细胞
样品板	普通96孔板	96孔板，底部覆有PVDF膜
测定对象	样本中的蛋白含量	分泌某种细胞因子或抗体的细胞频率
检测方式	通过显色反应，测吸光度，与标准曲线比较计算出可溶性蛋白总量	通过显色反应，在分泌细胞因子的位置显现清晰斑点，每个斑点代表一个细胞，从而计算出分泌该细胞因子的细胞的频率
灵敏度	较低，比ELISPOT低	可精确到检测出几十万甚至百万个淋巴细胞中的一个活化细胞的细胞因子分泌
检测设备	ELISA Reader	ELISPOT Reader

小结与展望

EIA是一种最常见的免疫标记技术，是将抗原-抗体反应的特异性与酶高效催化的专一性有机结合的一种方法。目前应用最多的酶免疫技术是ELISA，它是使抗原或抗体吸附于固相载体，使随后进行的抗原-抗体反应均在载体表面进行，从而简化了分离步骤，提高了灵敏度，既可检测抗原，也可检测抗体。实验方法包括间接法、夹心法及竞争法。

酶免疫技术的发展主要在于方法学的发展，而方法学的发展依托于试剂生产工艺的不断进步和新型标记物质的不断涌现。目前，分子生物学的快速发展，促使其与传统酶标记技术不断融合，例如，核酸物质（DNA和RNA）和纳米抗体作为标记物质应用到酶免疫领域，使得检测性能（灵敏度和特异度）不断提高，临床检测范围进一步拓宽。另外，酶免疫测定技术的自动化、集成化和微型化也是酶免疫技术的发展趋势。

（王万海 李倩）

思考题

1. 简述酶免疫技术的分类。
2. 简述建立酶免疫实验方法的主要研究内容，以ELISA为例。
3. 简述双抗体夹心法的原理及应用。
4. 简述竞争法在酶免疫检测中的原理及应用。
5. 均相酶免疫试验的原理和意义是什么？
6. ELISPOT的基本原理是什么？影响因素有哪些？
7. 酶免疫技术的临床应用情况有哪些？

第九章　化学发光免疫技术

教学目标与要求

掌握　化学发光免疫技术基本流程和方法类型。
熟悉　化学发光免疫技术的各类型特点和注意事项。
了解　化学发光免疫技术的方法学评价及临床应用。

化学发光免疫技术（chemiluminescence immunoassay，CLIA）创建于1977年，由Halmann等人在放射免疫和酶免疫分析理论的基础上，将化学发光技术与免疫化学反应相结合的分析方法，是继放射免疫技术及酶联免疫技术后发展起来的一项新兴免疫检测技术。根据标记物及反应原理的不同，可将CLIA分为四种类型：直接化学发光免疫试验、化学发光酶免疫试验、电化学发光免疫试验、发光氧通道免疫试验。

随着标记技术的不断发展及自动化设备的开发应用，化学发光免疫技术已成为目前广泛应用于临床自动化免疫分析的主流方法之一。其具有无放射污染性、自动化、灵敏度高、操作简单、特异性强、线性范围宽、方法稳定快速、应用范围广等特点，常用于检测微量抗原、抗体、激素、酶等，如肿瘤标志物、甲状腺激素、生长激素、心脏疾病标志物（如B型脑钠肽）、传染病筛查（如EB病毒、乙肝病毒）、优生优育监测（如TORCH）等。本章主要介绍四种类型CLIA的基本原理、影响因素、方法学评价及临床应用。

第一节　直接化学发光免疫试验

根据参与化学反应中不同化合物的发光特性，可将化学发光分为直接化学发光和间接化学发光。直接参与化学反应中能量转移并释放光子的化合物称为直接化学发光剂。在化学发光反应中，激发的化学能直接传递到化学发光剂的分子上，使该分子达到电子激发态，再由激发态返回基态时发光。直接化学发光剂在化学结构上有可以发光的特有基团，可被用来直接标记抗原或抗体，光信号强度与抗原或抗体浓度呈线性比例关系。常见的直接化学发光剂有吖啶酯（acridinium ester，AE）、鲁米诺及其衍生物异鲁米诺。因鲁米诺作为酶促反应发光剂优于直接标记发光，故目前常用的直接标记发光剂有吖啶酯和异鲁米诺。

一、基本原理及方法类型

（一）基本原理

直接化学发光免疫试验是采用化学发光剂吖啶酯作为示踪物质标记抗原或抗体分子来形成发光标记物，通过碱性发光促进剂（$NaOH-H_2O_2$）进行发光反应；吖啶酯标记抗体（或抗原）与待测标本中相应的抗原（或抗体）发生免疫反应，形成抗体-待测抗原-吖啶酯标记抗体复合物，加入氧化剂$NaOH-H_2O_2$形成碱性环境，吖啶酯在不需要催化剂的情况下，分解为激发态产物N-甲基吖啶酮，发出波长为470nm的光；通过集光器和光电倍增管接收，记录单位时间内所产生的光子能，这部分光的积分与待测抗原（或抗体）的量成比例关系，从而可从标准曲线上计算出待测抗原的含量。

直接化学发光免疫试验常采用磁微粒为固相载体的分离方式。通过磁颗粒包被抗原或抗体，来提高灵敏度、增加反应面积、缩短反应时间，以及提高反应的特异性。主要用于测定蛋白质、病毒及抗原等大分子物质。

直接化学发光免疫试验操作流程（全自动）包括操作前准备的仪器和试剂准备，样本处理，仪器操作和操作后整理等步骤。

（二）方法类型

吖啶酯直接化学发光反应：采用吖啶酯等作为示踪物质标记抗体（或抗原）形成发光标记物，其化学反应简单快速、无需催化剂，非特异性结合少。类似 ELISA 方法类型，直接化学发光方法类型包括夹心法、竞争法、间接法和捕获法等。以夹心法常见，包括双抗体夹心检测抗原或双抗原夹心检测抗体。用直接化学发光剂标记抗体或抗原，加入磁颗粒包被的抗体或抗原，以及待测标本（含对应的抗原或抗体），进行混合反应，通过一定的实验条件（磁场）把已经结合的直接化学发光剂标记物与未结合的标记物进行分离，洗涤过后在结合状态的直接化学发光剂以及抗原 - 抗体复合物中加入发光促进剂进行发光反应，最终对结合状态的发光强度进行测定。

1. 双抗体夹心法

（1）检测大分子抗原常采用双抗体夹心法。大分子抗原具有多个抗原表位，通过制备不同表位的单克隆抗体，来特异性结合不同抗原表位，形成“夹心”复合物。吖啶酯等直接标记抗体（识别一个表位），固相包被的抗体（识别另一个抗原表位），与待测标本中相应的抗原发生特异性结合反应，形成固相抗体 - 待测抗原 - 吖啶酯标记抗体复合物，加入氧化剂 $NaOH\text{-}H_2O_2$ 形成碱性环境，吖啶酯在不需要催化剂的情况下分解、发光（图 9-1）。

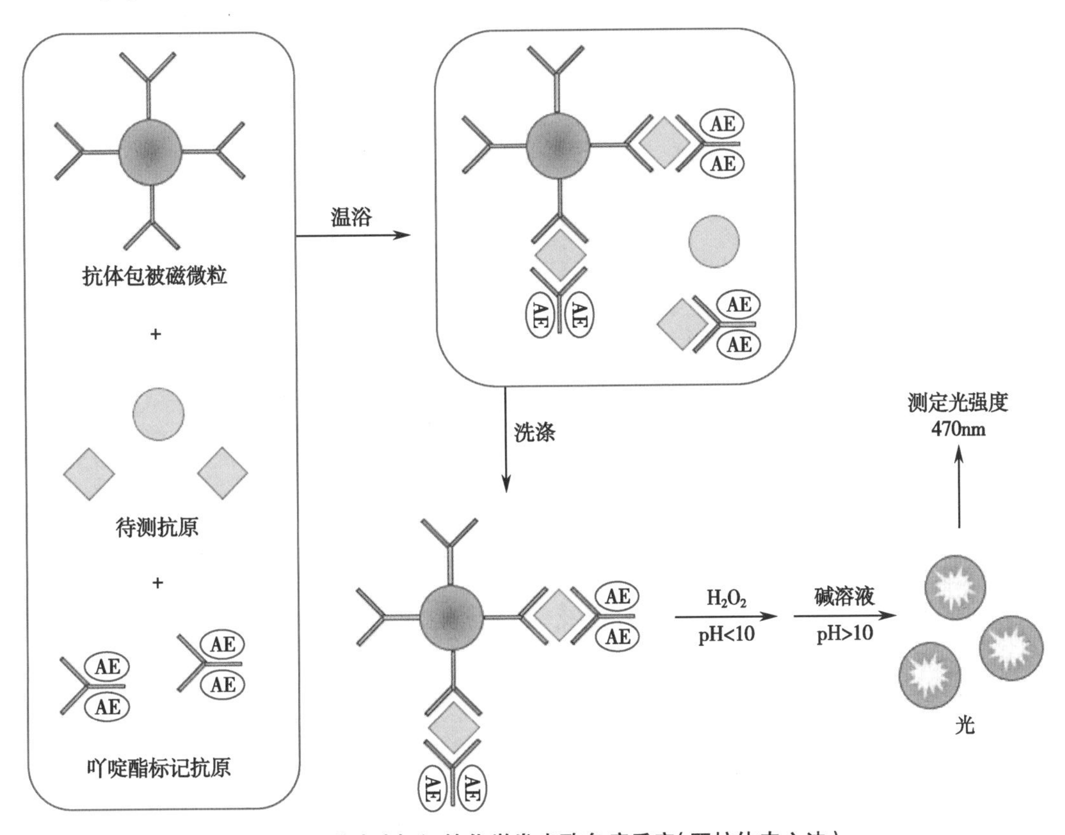

图 9-1　吖啶酯标记的化学发光酶免疫反应（双抗体夹心法）

（2）检测小分子抗原的夹心法（非竞争法）。基于抗原修饰、独特的抗原 - 抗体识别机制原理，发展出了针对小分子抗原的夹心非竞争性反应。目前，以小分子抗原化学修饰、免疫复合物新型抗体的非竞争性反应模式较多；该法克服小分子抗原竞争法检测时存在的精密度欠缺、准确度不够、易受干扰、线性范围窄等天然缺陷。与大分子抗原检测的夹心法类似，不同之处在于采用了能特异性识别小分子抗原或其免疫复合物的新型抗体。

以基于抗免疫复合物抗体的非竞争性法为例。抗免疫复合物抗体是针对小分子抗原与抗体结合后，形成的新抗原表位所产生的特异性抗体，又叫抗异型抗体（anti-metatype antibody）。该抗体只能特异性识别抗原 - 抗体复合物，对单独存在的原始抗原或抗体分子不表现出识别。这种抗体性质可用于小分子抗原的双位点非竞争性化学发光免疫分析。

固相包被的抗体（识别单独抗原分子的表位），先与待测标本中相应的抗原发生特异性结合反应，形成免疫复合物，然后加入吖啶酯等直接标记的抗异型抗体（识别免疫复合物的新表位），形成固相抗体 - 待测抗原 - 吖啶酯标记抗异型抗体，加入氧化剂 NaOH-H_2O_2 形成碱性环境，吖啶酯在不需要催化剂的情况下分解、发光。

2. 竞争法　检测小分子抗原时采用竞争法。将对同一种抗体有相同的亲和力的吖啶酯标记抗原和待测抗原，在抗体限量的条件下，同时加入反应杯温育，两种抗原与抗体发生竞争性结合，由于待测抗原的含量与结合状态的标记物信号强度成反比例函数关系。因此，通过检测吖啶酯标记抗原 - 抗体复合物的信号强度，可计算出待测抗原的含量（图 9-2）。

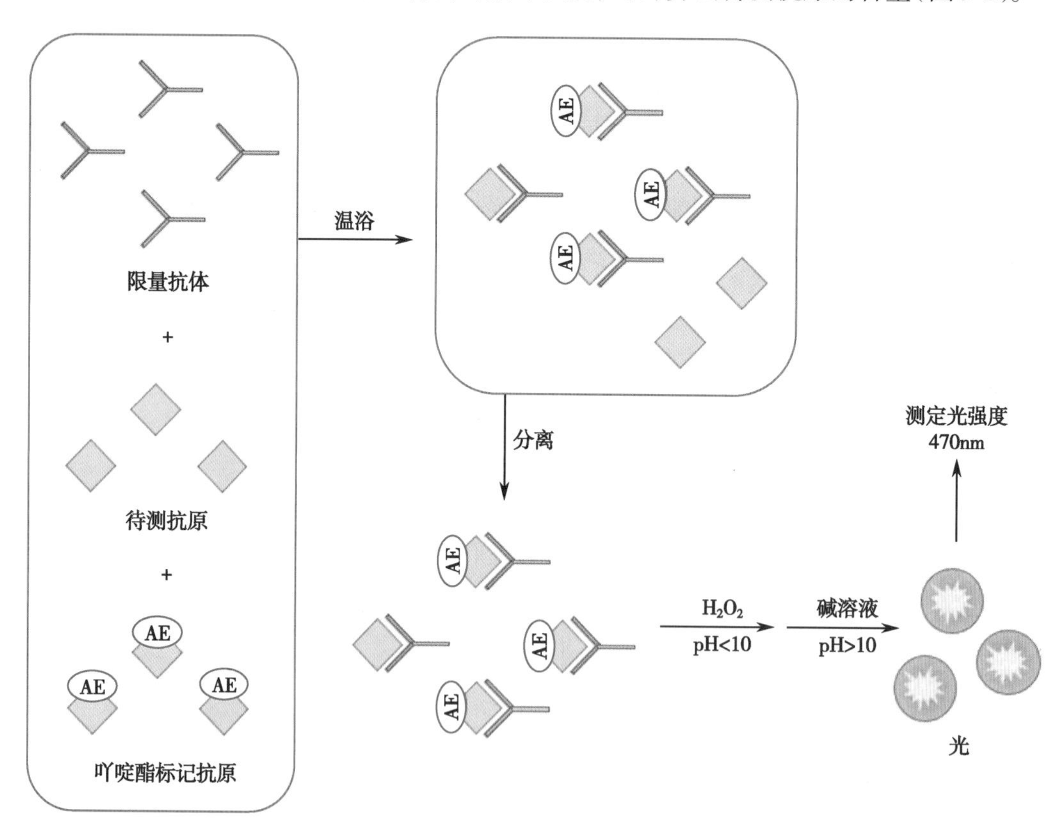

图 9-2　吖啶酯标记的化学发光酶免疫反应（竞争法）

3. 直接化学发光特点　优点：直接发光剂稳定性好，易于保存；标记物为小分子，对标记的抗原 / 抗体的空间位点几乎不造成影响；快速，高灵敏度，高特异性，操作简便。其中，吖啶取代物可以为吖啶酯（DMAE-NHS、AE-NHS）、吖啶酸（9- 吖啶甲酸）、吖啶酰胺或吖啶磺酰胺（NSP-SA-NHS）。根据吖啶取代物的具体不同，载体蛋白上的氨基与吖啶取代物上的不同基团（羧基、琥珀酰亚胺酯等）反应形成化学键连接。缺点：有可能出现交叉反应；由于不同试剂盒可能存在差异，缺乏标准化；成本较高；影响因素多，如样品、操作和试剂等。

二、影响因素

（一）碱性条件

吖啶酯的发光反应需要在碱性条件下进行。标记复合物反应过程中需要加入氧化剂（过氧化氢和氢氧化钠）形成碱性环境，发光过程需要在碱性条件下，经过氧化氢氧化，从而进行分解和发光。

（二）温度

除此之外，吖啶酯的发光反应会受到温度的影响，过高或过低的温度都会影响发光效果。

（三）激发试剂

吖啶酯需要加入激发试剂才能发光。在碱性条件下，吖啶酯产生电子转移反应，从而获得足够的能量，产生激发态的吖啶酯分子。当激发态的分子回到基态时，释放光子，从而实现发光。然而，这个过程需要消耗能量，因此需要加入激发试剂来提供所需的能量。

（四）试剂因素

吖啶酯是一种重要的化学试剂，在诊断试剂盒的制备中具有广泛的应用。使用时需要注意试剂的质量控制、操作条件、储存条件，以保证实验结果的准确性和可靠性。不同的厂家的化学发光免疫检测试剂盒的质量不同，灵敏度和特异性也存在着一定的差异，选择高质量的试剂盒是保证结果准确的关键因素之一。吖啶酯化学发光为闪光型瞬间发光，在加入发光促进剂 0.4 秒后发射光强度达到最大，半衰期为 0.9 秒，2 秒内发光基本结束，持续时间短，因此对信号检测仪灵敏度要求较高。使用吖啶酯时，应注意选择高纯度试剂，并控制质量，确保试剂的纯度和活性符合要求，从而获得可靠的实验结果。未使用或保存时，试剂应保持在干燥阴凉的环境中，避免阳光直射和潮湿，注意避免与空气中的水分接触，以保持其稳定性和活性。

第二节 化学发光酶免疫试验

化学发光酶免疫试验 / 测定（chemiluminescence enzyme immunoassay，CLEIA）将高特异性的酶免疫分析技术及高灵敏度的发光检测技术相结合，主要用于检测微量物质的新型标记免疫测定。

化学发光酶免疫试验的化学发光属于间接化学发光，也称酶促发光反应。未直接参与化学反应，但需酶催化后发光的化合物称为间接化学或酶促反应发光剂。在由酶催化参与化学发光反应中，酶促激发化学能传递到另一个未参加化学反应发光剂的分子上，使该分子也达到电子激发态，再由激发态返回基态时发光。目前化学发光酶免疫分析中常用的标记酶有辣根过氧化物酶（HRP）和碱性磷酸酶（ALP）。辣根过氧化物酶催化的发光剂为鲁米诺及其衍生物；碱性磷酸酶催化的发光底物为 AMPPD［3-（2- 螺旋金刚烷）-4- 甲氧基 -4-（3- 磷氧酰）- 苯基 -1，（3-（2′-Spiroadamantane）-4-methoxy-4-（3″-phosphoryloxy）phenyl-1）］。

一、基本原理及方法类型

（一）基本原理

通过能催化激发某一化学反应的酶如辣根过氧化物酶（horseradish peroxidase，HRP）或碱性磷酸酶（alkaline phosphatase，ALP）来标记抗体（或抗原），与待测标本中相应的抗原（抗体）发生特异性免疫反应后，形成固相包被抗体 - 待测抗原 - 酶标记抗体复合物，经洗涤后，加入底物（酶促发光剂），酶催化和分解底物发光。通过集光器和光电倍增管接收，光电倍增管将光信号转变为电信号并加以放大，再把它们传送至计算机数据处理系统，计算出测定物的浓度。

化学发光酶免疫实验的反应原理与ELISA相似。两者不同点主要在于化学发光酶免疫实验中酶作用的底物为发光底物。

（二）方法类型

根据酶促化学发光反应中标记酶的不同，化学发光酶免疫分析分为辣根过氧化物酶（HRP）标记的化学发光免疫分析和碱性磷酸酶（ALP）标记的化学发光免疫分析。两种分析方法通常采用的反应类型有双抗体夹心法、双抗原夹心法以及竞争法，其中双抗体夹心法主要用于大分子抗原检测，双抗原夹心法主要用于抗体检测，竞争法主要用于多肽类小分子抗原检测。

在双抗体夹心法中，通过形成固相抗体-待测抗原-酶标抗体复合物来进行实验，通常将固定在载体上的抗体和酶标抗体分别与待测抗原分子上两个不同抗原表位结合，通过洗涤去除未结合状态的抗体，底物加入之后被催化，产生颜色变化。通过加入终止液来终止反应，从而测定吸光度值，以及待测抗原的含量。

双抗原夹心法的原理与双抗体夹心法的原理相似，由于抗体的量有限，因此一般不会出现钩状效应。在临床上双抗原夹心法一般用来检测乙型肝炎病毒表面抗体、人类免疫缺陷病毒抗体等。

竞争法常用来检测抗原。如在测抗原中使用竞争法时，待测抗原和酶标抗原与固相的抗体竞争结合，待测抗原越多，与固相抗体结合的越多，因而酶标抗原结合的就越少。在加入底物之后，底物显色测定吸光值，进而测定抗原含量。这个方法一般用于测定小分子抗原或半抗原，例如睾酮等激素。竞争法来检测抗体较少，竞争法检测抗体与竞争法检测抗原原理相似，临床中通常用竞争法检测抗体来检测乙型肝炎核心抗体HBcAb。

1. 辣根过氧化物酶标记的化学发光酶免疫反应　辣根过氧化物酶（HRP）来源于蔬菜植物辣根中，分子量大约为40kD，由糖蛋白和亚铁血红素结合而成，最大吸收峰在403nm处，酶的活性基团是辅基，即亚铁血红素。辣根过氧化物酶的化学发光底物为鲁米诺、异鲁米诺及其衍生物。用于辣根过氧化物酶的化学发光底物通常为双组分系统，稳定的过氧化氢和鲁米诺是经典的辣根过氧化物酶标记化学发光免疫反应体系。

HRP标记的酶促发光反应的反应体系是鲁米诺/H_2O_2/HRP/增强系统（图9-3）。简单来说就是用HRP标记抗原或者抗体，发光底物为鲁米诺或异鲁米诺以及其衍生物，发光增强剂为3-氯-4-羟基乙酰苯胺，发光启动试剂用氢氧化钠和H_2O_2。

（1）HRP-过氧化氢-鲁米诺发光体系：鲁米诺是一种化学荧光分子。在碱性条件下，辣根过氧化物酶催化鲁米诺和过氧化氢的氧化反应，波长可在425nm下进行检测。

（2）HRP-过氧化氢-鲁米诺-增强剂发光体系：传统的HRP-过氧化氢-鲁米诺发光体系发光量低、不易测量，在传统的发光体系中加入增强剂，鲁米诺的发光灵敏度和发光信号就会被提高，发光时间稳定延长，降低了氧化剂与发光剂等单独作用时出现的本底发光现象。常用的增强剂有芳香胺类、苯酚类以及苯硼酸衍生物等。

2. 碱性磷酸酶标记的化学发光酶免疫反应　碱性磷酸酶（ALP）是一种磷酸单酯水解酶，分子量大约为80kD，一般从大肠杆菌或者小牛肠黏膜中取得。在碱性条件下，碱性磷酸酶能够将底物去磷酸化，常见的发光底物有AMPPD、CDP Star（CDP STAR SUBSTRATE）等。

用ALP标记抗原或者抗体，跟反应体系中的待测标本和固相载体上的抗原或抗体发生特异性免疫反应，固相在抗原-抗体复合物上的ALP可以催化发光底物AMPPD，使AMPPD脱去磷酸根基团，从而生成AMPD。AMPD随后自行地分解发出470nm的光（图9-4）。

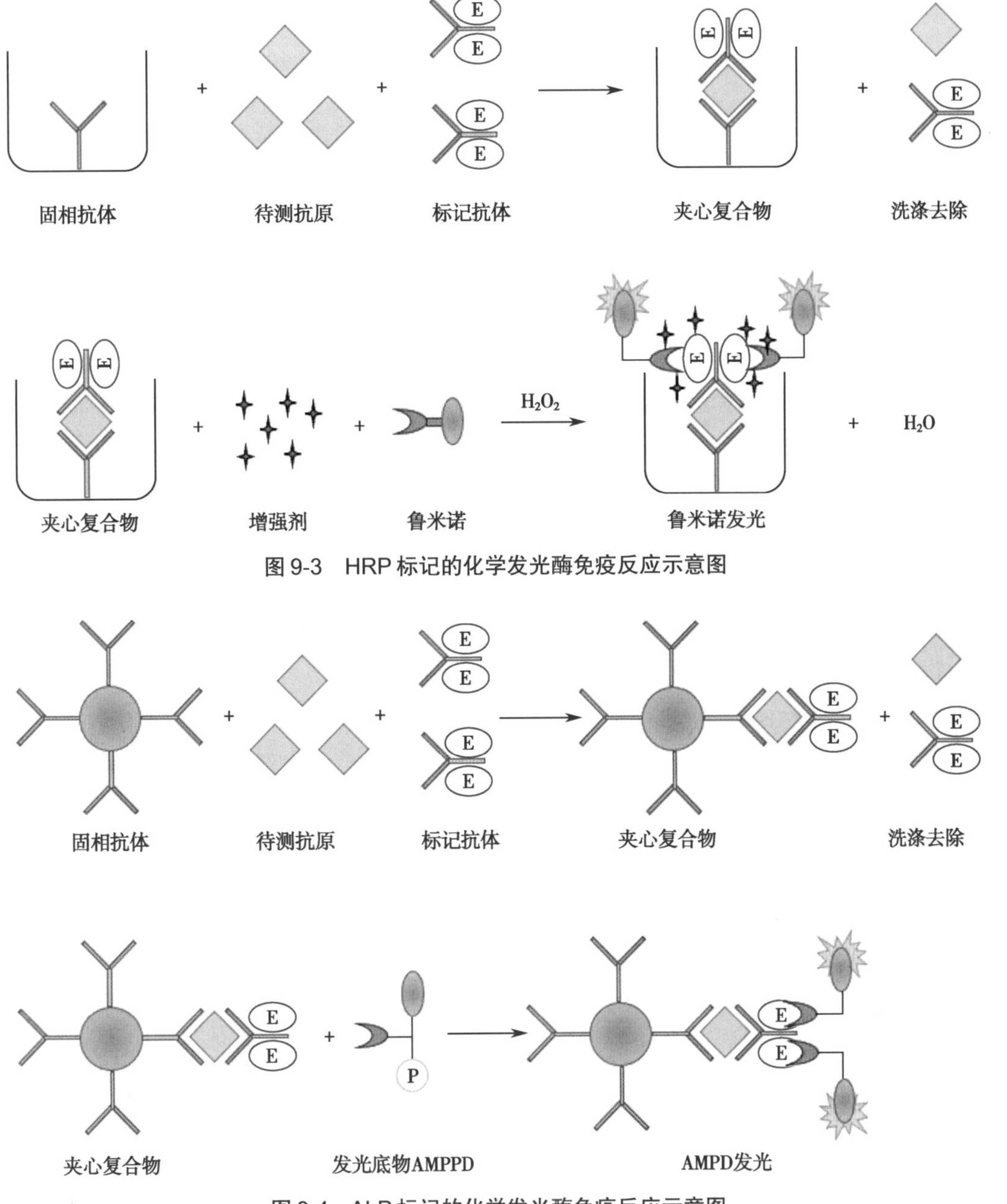

图 9-3　HRP 标记的化学发光酶免疫反应示意图

图 9-4　ALP 标记的化学发光酶免疫反应示意图

（1）ALP-AMPPD 发光体系：AMPPD 是一种非常灵敏的碱性磷酸酶底物，其稳定性好，反应速度快。在这个分子结构中有两个部分：一个是二氧四节环，一个是磷酸根集团。二氧四节环连接苯环和金刚烷，可以断裂并发生发射光子；磷酸根基团维持着整个分子结构的稳定。在碱性条件下，AMPPD 在 ALP 的作用下，脱去磷酸根基团，形成了不稳定的中间体 AMPD，AMPD 分子内的电子在转移后裂解成金刚烷酮，和处于激发态的间氧苯甲酸甲酯阴离子。在释放出光子后回到基态产生 470nm 的光，持续的时间可以达到几十分钟至几个小时。

（2）ALP-CDP Star 发光体系：CDP Star 是由 AMPPD 改进而来的一种碱性磷酸酶底物，能够灵敏检测 ALP 标记的分子，具有更好的反应动力学。CDP Star 的特点是：酶催化强度高，背景低，光输出时间长。

化学发光酶免疫试验的优点有：低成本，快速检测，具有较高的灵敏度和稳定性。同时

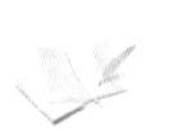

也存在一些缺点，例如需要专业人员进行操作；试验结果可能受到样品中杂质的影响。

二、影响因素

影响化学发光酶免疫试验的因素有很多，主要有原材料试剂盒、标本、实验室环境以及实验人员操作等。

（一）试剂盒质量

化学发光酶免疫试验的试剂盒种类繁多，不同厂家的试剂在原材料选择上不同，使得试剂盒的质量也不尽相同，试剂盒的质量是决定实验结果准确性的关键因素，不同厂家试剂盒在灵敏度上、稳定性、特异性和操作性上都有一定的差异。

（二）标本因素

样本的采集和处理方法也是影响化学发光酶免疫试验的结果的重要因素，样本的采集时间、处理方法和保存方式等都需严格按照相关规定步骤来执行。传统的双抗体夹心法制备简单，在一定范围内灵敏度很高，很难避免钩状效应。抗原和抗体结合是一个可逆的动态反应过程，随着抗原量的增加，信号反而降低，在反应结束后，吸光值与标准曲线抗原浓度的吸光值接近，所得结果低于实际的含量，就是所谓的钩状效应。钩状效应严重时甚至可能会出现假阴性的结果，因此在双抗夹心法中，一般不测定标本含量异常增高的物质，例如血清中的 HBsAg 和尿液 HCG 等。在使用竞争法测抗原，应注意酶标抗原和待测抗原应该有相同的能力去结合固相抗体，以保证实验准确性。

（三）实验室环境因素

在实验过程当中，从冰箱中拿出试剂立即使用，可能会影响到后面温育时间不够的问题。导致弱阳性标本假阳性，因此从冰箱中取出的试剂一般需放置室温 30 分钟左右，待试剂盒与室温平衡后，再进行实验。当然对于发光酶免疫试验试剂在未开启时需要放置冰箱中保存，不可以冻存。

（四）操作因素

操作人员需要经过专业培训，熟悉操作规程。操作时的精准性和熟练度对于化学发光酶免疫试验的结果也有很大影响，操作不当可能会导致实验结果的重复性差、误差大等。例如，要注意在分离步骤过程洗涤次数，确保非结合状态的抗原或抗体最大限度能充分洗脱下来，结合状态的抗原 - 抗体复合物则被保留在检测体系中。洗涤不充分，会一定程度导致假阳性结果的出现。

第三节　电化学发光免疫试验

电化学发光免疫试验（electrochemiluminescence immunoassay，ECLIA）是将电化学发光反应与免疫反应相结合的一种标记免疫测定技术。与其他化学发光体系不同，电化学发光体系是一个由电极启动的可控发光反应体系。它是在将检测试剂和样本充分混匀后，通过施加电控制信号，即刻发光。因此，从发光信号的产生到光信号的读取，电化学发光体系比其他化学发光体系更加可控。ECLIA 是继放射免疫、酶免疫、荧光免疫测定以后的新一代标记免疫测定技术。它不仅可以应用于所有的免疫测定，而且还可用于 DNA/RNA 核酸探针检测。

一、基本原理及方法类型

（一）基本原理

电化学发光免疫分析中标记物的发光原理与一般的化学发光原理不同，是一种在电极

表面由电化学引发的特异性化学发光反应，实际上包括了电化学和化学发光 2 个过程（图 9-5）。电化学反应发光剂常用三联吡啶钌[Ru(bpy)3]$^{2+}$，而三丙胺（tripropyl amine，TPA）是电化学反应常用电子供体。三联吡啶钌通过 N- 羟基琥珀酰胺（NHS）活化法直接与抗体或抗原分子结合，制成标记的抗体或抗原。

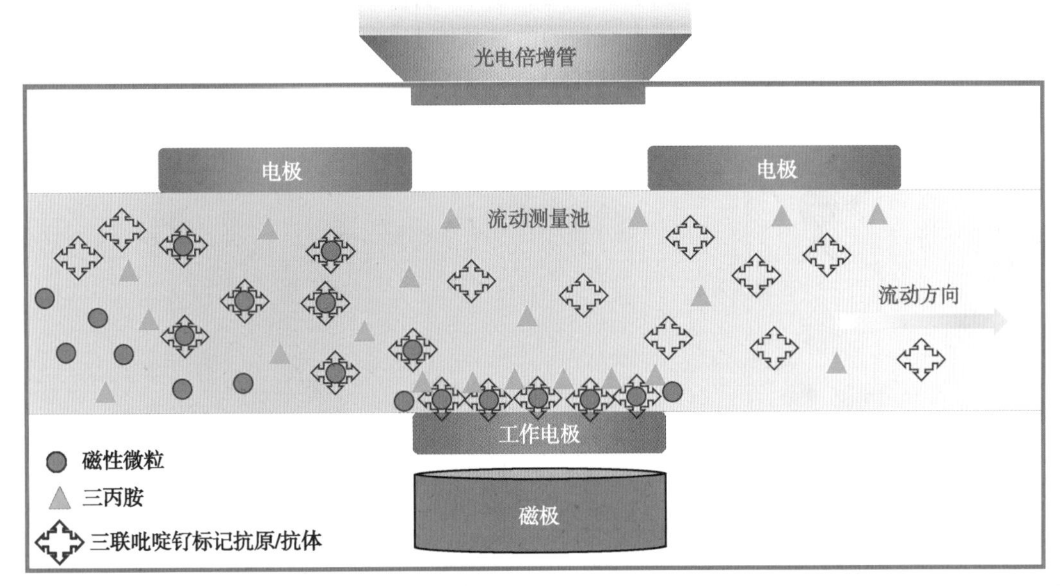

图 9-5　电化学发光流动室检测示意图

1. 电化学反应过程

（1）将包被抗体（抗原）的磁性微粒、电化学发光剂三联吡啶钌[Ru(bpy)3]$^{2+}$ 标记抗体（抗原）与待测标本置于反应杯中孵育，发生抗原 - 抗体反应，形成磁性微粒包被抗体（抗原）- 待测抗原（抗体）-[Ru(bpy)3]$^{2+}$ 标记抗体复合物（夹心法）。

（2）当磁性微粒流经电极表面时，被电极下面的磁铁吸引住，通过在电极上（阳极）施加一定的电压，启动电化学反应，即二价的三联吡啶钌[Ru(bpy)3]$^{2+}$ 释放电子发生氧化反应而成为三价的三联吡啶钌[Ru(bpy)3]$^{3+}$，电极表面的 TPA 也释放电子发生氧化反应而成为阳离子自由基 TPA^{+}，并迅速自发脱去一个质子而形成三丙胺自由基 TPA·。同时，未结合的标记抗体（抗原）和标本被缓冲液冲走。因此，该反应过程中就形成了具有强氧化性的三价的三联吡啶钌[Ru(bpy)3]$^{3+}$ 和具有强还原性的三丙胺自由基 TPA·。

2. 化学发光过程　电化学反应形成的三丙胺自由基 TPA·很不稳定，可将一个高能量的电子递给[Ru(bpy)3]$^{3+}$ 使其形成激发态的[Ru(bpy)3]$^{2+}$，激发态的[Ru(bpy)3]$^{2+}$ 不稳定，很快发射出一个波长为 620nm 的光子，回复到基态的三联吡啶钌[Ru(bpy)3]$^{2+}$。

3. 循环反应过程　化学发光产生过后，整个反应体系中仍存在二价的基态三联吡啶钌[Ru(bpy)3]$^{2+}$ 和电子供体三丙胺（TPA），只要在电极持续施加电压作用下，电化学反应和化学发光过程可以在电极表面周而复始地进行，产生许多光子，形成光信号。光信号由安装在流动室上方的光信号检测器检测，光的强度与二价的三联吡啶钌[Ru(bpy)3]$^{2+}$ 的浓度呈线性关系，即与待测抗原（抗体）的浓度成正比。

（二）方法类型

电化学发光免疫测定既可用于测定抗原，又可用于测定抗体。间接法反应模式在抗原或抗体检测上都适用。对于大分子蛋白质抗原，因其具有多种抗原表位，常采用双抗体夹心反应模式。而小分子蛋白或者化合物等半抗原，只存在单一抗原表位，常采用竞争反应模式。对于抗体检测则常采用双抗原夹心法和捕获法反应模式，但在难以获得纯化的抗原或其抗原不能完全去除交叉反应情况下，只能采用竞争法进行检测。在传统的夹心法反应模式中，常引入了“链霉亲和素 - 生物素”放大系统，这种含链霉亲和素 - 生物素的夹心法反应模式有助于增强检测灵敏性。下面就以双抗体夹心法为例进行介绍。

1. 双抗体夹心法（图 9-6） 固相（磁性微粒）包被的抗体和电化学发光剂标记抗体是针对待测抗原分子上两个不同且空间距离较远的抗原表位。将识别待测抗原分子上某一抗原表位的抗体（第一抗体）包被于带有磁性的微粒载体上，而识别另一个不同抗原表位的抗体标记三联吡啶钌[Ru（bpy）3]$^{2+}$（第二抗体）。

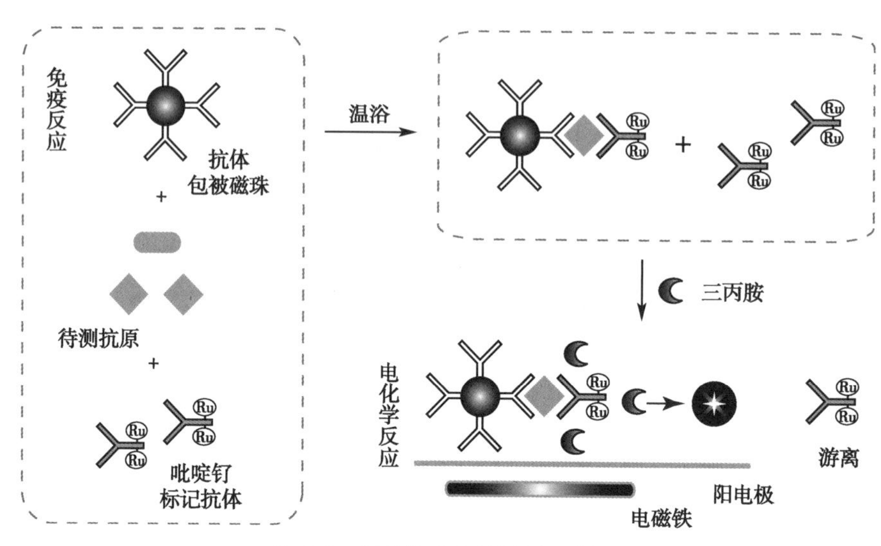

图 9-6　双抗体夹心法检测示意图

将三联吡啶钌标记抗体、包被第一抗体的聚苯乙烯微粒磁珠与待测血清同时加入一个反应杯中孵育，形成[Ru（bpy）3]$^{2+}$ 抗体 - 抗原 - 抗体 - 磁珠复合物；蠕动泵将[Ru（bpy）3]$^{2+}$ 抗体 - 抗原 - 抗体 - 磁珠复合物吸入流动测量室，利用磁性将磁珠吸附于电极表面；而游离的[Ru（bpy）3]$^{2+}$ 标记抗体被吸出测量室。蠕动泵加入含三丙胺（TPA）的缓冲液，同时电极加电压，启动 ECL 反应过程。

2. “链霉亲和素 - 生物素”放大系统的双抗体夹心法 与传统双抗体夹心法比较，该反应不同之处在于对第一抗体标记。其采用链霉亲和素来包被的微粒磁珠，第一抗体为生物素标记抗体，即通过链霉亲和素 - 生物素反应系统将磁珠、第一抗体连接为一体，而第二抗体仍是三氯联吡啶钌[Ru（bpy）3]$^{2+}$ 标记，这样就会形成[Ru（bpy）3]$^{2+}$ 抗体 - 抗原 - 生物素标记抗体 - 链霉亲和素包被磁珠复合物的双抗体夹心。与传统双抗体夹心法比较，“链霉亲和素 - 生物素”系统增大了抗体结合量，极大提高了检测灵敏度。

3. 电化学发光反应的特点

（1）电化学试剂在反应体系中循环利用，发光时间更长，发光信号稳定且强度更高，易于测定。

（2）灵敏度高，可达 pg/mL 或 pmol 水平。

（3）测定线性范围宽，可达 10^{-12}～10^{-4} 水平。

（4）测定反应时间短，20 分钟以内即可完成。

（5）试剂稳定性好，2～4℃可保持 1 年以上。

二、影响因素

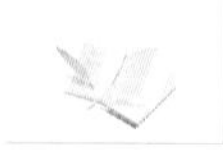

电化学发光检测目前临床采用电化学发光全自动免疫分析仪进行。基于电化学发光原

理和试剂成分，存在以下几个因素会对检测结果产生影响，在实际操作过程中应予以注意。

（一）固相载体磁珠因素

1. 在运输、储存中正确放置，避免接触具有磁性物品　试剂盒都需要注意按照外包装上的竖直向上方向放置。如果倾斜或倒置或接触磁性物品，可导致磁珠黏附在试剂瓶身或试剂盖子上。

2. 使用前对试剂检查，避免贴壁　从2～8℃冰箱取出准备使用时，最好放置室温半个小时以上再使用。添加试剂时需检查试剂瓶盖有无黏附磁珠。

3. 添加试剂时充分混匀　在添加试剂时，注意磁珠试剂的磁珠浓度是否和平常一致。如出现黏附试剂瓶壁或者瓶盖的情况，需手动将试剂磁珠进行混匀再上机检测。如果发现磁珠已经结块，不能混匀的情况，应该与试剂厂家联系，排查是试剂本身出现问题还是运输储存问题。

（二）抗体干扰因素

1. 抗钌抗体干扰　较少见，可能会存在于一些少数的年长患者中。血清若存在，会结合并遮盖住钌标记。

2. 嗜异性抗体干扰　人抗鼠抗体干扰是最常见的异嗜性抗体干扰，在几乎所有的免疫检测都在避免这一干扰的发生。电化学检测中通过使用阻断蛋白、片段化捕获或跟踪抗体或嵌合抗体的三重方法针对不同浓度的人抗鼠抗体干扰进行了抗干扰设计。

（三）生物素干扰因素

一般情况下，人体服用生物素对检测干扰风险极小。但对服用高剂量生物素（＞5mg/天）患者，建议摄入生物素8小时后才取样。

（四）电极因素

不同厂家的电化学发光检测仪器采用的电极形状不同对发光效率有一定影响。由于“边缘效应”，电化学发光的电极中间的部分区会产生无效发光。因此，尽量采用与检测仪器厂家配套的电化学试剂进行检测。

第四节　发光氧通道免疫试验

发光氧通道免疫试验（luminescent oxygen channeling immunoassay，LOCI）是继直接发光、酶促发光和电化学发光之后发展的新一代化学发光免疫技术，最早由Edwin F. Ullman等学者提出并开发，是以纳米微球为基础，呈现均相反应特点的光激化学发光技术，也称为光激化学发光分析（light initiated chemiluminescent assay，LICA）。该技术以纳米传感技术为基础，结合了激光技术、化学发光传感技术和免疫分析技术，其反应系统主要由表面包被有光敏剂、发光剂的两种聚合物纳米微球（感光微球与发光微球）和修饰的抗原/抗体组成；两种微球之间通过抗原-抗体间结合，实现高能活性氧的传递，诱导光激发化学发光过程。该技术方法具有免洗涤、易于自动化和机械化的操作、高灵敏度特异性和高通量等优势特点。

一、基本原理及方法类型

（一）基本原理

1. LOCI反应体系　由感光微球、发光微球、生物素化抗原/抗体及待检样本组成。

（1）感光微球：表面包被有亲和素和酞菁类光敏染料的微球。

（2）发光微球：表面包被有特异性抗体/抗原和烯烃发光染料（二甲基噻吩衍生物）和镧系元素铕（Eu）的微球。

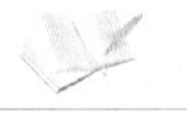

（3）生物素化抗原/抗体：生物素标记的抗原/抗体，可与含亲和素的感光微球结合。

（4）待测样本：含能与生物素化抗原/抗体特异结合，以及与包被抗体/抗原的发光微球特异结合的抗原或抗体。

2. LOCI检测过程（以双抗体夹心检测抗原为例）

（1）抗原-抗体反应过程

第一阶段温浴：将包被有特异性抗体的发光微球、生物素化抗体以及待检样本或校准品加入微孔内，反应形成发光微球（特异性抗体）-待测抗原-生物素化抗体的双抗体夹心复合物。

第二阶段温浴：无须洗涤，再加入含感光微球的通用溶液，感光微球通过表面链霉亲和素结合发光微球表面的生物素，两种微球相互靠近，形成发光微球（特异性抗体）-待测抗原-生物素化抗体-感光微球（亲和素）复合物。

（2）化学发光过程：采用激光束（680nm）照射感光微球，其表面酞菁类光敏染料可吸收680nm光发生化学反应释放能量，引起周围环境中氧分子活化产生高能单线态氧；高能单线态氧向周围扩散，被发光微球表面二甲基噻吩衍生物接收其能量，诱导其发生连续化学反应产生紫外光（370～390nm）；该紫外光能激发发光微球表面的荧光物质铕（Eu）发生能级跃迁至激发态，激发态不稳定回到基态并以荧光形式释放能量（612～615nm）。化学发光过程产生光信号强度与抗原-抗体反应强度相关，通过校准品获得数学函数模型，可计算出待测标本中抗原浓度。

化学发光过程中的高能单线态氧半衰期短（4μs），向周围扩散有效距离为200nm以内。当检测体系中不存在待测抗原时，即不能形成免疫复合物，感光微球与发光微球距离远大于200nm，游离感光微球产生的高能级单线态氧就会回落基态氧，快速在体系中耗散，不产生光信号（图9-7）。

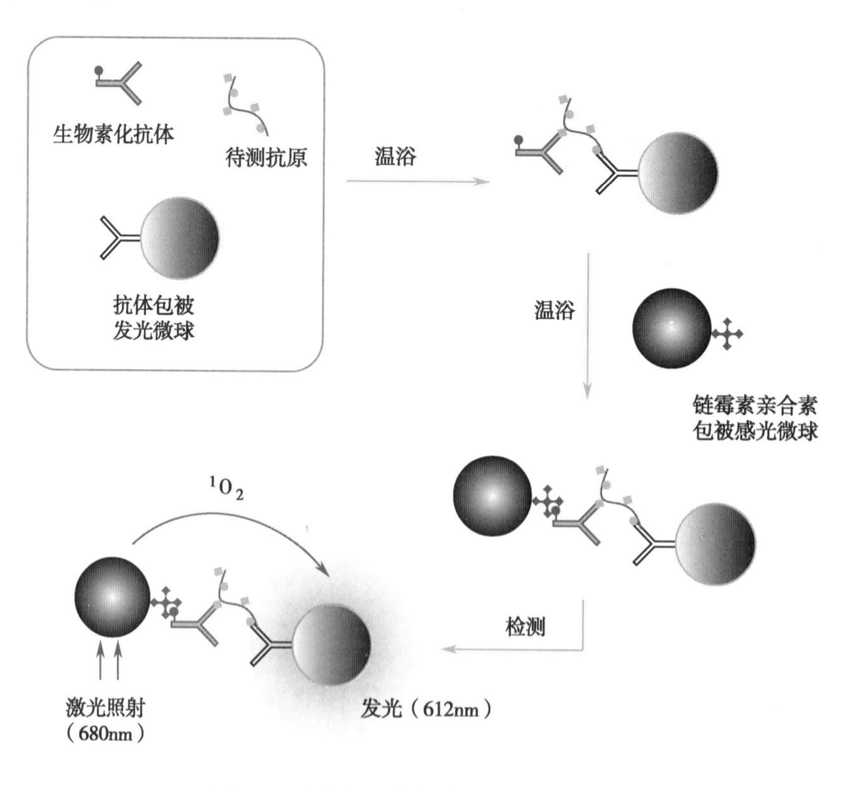

图9-7　发光氧通道免疫试验原理示意图

（二）方法类型

LOCI 技术可用于抗原或抗体检测，对检测样本量可达微量级；依据抗原特性不同，可采用间接法、夹心法和竞争法反应模式；而对于抗体可采用间接法、捕获法和竞争法。LOCI 反应体系也常结合“链霉亲和素 - 生物素”放大系统，以夹心法最为常见。

1. 抗原检测方法　对于大分子蛋白质抗原，往往具有多种抗原表位，适合采用双抗体夹心模式检测。发光微球表面的特异性抗体和生物素化抗体是针对待测抗原分子上两个不同且空间距离较远的抗原表位。将识别待测抗原分子上某一抗原表位的特异性抗体包被于发光微球表面，而识别另一个不同抗原表位的抗体标记生物素。

通过抗原 - 抗体特异性结合，形成发光微球 - 待测抗原 - 生物素化抗体复合物。生物素化抗体再通过“链霉亲和素 - 生物素”放大系统，增大了与感光微球的结合量，极大提高了检测灵敏度。

2. 抗体检测方法　常采用双抗原夹心模式为主，发光微球表面的抗原和生物素化抗原与待测样本中对应抗体结合，形成双抗原夹心复合物。双抗原夹心法标本无须稀释，敏感度高，可应用于 IgG 和 IgM 两类抗体检测。

3. 半抗原检测方法　小分子甾体类激素或者化合物，此类物质只存在单一抗原表位，常采用竞争免疫分析模式检测。待测标本中抗原，与发光微球表面抗原，竞争限量生物素标记抗体，分别形成抗原 - 抗体复合物。加入含感光微球的通用溶液，通过“链霉亲和素 - 生物素”放大系统，只有结合发光微球的复合物才能使得两种微球相互靠近，激光诱导产生光信号。与其他标记技术的竞争法相同，结果呈现为反比例函数。

4. LOCI 技术的特点

（1）均相反应过程免洗，极大缩短检测流程及时间。LOCI 检测反应中采用纳米级微球，水溶液中悬浮，呈现为均相反应；而且与其他标记技术中微球反应过程中不同，其反应中的游离标记物不产生检测信号。因此，反应过程无须清洗和分离游离的标记物，大大缩短了检测流程及检测时间，检测过程可控制在 2 小时以内。

（2）背景信号低，抗干扰能力强。LOCI 技术发光检测利用单线态氧介导的能量传递过程，是长波激发 - 短波发射的反 - 斯托克斯（anti-Stokes）发光，几乎完全消除了基质中背景荧光物质，如血红蛋白、胆红素等杂质对检测信号的干扰，最大程度降低了检测信号的背景值；同时，LOCI 的光信号还具有长寿命发光的特点，可以利用时间分辨或时间门技术进一步消除背景信号的干扰，从而大大提高了 LOCI 分析技术的检测性能。

（3）稳定性强，重复性好。由于其接近发光效应取决于单分子氧能量传递，而光敏剂和发光剂并不产生损耗，在一定时间内可重复检测，结果稳定。

（4）灵敏度高，线性范围非常宽泛，可达 10^{-17}～10^{-6} 水平。目前 LOCI 技术在免疫诊断的某一指标单项检测中展现出较明显的优势，但是随着多联检技术发展，出现了一种新型的免洗式的多重检测技术 - 多重发光氧通道免疫分析（multiplexed luminescent oxygen channeling immunoassay，multi-LOCI）技术。该技术是将编码微球技术和 LOCI 技术结合，通过独特的复合微球：①编码荧光信号的编码微球，可用于识别多种分析物；②LOCI 信号的受体微球。通过统计荧光图像编码微球以及 LOCI 受体微球的双色荧光信号，建立标准曲线定量检测待测目标物，以判断检测目标物分子的种类和浓度。与 Luminex 公司的 xMAP 编码微球技术相比，multi-LOCI 不仅仅具有多重的检测能力，同时其反应操作步骤简单，只需两步反应，无须进行烦琐的反复洗涤，便可实现快速、准确、多重的检测。

二、影响因素

LOCI 技术领域研究和应用发展还处于初级阶段。目前存在试剂、仪器成本较高、临床

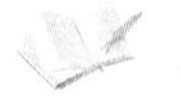

检测项目覆盖率较少的情况。其影响因素主要涉及如下几个方面。

（一）微球质量因素

LOCI 技术中采用的纳米级微球一般为胶乳基质，粒径约 188nm，远小于普通化学发光微球（1 000nm），比重轻，密度与水接近，在水溶液中可呈悬浮状态。微球通过表面覆盖的水凝胶的功能团与生物分子共价连接，从而减少非特异性结合。因此，制备高质量微球是体现 LOCI 技术优势的关键因素之一。

此外，感光微球和发光微球的工作浓度会对结果产生一定影响。未含待检抗原的两种微球混合溶液中，要确保两种微球之间的距离大于活性氧最远扩散距离；在激光激发情况下，发光微球不能接受活性氧的能量，不能启动化学发光反应即不产生光信号。

（二）抗体因素

LOCI 反应系统的单个发光微球可结合大约 200～300 个抗体，其高灵敏度特异性与抗原 - 抗体反应的高亲和力密切相关。

（三）仪器因素

信号读取和采集对仪器的要求较高。不同厂家的 LOCI 反应系统设备，在光信号转化为电信号以及信号收集分析系统不同，一定程度会影响数据结果。因此，LOCI 检测产品和检测设备应该为同一厂家，切勿将不同厂家检测产品和仪器设备混用。

第五节　化学发光免疫技术的方法学评价及临床应用

化学发光免疫技术是继荧光免疫技术、放射免疫技术及酶联免疫技术后发展的一项新兴免疫检测技术，该技术凭借其更明显的优势，在临床应用上正逐步替代其他标记免疫技术，成为免疫诊断主流技术。目前，基于化学发光标记免疫技术的临床提供的检测项目涵盖甲状腺系统、生殖系统、垂体和肾上腺系统的各种激素、肿瘤标志物、感染性疾病、心脏标志物、治疗药物监测等各种抗原、抗体和半抗原。

一、方法学评价

（一）化学发光免疫技术的特点

由于化学发光较放免、酶联免疫更为灵敏、快速、稳定、特异性强、重现性好，化学发光免疫技术的临床应用也越来越广泛，各种类型化学发光免疫分析技术比较见表 9-1。

表 9-1　四种不同类型化学发光免疫分析试验比较

项目	直接化学发光	酶促化学发光	电化学发光	发光氧通道
发光剂	吖啶酯	ALP/HRP	三联吡啶钌	发光微球
发光底物	含 H_2O_2 的强碱溶液（$NaOH$-H_2O_2）	鲁米诺、AMPPD	电激发	发光微球
发光波长	470nm	425nm，470nm	620nm	612～615nm
发光特点	发光简单快速，5s 左右完成，不需要催化剂；为闪光型，持续时间短，对信号检测仪的灵敏度要求比较高	酶促反应灵敏度高且稳定，为辉光型，光稳定、持续时间较长，便于记录和测定	灵敏度高，稳定性好；电激发周而复始地闪光，持续时间长，信号强度高，易测定和控制	高灵敏度特异性、稳定性强；对背景信号抗干扰强，长寿命发光

1. 灵敏度高　高灵敏度体现了化学发光免疫技术关键的优越性，可实现 ng 甚至 pg 级微量待检物质的定量检测。能对各种激素、病毒抗原 - 抗体等微量物质进行准确定量测定，弥补了放射免疫、酶联免疫分析等其他标记免疫方法灵敏度的不足，这对疾病的早期诊断具有十分重要的意义。

2. 检测的线性动力学范围宽　发光信号强度在 10^3～10^6 量级之间，与测定物质浓度间呈线性关系，可满足绝对定量检测需要。这保证了临床应用中的简便性，避免了实验中的稀释误差。

3. 抗干扰能力较强、结果稳定　与荧光免疫分析比较，化学发光技术不会受外来因素的干扰（光源波动噪声或光散射），分析结果稳定可靠。

4. 安全性好及使用期长　化学发光标记物试剂稳定，一般均可达到 1 年以上的有效期，目前为止还未发现化学发光免疫分析试剂的危害性。

（二）化学发光免疫技术的局限性

分析试剂和反应容器（如暴露在光下的塑料管）的光泄漏和高背景发光是降低分析性能的常见因素。由于化学发光分析的极端灵敏度要求，试剂纯度和用于制备试剂溶液的溶剂（如水）需要严格控制。

要有效捕获化学发光反应中光发射，就需要将触发试剂添加到反应容器中的注入设备，该设备能提供充分的混合，其有效性是关键因素。

化学发光和电化学发光分析具有宽的线性范围，通常为几个数量级，但高强度的发光会导致 PMT 中的脉冲堆积，这可能会严重低估真实发光强度。

二、临床应用

目前化学发光免疫技术在临床应用，非酶参与的直接化学发光、电化学发光占比高于酶促化学发光，直接化学发光标记物分子量很小，便于对小分子物质进行标记，能检测的项目多于酶促化学发光，在临床检验应用更广泛。

化学发光检验项目涵盖传染病、心脏标志物、肿瘤标志物、甲状腺功能、性腺激素、代谢物质、药物浓度、优生优育、高血压、炎症和过敏原等系列百余种。涉及医院检验科、输血科、内分泌科、妇产科、感染科、核医学科、胸痛中心等多个临床科室。

（一）肿瘤标志物检测

目前通过化学发光免疫分析检测的相关肿瘤标志物有甲胎蛋白（AFP），癌胚抗原（CEA），糖类抗原（CA125、CA153、CA199），磷脂酰肌醇蛋白聚糖（GPC3），前列腺特异抗原（PSA），鳞状细胞癌抗原（SCCA），胃蛋白酶原Ⅰ/Ⅱ（PG Ⅰ/PG Ⅱ）等。

（二）内分泌系统激素及代谢产物检测

1. 甲状腺激素检测　甲状腺系统激素在患者体内含量极低。化学发光免疫技术的低检测限、高灵敏性在甲状腺激素检测方面具有极大优势。目前应用于化学发光免疫技术检测项目有总 T_3，总 T_4，游离 T_3，游离 T_4，促甲状腺素（TSH），甲状腺球蛋白（TG），抗甲状腺球蛋白抗体（anti-TG），抗甲状腺过氧化物酶抗体（anti-TPO）等。

2. 生殖、垂体及肾上腺系统激素检测　该系统激素是由内分泌腺或散在的内分泌细胞所分泌的生物活性物质，在个体的生长发育，繁育后代方面具有重要作用。目前应用于发光免疫技术检测项目有人绒毛膜促性腺激素（HCG），孕酮，黄体生成素（LH），尿促卵泡素（FSH），抗米勒管激素（AMH），生长激素（GH），促肾上腺皮质激素（ACTH），皮质醇，抗利尿激素，醛固酮等。

3. 代谢相关检测　与糖代谢相关检测项目有胰岛素，抗谷氨酸脱羧酶抗体，抗人胰岛素抗体，抗胰岛细胞抗体，C 肽等；与骨代谢相关检测项目有 N-MID 骨钙素，降钙素（CT），25- 羟基维生素 D，甲状旁腺素（PTH）等。

（三）心血管及造血系统检测

1. 心肌标志物检测 检测项目有肌钙蛋白，肌酸激酶同工酶（CK-MB），肌红蛋白，N 端脑钠肽前体（NT-proBNP），B 型脑钠肽（BNP）等。

2. 贫血指标检测 铁蛋白，转铁蛋白，可溶性转铁蛋白受体，维生素 B_{12}，叶酸，促红细胞生成素等。

（四）传染性病毒检测

检测项目有 EB 病毒抗体六项，包括 EB 病毒核心抗原 IgG、EB 病毒核心抗原 IgA、EB 病毒衣壳抗原 IgG、EB 病毒衣壳抗原 IgM、EB 病毒衣壳抗原 Ig、EB 病毒早期抗原 IgM；乙肝病毒五项等。

（五）优生优育监测

1. TORCH 感染检测 不同医院采用 TORCH 检测组合不完全一样，有四项、六项、八项、十项。其核心就是检测这些病毒的相关 IgM 和 IgG 抗体。这可为临床诊治和评估妊娠风险提供可靠的依据。

2. 产前筛查 检测项目有甲胎蛋白，游离雌三醇，游离人绒毛膜促性腺激素，抑制素 A 等。

（六）药物监测

检测药物有地高辛，环孢霉素等，用于器官移植排斥反应监测指导用药、药物滥用及毒品检测方面。

小结与展望

化学发光免疫技术是继荧光免疫技术、放射免疫技术及酶联免疫技术后发展的一项将化学发光技术与免疫化学反应相结合的新兴免疫分析技术。化学发光免疫技术是利用化学发光基本原理，将发光剂标记抗原 / 抗体，通过对光子进行测定的定量分析技术。

化学发光免疫技术具有灵敏度高、抗干扰能力较强、检测线性范围宽、安全性好及使用期长等优势，临床常用于微量抗原、抗体、激素、酶等指标的检测。除此之外，该技术在食品和环境安全检测方面也得到广泛应用，比如农药滥用、随意丢弃药物、任意排放污染物、食物腐败或者有害加工等检测。引起化学发光免疫技术分析性能降低的最常见因素就是分析试剂和反应容器的光泄漏和高背景发光，高强度的发光会导致 PMT 中的脉冲堆积，这可能会严重低估真实发光强度。

根据标记物以及反应原理的不同，化学发光免疫技术的可分为四种类型：直接化学发光免疫试验、化学发光酶免疫试验、电化学发光免疫试验、发光氧通道免疫试验。前两种类型为传统的非均相免疫反应，以微孔板式化学发光为特点；后两种类型是以磁微粒 / 纳米微粒化学发光为特点，通过微粒球作为固相载体，在均相溶液里进行免疫反应，因微粒球在溶液形成悬浮状态，随液相流动，因此也被认为是均相反应模式。随着机械信息自动化及 AI 技术的发展，化学发光仪检测仪器逐步向高通量、模块化、支持多项目联机全线流水化发展；化学发光免疫技术与其他技术结合，如微流控技术耦合，也增强其多组分进行联合分析能力。

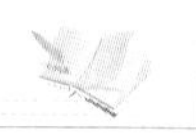

（朱小飞 李英）

思考题

1. 常用的化学发光剂有哪些？
2. 直接化学发光免疫试验有什么特点？
3. 什么是化学发光酶免疫试验？
4. 简述电化学发光免疫试验的基本原理？
5. 发光氧通道免疫试验的反应体系由哪些成分构成？反应体系如何产生光信号？
6. 化学发光免疫技术的优势及其局限性？

第十章　固相膜免疫技术

教学目标与要求

掌握　免疫层析试验、免疫渗滤试验、斑点酶免疫吸附试验及免疫印迹试验的基本原理、方法类型及技术要点。

熟悉　各种固相膜免疫技术的方法学评价及临床应用。

了解　各种固相膜免疫技术的试验材料及影响因素。

固相膜免疫分析（solid phase membrane-based immunoassay，SPMI）技术是以微孔膜为固相载体，以酶或各种有色粒子为标记物，通过抗原-抗体反应，检测抗原或抗体的检验技术。现已有多种类型的SPMI技术得到应用，如免疫层析试验、免疫渗滤试验、斑点酶免疫吸附试验、免疫印迹试验等。

固相膜的孔径、流速、蛋白质结合力和均一性对于SPMI技术至关重要。孔径决定通过粒子的大小，用于穿流法的膜一般选择0.4μm左右，用于横流法的膜可选择5～10μm。流速以mL/（cm^2·min）表示，孔径大小和分布结构会影响液体在膜内的流速；孔径越大，流速越快；对于横流法，流速较孔径更重要。优质的固相膜需要有较强的蛋白质结合力（以μg/cm^2表示）和良好的均一性。SPMI技术最常用的固相膜是硝酸纤维素（nitrocellulose，NC）膜、尼龙（nylon）膜及聚偏二氟乙烯（polyvinylidene fluoride，PVDF）膜。NC膜具有疏水性，制膜时加入表面活性剂即可成为亲水性，进而对蛋白质有很强的吸附性能。SPMI技术常用的标记物有酶和各种有色微粒子，如胶体金、荧光素、彩色胶乳、胶体硒等，其中胶体金在临床上最为常用。

第一节　免疫层析试验

免疫层析试验（immunochromatography assay，ICA）是免疫标记技术和蛋白质层析技术相结合的以微孔膜为载体的快速SPMI，是液体侧向横流形式的SPMI。根据标记物的不同，可将ICA分为胶体金免疫层析试验（gold immunochromatography assay，GICA）和荧光免疫层析试验（fluorescence immunochromatography assay，FICA）等。

一、基本原理及方法类型

（一）基本原理

一般以NC膜等为固相载体，样品溶液借助毛细管的虹吸作用在层析条上泳动移行，同时样品中的待测物与层析材料上的待测物受体（抗原或抗体）发生免疫反应，高特异性与高亲和性的反应使免疫复合物逐渐富集在层析材料的一定区域，通过检测富集的结合标记物（胶体金颗粒或荧光素等）而获得实验结果。游离标记物则越过检测带，与结合标记物自动分离。

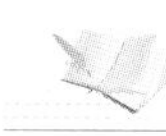

（二）方法类型

1. 胶体金免疫层析试验 GICA是以胶体金为标记物的ICA，多用于检测抗原，亦可用于检测抗体。其试验方法包括双抗体夹心法、竞争法及间接法等。临床常用的是双抗体夹心法及竞争法。

（1）双抗体夹心法：常用于检测大分子抗原。GICA检验卡一般为条形，分为5个区。①样品（sample，S）区，在此区滴加样品；②金标抗体（gold labeled antibody，G）区，含金标特异性抗体干试剂；③测试（test，T）区，包被特异性抗体；④对照（control，C）区，包被抗免疫球蛋白抗体；⑤吸水（water absorption，W）区（图10-1）。检验时于S区滴加样品，在毛细作用下，样品液体向检验卡另一端移行；流经G区时，将金标抗体复溶，若待测标本中含待测抗原，即形成金标抗体-抗原复合物，继续向前移行；移至T区时，与包被的特异性抗体结合，形成金标抗体-抗原-抗体复合物，于是金标抗体被固定下来，在富集作用下，在T区显示红色线条，呈阳性反应，多余的金标记抗体继续向前移行；移至C区时，被包被的抗金标抗体（即抗免疫球蛋白抗体，实质是二抗）捕获，在富集作用下，在C区显示红色质控线条；多余液体流向W区。

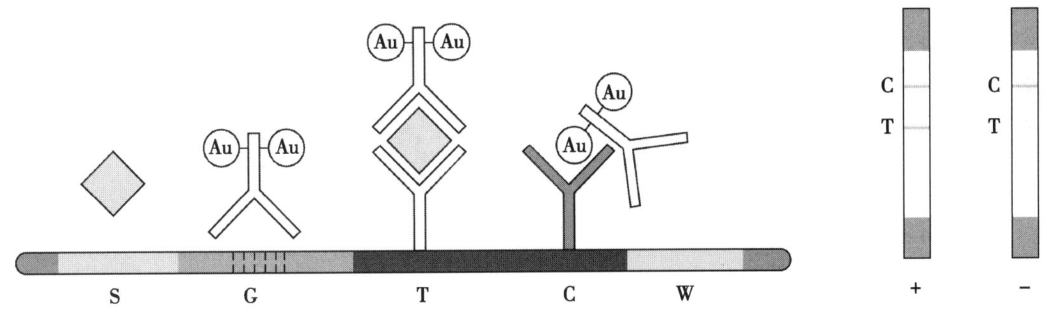

图10-1 ICA双抗体夹心法原理示意图

（2）竞争法：常用于检测小分子抗原。GICA检验卡的T区包被标准抗原，而非特异性抗体。其他与双抗体夹心法相同。检验时于S区滴加样品，在毛细作用下，样品液体向检验卡另一端移行；流经G区时，将金标抗体复溶，若待测标本中含待测抗原，即形成金标抗体-抗原复合物，继续向前移行；移至T区时，因无足够游离的金标抗体与包被的标准抗原结合，无红色线条出现，实验结果为阳性，含金标抗体-抗原复合物的溶液继续向前移行；移至C区时，被包被的抗金标抗体捕获，在富集作用下，在C区显示红色质控线条。

若待测标本中不含待测抗原，在G区无法形成金标抗体-抗原复合物，复溶的金标抗体向前移行；移至T区时，金标抗体与包被的标准抗原结合，出现红色线条，实验结果为阴性，剩余的金标抗体继续向前移行；移至C区时，被包被的抗金标抗体捕获，在C区显示红色质控线条（图10-2）。

2. 荧光免疫层析试验 FICA是以荧光素为标记物的ICA。FICA以荧光素标记相应的抗体或抗原，然后利用荧光检测仪检测检验卡上富集的反应结合物激发产生的荧光强度，以荧光强度推测样品中抗原或抗体的浓度。FICA具有GICA简便快捷、即时检验的优点，同时具有较高的敏感性。FICA与GICA的基本步骤相同，临床常用的方法有夹心法、竞争法等。

二、技术要点

（一）胶体金免疫层析试验

1. 加样 在检验卡S区滴加一定量的待检标本或将条式检验卡的标记线一端浸入待测标本中2～5秒，平放于桌面上。

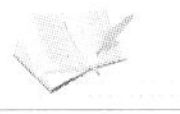

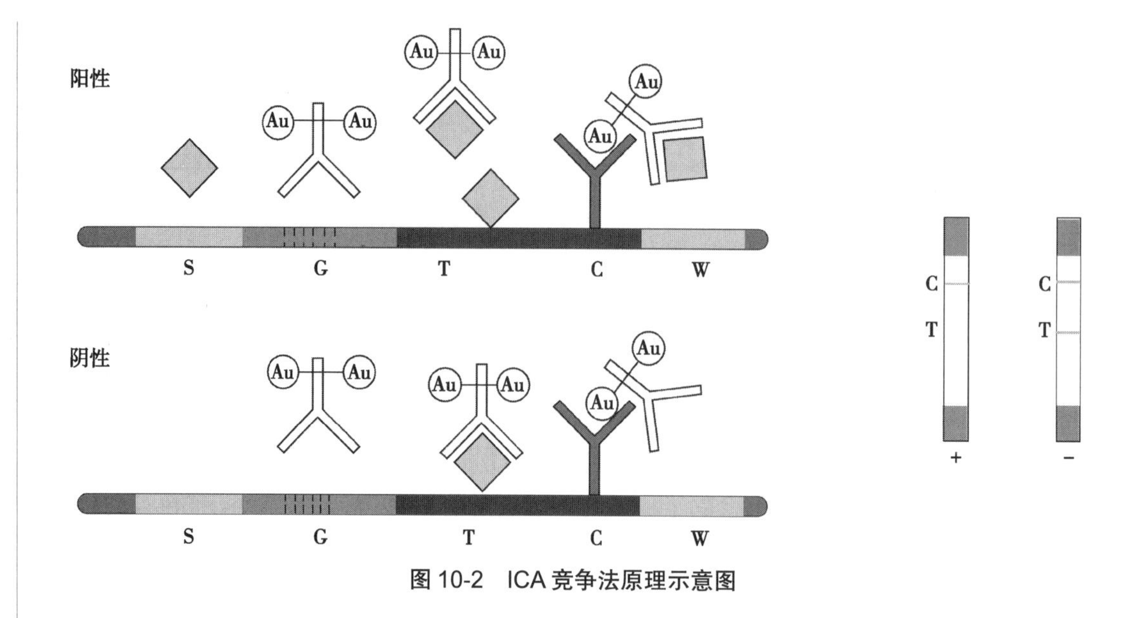

图 10-2　ICA 竞争法原理示意图

2. 结果判定　在 5～15 分钟内肉眼观察结果。用夹心法时，在 C 区出现一条棕红色条带为检测阴性，在 T 区和 C 区各出现一条棕红色条带为检测阳性，无棕红色质控条带出现则为试剂失效。用竞争法时，两条棕红色线条带为检测阴性，出现一条棕红色条带为检测阳性，无棕红色质控条带出现为试剂失效。

（二）荧光免疫层析试验

1. 加样　在检验卡 S 区滴加一定量的待检标本或将条式检验卡的标记线一端浸入待测标本中 2～5 秒，平放于桌面上。

2. 结果判定　5～15 分钟后，将检验卡插入荧光检测仪，仪器自动读取并显示结果。标本中被检测物含量越高，检测线上积聚的复合物越多，相应的荧光染料就越多，荧光信号也越强，荧光信号的强弱与被检测物的浓度呈正相关。不同的荧光标记物具有不同的检测波长，需根据试剂盒的荧光标记物的特性，选择合适的检测波长，或使用试剂盒提供的专用荧光检测仪器。

第二节　免疫渗滤试验

免疫渗滤试验（immunofitration assay，IFA）是液体穿流形式的 SPMI，始创于 20 世纪 80 年代末，现多使用胶体金作标记物，称胶体金免疫渗滤试验（gold immunofiltration assay，GIFA）。GIFA 是以 NC 膜为载体，利用微孔滤膜的渗滤作用，使抗原 - 抗体反应和洗涤在特殊的渗滤装置上在渗滤过程中迅速完成的免疫检验方法。

一、基本原理及方法类型

（一）基本原理

GIFA 是将抗原或抗体包被在固相载体 NC 薄膜上，并贴置于吸水材料，依次在膜上滴加样品、胶体金标液和洗涤液等试剂并与 NC 膜上的相应抗原或抗体发生反应，起到亲和层析的浓缩作用，达到快速检测的目的。抗原 - 抗体反应后，形成大分子胶体金复合物，阳性结果在膜上呈现红色斑点，故也称斑点金免疫渗滤试验（dot immunogold filtration assay，DIGFA）。

IFA 试剂盒主要由渗滤装置、胶体金标记物、洗涤液、抗原参照品或抗体阳性对照品四部分组成。其中渗滤装置是 IFA 测定的主要组成部分之一，由塑料小盒（包括盒盖和盒底）、

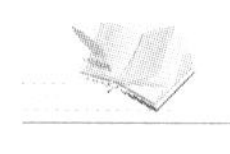

吸水垫料和已滴加抗原或抗体的NC膜片三部分组成(图10-3)。

IFA试剂盒须设置质控,为了便于区分质控和样本检测,有的试剂盒用大小点区分,有的用点横线区分,有的用横竖线区分(图10-4)。

(二)方法类型

GIFA主要包括双抗体夹心法和间接法。

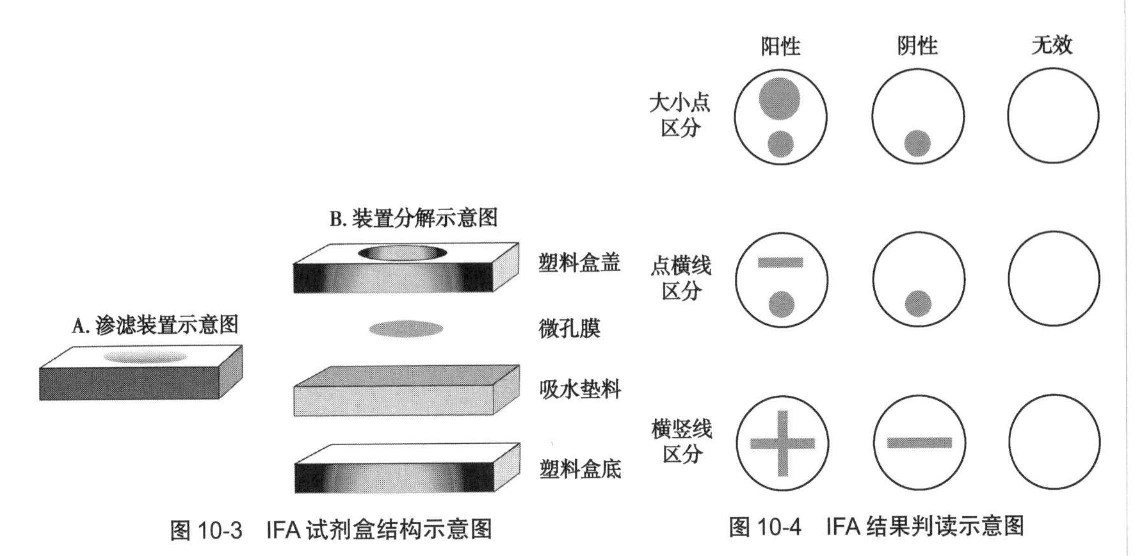

图10-3　IFA试剂盒结构示意图　　图10-4　IFA结果判读示意图

1. 双抗体夹心法　多用于检测抗原。将特异抗体通过点加包被在NC膜上制成检测试纸,于膜上滴加待检样品,若样品中含有待检抗原,将与包被抗体形成抗原-抗体复合物,滴加洗涤液洗去多余抗原,滴加金标抗体,金标抗体将与抗原-抗体复合物形成包被抗体-待检抗原-金标抗体复合物,滴加洗涤液洗去多余试剂。最后,金标大分子复合物富集在NC膜,胶体金颗粒聚集而呈现红色斑点,为阳性。斑点呈色的深浅相应地反映阳性反应的强弱。若样品中不含待检抗原,则无红色斑点出现,为阴性。

2. 间接法　多用于检测抗体。将标准抗原包被于NC膜上制成检测试纸,于膜上滴加待检样品,若样品中含有待检抗体,将与包被抗原形成抗原-抗体复合物。滴加洗涤液洗去多余抗体。滴加金标抗人IgG抗体,将形成包被抗原-待检抗体-金标抗人抗体复合物,滴加洗涤液洗去多余试剂。最后,金标大分子复合物富集在NC膜,胶体金颗粒聚集而呈现红色斑点,为阳性。该法由于人血清标本中高浓度的非目的IgG的干扰,易导致假阳性结果,临床上较少用。

二、技术要点

1. 免疫反应　将渗滤装置平放于实验台面上,于小孔内滴加待测样品,待完全渗入,与膜上的抗体充分反应;于小孔内滴加胶体金标记物试剂,待完全渗入,使胶体金标记抗体与结合在膜上的抗原反应;于小孔内滴加洗涤液,待完全渗入,洗去未结合的胶体金标记抗体。每一步反应须待前一步液体完全渗入,但不宜停顿过长。IFA与免疫层析法的不同之处是层析方向是垂直的,操作步骤分为多步。

2. 结果判定　在膜中央有清晰的淡红色或红色斑点(有的试剂盒是红色横线)为阳性反应;反之,则为阴性反应。

3. 最适用量　特异性抗体(一抗)或抗原、待检标本和金标抗体的用量事先都必须应用方阵法确定最适用量。

4. 吸水材料　盒底充填的垫料吸水性要强,否则会影响结果。

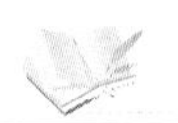

5. 标本 严重乳糜血标本可能会阻塞NC膜孔，使背景变红，影响结果判读。

第三节 斑点酶免疫吸附试验

斑点酶免疫吸附试验(dot enzyme-linked immunosorbent assay，Dot-ELISA)是以微孔滤膜代替常规ELISA中的聚苯乙烯微孔板而建立的一种SPMI。

一、基本原理

Dot-ELISA的原理为样品中的抗体或抗原与预先包被在NC膜上的抗原或抗体发生特异性结合反应，然后再加入相应的酶标二抗，反应结束后，通过酶催化底物，膜上局部形成有色的沉淀物，产生显色反应，根据染色条带或斑点的有无或深浅，对抗体或抗原进行检测。阳性者即可在膜上出现肉眼可见的有色条带或斑点。临床上可以根据检测目的，在NC膜上包被多种抗原，同时检测多种抗体。固相膜载体(NC膜)是Dot-ELISA与ELISA的主要区别(图10-5)。

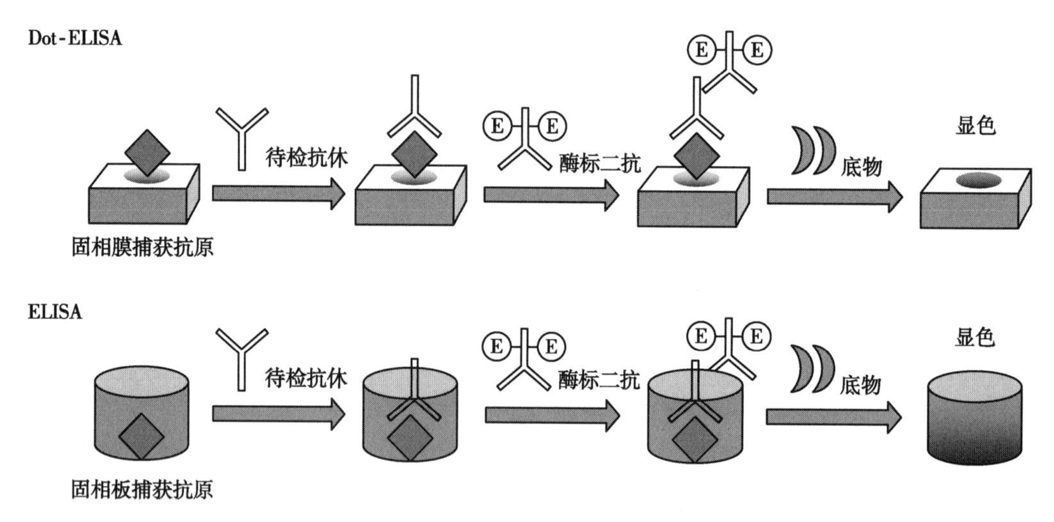

图10-5 Dot-ELISA和ELISA反应原理比较示意图

Dot-ELISA结果判读见图10-6，膜片中央出现深棕红色条带或斑点者为阳性反应，否则为阴性反应。

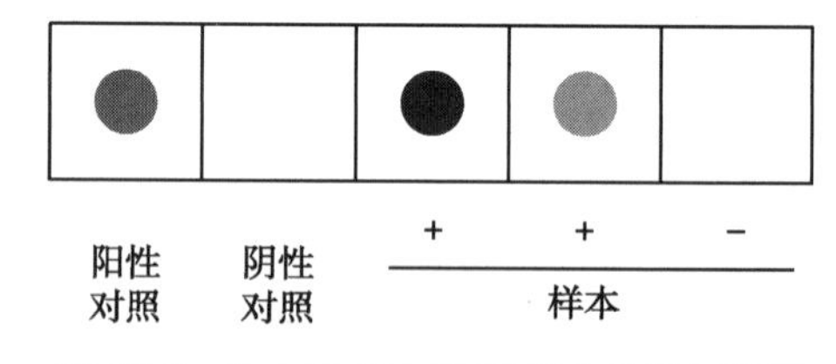

图10-6 Dot-ELISA和ELISA结果示意图

二、技术要点

1. 包被和封闭 包被时，需要对抗原的浓度进行优化，包被浓度过高或过低都会使显色减弱、灵敏度下降；同时因为NC膜的吸附能力强，包被后需要进行封闭。

2. 抗原-抗体反应 滴加样品血清，其中的待检抗体与NC膜上抗原结合，洗涤后再滴加酶标二抗。

3. 确定最佳稀释度 一般以阴性样品不显色而阳性样品显色最强的酶结合物稀释度为最佳稀释度。

4. 显色反应 在Dot-ELISA方法中，盐酸联苯胺和过氧化氢为底物时，无论以何种缓冲液配制，加底物后，溶液pH值应在5.8～6.0，此时反应最灵敏，强阳性出现蓝黑色斑点弱阳性出现淡绿色斑点。当 pH 值>6.5 时，斑点显色为棕黄色，灵敏度稍低。当 pH 值过高时，因过氧化氢自动氧化而显色减弱。当 pH 值过低时，底物生成可溶性沉淀，斑点褪色。

Dot-ELISA 在测定不同的样品时，其标准化的结果不同，只有在确定了每一步的最佳反应条件后，才能充分发挥本方法灵敏度高、特异性强的优点。

第四节　免疫印迹试验

免疫印迹试验（immunoblotting test，IBT）是一种将高分辨率凝胶电泳和免疫反应相结合的 SPMI。因与 Southern 早先建立的检测核酸的印迹方法 Southern blot 相类似，又称为 Western blot。Western blot 技术是检测蛋白质特性、表达与分布的一种最常用的方法，如组织抗原的检测、多肽分子的质量测定及病毒的抗体或抗原检测等。IBT 是目前临床检验中最常使用的技术方法之一，被广泛地运用于过敏、自身免疫和感染性疾病的样本检测，目前国内临床实验室大多进行手工或半自动免疫印迹仪操作。

一、基本原理

IBT 一般包含电泳、转膜和反应三个步骤。①电泳即高分辨率凝胶电泳分离。将混合抗原样品在凝胶上进行单向或双向电泳分离。②转膜即电转移凝胶分离的样品抗原。取固相膜与凝胶相贴，在固相膜的自然吸附力、电场力或其他外力作用下，使凝胶中分离的条带抗原组分转移到固相膜上。③反应即固相膜上抗原 - 抗体特异性结合。转移到固相膜上的抗原组分与相应的特异性抗体进行抗原 - 抗体反应，再与酶、荧光素、发光剂或放射性核素等标记的第二抗体进行反应，经过底物显色、荧光或发光检测或放射自显影对特异性蛋白进行检测和分析。IBT 常用固相膜有 NC 膜、尼龙膜、PVDF 膜等。固相膜以非共价键形式吸附蛋白质，且能保持电泳分离的多肽类型及其生物学活性不变。临床实验室用于病原体特异抗体（如人类免疫缺陷病毒抗体）确认试验的商品试剂，一般是将全病毒裂解物天然抗原经电泳后，将不同抗原组分条带转印于固相膜上。临床检测时，电泳与转膜已完成，直接利用固相膜进行后续检测步骤。

临床检测中多使用重组免疫印迹试验（recombinant immunoblot assay，RIBA），将一种或多种诊断抗原包被在 NC 膜条上，用于病原体抗体的确认试验和自身抗体的检测等。其原理为：利用基因重组的方法，将各种抗原利用大肠杆菌或酵母等宿主菌表达、纯化后，以横线条的形式将抗原分别吸附或包被在 NC 膜条上直接作为检测试剂条，用于临床疾病的诊断和检测；也可以直接合成抗原多肽，吸附或包被在 NC 膜条上，用于疾病的诊断和检测。临床检测时，直接将膜条放于特制的长条凹槽反应盘中与标本（一抗）和酶标二抗温育和洗涤，经过底物显色后，根据显色的区域即可判断抗体的有无以及类型，还可以根据条带的粗细和颜色的深浅，粗略估计抗体效价。

重组免疫印迹试验（recombinant immunoblot assay，RIBA）是临床实验室使用最多的 IBA，多用于病原体抗体的确认试验和自身抗体的检测等。其原理为：通过基因重组技术，利用大肠杆菌或酵母等宿主菌表达抗原，将纯化后的一种或多种诊断抗原以条带形式分别吸附或包被在 NC 膜条上，直接作为检测试剂条，用于病原体抗体的确认试验和自身抗体的检测等；也可以直接合成抗原多肽，吸附或包被在 NC 膜条上，用于疾病的诊断和检测。检测时直接将膜条放于特制的凹槽反应盘中与标本（一抗）和酶标二抗温育和洗涤，经过底物显色后，根据显色的区域即可判断抗体的有无以及类型，还可以根据条带的粗细和颜色的深浅，粗略估计抗体效价。RIBA 省去了电泳和转膜的步骤，使其更适于临床检验。

RIBA 作为多指标联合检测的特异性抗体确认技术，临床上常用于含复杂抗原成分的病原体抗体的分析及病原体的确认试验，可以有效避免各种抗原组分之间的互相干扰。丙

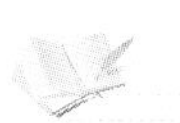

肝(hepatitis C virus, HCV)抗原成分复杂，包括有特异性的非结构区抗原、结构区抗原、核心抗原和非特异性的 G 抗原。临床上常用 ELISA 方法进行大样本的初筛，用 RIBA 方法对阳性或可疑标本进行确认和抗原成分分析。除此之外，RIBA 在临床上还用于对不同自身免疫性疾病的诊断与鉴别诊断，如对抗核抗体(anti-nuclear antibody, ANA)谱的检测，有助于多种系统性自身免疫性疾病的诊断与鉴别诊断，同时也有助于患者治疗方案的选择，以及疗效和预后的客观评价(图 10-7)。

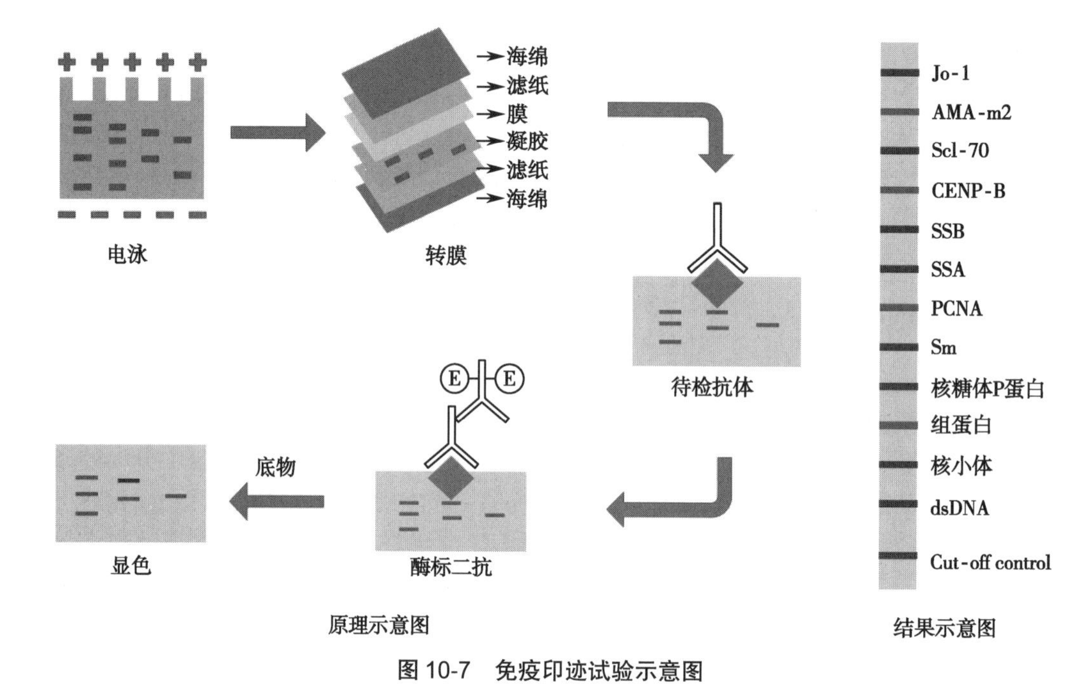

图 10-7　免疫印迹试验示意图

二、技术要点

1. 抗原印迹与包被　IBT 常被用来检测抗原的表达水平或应用于抗原的鉴定等，抗原等蛋白样品经 SDS- 聚丙烯酰胺凝胶电泳分离以后，利用电转移的方法，将凝胶中已经分离的条带转移至 NC 膜上(印迹)，利用相应的抗体进行后续分析；同时，预先转印于膜上的病毒抗原，也可用于相应病原体抗体的确认试验。在 RIBA 中，利用人工合成的多肽或基因工程重组纯化后的蛋白直接包被在 NC 膜上并用牛血清白蛋白进行封闭干燥后，直接利用膜条进行相应抗体检测，RIBA 可用于自身抗体或者病原体抗体的检测，如肝炎病毒、HIV、梅毒等病原体的确认试验和抗核抗体的检测等。

2. 抗原 - 抗体反应　将检测膜条和所用试剂在使用前，放置 18～25℃平衡约 30 分钟，取出检测膜条，放入温育槽中，加入缓冲液孵育 5 分钟，吸取槽中的液体，加入稀释的血清样本，在室温孵育 30 分钟，吸取槽内液体，洗涤 3 次后加入酶、荧光素、发光剂或放射性核素等标记的第二抗体进行反应，室温作用 30 分钟后，洗涤 3 次。

3. 检测　检测的方法有放射自显影、底物化学发光法、底物荧光法和底物显色法等。

第五节　固相膜免疫技术的方法学评价及临床应用

SPMI 技术是在酶联免疫吸附试验和新材料基础上发展起来的一项免疫检验技术，具有简便、快速、无需特殊仪器设备、试剂稳定、便于保存和运输、结果判断直观等特点，主要用于POCT及野外现场检测等，广泛应用于医学、动植物检疫、食品安全监督等各领域。

一、方法学评价

（一）免疫层析与渗滤试验

ICA和IFA是较其他免疫分析技术更为简便、快速、安全，但灵敏度相对较低。

1. 简便快速 免疫层析试验与免疫渗滤试验最大的优势是简便快速，无需贵重仪器，试剂稳定且便于保存，是POCT的主要检测手段之一，特别适合于急诊检验、现场检验、家庭检验及筛查检验等。

2. 灵敏度较低 因没有二次放大系统，故免疫层析试验与免疫渗滤试验敏感性较低。主要用于定性检测，有时可用于半定量检测。质控线（C区）是自身对照，主要用于判断反应试剂是否失效、层析或渗滤过程是否正常、被测物中有无干扰物等；不可评价敏感性、特异性、重复性等。通过改变标记物可提高敏感性，如荧光免疫层析试验等。开发选择更高质量的基膜、提高包被物的纯度和效价等手段可逐步提高敏感性。

（二）斑点酶免疫吸附试验

Dot-ELISA除了有传统ELISA的优点外，还具有灵敏度高、检测效率高、操作简便、不需特殊设备、节省抗原、结果可长期保存等特点；其不足主要是在结果判定上比较主观、特异性不够高等。

1. 灵敏度高 由于吸附蛋白能力强，在中性缓冲液条件下，一般蛋白质均可被膜吸附，某些不易被酶标板吸附的大分子及核酸也可被吸附。微量抗原吸附完全，故检出灵敏度较普通ELISA高6～8倍，试剂用量较ELISA节约大概10倍。

2. 检测效率高 只要把多种抗原包被在一条薄膜上，便可对同一份样品中的多种抗体进行检测，故可同时检测多种抗体。

（三）免疫印迹试验

IBT具有分析容量大、分辨率高和免疫分析灵敏度高、特异度高等特点，广泛应用于生物化学、分子生物学、免疫学和医学等领域，是目前临床检验中最常使用的技术方法之一。

1. 灵敏度高 NC膜对蛋白质抗原有较强的吸附性能，具有灵敏度高、保存时间长等优势。可定性、定量地检测出待检样品中含量很低的特定病原体的抗原成分，对于一些能感染细胞而细胞病变不易观察的病原体的检测也很有用。但也有某些重要抗原的印迹量不足，导致检测结果不够明确；也可能会有杂质污染，导致背景不够清晰。

2. 特异度高 在病原体抗体检测中常作为ELISA、化学发光检测后的确认试验，如HIV-1抗体、梅毒抗体检测的确认试验。用单克隆抗体作为第一抗体进行免疫印迹，还可以对毒株做分型研究。RIBA检测特异性较ELISA高，但敏感性稍逊，因此临床上常用于病原体的确认试验和含复杂抗原成分的病原体抗体的分析。

3. 检测效率高 可同时检测多种抗体。蛋白印迹或蛋白电泳转膜等过程由试剂生产厂家完成，所包被的抗原性质明确，可同时制作多个拷贝，对复杂抗原成分进行多种分析和鉴定；或在一张膜条上包被多个抗原，同时检测多种抗体；临床检测只需进行免疫反应和显色过程，因此本方法操作简单、技术要求低，适合基层医疗单位开展，标本用量少、成本低，结果可长期保存。

二、临床应用

固相膜免疫分析技术作为简便快速的检验方法，已广泛应用于临床，近年来由于制备技术的改进和试剂原料的提高，应用范围更加广阔，主要用于心血管疾病、自身免疫疾病、感染性疾病、肿瘤等的检验诊断。胶体金免疫层析试验、免疫印迹试验应用最多。

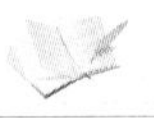

（一）心血管疾病检验

采用免疫印迹试验、荧光免疫层析试验、斑点酶联免疫吸附试验等检测乳酸脱氢酶、肌酸激酶及其同工酶、心肌肌钙蛋白等心肌损伤标准物以及脑钠肽等心衰标志物。

（二）自身免疫疾病检验

采用免疫印迹试验、斑点酶免疫吸附试验、胶体金免疫层析试验等检测 ANA 谱，包括抗 Sm 抗体、抗 U1RNP 抗体、抗 SSA 抗体、抗 SSB 抗体、抗 Sc1-70 抗体、抗 Jo-1 抗体、抗 Rib-P 抗体等。也可以检测抗肝抗原自身抗体，包括抗肝细胞膜抗体（liver membrane antibody，LMA）、抗肝肾微粒体（liver/kidney microsome，LKM）抗体、抗可溶性肝抗原/肝胰抗原（soluble liver antigen/liver pancre antigen，SLA/LP）抗体、抗线粒体抗体（anti-mitochondrial antibody，AMA）等。

（三）感染性疾病检验

感染性疾病检验主要用于病毒感染检测。采用免疫印迹试验、胶体金免疫层析试验等既可检测 HBsAg、HIV 抗体、HCV 抗体、生殖器疱疹病毒抗体等，也可用于检测淋病双球菌抗原、梅毒螺旋体抗体等。

（四）肿瘤疾病检验

胶体金免疫层析试验可用于检测各种肿瘤标志物，如前列腺特异性抗原、甲胎蛋白、癌胚抗原、人绒毛膜促性腺激素、糖蛋白抗原等。

（五）其他

胶体金免疫层析试验还可用于检测过敏原抗体以及毒品等。

小结与展望

固相膜免疫分析技术是以微孔膜为固相载体，以酶或各种有色粒子为标记物，利用液体可因微孔膜的渗滤作用或毛细作用而通过或移行的特性，通过抗原-抗体反应，检测抗原或抗体的快速检验技术，包括免疫层析试验、免疫渗滤试验、斑点酶免疫吸附试验及免疫印迹试验等。免疫层析试验是液体侧向横流形式的固相膜免疫分析技术，可分为胶体金免疫层析试验和荧光免疫层析试验等；免疫渗滤试验是液体穿流形式的固相膜免疫分析技术，临床常用胶体金免疫渗滤试验，又称斑点金免疫渗滤试验；斑点酶免疫吸附试验是以微孔滤膜代替常规 ELISA 中的聚苯乙烯微孔板而建立的一种免疫检验方法；免疫印迹试验是一种包含高分辨率凝胶电泳分离、转膜和抗原-抗体特异性结合三个步骤的免疫检验方法，又称 Western blot，临床多使用重组免疫印迹试验。固相膜免疫分析技术具有样品用量小、操作简便、检测速度快、检测效率高、无需贵重仪器、灵敏度较高等优点，是床边检验的主要方法，主要用于心血管疾病、感染性疾病、自身免疫病、肿瘤等相关指标检验。未来固相膜免疫分析技术将在 POCT 领域发挥重要作用。

（梁文杰　楚曼）

思考题

1. 什么是固相膜免疫分析技术？
2. 简述免疫层析试验、免疫渗滤试验的基本原理及两者的区别。
3. 简述斑点酶免疫吸附试验与酶联免疫吸附试验的区别和联系。
4. 简述免疫印迹试验的基本原理。
5. 简述胶体金免疫层析试验在临床的应用。

第十一章　生物素-亲和素系统

教学目标与要求

掌握　生物素-亲和素系统的方法类型和原理。

熟悉　生物素-亲和素系统的临床应用。

了解　生物素-亲和素系统的特点和优势。

生物素-亲和素系统（biotin-avidin system，BAS）是20世纪70年代末发展起来的一种新型生物反应放大系统。生物素（B）与亲和素（A）间具有高度亲和力，其结合迅速、专一、稳定。它们既能偶联抗原、抗体、核酸等大分子生物活性物质，又能被酶、荧光素、胶体金、化学发光剂及放射性核素等各种示踪物标记，具有桥联抗原-抗体系统和示踪物指示系统的作用。BAS与标记技术的有机结合，极大地提高了免疫学检测的便捷性、适用性和分析性能，目前已广泛用于微量抗原与抗体定性、定量检测及定位观察研究。

第一节　生物素与亲和素的特性

生物素（biotin）又称维生素H或维生素B_7，是一种含硫水溶性维生素，广泛分布于动物及植物组织，其羧基经化学修饰后带有活性基团成为活化生物素，生物素或活化生物素均能够与抗原、抗体大分子生物活性物质及酶等示踪物结合。亲和素（avidin，A）和链霉亲和素（streptavidin，SA）是生物素的天然特异性结合物，两者均为大分子蛋白，几乎所有用于标记的物质均可以与亲和素或链霉亲和素结合，最常用于标记酶、荧光素及胶体金等示踪物。

一、生物素的特性

（一）生物素理化性质

生物素是一种小分子生长因子，对维持机体健康必不可少。生物素分子式为$C_{10}H_{16}O_3N_2S$，分子量为244.31kD，有α、β两种类型，其生物活性基本相同。生物素可从含量较高的卵黄（α型）及肝组织（β型）中提取，亦可人工合成。生物素带有两个环结构：Ⅰ环为咪唑酮环，是与亲和素结合的主要部位；Ⅱ环为噻吩环，含有一个戊酸侧链，末端羧基是标记抗体或其他分子的唯一结构（图11-1）。抗体分子经生物素化后，其结合抗原的活性不受影响。多种酶经生物素化后，其催化能力保持不变或稍有降低。

图11-1　生物素分子结构

（二）活化生物素

活化生物素是将生物素噻吩环戊酸侧链末端羧基经化学修饰制成的各种活性基团的衍生物（图11-2）。生物素活化后可与各种蛋白质（包括抗体、葡萄球菌蛋白A、酶、激素等）、多肽、核

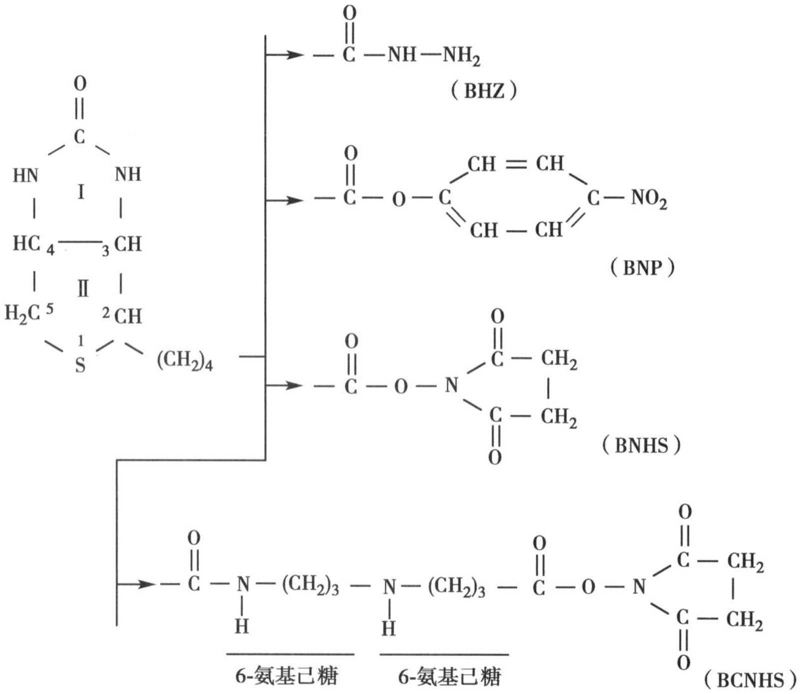

(BHZ)

(BNP)

(BNHS)

6-氨基己糖　6-氨基己糖　(BCNHS)

图 11-2　活化生物素分子结构

酸、放射性核素、荧光素及胶体金等分子中相应基团偶联形成生物素化衍生物。常用的活化生物素有如下五种。

1. BNHS　生物素 N- 羟基丁二酰亚胺酯(biotinyl-N-hydroxy-succinimide ester，BNHS)是将生物素与 N- 羟基丁二酰亚胺在碳二亚胺的作用下缩合而成。BNHS 分子中的—C═O 基团可与蛋白质分子中赖氨酸残基的 ε 氨基形成肽键，因此主要用于标记蛋白质氨基。BNHS 适用于标记表面有氨基的抗原或抗体。生物素的分子量小，当与抗体或酶反应形成生物素标记结合物后，由于大分子蛋白的空间位阻效应(steric hindrance)，可对生物素与亲和素间的结合以及 BAS 的应用效果造成干扰。可通过在生物素分子侧链上连接一定数量的基团，形成连接长臂，如长臂活化生物素(N-hydroxy-succinimido-biotinyl amido hexanoate，BCNHS)就是在生物素和 N- 羟基丁二酰亚胺之间添加了两个 6- 氨基己糖分子基团，形成连接长臂，增加生物素与被标记大分子间的距离，减少位阻效应，更好地发挥生物素的活性作用，增加检测的灵敏度和特异性。

2. BHZ　生物素酰肼(biotin hydrazide，BHZ)是水合肼与生物素的合成物，因在生物素的羧基侧链上带有肼基，故能标记带有醛基的蛋白质。

3. BCHZ　肼化生物胞素(biocytin hydrazide，BCHZ)是生物胞素与无水肼反应后形成的化合物，生物胞素是生物素通过 C═O 基与赖氨酸的 ε 氨基连接而成的化合物。因此，BCHZ 除与蛋白质醛基结合外，与 BNHS 相似，还能与蛋白质的氨基结合。

4. MPB　3-(N- 马来酰亚胺 - 丙酰)- 生物胞素[3-(N-maleinimide-propionyl)-biocytin，MPB]是氯化生物胞素与 3-N- 马来酰亚胺 - 丙酰 -N-BNHS 在二甲基甲酰胺(dimethyl formamide，DMF)溶液中反应形成。MPB 是能与蛋白质巯基特异结合的活化生物素。

5. **光敏生物素**　光敏生物素(photobiotin)是指生物素分子侧链上连接的芳香基叠氮化合物基团具有光敏感性，在一定波长的光照下，光敏基团可转变为芳香基硝基苯而直接与腺嘌呤 N-7 位氨基结合，形成生物素化的核酸探针，可用于 DNA 或 RNA 的标记。

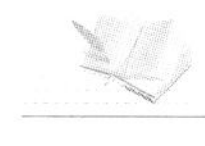

此外，活化生物素可通过缺口移位法、化学偶联法、光化学法及末端标记法等技术使生

物素的戊酸侧链通过酰胺键与核酸分子相连，构成生物素标记的核酸探针。

活化生物素可与多种生物活性分子及示踪物结合，形成生物素化衍生物。生物素化衍生物有两类：一类是生物素化的大分子生物活性物质（如抗原、抗体及核酸），最常用的是生物素化抗体和生物素化核酸；另一类是生物素化示踪物（如酶、荧光素、胶体金及反射性核素等），最常用的是生物素化酶和生物素化荧光素。

二、亲和素的特性

（一）亲和素

亲和素（avidin，A）又称生物素蛋白或卵白素，是从卵蛋白中提取的一种富含色氨酸带糖基的碱性蛋白。亲和素的分子量为68kD，pI为10.5，在pH 9～13的缓冲液中性质稳定，耐热并耐多种蛋白水解酶作用。天然亲和素是由4个相同亚单位构成的四聚体，每个亲和素亚单位通过结构中的色氨酸残基与生物素中的咪唑酮环（Ⅰ环）结合。因此，1个亲和素分子能够与4个生物素分子结合。两者结合的特异性好，亲和力极强，其结合常数（Ka）为10^{15}mol/L，比抗原-抗体间的亲和力（Ka=10^{5}～10^{11}mol/L）至少大1万倍。生物素和亲和素能在温和条件下与抗体、抗原及酶等多种分子共价结合，并不影响各自的生物活性。

亲和素的活性单位是以亲和素结合生物素的量来表示的，即以能结合1μg生物素所需要的亲和素量为1个亲和素活性单位。1mg纯亲和素的活性为13～15个活性单位。

（二）链霉亲和素

链霉亲和素（streptavidin，SA）是与亲和素有类似生物学特性的一种蛋白质，是链霉菌属细菌 *Streptomyces avidinii* 在培养过程中分泌的一种弱酸性的蛋白质产物，现可通过基因工程技术生产。其分子量为65kD，pI为6.0，结构与亲和素相似，由4条相同肽链构成，能与4个分子的生物素特异性结合，结合常数（Ka）为10^{15}mol/L。由于链霉亲和素分子不带糖基，且等电点低，分子表面所带正电荷少，与固相材料聚苯乙烯、硝酸纤维素膜及组织细胞基质非特异结合远低于亲和素。而链霉亲和素的高活性（1mg链霉亲和素最高活性可达18个活性单位）也赋予检测系统更高的敏感性。因此，BAS在实际应用中多采用生物素-链霉亲和素系统。

第二节 生物素与亲和素结合反应的特点

生物素与亲和素（或链霉亲和素）的结合，虽不属于免疫反应，但具有特异性强、敏感性高、稳定性好以及适应性广等特点，而且两者均可与抗原、抗体及多种示踪物质结合。因此，将BAS与其他免疫标记技术联合应用，将极大提升免疫学检测的便捷性、适用性和分析性能。

一、特异性

生物素与亲和素（或链霉亲和素）的结合具有极高的亲和力和高度的专一性及特异性。这种结合特性使其反应试剂能够高倍稀释，从而明显降低或避免非特异性结合。

二、敏感性

每个亲和素（或链霉亲和素）均可通过4个结合位点多价桥联生物素化抗体（或抗原）和生物素化酶（或荧光素）。此外，一个生物大分子（如抗体和酶）又可连接多个生物素，这些标有多个生物素分子的抗体（或抗原）和酶分子又可桥联更多的亲和素，经过这种依次的相互作用连接，从而形成网格状复合物，使整个反应体系出现多级放大效应。尤其在此网

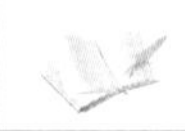

络复合物中网络了大量酶分子，有利于示踪信号检测系统的放大，能够赋予检测系统极高的敏感性。

三、稳定性

亲和素（或链霉亲和素）与生物素间的结合常数（Ka）是抗原-抗体反应常数的10^5倍，是目前已知强度最高的非共价作用，两者结合形成复合物的解离常数很小，几乎呈不可逆反应，且酸、碱、变性剂、蛋白溶解酶以及有机溶剂均不影响其结合。因此，生物素-亲和素（或链霉亲和素）系统稳定性强，干扰因素少，可提高检测方法的精准度和稳定性。

四、适用性

生物素和亲和素（或链霉亲和素）系统可与酶、荧光素及放射性核素等多种标记技术结合，用于检测体液、组织或细胞中的抗原-抗体、配体-受体、核酸系统以及其他多种生物学反应体系。此外，还可制成亲和介质，用于分离、纯化上述各种反应体系中的反应物。因此，生物素和亲和素（或链霉亲和素）系统以适用性广、实用性强等优势广泛应用于临床检测和科研中。

此外，BAS可依据具体方法要求制成多种通用性制剂适用于不同的反应体系，如生物素化第二抗体（抗IgG）可检测同一种属中各种Ag-Ab（IgG）反应体系。由于生物素化抗体工作效价高，可高度稀释，从而减少抗体用量，降低实验成本。同时，生物素标记物稳定性好、易保存、有效期长，尽管BAS反应层次较多，但生物素与亲和素结合迅速，反应所需时间短。

第三节　生物素-亲和素系统的应用

生物素-亲和素系统能与多种免疫标记技术结合，可作为抗原-抗体检测的放大系统，以此提高免疫学检测的灵敏度。生物素-亲和素系统在免疫标记技术中既可用于检测系统的信号放大，又可用于固相支持介质的包被。

一、固相支持介质的包被

固相吸附分离是非均相免疫分析重要的分离方法。此分离模式的重要环节是将抗原（或抗体）连接于固相支持介质的表面，此过程称为包被。抗体与固相支持介质结合后，可产生空间位阻效应，抗体分子的效能（利用率和生物活性）有所降低。包被抗原时，由于抗原分子的复杂性影响其与固相支持介质的结合效果，而非蛋白类抗原与固相支持介质连接效果差。

为解决上述问题，引入生物素-亲和素（或链霉亲和素）系统连接于固相支持介质表面，再与欲包被的抗原或抗体结合，实现间接包被，可极大地提高非均相免疫分析的敏感性。包被方法有如下两种。

1. 固相材料-生物素-链霉亲和素-生物素化抗体（或抗原）包被法　利用牛血清白蛋白（bovine serum albumin，BSA）或卵清蛋白易于与固相支持介质结合的特性，首先制备生物素-BSA复合物（生物素化BSA），在聚苯乙烯板微孔或纳米微球等固相材料的表面包被生物素化BSA，再加入链霉亲和素，在固相支持介质表面形成BSA-生物素-链霉亲和素结合物，再将生物素化抗体（或抗原）加入此固相支持介质中，欲包被的抗体（或抗原）即可通过生物素与固相支持介质表面的链霉亲和素稳定结合，形成BSA-生物素-链霉亲和素-生物素-抗体（或抗原）包被的固相表面（图11-3）。

2. 固相材料-链霉亲和素-生物素化抗体（或抗原）包被法　链霉亲和素（或亲和素）为弱碱性蛋白，可以直接吸附或化学交联于固相支持介质表面。标记生物素的抗体或抗原

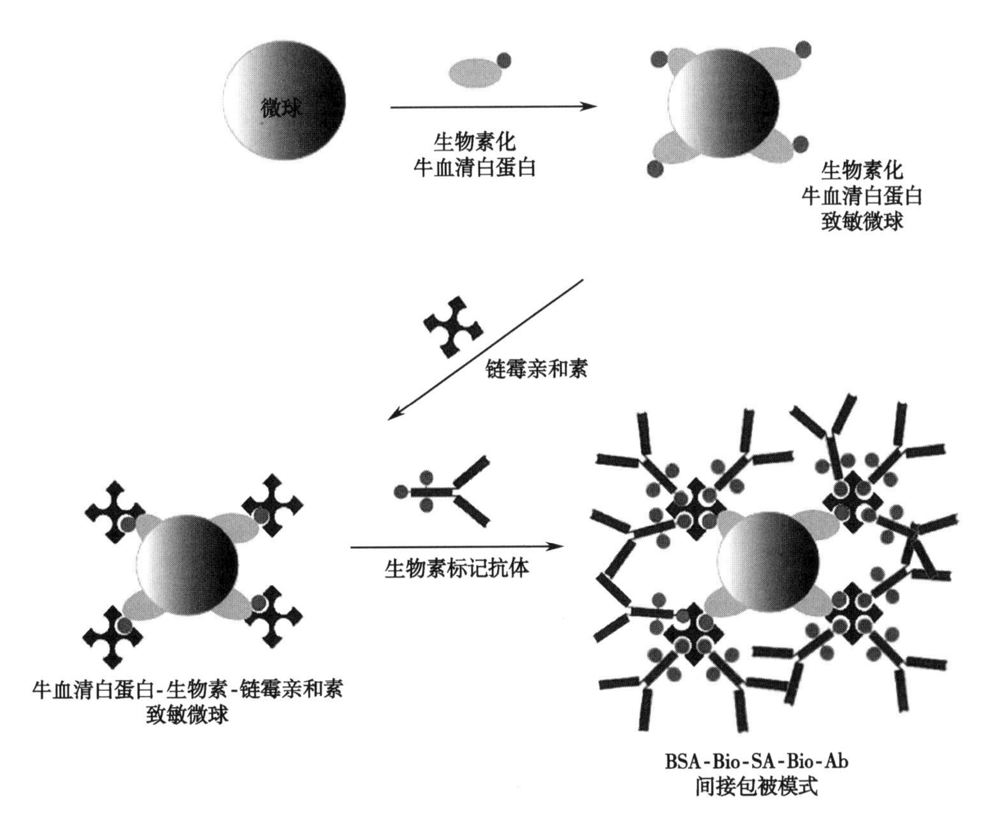

图 11-3　生物素-亲和素-生物素间接包被模式示意图

可通过链霉亲和素-生物素反应而使生物素化的抗体或抗原固相化，形成链霉亲和素-生物素-抗体（或抗原）包被的固相表面（图 11-4）。与固相材料-生物素-链霉亲和素-生物素化抗体（或抗原）包被法相比，此包被法简便、高效、省时和省材。因此，实际应用中多采用此法进行固相支持介质的包被。

与传统直接包被模式相比，生物素-链霉亲和素系统连接固相支持介质的间接包被模式具有诸多优点，不但可增加抗原（或抗体）包被数量，而且使其结合位点充分暴露，减少空间位阻效应，提高抗原（或抗体）的利用效率，有利于免疫反应的高效进行，提高检测的灵敏度和准确度，也可大幅降低包被抗体或抗原的用量，降低试剂盒成本。此外，可先将生物素化抗原（或抗体）与待检抗体（或抗原）进行反应，形成生物素化抗原-抗体复合物，再加入链霉亲和素预包被的磁性纳米微球，含有生物素化免疫复合物通过链霉亲和素而结合在固相支持介质表面。利用此微球还可对需要的特异性抗原或抗体进行分离和纯化。此时，链霉亲和素预包被的磁性纳米微球可作为通用试剂，用于不同项目的检测，此方式在发光免疫分析（化学发光或电化学发光）中比较常见。

二、检测系统的信号放大

生物素-亲和素系统的多级放大作用有利于检测系统的信号放大，进一步提高免疫标记分析的敏感性。目前，BAS 已广泛应用于各种免疫标记分析技术，其基本模式有如下两种：生物素-亲和素-生物素（biotin-avidin-biotin，BAB）模式、生物素-亲和素（biotin-avidin，BA）或标记亲和素-生物素（labeled avidin-biotin，LAB）模式。实际应用过程中，既可将生物素标记在抗原上，也可标记在抗体上。生物素标记在抗体上又可分为直接法和间接法，如将生物素标记在第一抗体上，则称为直接法；如将生物素标记在第二抗体上，则称为间接法。

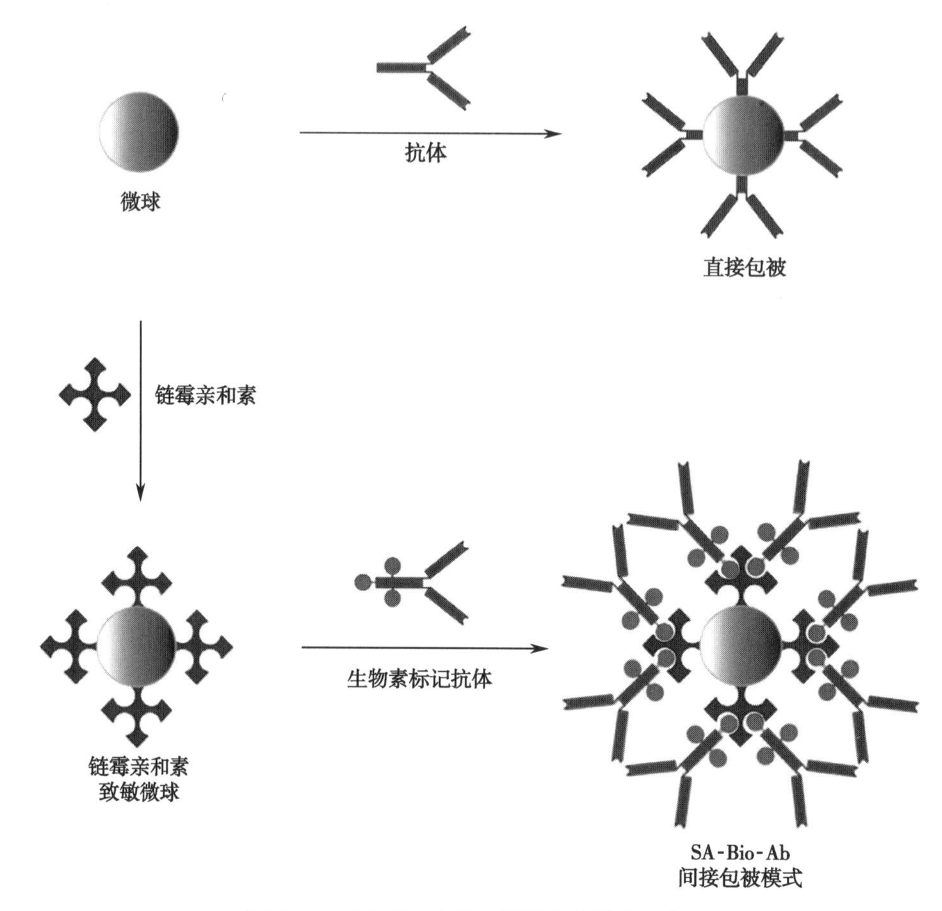

图 11-4 亲和素-生物素间接包被模式示意图

(一)生物素-亲和素-生物素模式

1. 生物素-亲和素-生物素(BAB)法 BAB法的特点是以游离亲和素(或链霉亲和素)为桥,分别连接生物素化抗体和生物素化酶,利用抗原与抗体特异性结合及酶的高效催化反应特点,将抗原-抗体待检系统和信号检测系统有机联系在一起。由于一个亲和素分子能同时结合四个生物素分子,且一个生物大分子可标记多个生物素分子,从而产生级联放大效应,提升检测的敏感性。

2. 亲和素-生物素-过氧化物酶复合物(ABC)法 亲和素-生物素-过氧化物酶复合物(ABC)法是BAB的改良法。为确保亲和素能有效桥联抗原-抗体待检系统和信号检测系统,预先按一定比例将亲和素(或链霉亲和素)与生物素化酶混合,形成可溶性的亲和素-生物素-过氧化物酶复合物(avidin-biotin-peroxidase complex, ABC),同时确保预留一定位点与生物素化抗体(或生物素化抗原)结合,当其与检测反应体系中的生物素化抗体(或生物素化抗原)相遇时,ABC中未饱和的亲和素(或链霉亲和素)结合部位即可与抗体(或抗原)上的生物素结合,使抗原-抗体反应体系与ABC标记体系连成一体进行检测。由于在ABC形成时,生物素通过氨基与过氧化物酶分子结合,一个过氧化物酶可以结合多个生物素分子,一个标记了生物素的酶分子又可通过生物素连接多个亲和素,而亲和素又可桥联多个酶标生物素分子,经过这种依次的相互作用连接,从而形成一种较大的、具有多级放大作用的晶格样网状结构,其中网络了大量酶分子。因此,将ABC应用于免疫检测体系时,可极大地提高酶在抗原-抗体反应场所的浓度,使该法的检测敏感性明显提高。此种方法能减少操作步骤,又能实现标准化操作(已有商品化试剂)。将ABC法应用于双抗体夹心酶联免疫吸附试验(enzyme-linked immunosorbent assay, ELISA)中,形成了常用的ABC-ELISA法,检测原理如图11-5所示。

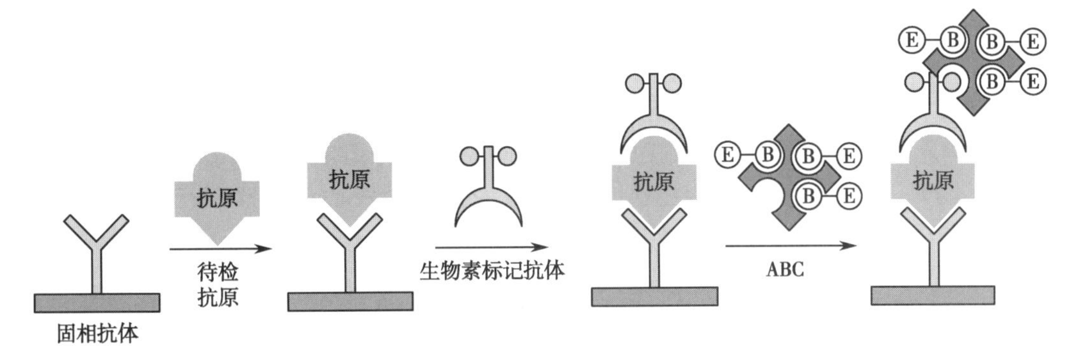

A. 亲和素；B. 生物素；E. 酶

图 11-5　双抗体夹心 ABC-ELISA 直接法检测原理示意图

（二）标记亲和素-生物素模式

标记亲和素-生物素（LAB）模式是将示踪物质（如酶、荧光素等）直接标记在亲和素（或链霉亲和素）分子上，并用生物素分子直接标记抗体（第一抗体或第二抗体），利用亲和素与生物素的结合，将抗原-抗体反应的待测系统与示踪信号系统连接在一起。直接法 LAB 反应模式是先将生物素标记第一抗体与待测抗原反应，洗涤去除未结合的游离生物素标记抗体，再加入酶标记亲和素（或链霉亲和素），最后加入底物显色。与 BAB 法相比，操作更简便，省略了加游离亲和素后再加标记生物素的步骤。双抗体夹心 LAB-ELISA 检测原理如图 11-6 所示。间接法 LAB 反应模式是将生物素标记在第二抗体（抗抗体）上，用于检测第一抗体，检测原理如图 11-7 所示。

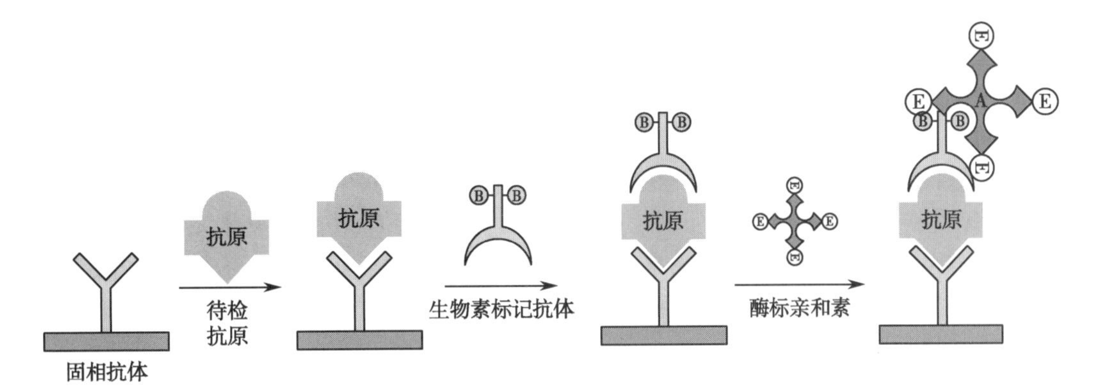

A. 亲和素；B. 生物素；E. 酶

图 11-6　LAB-ELISA 直接法检测原理示意图

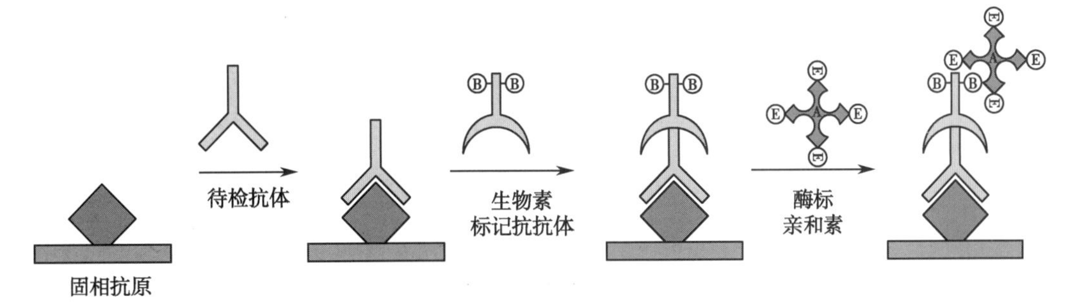

A. 亲和素；B. 生物素；E. 酶

图 11-7　LAB-ELISA 间接法检测原理示意图

生物素与亲和素（或链霉亲和素）的结合具有亲和力高、特异性强、稳定性好和多级放大作用，以及两者均可以与各种生物活性分子及示踪物结合等优点，使生物素-亲和素（或链霉亲和素）系统广泛应用于各种免疫标记分析技术中，如BAS在酶免疫、荧光免疫、放射免疫、胶体金及化学发光免疫检测中的应用，尤其为免疫标记检测自动化分析作出了极大的贡献。同时，在细胞和生物活性物质分离纯化及生物素标记多核苷酸为探针检测DNA和RNA等方面也显示了明显的优势。

此外，应用BAS预定位技术，即将生物素化放射性核素或药物与亲和素结合，再连接生物素化抗肿瘤单克隆抗体，制备成生物素化放射性核素或药物-亲和素-生物素化抗肿瘤单克隆抗体复合物，利用单克隆抗体与肿瘤细胞高度特异性结合定位到肿瘤细胞处，进行肿瘤显像诊断与治疗，现已从动物实验阶段进入临床应用研究；研究发现在难以融合的两种异源细胞之间加上BAS，一种细胞标记生物素，另一种细胞标记生物素-链霉亲和素，利用生物素-链霉亲和素-生物素的桥联作用能有效增强聚乙二醇（polyethylene glycol，PEG）融合法和电融合法介导的异源细胞融合，极大提高杂交细胞株（或杂交瘤细胞）形成率。这些优势无疑更拓宽了BAS在免疫学、分子生物学、细胞生物学及临床医学等多领域的应用。

小结与展望

生物素分子结构中的咪唑酮环（Ⅰ环）是与亲和素结合的部位，噻吩环（Ⅱ环）的戊酸侧链末端羧基为结合生物活性大分子部位。生物素经化学修饰后制成各种活性基团的衍生物，成为活化生物素。活化生物素可与生物活性大分子（如抗原、抗体及核酸等）及各种示踪物（如酶、荧光素、胶体金、化学发光物及放射性核素等）形成生物素化衍生物。

亲和素和链霉亲和素是生物素的天然特异性结合物，两者来源不同，但结构相似，由四个相同亚基构成，可同时特异性结合4个生物素化分子，桥联生物素化抗原（或抗体）和生物素化酶（或荧光素等示踪物）。此外，一个生物活性大分子（如抗原、抗体）和标记物（如酶蛋白）可连接多个生物素，这些生物素又可与多个亲和素连接，使整个反应体系出现多级放大效应。链霉亲和素比亲和素具有更高的生物活性和较强的抗干扰能力，故实际应用中多采用链霉亲和素。

BAS应用于检测系统的信号放大有两种基本模式：一种是生物素-亲和素-生物素模式（包括BAB和ABC法）；另一种是生物素-亲和素或标记亲和素-生物素模式（又称BA或LAB法）。根据所标记抗体的不同又分为直接法和间接法，将生物素标记在第一抗体上为直接法，将生物素标记在第二抗体上为间接法。

生物素-亲和素系统（BAS）具有特异性高、敏感性强、稳定性好、适应性广及实用性强等特点，目前广泛应用于免疫学、分子生物学、细胞生物学、组织化学及基因表达调控等多个领域的临床检测和科研中。

（杨胜辉　曹龙古）

思考题

1. 生物素的分子结构特点是什么？
2. 活化生物素如何制备及其常见种类？

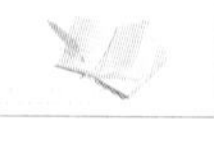

3. Avidin 或 streptavidin 的分子结构及理化性质有何特点？

4. 生物素与亲和素结合反应的特点有哪些？

5. 生物素-亲和素系统用于固相支持介质的包被方法有哪些？请简述每种包被方法的基本过程和步骤。

6. 简述生物素-亲和素系统如何应用于生物反应放大系统？

第十二章　免疫组织化学技术

教学目标与要求

掌握　免疫组织化学技术的原理，抗原的保存与修复，抗体的处理与保存，免疫组化的结果判断。

熟悉　免疫组织化学技术的特点和注意事项，亲和组织化学技术的类型，免疫标记电镜技术的基本原理，荧光免疫组织化学技术和酶免疫组织化学技术的应用。

了解　免疫电镜技术的材料和方法，免疫组织化学技术的拓展。

免疫组织化学技术（immunohistochemistry technique）又称免疫细胞化学技术，简称免疫组化技术，是指在组织细胞原位用标记的特异性抗体或抗原与组织细胞内抗原或抗体进行抗原-抗体反应和组织化学的呈色反应，对组织细胞抗原进行定位、定性、定量测定的免疫学检测方法。它结合了免疫反应的特异性、组织化学的可见性和分子生物学技术的敏感性，通过普通光学显微镜、电子显微镜和荧光显微镜等的显像和放大作用，在细胞、亚细胞水平检测各种抗原物质，从单一的静止的形态学发展为结构、功能和代谢相结合的动态观察，为疾病的诊断、鉴别诊断和发病机制的研究提供了强有力的手段。

第一节　免疫组织化学技术要点

免疫组织化学技术具有特异性强、敏感性高、形态与功能相结合等优点，根据标记物的不同可分为酶免疫组织化学技术、荧光免疫组织化学技术、亲和组织化学技术、免疫金组织化学技术、免疫标记电镜技术等。随着免疫组织化学技术的不断发展，核酸分子杂交、原位PCR、组织芯片、显微切割技术、活细胞原位荧光杂交技术、冷冻电镜技术等新技术与免疫组织化学相结合，使免疫组织化学技术进入一个新的发展阶段。免疫组织化学技术的基本过程包括抗原的提取与纯化；抗体的制备和纯化；制备标记抗体；细胞或组织标本的处理；免疫组织化学反应和显色反应；观察并记录结果。

一、标本制作

（一）标本的主要来源

标本的来源主要有活体组织、各种体液及穿刺液和培养细胞等。在组织细胞材料制备的过程中，既要保持组织细胞形态的完整，又要保持细胞或组织成分的抗原性。各种实验动物和人体活检组织的标本应取材于病变组织及病变与正常组织交界处，大小适中，应减少对组织标本的损伤与挤压。各种体液及穿刺液标本如果量少可直接涂片或经离心后取沉淀物涂片。对于细胞标本经离心沉淀后制备细胞涂片，吹干后保存备用。

（二）标本的固定与保存

1. 标本固定的目的　标本固定的原则是不损伤细胞形态、不干扰固定后抗原的识别和

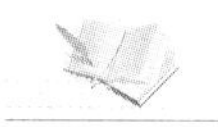

结合。良好的固定是免疫组织化学结果准确的重要保证。固定的目的是防止组织细胞形态变化，保持细胞固有的形态和结构；使细胞内部各种抗原成分转变成不溶性物质，保存组织细胞的抗原性；防止标本脱落；除去标本中的类脂，便于保存；抑制组织中微生物的繁殖，防止组织腐败；使组织硬化，便于制片。

2. 固定剂的选择 用于固定免疫组织化学标本的固定剂种类繁多，不同的抗原应选择合适的固定剂。选择固定剂的原则：最大限度地保存抗原的免疫活性和组织细胞的形态结构。蛋白质类抗原，可用乙醇或甲醇固定；微生物抗原可用丙酮或三氯化碳固定；如需除去病毒的蛋白质外壳，可使用胰蛋白酶；多糖类抗原用10%甲醛固定或以微火加热固定；如有黏液物质存在，应用透明质酸酶等处理除去；类脂质丰富的组织进行蛋白、多糖抗原检测时，需用有机溶剂（乙醚、丙酮等）处理除去类脂。醛类固定剂是最常用的固定剂，如10%甲醛和4%多聚甲醛。

3. 制片方法的评价 不同的组织类型选用不同的切片方法，如石蜡切片、冷冻切片、振动切片、火胶棉切片等，其中冷冻切片和石蜡切片是免疫组化最常用的制片方法。冷冻切片的特点是可以最大限度地保存抗原且操作简便，适用于不稳定的抗原。石蜡切片的特点是组织结构保存良好且结构清晰，是研究形态学的主要制片方法，也可用于免疫组化的回顾性研究，可长期保存，但对抗原的保存不如冷冻切片。

二、抗原的保存与修复

免疫组织化学切片在制片过程中，某些固定剂可使蛋白交联导致组织中部分抗原表位封闭，致使抗原信号减弱或消失。抗原修复是暴露抗原上被封闭和隐蔽的表位，恢复其原有的空间状态，提高抗原检出率的过程。常用的抗原修复方法有酶消化法和热修复法。

（一）酶消化法

酶的种类很多，根据酶的消化能力强弱可分为轻度消化酶（如无花果蛋白酶）、中度消化酶（如胰蛋白酶）和强消化酶（如胃蛋白酶）。

（二）抗原热修复法

1. 直接煮沸法 将修复液加热至沸腾，再将切片浸入其中，持续15～20分钟，取出玻片，自然冷却至室温。

2. 微波热修复法 将石蜡切片置于缓冲液中，凭借微波辐射产生的高热效应及高速分子运动能量解开交联蛋白，暴露被掩盖的抗原表位。

3. 高压热修复法 将切片浸入缓冲液并放置于高压锅中，利用加热暴露抗原，经济简单，适用于大批切片的加热处理。

4. 盐酸水解法 将切片放置于盐酸水解液中，加热孵育，自然冷却至室温。操作中应注意掌握盐酸浓度、水解温度及水解时间，以最大限度暴露抗原而又不破坏抗原性为目的。

三、抗体的处理

抗体是免疫组织化学技术的首要试剂，免疫组织化学染色的抗体从选择、保存、配置到使用，都直接影响免疫组织化学染色的结果。

（一）抗体的选择

选择具有高度特异性和稳定性的抗体，并且根据需要决定采用单克隆或多克隆抗体。多克隆抗体广泛用于石蜡包埋的组织切片，其敏感性较高，但特异性不如单克隆抗体，有时会造成抗体的交叉反应。单克隆抗体特异性强，但敏感性不够高。

（二）抗体的稀释

抗原-抗体反应要求有合适的比例，过量或不足均不能达到预期结果。实际操作中需

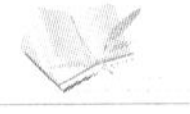

进行预实验，摸索抗体的最佳稀释度，以便达到最小背景染色下的最强特异性染色。

（三）抗体的保存

抗体在保存时，要特别注意保持抗体的生物活性，防止抗体蛋白质变性，可小量分装低温保存，否则会降低抗体效价，甚至失效。

四、免疫组化的结果判断

要准确判断免疫组织化学染色的阳性和阴性结果，排除假阳性和假阴性结果，最后得出科学的结论。

（一）设置对照实验

为了对染色结果的特异性和准确性做出正确的判断，证明和肯定阳性结果的特异性，常用的对照有阳性对照和阴性对照。

1. 阳性对照　采用已知抗原阳性的标本作为阳性对照，与待检标本同时进行免疫组化染色，阳性对照呈阳性结果证实整个染色程序正确。特别是在待检标本呈阴性结果时，排除假阴性的可能。

2. 阴性对照　采用不含靶抗原的标本作为阴性对照，和待测标本同时染色，阴性对照结果应呈阴性。只有阴性对照成立，方可判定检测结果。目的在于排除假阳性。

3. 阴性试剂　对照用于证实免疫组织化学染色过程中所用试剂的有效性和可靠性而设立的对照，目的是排除假阳性和证实所用试剂和方法的有效性。包括空白试验、替代试验、吸收试验和抑制试验。

4. 自身对照　是在同一标本自身组织成分的阴性背景对照。结果应为阴性，目的在于排除内源性干扰产生的假阳性和抗原弥散移位造成的错误结果。

（二）阳性结果

免疫组织化学染色阳性信号必须在组织特定部位的抗原才能判定为特异性染色。阳性细胞的显色可位于细胞膜、细胞质和细胞核。

（三）阴性结果

阴性结果不能简单地认为抗原不表达，有可能是抗原表达很弱，难以区分。如果只有少数细胞阳性，也应视为阳性。

（四）特异性和非特异性显色的鉴别

1. 分布位置　特异性反应必须分布于特定抗原部位，如细胞质、细胞核和细胞表面，具有结构性。非特异性反应无一定的分布规律，常为切片边缘、刀痕或皱褶部位，坏死或挤压的细胞区域，常成片均匀着色。

2. 显色强度　特异性反应由于细胞内抗原含量不同，显色强度不一。阳性细胞的染色和阴性细胞之间有明显的间隔，非特异性反应细胞之间显色强度相同或者细胞和周围结缔组织无明显区别的着色。

3. 其他　过大的组织块，中心固定不良也会导致非特异性显色，有时可见非特异性显色和特异性显色同时存在，过强的非特异性显色背景可影响结果判断。

（五）免疫组化结果与 HE 切片结果

当免疫组化检查结果与 HE 切片诊断不一致时，应结合临床资料如性别、年龄、部位、X 线等影像学及实验室结果综合分析，不能简单地用免疫组化检查结果推翻 HE 切片结果。

五、质量控制

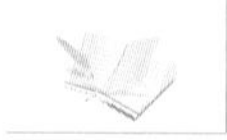

取得理想的免疫组织化学染色结果的必要条件是质量控制。

（一）试剂质量控制

抗体的质量是免疫组化染色技术成功的关键。不同厂家生产的同一种抗体特异性和敏感性存在差异，所用的检测试剂盒特异性和灵敏性也不相同，因此使用前应了解抗体的特异性和敏感性，通过预实验决定抗体的最佳稀释度，在已知阳性和阴性的标本上观察实验结果是否准确。此外，试剂的质量控制还包括合适的稀释度、稀释剂、孵育温度和孵育时间等。

（二）操作过程质量控制

1. 实验操作 需严格按照标准化操作步骤进行，建立标准化的操作程序和规范合理的工作流程。

2. 标本的质量控制 标本的留取、保存、固定和处理对免疫组化染色至关重要。用于质量控制的标本包括阴性、阳性或自身组织对照三种类型。质控品的设置可有助于监控标本制备、操作过程、染色步骤、试剂质量等问题引起的误差。有时需要对标本进行预处理，以消除内源性过氧化物酶对组织化学染色结果的干扰。

（三）仪器设备和器具的质量控制

免疫组织化学染色的相关仪器、设备和器具都需定期进行校准。操作相关工具如吸管、试管、加样枪等需进行消毒，以减少对抗体污染的机会。

第二节 酶免疫组织化学技术

酶免疫组织化学技术是在一定条件下，应用酶标抗体（抗原）与组织或细胞标本中的抗原（抗体）发生反应，催化底物发生显色反应，通过显微镜识别标本中抗原（抗体）的分布位置和性质达到定位、定性的目的，也可通过图像分析技术达到定量的目的。酶免疫组织化学技术可分为酶标记抗体免疫组化技术和非标记抗体酶免疫组化技术两种类型。

一、酶标记抗体免疫组织化学染色

（一）原理

酶标记抗体免疫组织化学染色借助交联剂将酶通过共价键直接连接在抗体（或抗抗体）上，酶标抗体（或抗抗体）与靶抗原反应后，通过酶对底物的特异性催化作用，生成不溶性有色产物沉淀在特定位置，达到对抗原定性、定位、定量的检测目的。

（二）技术类型

1. 直接法 将酶直接标记在特异性抗体上，与组织细胞内相应的抗原进行特异性反应，形成抗原-抗体-酶复合物，最后加底物显色。

2. 间接法 将酶标记在第二抗体上，先将第一抗体（特异性抗体）与相应的组织抗原结合，形成抗原-抗体复合物，再用第二抗体（酶标记的抗体）与复合物中的特异性抗体结合，形成抗原-抗体-酶标抗体复合物，最后用底物显色。

（三）方法学评价

直接法的优点在于操作简便且特异性强，缺点是敏感性低，一种酶标抗体只能检测一种抗原。间接法的优点是检测敏感性高，制备一种酶标二抗可用于多种抗原或抗体的检测。缺点是特异性不如直接法，操作较为烦琐。

二、非标记抗体酶免疫组织化学染色

（一）原理

该技术中酶不是标记在抗体上，而是用酶免疫动物，制备高效价、特异性强的抗酶抗体

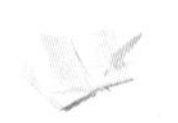

（第三抗体），将酶与抗酶抗体结合形成复合物，通过免疫学反应将抗酶抗体与组织抗原联系在一起，经酶催化底物显色，达到对抗原的检测。该方法避免了酶标记时对抗体的损伤，同时也提高了方法的敏感性。

（二）技术类型

非标记抗体酶免疫组织化学染色有以下几种技术类型。

1. 酶桥法　用酶免疫动物，制备抗酶抗体，通过桥联抗体（第二抗体），将特异性识别组织抗原的第一抗体与第三抗体连接起来，形成抗原 - 第一抗体 - 桥联抗体 - 抗酶抗体 - 酶复合物，加底物显色（图 12-1）。

2. 过氧化物酶 - 抗过氧化物酶法　过氧化物酶 - 抗过氧化物酶（peroxidase anti-peroxidase，PAP）法是酶桥法的改良，技术要点与酶桥法基本相似。PAP 法将酶桥法的第三抗体（抗酶抗体）与酶组成可溶性复合物（PAP 复合物，图 12-2）。该复合物由 2 个抗酶抗体和 3 个过氧化物酶分子组成，呈五角形结构，非常稳定。

通过桥联抗体（第二抗体）将特异性识别组织抗原的第一抗体与 PAP 复合物的抗酶抗体连接起来，此时要求特异性第一抗体与第三抗体的动物种属相同（图 12-3）。

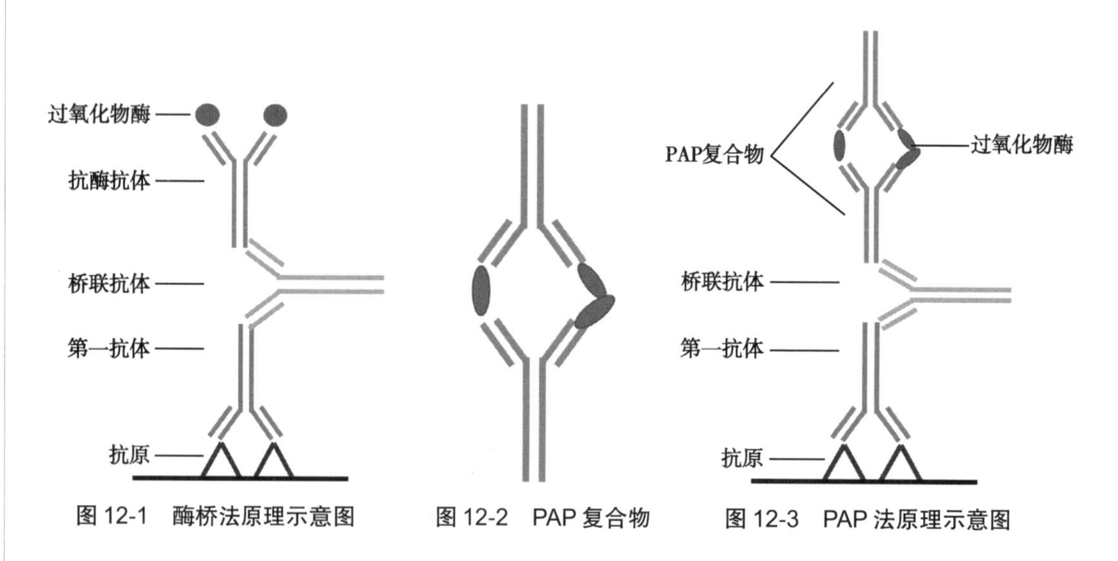

图 12-1　酶桥法原理示意图　　图 12-2　PAP 复合物　　图 12-3　PAP 法原理示意图

3. 双桥 PAP 法　是 PAP 法的改良，通过两次连接桥联抗体和 PAP 复合物形成抗原 - 第一抗体 - 桥联抗体 -PAP- 桥联抗体 -PAP 复合物，与 PAP 法相比结合了更多的酶分子，增强了敏感性。

4. 碱性磷酸酶 - 抗碱性磷酸酶法　辣根过氧化物酶（horseradish peroxidase，HRP）是免疫组化的首选酶，但有些组织细胞含内源性过氧化物酶，限制了 HRP 的广泛应用，因此用碱性磷酸酶（alkaline phosphatase，ALP）代替 HRP 建立了碱性磷酸酶 - 抗碱性磷酸酶（alkaline phosphatase-anti-alkaline phosphatase technique，APAAP）法。其技术要点与 PAP 法相似。如骨髓等造血组织由于含有大量的类过氧化物酶，染色时可以选用 APAAP 法。

（三）方法学评价

酶桥法较酶标记抗体法的敏感性有所提高，但操作较为复杂。与酶桥法相比，PAP 法操作简便，PAP 复合物结构稳定，不易脱落，敏感性高，背景着色浅。双桥 PAP 法重复使用桥联抗体，对抗原有明显放大作用，对于组织细胞微量抗原的检测实用价值较高。

第三节　荧光免疫组织化学技术

荧光免疫组织化学技术是最早建立的免疫组织化学技术，用荧光素标记已知的抗体（或抗原）作为探针，利用抗原-抗体特异性反应原理检测待测组织或细胞标本中的靶抗原（或抗体），通过荧光显微镜观察结果，实现对组织或细胞中抗原（或抗体）的定位、定性和定量测定。

一、标本制作

荧光免疫组织化学技术主要靠观察标本的荧光抗体染色结果对抗原进行鉴定和定位，因此标本制作的质量关系到检测结果的准确性。在制作标本过程中要保持抗原的完整性，并在染色、洗涤及包埋过程中不发生溶解、变性和脱落，也不能扩散至邻近细胞或组织间隙中。标本切片尽量薄些，以便于抗原-抗体的接触和镜检。充分洗去标本中干扰抗原-抗体反应的物质，有传染性的标本要注意生物安全。用于荧光免疫组化技术的标本主要有组织、细胞和微生物等，按照不同标本性质可制作涂片、印片和组织切片等。

（一）玻片的处理

载玻片和盖玻片要洁净、透光性好，将载玻片和盖玻片充分洗涤后，再分别用蒸馏水冲洗浸泡和95%乙醇浸泡。

（二）制片

1. 组织切片　组织材料可制备冷冻切片和石蜡切片。

（1）冷冻切片：为了最大限度地保存抗原，首选的制备方法是冷冻切片，其优点是能较好地保存组织的抗原性，操作简便，切片自发荧光较少，特异荧光强，同时适用于不稳定的抗原，缺点是组织结构欠清晰。

（2）石蜡切片：石蜡切片是研究形态学的主要制片方法，而且可进行回顾性研究。其优点是组织细胞的精细结构显现清楚，但与冷冻切片相比抗原损失比较多，操作复杂，并有组织自发荧光和非特异性荧光，需加酶消化处理。

2. 涂片和印片　血液、细菌培养物、脑脊液、渗出液和细胞悬液等均可简单地涂抹在玻片上，干燥固定后就可用于荧光抗体染色。脑脊液、脏器（如肝、脾、淋巴结等）、细菌菌落或尸体病变组织可把新鲜切面压印于玻片上做成印片，经固定后再染色。

3. 活细胞染色　检查淋巴细胞表面抗原以及免疫球蛋白受体、癌细胞表面抗原、血清中抗癌细胞抗体等，均可用活细胞荧光抗体染色法。当同时观察细胞表面两种抗原的分布时，可用双标记法进行染色。

（三）标本的保存

固定干燥后的标本应尽快进行荧光抗体染色及镜检。如需保存，应放置2～8℃低温干燥保存。一般细菌涂片或器官组织切片经固定后可保存一个月以上。但病毒和某些组织抗原标本数天后就会失去其抗原性，需在−20℃以下保存。

二、荧光抗体的标记及染色

荧光抗体是荧光免疫技术的关键试剂，将荧光素与特异性抗体通过共价键结合在一起。常用的荧光素包括异硫氰酸荧光素（fluorescein isothiocyanate，FITC）、藻红蛋白（phycoerythrin，PE）等。荧光抗体与标本中的靶抗原特异性结合，在荧光显微镜下呈现特异性荧光。根据染色方法的不同，荧光免疫组织化学技术可分为直接法和间接法。

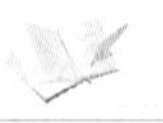

三、方法学评价

免疫荧光技术能将生物样品形态、功能和代谢密切结合，在细胞、亚细胞水平检测抗原分子。检测方法快速简便、特异性强、灵敏度高。

第四节　亲和组织化学技术

亲和组织化学（affinity histochemistry）是利用两种物质之间的高度亲和力而建立的方法。植物凝集素（lectin）、生物素（biotin）和葡萄球菌蛋白 A（staphylococcal protein A，SPA）等物质具有双价或多价结合力，亲和组织化学就是利用这些物质对某种组织成分具有高度亲和力，可与荧光素、酶、放射性核素、铁蛋白及胶体金等标记物相结合，采用荧光显微镜、酶加底物的显色反应、放射自显影或电子显微镜，在细胞或亚细胞水平对相应的亲和物质进行定位、定性或定量。用于亲和组织化学的物质有生物素与亲和素、植物凝集素与糖类、SPA 与 IgG 配体等。此类方法敏感性高、操作简便、省时，能对抗原进行定性、定位或定量分析，具有准确、清晰等优点。

一、生物素 - 亲和素法

生物素是一种小分子维生素（维生素 H），是一种碱性蛋白。亲和素（avidin）也被称为抗生物素，它是由 4 个相同亚基组成的大分子糖蛋白，具有 4 个与生物素的结合位点，生物素和亲和素之间具有极强的亲和力（较抗原 - 抗体亲和力高 100 万倍），通过共价键结合在一起，能够牢固结合而不影响彼此的生物学活性。此外，它们还具有与其他示踪剂结合的能力。

（一）亲和素 - 生物素 - 过氧化物酶复合物技术

此技术是按一定比例将亲和素与酶标生物素结合，形成可溶性亲和素 - 生物素 - 过氧化物酶复合物（avidin-biotin-peroxidase complex，ABC）。当其与检测反应体系中的生物素化抗体（直接法，图 12-4）或生物素化第二抗体（间接法）相遇时，ABC 中未饱和的亲和素结合部位即可与抗体上的生物素结合，使抗原 - 抗体反应体系与 ABC 标记体系连成一体，加底物显色，可提高检测抗原的敏感性。

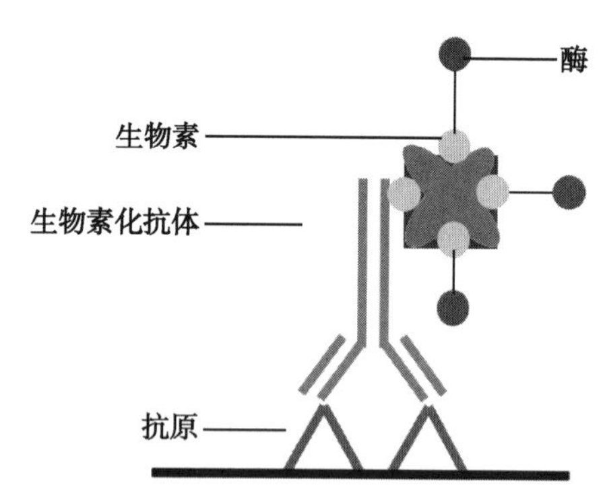

图 12-4　ABC 直接法原理示意图

ABC 复合物分子量较 PAP 要小，易于渗透，敏感性比 PAP 法提高了 20～30 倍。ABC 法具有亲和力强、特异性高、一抗和二抗工作浓度低、操作时间短、可以多重标记等特点。需注意的是，对于含有内源性生物素较高的肝、肾、白细胞、脂肪组织和乳腺等组织，染色前需要用亲和素对组织进行封闭处理以消除内源性生物素活性。

（二）链霉亲和素 - 生物素技术

链霉亲和素（streptavidin，SA）是从链霉菌培养物提取的一种纯蛋白，不含糖基，与亲和素相同也有 4 个生物素结合位点，并具有高度的亲和力，其功能类似亲和素。通过生物素标记的二抗与酶标记的链霉亲和素结合就构成了酶标链霉亲和素 - 生物素方法（labelled streptavidin biotin technique，LSAB）。

LSAB 法的特点：链霉亲和素分子量小，易于穿透组织、细胞，敏感性高；链霉亲和素较亲和素的等电点低，与组织内结缔组织的负电荷静电吸引少，明显减少非特异着色，染色背景清晰；一抗工作浓度低；操作简便，对于快速诊断非常实用。

（三）桥联亲和素 - 生物素技术

桥联亲和素 - 生物素技术（bridged avidin-biotin technique，BRAB）与 ABC 法不同，是以游离的亲和素作为桥联剂，利用亲和素的多价性，将检测反应体系中抗原、生物素化抗体复合物与酶标记生物素结合在一起，达到检测抗原的目的。形成抗原 - 生物素化抗体 - 亲和素 - 酶标生物素复合物，可积聚大量的酶分子，加底物显色，提高检测的灵敏度。间接 BRAB 法则是在抗原与特异性抗体结合反应后，再用生物素化的第二抗体与抗原 - 抗体复合物结合，使反应增加一个层次，从而使灵敏度进一步提高。

（四）标记亲和素 - 生物素技术

标记亲和素 - 生物素技术（labelled avidin-biotin technique，LAB）是用标记亲和素与免疫复合物中的生物素化抗体结合进行检测。该法的灵敏度高，省略了加标记生物素步骤，较 BRAB 法操作简便。间接 LAB 法采用的是生物素化的第二抗体，可以进一步提高检测灵敏度。

二、葡萄球菌蛋白 A 法

SPA 是存在于金黄色葡萄球菌细胞壁的蛋白质。SPA 能与人及多种动物（如豚鼠、兔、猪、犬、小鼠、猴等）IgG 结合，并且不会影响抗体的活性。SPA 具有双价结合能力，每个 SPA 分子可以同时结合两个 IgG 分子，也可一方面同 IgG 相结合，一方面与标记物（酶、荧光素、放射性物质等）结合。但 SPA 对 IgG 亚型的结合有选择性，如 SPA 可与人 IgG_1、IgG_2 和 IgG_4 结合，但不能结合 IgG_3；可以结合 IgA_2，但不结合 IgA_1。SPA 与禽类的血清 IgG 不结合。因此实验过程中应注意可能出现的假阴性结果。SPA 常用 HRP 标记，可应用于间接法。SPA 法的染色程序同酶标抗体法基本一致，仅二抗改用 SPA-HRP。

三、凝集素法

凝集素（lectin）是一类从各种植物种子、无脊椎动物和较高等动物组织中提纯的糖蛋白或结合糖的蛋白质。因其能够使红细胞发生凝集故称凝集素。通常按照其提取植物的名称命名，如花生凝集素（peanut agglutinin，PNA）、刀豆蛋白 A（concanavalin A，ConA）等。凝集素具有与特定糖基专一结合的特性，同时所有生物膜都含有糖结合物，主要以糖蛋白或糖脂形式存在。因此，凝集素可以作为一种探针来研究细胞膜上特定的糖基，探索细胞的生物学结构和演变过程。

由于凝集素具有与特定糖基专一结合的特点，标记示踪物的凝集素可用来：作为细胞分化和成熟的标记；作为细胞特殊类型的标记；肿瘤细胞细胞膜发生改变，细胞膜上的糖基也会产生相应的改变，可用凝集素检测肿瘤细胞。

凝集素法的类型可分为直接法和间接法。直接法是将标记物直接结合在凝集素上，使其与组织细胞相应的糖蛋白或糖脂相结合；间接法是先将凝集素与组织细胞膜糖基结合，然后再用标记的抗凝集素抗体与结合在细胞上的凝集素反应。间接法还有糖 - 凝集素 - 糖法，该方法是利用生物细胞膜的特殊糖基与凝集素结合后，再用标记的已知糖基与其反应，形成一个“三明治”样结合物。

第五节　免疫标记电镜技术

免疫标记电镜（immunoelectron microscope，IEM）技术，简称免疫电镜技术，是将免疫组织化学与电子显微镜相结合的技术，其结合了抗原 - 抗体反应的特异性和电镜超高分辨

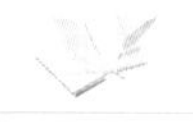

率的优势，能够在超微结构水平上对组织细胞内的抗原进行定性和定位分析。与光镜下的免疫组织化学技术相比，免疫电镜技术定位更为精确，可定位至细胞膜、细胞器；其将形态、功能和代谢密切结合起来，在免疫学、组织学、细胞学、病理学、病原生物学等基础医学研究领域和临床疾病的鉴别诊断中发挥重要的作用。

一、免疫标记电镜技术的原理和分类

IEM 技术的基本原理是：利用高电子密度的颗粒性标志物（如胶体金、铁蛋白等）标记抗体，或用经免疫组织 / 细胞化学反应能产生高电子密度产物者如 HRP 标记抗体，在电子显微镜下对抗原 - 抗体反应中的高电子密度标记的抗原（抗体）进行亚细胞水平定位的技术。

IEM 技术最早使用的标记物是铁蛋白，后来又发展出了酶标记和胶体金标记；根据标记物的不同，IEM 技术主要分为免疫酶电镜技术和免疫金属电镜技术。

（一）免疫酶电镜技术

免疫酶电镜技术的原理与光镜酶免疫组织化学技术相似，即利用酶标记抗体，抗体与抗原反应后，通过酶催化特异性底物的特点，对抗原 - 抗体反应部位进行定位。最常用的是 HRP，其底物为二氨基联苯胺时，切片上棕色反应的部位即为抗原的位置。再用锇酸后固定形成电镜下易于识别的高电子密度沉淀物锇黑，可通过电镜进行观察，锇黑存在的部位就是抗原存在的位置。

（二）免疫金属电镜技术

金属粒子在电子束照射下产生强烈的电子散射（电子极少透过），故能在电镜荧光屏上显示为电子密度高的影像，因此将其标记抗原或抗体后，可用于免疫电镜对组织细胞特定抗原进行定性、定位或定量研究。免疫金属电镜技术中，胶体金是最常用的金属粒子，以下主要介绍免疫胶体金电镜技术。

1. 免疫胶体金电镜技术　胶体金是由氯金酸在还原剂（白磷、抗坏血酸、柠檬酸钠、鞣酸等）的作用下，聚合成特定大小的金颗粒，在水溶液中呈现一种稳定的胶体状态。粒径大小不同的胶体金溶液颜色不同。颗粒在 5～20nm 之间，吸收波长为 520nm 时，呈葡萄酒红色；颗粒在 20～40nm 之间，吸收波长为 530nm 时，呈深红色；颗粒为 60nm，吸收波长为 600nm 时，呈蓝紫色。胶体金可通过静电相互作用、疏水作用力、金硫键等作用力和抗体等蛋白质分子结合，且不影响被标记蛋白的生物学特性。胶体金除了与蛋白质结合以外，还可以与许多其他生物大分子结合，如葡萄球菌蛋白 A（staphylococcal protein A，SPA）、植物血凝素（phytohemagglutinin，PHA）、刀豆蛋白 A（concanavalin A，ConA）等。免疫透射电镜观察一般选用较小粒径的胶体金颗粒，如直径为 5～20nm 的胶体金。免疫扫描电镜常用较大粒径的胶体颗粒，如 20～75nm 的胶体金。抗原 - 抗体反应后，胶体金形成电镜下的高电子密度产物，显示抗原 - 抗体反应的部位。

2. 免疫胶体金电镜技术的优点　免疫胶体金电镜技术的优点包括：①免疫胶体金电镜技术较免疫酶电镜技术操作程序简单，省时；②不需抑制内源性过氧化物酶，避免组织超微结构损伤；③金颗粒电子密度高，电镜下容易识别；④既可用于光镜，又可用于电镜，既可用于透射电镜又可用于扫描电镜；⑤其还有一个突出的优点就是可以通过应用不同大小的颗粒或结合酶标进行双重或多重标记。

3. 免疫胶体金电镜技术的种类

（1）在透射电镜（transmission electron microscope，TEM）中，根据染色方法，可将胶体金标记方法分为直接法和间接法；根据标记与包埋的先后顺序，可分为包埋前染色和包埋后染色法。包埋前染色因有完整的细胞膜阻碍标记抗体穿透，适用于标记细胞表面抗原；

包埋后染色不仅能标记细胞表面抗原也能标记细胞内抗原，因此更为常用。

（2）在扫描电镜（scanning electron microscope，SEM）中，由于胶体金颗粒有很强的发射二次电子的能力，用作标记物尤为合适。但因为 SEM 分辨率的限制，用于标记的金颗粒不能太小，也不能太大，太大会因空间位阻影响标记率，故常选用 20～75nm 的胶体金进行标记。目前，胶体金 SEM 标记技术，主要应用于细胞表面成分的标记，它是研究细胞表面成分的理想方法。

（3）在电镜水平，胶体金技术还可与其他技术结合：①胶体金技术与冷冻蚀刻技术结合，可对细胞膜的不同膜蛋白颗粒或细胞膜表面的其他成分进行精细定位；②与荧光技术结合，可将荧光素和胶体金同时结合于某种生物大分子，制成探针，同时进行荧光显微镜和电镜定位，使定位方便、准确，提高了工作效率；③与分子杂交技术相结合，产生了电镜原位杂交技术，在超微结构水平上精确定出基因位点，为深入研究生物体功能提供了有力的工具。

二、免疫标记电镜技术的材料与方法

IEM 技术源于光镜免疫组织化学技术，均需要经过取材、固定、包埋、切片、免疫染色等步骤。

（一）组织的固定

IEM 技术标本制备的要求是既要保存良好的细胞超微结构，又要注意保持组织的抗原性。在取材方面，免疫电镜技术较光镜免疫化学技术要求更迅速、更精细。常用的固定液有两种，一种是过碘酸钠 - 赖氨酸 - 多聚甲醛（periodate-lysine-paraformaldehyde，PLP），该固定液适用于含糖蛋白比较丰富的组织，对抗原性及组织的超微结构的保存均较好，包埋前染色中常用 PLP 固定液。另一种是多聚甲醛 - 戊二醛（paraformaldehyde-glutadehyde，PG）固定液，该固定液相对经济、简便，对超微结构的保存效果也较好。

（二）免疫染色

免疫染色可分为包埋前染色、包埋后染色和超薄切片染色三种。

1. 包埋前染色法　包埋前染色的样本可以是细胞悬液、单层培养细胞，也可以是用振动切片机切成 30～50μm 厚的组织切片。将上述样本先进行免疫染色，然后按常规电镜标本制备流程，包括固定、脱水、包埋等，在解剖镜下切取免疫染色阳性部位做成超薄切片，直接或经电子染色后电镜观察。其中免疫酶电镜技术以包埋前染色居多。

此方法的优点是组织、细胞在免疫染色前未经锇酸固定、脱水及树脂包埋等过程，其抗原性保存良好，故易获得较好的免疫效果。通过对免疫反应阳性部位的定位做超薄切片，可以提高某些含量少、不易检出的抗原的检出率。但该方法中组织、细胞未经锇酸固定，在免疫染色过程中组织、细胞的超微结构会有所损伤。

2. 包埋后染色　样本先经戊二醛和 / 或锇酸固定、脱水、树脂包埋及超薄切片等常规电镜操作后，再对超薄切片进行免疫染色，多采用胶体金标记抗体进行染色。该法操作简便可靠，阳性结果的可重复性高，并能在同一切片上进行多重染色。其不足是在前期的固定、脱水、包埋过程中可能会破坏组织、细胞的抗原性，从而降低免疫染色的阳性率。为了能更好地保存样本中的抗原性，需尽量缩短锇酸固定时间（或省略该步骤），适当地提高醛类固定液的浓度。此外，常温或低温包埋剂的使用也可较好地保存抗原。

3. 超薄冷冻切片　将新鲜的小块组织置于 2.3mol/L 蔗糖溶液中，用液氮迅速冷冻，随后用冷冻超薄切片机做超薄切片，置于镍网上进行免疫染色。冷冻超薄切片由于不需经固定、脱水、包埋等步骤，直接进行免疫染色，所以抗原性保存较好，兼具包埋前和包埋后染色的优点。但冷冻超薄切片制作难度大，所需设备昂贵、目前较少使用。

（三）包埋

1. 树脂包埋 目前国内许多实验室多采用环氧树脂包埋，包括组织块包埋法和原位包埋法。主要用于抗原活性较高、耐受性较强的组织。

2. 低温包埋 低温技术如低温包埋和冰冻超薄切片等，有效避免了常规树脂包埋时高温聚合等处理过程对组织抗原性的破坏，对免疫电镜技术推进有着重要作用。

（四）对照实验

免疫电镜技术也需要对照实验以确定染色的特异性，设置的方法同光镜免疫组织化学法类似，包括阳性对照、阴性对照、空白对照等。

第六节 免疫组织化学技术的应用

免疫组织化学技术在临床上主要用于感染、肿瘤等疾病的诊断；而免疫组化技术与新技术的结合，在临床诊疗及基础研究领域发挥着重要的作用。

一、荧光免疫组织化学技术的应用

荧光免疫组织化学技术主要应用于病原体检测和免疫病理检测。

（一）病原体检测

1. 细菌的检测 在细菌学检验中主要用于菌种的鉴定。标本可以是培养物、感染组织、病人分泌排泄物等。本法较其他鉴定细菌的血清学方法敏感性高，但在细菌实验诊断中，一般只能作为一种补充手段使用，而不能代替常规诊断。

2. 病毒的检测 荧光免疫组织化学在病毒学检验中有重要意义。因为病毒体积很小，普通显微镜无法直接观察到；但病毒为严格细胞内寄生，可以取病毒感染细胞制备抗原标本片，用荧光抗体染色后，借助荧光显微镜可检出病毒，并观测到病毒的繁殖情况，为病毒感染性疾病的研究和诊疗提供了极大的帮助。如严重急性呼吸综合征冠状病毒、H1N1 和 H5N1 禽流感病毒、埃博拉病毒、寨卡病毒、新型冠状病毒等。

3. 寄生虫的检测 在寄生虫感染诊断中，间接免疫荧光法有广泛的应用，可用于疟原虫、阿米巴、利什曼原虫、纤毛虫、滴虫、钩虫、绦虫、蠕虫等的诊断。如以疟疾患者血液中红内期裂殖体抗原检测抗疟疾抗体；以阿米巴培养物悬液或提取的可溶性抗原，诊断肠外阿米巴、阿米巴肝脓肿；以及用尾蚴和成虫作血吸虫抗原检测血吸虫感染等。

（二）免疫病理检测

荧光免疫组织化学在肾脏穿刺病理检测中应用较为广泛，能辅助肾病诊断及分型。如肾小球肾炎的发病机制主要是Ⅲ型超敏反应，临床上常用荧光素标记的已知抗体与肾活检标本反应，明确标本中是否含有相应的引起肾脏疾病的抗原、免疫球蛋白或免疫复合物。

荧光免疫组织化学在肿瘤学中可用于检测肿瘤相关抗原，辅助良恶性鉴别诊断；还可利用多重荧光免疫组织化学研究肿瘤免疫微环境。

二、酶免疫组织化学技术的应用

酶免疫组织化学技术可用于肿瘤的良恶性鉴别、起源判定、分化分型，还可以指导肿瘤治疗。

（一）辅助肿瘤的良恶性诊断

石蜡切片病理诊断仅仅依靠形态学的判断可能误诊。采用酶免疫组织化学技术对肿瘤特异性 / 相关抗原进行识别、定位，可以大大提高肿瘤的诊断水平。如对于形态不典型又无

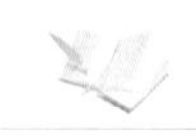

色素的恶性黑色素瘤，S-100 蛋白和 HMB-45 可以很好地辅助病理医生确定诊断。S-100 蛋白几乎在所有的恶性黑色素瘤中都有表达，在肉瘤、神经鞘瘤也有表达；HMB-45 在恶性黑色素瘤的表达有一定特异性，两者合用能显著提高黑素瘤的诊断率。

（二）恶性肿瘤的组织起源判定

免疫组化技术可对肿瘤组织起源进行判定，如上皮性、间叶性、肌源性、血管源性、淋巴细胞源性等。很多软组织肉瘤，没有免疫组化技术的辅助很难确定其组织来源。此时可以使用广谱上皮细胞标志物 CK（细胞角蛋白）、广谱间叶肿瘤标志物波形蛋白（vimentin）、肌源性肿瘤标志物结蛋白（desmin）、血管源性肿瘤标志物Ⅷ因子、神经源性肿瘤标志物 S-100 等标志物来进行区分。

（三）恶性肿瘤的分型

恶性淋巴瘤的诊断分型已经离不开免疫组化。常用的 B 淋巴细胞的标志如 CD19、CD20、CD79α、PAX-5 等；常用的 T 淋巴细胞标志物如 CD2、CD3、CD7 等；Bcl-2 阳性可作为滤泡性淋巴瘤重要的鉴别分型标志。

（四）对肿瘤细胞增殖程度的评价

肿瘤细胞增殖的活跃程度直接影响着临床的治疗和预后。传统方法是依靠病理组织学观察细胞分裂象的多少来决定的，但由于计数不准确以及影响因素太多，临床应用价值有限。其他方法还有核仁组成区嗜银蛋白的染色、^{3}H- 胸腺嘧啶摄入放射自显影、流式细胞术等，但实践证明其中以酶免疫组化法对瘤细胞增生抗原进行定位和定量最为简便、可靠，如利用 Ki-67、增殖细胞核抗原（proliferating cell nuclear antigen，PCNA）等判断肿瘤的增殖程度。

（五）指导肿瘤的治疗

目前肿瘤的靶向治疗已经引起人们的重视，许多靶向药物逐渐应用于临床治疗。如抗表皮生长因子受体（epidermal growth factor receptor，EGFR）嵌合性单抗——西妥昔单抗（cetuximab）可用于治疗标准化疗无效、EGFR 阳性的转移性结直肠癌。曲妥珠单抗（trastuzumab）是一种人源化单抗，用于治疗人表皮生长因子受体 -2（human epidermal growth factor receptor 2，HER2）高表达的乳腺癌和其他实体瘤，如卵巢癌、前列腺癌和非小细胞肺癌。EGFR 和 HER2 可以用酶免疫组织化学技术检测。应用酶免疫组化方法，还可对肿瘤内各种激素受体与生长因子进行定位、定量分析，可以帮助判断他莫昔芬药物对乳腺癌患者的疗效。免疫治疗是近年出现的一种新的肿瘤治疗方法。程序性死亡蛋白 1 及其配体（programmed cell death 1/programmed cell death 1 ligand，PD-1/PD-L1）信号通路的激活可以导致肿瘤免疫逃逸，而抑制 PD-1/PD-L1 信号通路可以增强内源性抗肿瘤免疫效应。拮抗 PD-1/PD-L1 通路的药物已在许多国家或地区陆续获批，成为晚期或转移性非小细胞肺癌患者二线治疗的标准治疗。PD-L1 表达越高，药物应答越好。通过免疫组织化学检测肿瘤组织 PD-L1 的表达水平是目前判断非小细胞肺癌患者能否从该治疗中获益的主要评估手段。

小结与展望

免疫组织化学技术采用标记抗体在组织细胞原位与相应抗原发生抗原体反应和组织化学的呈色反应，从而对相应抗原进行定性、定位和定量检测。免疫组织化学技术可分为酶免疫组织化学技术、荧光免疫组织化学技术、亲和组织化学技术、免疫标记电镜组织化学技术等。酶免疫组织化学技术是应用酶标抗体或抗酶抗体与组织或细胞标本中的抗原发生反应，催化底物显色，从而对待检抗原进行定位、定性、定量，可分为酶标记抗体免疫组化技术和非标记抗体酶免疫组化技术。荧光免疫组织化学技术是采用荧光素标记的已知抗体作为探针，对组织或细胞标本中的待检抗原进行定位、定性和定量。亲和组织化学技术是利用两种物质之间的高度亲和力而建立的组化技术，包括生物素 - 亲和素法、葡萄球菌蛋白 A 法、凝集素法等。免疫标记电镜技术是将免疫组织化学与电子显微镜相结合的技术，主要分为免疫酶电镜技术和免疫金属电镜技术。

免疫组织化学技术在细胞、亚细胞水平检测各种抗原物质，是疾病的诊断、鉴别诊断和发病机制研究的强有力手段。在实际操作中，有关标本的处理，抗原的保存与修复，抗体的选择、处理与保存，抗体、仪器和操作过程的质量控制以及结果判断，均直接影响免疫组织化学技术的应用。免疫组织化学技术目前在基础研究及临床上应用广泛，主要应用于病原体检测，免疫病理检测，肿瘤的良恶性鉴别、分化分型、起源判定及指导肿瘤治疗等领域。近几年来，原位 PCR、组织芯片、显微切割技术、活细胞原位荧光杂交等新技术与免疫组织化学相结合，使免疫组织化学技术进入一个新的发展阶段。

（宋敏　刘蓓）

思考题

1. 简述免疫组织化学技术的基本流程和注意事项。
2. 简述酶免疫组织化学技术的基本原理。
3. 荧光免疫组织化学技术和酶免疫组织化学技术的在临床的应用都有哪些？

第十三章　流式细胞分析技术

教学目标与要求

掌握　流式细胞分析技术的基本原理和数据处理方法。

熟悉　流式细胞分析技术的技术要点和质量控制方法。

了解　流式细胞分析技术在临床医学检验中的常见应用。

流式细胞分析技术(flow cytometry, FCM)是一种对溶液中单个细胞或者微球进行快速多参数定性、定量分析和分选的技术。它利用激光作为光源照射细胞或者微球而产生散射光和荧光信号，这些信号由光电二极管或光电倍增管等检测器读取后再被转换成电子信号，由计算机进行分析并写入标准化格式数据文件，最终基于细胞或者微球散射光和荧光信号特性，实现分析或者纯化这些细胞或者微球的目的。

作为一种强大的分析工具，FCM 在过去的 30 年里在免疫学、分子生物学、癌症生物学和传染病监测等领域中有着广泛的应用。近年来，随着新型荧光染料的涌现和生物电子技术等的发展，FCM 也取得了巨大发展，成为医学科学研究和实践的一种重要技术手段。本章主要介绍 FCM 的基本原理、数据处理、技术要点、质量控制和在临床免疫学检验中的应用。

第一节　FCM 的基本原理

FCM 是一项基于流式细胞仪的分析技术。流式细胞仪自诞生以来，随着技术不断地发展和进步，目前已发展出不同种类，包括经典流式细胞仪、量化成像分析流式细胞仪和质谱分析流式细胞仪等。作为在目前临床免疫学检验中最常使用的经典流式细胞仪，根据分析后的细胞是否需要分选回收，可以将经典流式细胞仪分为分析式流式细胞仪和分选式流式细胞仪。

一、基本原理

分析式流式细胞仪首先将单细胞悬液中的细胞与荧光标记的抗体共同孵育，抗体结合细胞上的目标抗原后，将单细胞悬液通过样品管加入流动室，在流动室内细胞流与鞘液混合形成鞘液裹挟的单细胞流，在喷嘴的喷射下，一个个细胞通过检测区域，在检测区域激光的照射下，细胞因体积大小和胞内颗粒不同而产生不同散射光信号；同时，因结合的荧光标记抗体不同而产生不同荧光光谱特征与强度的荧光信号，这些光信号被光电二极管或者光电倍增管接收并转换为电流信号，电流信号经放大和转换为数字信号后，再经计算机软件分析，最终得到被分析细胞的目标生物学特征。

与分析式流式细胞仪不同的是，分选式流式细胞仪多了分选系统，并且分选过程必须保持细胞活性和无菌。分选式流式细胞仪在喷嘴部分装置了一个压电晶体，当受到几十千赫的电信号作用时，晶体会振动，并传导到流动室中，使得通过检测区的连续液流形成一个个独立的液滴。利用检测到的散射光和荧光信号，仪器对细胞群体的特征进行分析，以确定目标细胞群体。随后，根据分析结果发出控制信号，对细胞液滴进行充电，使其带上正或负电荷。带有不同电荷的独立液滴进入下方的强电场中，发生电转偏移并被分入相应的收集管中；没有充电的液滴则垂直下落并被收集到废液收集器中，从而实现细胞的分选过程图13-1。

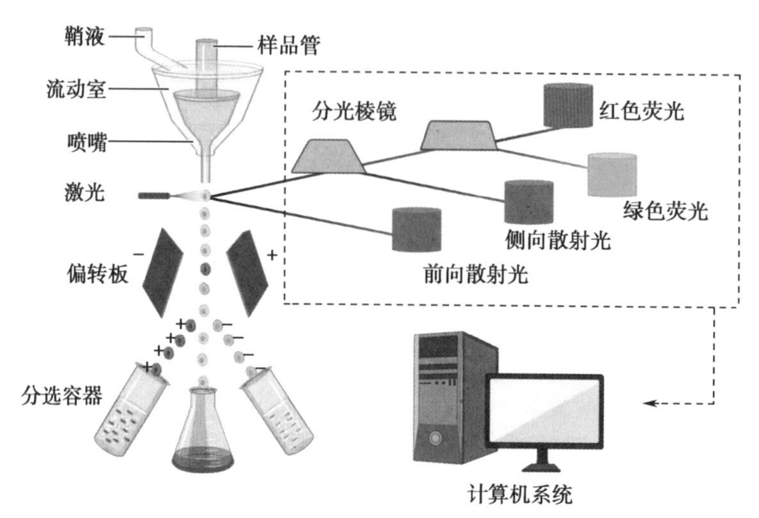

图 13-1　FCM 的基本原理

二、基本结构

（一）液流系统

流式细胞仪的液流系统由鞘液流和样品流组成。鞘液通过鞘液管从鞘液桶进入流动室，同时，含有特定荧光染料的单细胞悬液样品通过样品管流入流动室。当样品流和鞘液流在流动室中混合时，由于鞘液流和样品流压力和速度不同，它们形成了一条精密且细长的流体通道，其中样品流被包围在鞘液流之内，形成一个类似于"流体套筒"的结构，有助于单个细胞一个接一个地通过激光束的照射区域。流动室是整个流式细胞仪中的关键部件之一，因为它能够通过适当的设计和流体控制确保单个细胞在液体通道中的定位和排列，从而获得准确可靠的光信号。

（二）光学系统

流式细胞仪的光学系统由光学激发系统和光学收集系统组成。光学系统以激光器作为光源，可以发出一种单波长、高强度和高稳定性的激光束。透镜对激光束进行形状修正，使其聚焦到检测点上。当待测细胞通过激光束时，会产生散射光。如果样本中的细胞携带特定荧光分子，这些分子刚好可以被激光所激发，那么这些被激发的分子还会产生荧光信号。因此，流式细胞仪采集的光信号涵盖了散射光信号和荧光信号。

1. 散射光信号　散射光信号是流式细胞仪检测细胞的一项固有参数。它包括前向散射光（forward scatter，FSC）信号和侧向散射光（side scatter，SSC）信号。

FSC 是一种用于评估细胞大小或体积的参数。当使用流式细胞仪分析细胞时，形成单细胞流经过一个激光束。当激光束通过细胞时，其中的一部分光会被前向散射，也就是散射到与激光束传播方向相同的方向。FSC 的强度取决于细胞的大小。较大的细胞会散射更多的光，而较小的细胞则会散射较少的光。FSC 被收集并转换为电信号，然后被放大和检测。通过检测 FSC，可以获得有关细胞大小的信息。需要注意的是，FSC 只提供有关细胞大小和体积的粗略信息，并不能提供关于细胞的具体形状或细胞器的详细结构信息。因此，在FCM中，通常会结合其他参数（如SSC和荧光标记物的荧光信号）来获取更全面的细胞特征和功能信息。

SSC是用于评估细胞内部结构复杂性或颗粒物质含量的参数之一。当使用流式细胞仪分析细胞时，激光束射过细胞后，其中的一部分光线会与细胞内部结构或颗粒物质相互作用，并被散射到侧向。SSC是从激光束的侧向方向散射出来的光线。与FSC不同的是，SSC与激光束的传播方向相垂直。SSC的强度取决于细胞内部结构的复杂性或颗粒物质的含量，细胞内部含有更多颗粒物质或结构更复杂的细胞会产生更强的SSC。相反，细胞内部更少颗粒物质或结构更简单的细胞则会产生更弱的SSC。SSC经过与光径成45度角的分色棱镜和滤光片与荧光分离，SSC和荧光信号比较弱，经过分光后由光电倍增管进行接收分析。

2. 荧光信号 在流式细胞仪检测时，细胞的荧光信号通常分为两种。一种是细胞本身在激光照射下发出的微弱荧光信号，即细胞自发发光。这种信号的强度通常非常弱，需要使用高灵敏度的荧光检测器来进行检测。另一种是通过标记荧光素并受到激光激发后发出的荧光信号。后者反映了细胞上荧光标记抗体所结合的靶分子的表达水平等特性，有助于对待检测的细胞进行分析和鉴定。

荧光信号由被检细胞上标记的特异性荧光染料受激光激发后产生，其发射的荧光波长与激发光波长不相同。每种荧光染料都有特定的激发波长，荧光信号也有特定发射波长。通过使用不同波长通透性滤光片，可以将不同波长的散射光和荧光信号区分开。目前使用的滤光片包括长通滤片、短通滤片和带通滤片。长通滤片可以让波长大于特定波长的光通过，而波长小于特定波长的光被过滤。短通滤片可以让波长小于特定波长的光通过，而波长大于特定波长的光被过滤。带通滤片可以让波长在一定范围的光通过，而波长在该范围之外的光被过滤。经过滤光片处理后的光信号被荧光检测器检测、放大、数字化处理，可以在计算机上获得染上各种荧光染料的细胞百分率。同时，选择不同的单克隆抗体和荧光染料，可以使用流式细胞仪同时测定一个细胞上的多个不同特征或参数。

（三）信号检测及光电转换系统

信号检测及光电转换系统是流式细胞仪中非常重要的组成部分，其主要功能是将散射光信号和荧光信号转换成电脉冲信号，随后被计算机记录。它的类型主要包括光电二极管和光电倍增管。前者主要用来接收信号强度相对较强的FSC信号，后者主要用来接收信号强度相对较弱的SSC信号。FCM主要分析来自单个细胞的信号，总体上信号较弱，还需要信号检测及光电转换系统进一步放大检测到的信号。信号检测及光电转换系统放大信号主要通过增大电压和增大电流两种方式实现，其中增大电流方式可以分为线性放大和对数放大两种模式。线性放大模式一般用于分析FSC信号和细胞总DNA含量等；而对数放大模式一般用于分析SSC信号和荧光强度变化幅度的信号，如待测的细胞膜抗原等。此外，流式细胞仪信号检测时，首先需要激发光照射到相应的荧光染料上，产生发射光，荧光染料的发射光谱和激发光谱不相同。每种荧光染料都有特定的最大激发波长，激发后产生特定的荧光光谱。通过流动室后光学系统将不同波长的散射光和荧光信号区分开，送到检测器。荧光信号通常根据其检测通道不同用FL1～FLn表示。

（四）分选系统

分选式流式细胞仪喷嘴部位的压电晶体在高频信号控制下产生机械振动，使流过的液体以相同频率进行振动。这种振动使得液体从喷嘴处喷出后断裂成一系列均匀的液滴，其形成速率可达每秒钟上万个液滴。在实验设计中，如果设定了被分选细胞的特定特征参数，这些细胞在形成液滴时会被充电，使其带有正电荷或负电荷。没有被设定分选参数的细胞或空白液滴则不带电。带电的液滴通过落入电极偏转板时会受到高压静电场的作用，根据其所带电荷的正负不同向左或向右偏转，最终被分到指定的收集器中，完成细胞分选的目的。

第二节　FCM 的数据处理

流式细胞仪首先采集光信号，然后经过放大处理和转换为电子脉冲信号，经过计算机接收处理后最后以图像形式呈现。每个细胞经过检测后，计算机上可以得到关于这个细胞的各种信息，包括 FSC 信号、SSC 信号以及不同波长的荧光信号等信息。流式细胞仪每秒可以检测上万个细胞，如何正确处理及显示这些数据显得尤为重要。目前，流式细胞仪主要提供以下数据显示方式：单参数直方图、双参数散点图、双参数等高图、三参数散点图、伪三维图等。FCM 数据处理及显示的质量直接影响后续分析和解释的准确性。

一、单参数直方图

只对 FSC、SSC 信号参数或者某一特定波长的荧光信号参数中的一种进行分析时，可以采用单参数直方图。单参数直方图以 x 轴表示 FSC 信号、SSC 信号或者某一特定波长的荧光信号强度数值，从 x 轴的左边往右边荧光信号强度逐渐增强，以 y 轴表示在不同信号强度数值下的细胞数量。通过直方图可以清楚地观察不同信号强度下的细胞数量及其变化的趋势，从而区分不同的细胞类型。单参数直方图如图 13-2 所示。

二、双参数散点图

同时对 FSC、SSC 信号参数或者某一特定波长的荧光信号参数中的两种进行分析时，可以采用双参数散点图。双参数散点图以 x 轴表示待分析两个参数中的一个，以 y 轴表示待分析两个参数中的另一个，在二维平面上绘制细胞的散点图。每个散点代表一个细胞，其位置取决于两个参数的数值。相比单参数直方图，双参数散点图不仅可以同时显示细胞在两个参数上的变化趋势，还能反映细胞两个参数之间的相关性。双参数散点图如图 13-3 所示。

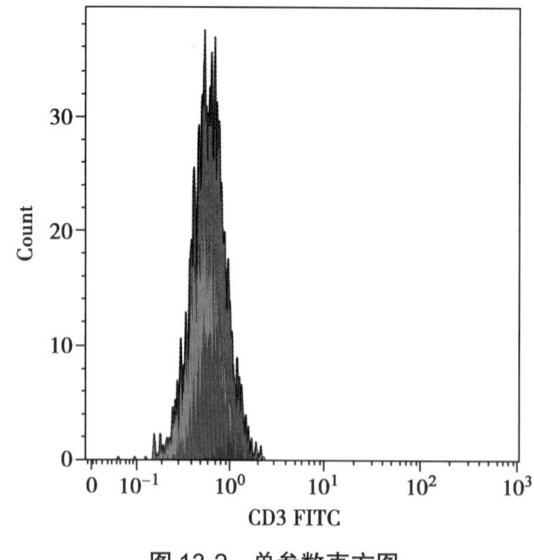

图 13-2　单参数直方图

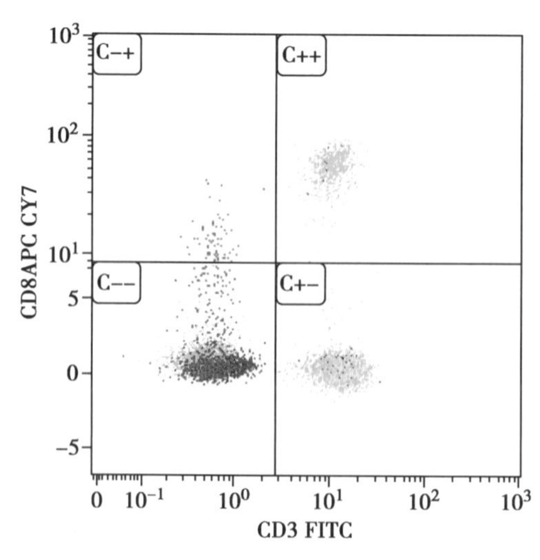

图 13-3　双参数散点图

三、双参数等高图

与双参数散点图类似，双参数等高图以x轴表示待分析两个参数中的一个，以y轴表示待分析两个参数中的另一个，在二维平面上绘制细胞的等高线图。双参数等高图的等高线代表细胞密度相同的区域，等高线越密集的地方代表细胞密度变化越快，越靠近环形中心的等高线代表的细胞密度越大，而环形中心代表一个细胞群的集中点，因此双参数等高图相比双参数散点图更加直观地显示细胞亚群的分布情况。

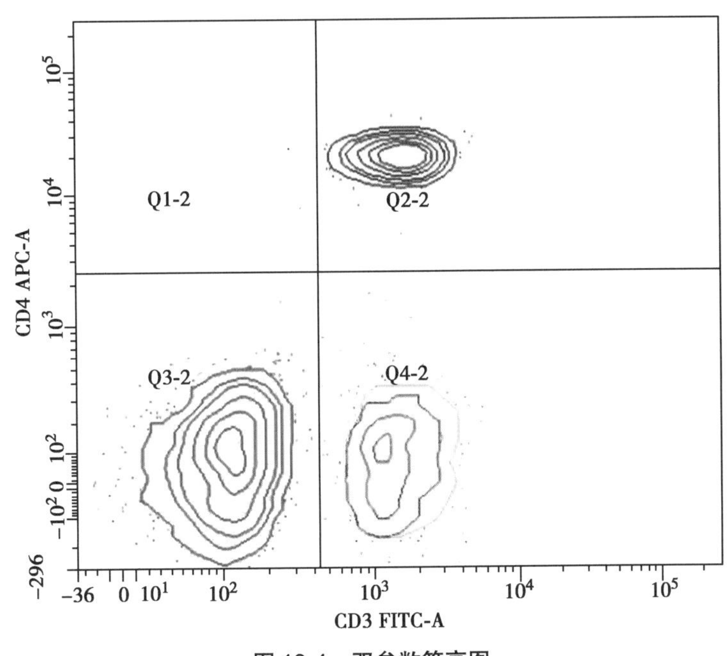

图13-4　双参数等高图

四、三参数散点图

在三参数散点图中，可以选择三个感兴趣的细胞参数作为坐标轴。例如，可以在x轴上表示细胞表面标记物A的表达水平，在y轴上表示细胞内标记物B的表达水平，在z轴上表示细胞大小等其他参数。通过观察三个参数散点图，可以获得关于这三个参数之间关系的直观信息。这种图形表示方式可以帮助研究人员识别不同亚群细胞之间的分布模式、聚集程度或分散程度。它还可以用于发现参数之间的复杂相互作用、关联性或趋势。

五、伪三维图

在伪三维图中，选择两个感兴趣的细胞参数作为x轴和y轴，再将细胞计数作为z轴，创建一个视觉上类似于三维的立体图形。伪三维图类似于二维等高图，但是比它更为直观，可以更好地展示多个参数之间的关系和细胞亚群的分布情况。

六、设门分析技术

随着高通量检测技术的普及，如何准确分析数据成为一个突出的问题。设门技术是顺应数据图形化而产生的，它的产生与发展使得流式细胞仪数据的多参数分析有了突破性的发展。设门指在某张选定参数的直方图或散点图上，根据图中细胞群分布特征，选定其中想要分析的特定细胞群，从而对该群细胞进行单参数或多参数分析。设门可根据细胞群的位置、分布特征和软件提供设门的曲线方式将门设定成矩形、椭圆形、多边形或采用十字象限等多种形态。根据设门的方式可分为在线设门和离线设门两种。在线设门是在流式细胞仪收集细胞时进行设门获取数据。但是这种设门存在致命缺点，门外的信号不被储存，如果设门不恰当造成数据遗漏，会影响最终的分析结果，因此不建议采用。离线设门是在数据采集后，通过软件圈定不同的细胞群范围进行分析。离线设门不会因设门错误或不当丢失细胞。

除此之外，还有“反向设门”和“逻辑设门”等。反向设门可以用于观察某个荧光特征的细胞，在其上一级门内或区域中所处的位置和特征。逻辑设门有利于针对同时具有几个特征的细胞群体的组合分析。例如，流式细胞分析仪检测外周血淋巴细胞亚群（图 13-5），由于外周血主要有三群细胞，即淋巴细胞、单核细胞和中性粒细胞，而实验的目的是淋巴细胞亚群分析。因此，首先，图 13-5A 可利用双参数散点图，根据 SSC 与 CD45 设门框定分析的目的细胞 - 淋巴细胞（P1）；其次，图 13-5B 根据 CD3 判断 T 淋巴细胞（CD3$^+$）和非 T 淋巴细胞（CD3$^-$）；然后，图 13-5C 进一步把 T 淋巴细胞（CD3$^+$）分为辅助性 T 淋巴细胞（CD4$^+$CD8$^-$）和杀伤性 T 淋巴细胞（CD4$^-$CD8$^+$）；最后，图 13-5D 把非 T 淋巴细胞（CD3$^-$）分为 B 淋巴细胞（CD19$^+$CD16$^-$CD56$^-$）和 NK 细胞（CD19$^-$CD16$^+$CD56$^+$）。

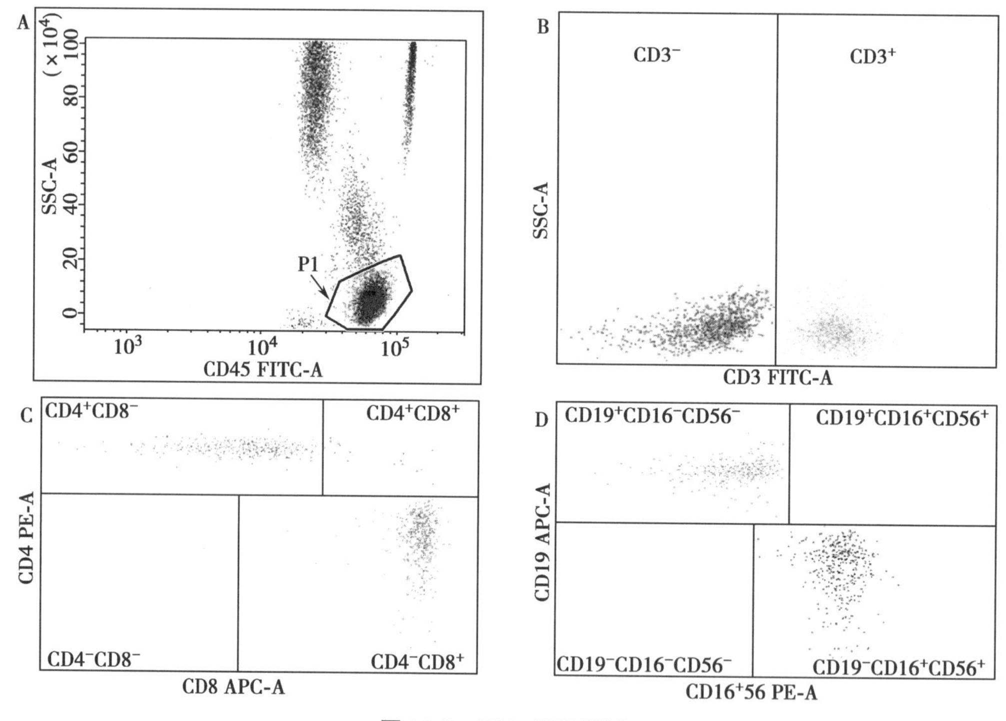

图 13-5　FCM 设门举例

第三节　FCM 的技术要点

一、标本的采集、运输、保存和制备

标本的采集、运输、保存和制备是流式细胞分析的开始，也是整个实验的关键，对实验的结果有很大的影响，因此需要采取正确的方法来处理不同来源的标本以确保实验的成功。

（一）标本的采集

一般来说，几乎所有的组织细胞均可作为流式细胞分析的检测标本，但常常采集外周血、骨髓、体液、脾脏组织、胸腺组织、淋巴结组织和培养的细胞作为流式细胞分析的标本。

（二）抗凝剂的选择原则

抗凝剂一般首选肝素钠。此外，乙二胺四乙酸二钠能防止成熟的髓系细胞贴壁带来的细胞损失，同时具有较强的抗血小板聚集能力，因此也常被用于抗凝，但其也有不足之处，乙二胺四乙酸二钠具有一定的消化能力，可能导致细胞表面的一些分子丢失。柠檬酸钠和肝素锂不适合用于流式细胞分析标本的抗凝，因为前者会改变细胞 pH 进而影响细胞活性，后者抗血小板能力不佳会影响细胞比例。

（三）标本的保存与运输

FCM 检测要求标本新鲜，标本采集后应尽快处理。刚采集的标本可保存于室温，分离的单个核细胞标本保存于 2～8℃。肝素抗凝外周血标本可于室温无菌保存 48 小时，乙二胺四乙酸二钠抗凝的外周血标本可在室温无菌保存 24 小时，骨髓标本可于室温保存 12～18 小时。

FCM 检测的对象主要是细胞或细胞样颗粒物质。如果细胞黏附或与过多的组织或细胞碎片混合，实验结果的准确性将受到影响。因此，FCM 的检测样品必须制备为单细胞悬液。在一些特殊情况下，当制备的单细胞悬液不能立即在机器上进行检测时，为了防止细胞自溶破坏，保持细胞的原始特性，不影响检测结果，有必要采取一些方法来处理和保存单细胞悬液。常用的处理方法有三种：深低温保存、乙醇或甲醇保存法和甲醛或多聚甲醛保存法。

1. 深低温保存法　将制备的单细胞悬液放入冷冻储存管中，然后将冷冻储存管储存在低温冰箱中，使细胞在新鲜状态下快速冷冻。需要时，取出冷冻储存管，置于 37℃下快速复融，使单细胞悬液恢复到新鲜状态。这种方法允许单细胞悬液保存至少一年。

2. 乙醇或甲醇保存法　将预冷的 70% 乙醇或 75% 甲醇倒入储存管中，然后将单细胞悬浮液缓慢加入其中，边加入边摇晃，以避免细胞膜表面蛋白质的凝结。盖上储存管的盖子，最后将其储存在 2～8℃的冰箱中。这种方法的储存时间最好不超过 2 周，通常用于 DNA 检测。

3. 甲醛或多聚甲醛保存法　将单细胞悬液用 10mL 离心管 1 000r/min 离心 10 分钟，去上清，轻叩管底，加入 4% 甲醛或多聚甲醛 PBS 固定。经甲醛和多聚甲醛处理的单细胞不再具有生物学活性，但不影响细胞表面免疫荧光染色分析，该方法固定处理的细胞保存时间可达 2 个月。

（四）标本的制备

由于 FCM 检测的是每个细胞产生的散射光和荧光信号，如果两个或两个以上的细胞重叠或有过多的细胞碎片，信号的收集或收集信号的真实性都会受到影响，因此单细胞悬液的制备是 FCM 的关键步骤。不同的样品制备单细胞悬液有不同的处理步骤。

1. 外周血　流式细胞分析中常用的标本类型。根据靶细胞的不同，通常有两种处理方法。若检测对象是外周血单个核细胞（peripheral blood mononuclear cell，PBMC）（主要包括 T 细胞、B 细胞、NK 细胞和单核细胞，不包括中性粒细胞），可通过 Ficoll-Hypaque 密度梯度离心法提取。如果检测对象是包括中性粒细胞的外周血白细胞时，则不能使用 Ficoll-Hypaque 密度梯度离心法，因为该方法在去除红细胞的同时也会去除中性粒细胞。这时应该采用红细胞裂解液直接裂解红细胞，然后再多次低速离心去除红细胞碎片。

2. 骨髓　通常取约 3mL 的骨髓标本，用移液器或移液管反复吹打，尽可能将骨髓细胞分离成单细胞悬液，离心沉淀骨髓单细胞悬液后加入红细胞裂解液，裂解完成后，弃去上清液以除去红细胞碎片，最后再用 PBS 重悬沉淀。

3. 体液　主要包括胸腔积液、腹水、心包积液、脑脊液和脏器的灌洗液。标本量不宜少于 3mL，将体液离心后弃去上清液，最后再用 PBS 重悬沉淀。

4. 组织　新鲜组织制备成单细胞悬液时，应首先破坏组织间胶原纤维、黏多糖和组织间蛋白质等。这个过程的理想目标是在不损伤细胞的情况下分离细胞。然而，在实践中，

此环节的操作会对细胞膜结构、细胞活性和功能，甚至DNA完整性造成不同程度的损害。常用的方法主要有机械法、酶处理法、化学试剂处理法和表面活性剂处理法。①机械法是在冰浴中通过切割、网搓、研磨等方法破坏组织，使细胞从组织中释放出来。这种法具有较大的细胞损伤、产生更多的细胞碎片、更少的活细胞和更低的单细胞获取率的特点。主要适用于脾脏、淋巴结、胸腺等组织器官。②酶处理法是利用胰蛋白酶、胶原酶、胃蛋白酶和透明质酸酶破坏组织间的胶原纤维，水解组织间的黏多糖，分解组织间的蛋白质。对于一些细胞之间连接紧密的组织，往往需要在机械方法的基础上结合酶的消化处理。③化学试剂处理法是在组织中加入乙二胺四乙酸二钠等螯合剂和胰酶，螯合在组织细胞之间起黏附作用的钙、镁离子，从而使细胞从组织中释放出来，达到细胞分解的目的。④表面活性剂处理法主要是通过破坏细胞膜并将细胞核释放到悬液中来制备单个细胞核的悬液。

5. 培养细胞　培养细胞可分为两类：悬浮生长和贴壁生长。在悬浮液中生长的细胞本身是单细胞悬液，不需要特殊处理。生长在培养器皿壁上的细胞大多是单层细胞，需要先用胰蛋白酶消化，然后机械吹打使其脱离器皿壁，离心去除上清液，再加入PBS溶液或生理盐水重新悬浮成单细胞悬液。最后，使用200目滤网从单细胞悬液中去除成团的贴壁细胞。

二、常用荧光染料及荧光染色

荧光信号是流式细胞仪接收和处理的一个重要信号，它来源于结合在标本细胞上的荧光素。不同的荧光素具有不同波长的激发光和发射光，其发射光信号由流式细胞仪上不同的通道接收，信号间的收集和分析不会相互干扰。因此，FCM可以通过标记不同的荧光素同时检测多种指标。

（一）常用的荧光染料

现用于流式细胞分析的荧光染料种类较多，有天然的、半天然的，也有合成的，还有一些是蛋白质。目前常用的荧光染料主要有异硫氰酸荧光素（fluorescein isothiocyanate，FITC）、藻红蛋白（phycoerythrin，PE）、多甲藻叶绿素蛋白（peridinin-phlorophyll-protein complex，PerCP）、别藻蓝蛋白（allophycocyanin，APC），以及许多其他荧光染料，如PE-Cy5和APC-Cy7等。一些常见的荧光染料和荧光蛋白的类型和特性列举如下（表13-1）：

表13-1　FCM常用荧光染料

激发光波长（nm）	荧光染料简写	荧光染料中文名	发射光波长（nm）	备注
346	AF350	—	442	—
350	Hoechst33342	烟酸己可碱33342	470	DNA分析
401	AF405	—	421	可代替Cascade Blue
408	（E）CFP	（加强）蓝色荧光蛋白	475	指示蛋白
433	AF430	—	541	—
488	FITC	异硫氰酸荧光素	525	抗原分子检测
488	（E）GFP	（加强）绿色荧光蛋白	507	指示蛋白
488	CFSE	琥珀酰亚胺酯	518	细胞示踪与增殖
488	PE	藻红蛋白	575	抗原分子检测
488	PI	碘化丙啶	620	DNA分析
488	PE-TxRed	藻红蛋白得克萨斯红	612	抗原分子检测
488	PerCP	多甲藻叶绿素蛋白	677	抗原分子检测

续表

激发光波长（nm）	荧光染料简写	荧光染料中文名	发射光波长（nm）	备注
488	PE-Cy5	藻红蛋白 - 花青素 5	670	抗原分子检测
488	PE-Cy7	藻红蛋白 - 花青素 7	770	抗原分子检测
488	PKH26	—	567	细胞示踪与增殖
488	（E）YFP	（加强）黄色荧光蛋白	527	指示蛋白
488	FAM	羧基荧光素	525	PCR 定量等
488	Fluo4	—	516	游离的钙离子
488	SNARF-AM	—	640/575	细胞内 pH
495	AF488	—	519	可代替 FITC
532	AF532	—	553	—
546	7AAD	7- 氨基放线菌素 D	655	细胞死亡
550	TMRE	四甲基罗丹明乙酯	573	线粒体膜电位
555	AF555	—	565	可代替 Cy3
556	AF546	—	573	可代替 Cy3 和 TAMRA
578	AF568	—	603	—
590	AF594	—	617	可代替 TxRed
612	AF610	—	628	—
632	AF633	—	647	—
633	AF635	—	647	—
647	APC-Cy7	别藻青蛋白 - 花青素 7	774	抗原分子检测
650	APC	别藻青蛋白	660	抗原分子检测
650	AF647	—	665	—
663	AF660	—	690	—
679	AF680	—	702	可代替 Cy5.5
702	AF700	—	723	—
749	AF750	—	775	可代替 Cy7
346	AF350	—	442	—
350	Hoechst33342	烟酸己可碱 33342	470	DNA 分析

（二）标本的荧光染色

1. 标本类别

（1）细胞：FCM 是一种对溶液中单个细胞或者微球进行快速多参数定性、定量分析和分选的技术，而细胞表面分子、细胞活性及功能的改变与疾病的发生发展密切相关，因此细胞是 FCM 最常见的标本类别。FCM 对不同类别的细胞计数及膜分子等的定性、定量分析，对于疾病的诊断、治疗及预后有重要意义。FCM 被广泛应用于检测 T 细胞、B 细胞、单核细胞、骨髓造血干细胞、血小板、巨噬细胞、树突状细胞、NK 细胞和肿瘤细胞等。

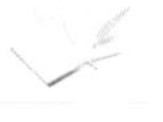

（2）体液分子：微球免疫分析系统（cytometric bead array，CBA）是一个基于 FCM 的多重蛋白定量检测方法，它能够同时对单个样品中的多种蛋白进行检测。CBA 系统利用流式细胞仪荧光检测的高线性范围的特点和抗体包被微球可有效捕获样本中的待测蛋白的特点进行检测。每一种微球均具有其特定的荧光信号特征，可以混合在一个试管中同时检测。与传统分析技术相比，这种方法需要的样本量小，检测更快。CBA 技术可用于多重分析，即从单个样品可获得更多数据。尤其是在样品量少的情况下，多重检测将可待分析蛋白的种类最大化。CBA 技术广泛应用于血清、血浆、眼泪、房水、唾液、体腔灌洗液、细胞培养液上清、细胞裂解物等各种液相样本中细胞因子等蛋白质的检测。

2. 荧光抗体的浓度选择　细胞的荧光染色需要荧光染料分子与待染色细胞成分间有一定的量效关系，以确保荧光染料在激发时能产生最大的荧光量子效率和稳定的荧光强度。当激发光功率增加时，荧光强度会相应增加，但当荧光量子效率达到 1.0 时，荧光密度和荧光量子效率不会增加。此外，高浓度的荧光抗体容易引起非特异性染色，因此在实际应用中有必要选择合适的荧光抗体浓度。不同荧光抗体进行组合使用时，首先，应考虑流式细胞仪的硬件配置，尤其需考虑本机激光光源可激发和检测的荧光染料；其次，应注意被检测细胞抗原的表达丰度；最后，应尽可能选择荧光发射波长不相交叉或干扰的荧光染料。

3. 荧光抗体染色法　荧光抗体染色的原理是体外的抗原 - 抗体反应，即荧光抗体与细胞上表达的抗原分子结合形成抗原 - 荧光抗体复合物。未与抗原结合的荧光抗体通过洗涤而去除。荧光抗体染色的方法包括直接免疫荧光染色法和间接免疫荧光染色法，其中最常用的是直接法。

4. 染色的操作流程　以 T 淋巴细胞的 CD3 直接染色为例。首先，将 10μL 的抗 CD3-PerCP 荧光抗体直接加入试管中，然后再将 100μL 完全混合的抗凝血液缓慢加入试管底部，室温下避光静置 15～20 分钟；然后向管加入 2mL 1× 溶血素，混匀后再静置 10～12 分钟，然后以 1 000r/min 离心 5 分钟，弃去上清液后再加入 2mL 洗涤液重悬细胞，然后再以 1 000r/min 离心 5 分钟，弃去上清液后加入 300μL 鞘液，低速混匀后 2～8℃避光保存，1 小时内完成上机检测。如不能及时上机，需加入 300μL 1% 的多聚甲醛固定细胞，在 2～8℃的冰箱中可保存 48 小时。

三、对照设置

在 FCM 中，除了荧光染料能在激光激发下产生荧光外，细胞表面的一些分子或细胞组分也能产生较荧光染料信号弱的荧光，称为非特异性荧光。一般来说，细胞的大小越大，非特异性荧光就越强。因此，FCM 检测的荧光信号包括两部分：细胞本身的非特异性荧光和荧光染料特异性荧光。只有当所获得的荧光信号大于非特异性荧光时，才能表明所获得的荧光信号部分来自荧光染料特异性荧光，从而得出细胞表达相应抗原分子的结论。

（一）阴性对照

建立阴性对照以排除细胞的非特异性荧光。常用的阴性对照设置有三种方法：第一种阴性对照是制备一个没有任何荧光染料标记的样品细胞做对照。在进行正式检测之前检测该样品细胞，根据其非特异性荧光信号值标记阳性阈值，然后检测用荧光染料标记的样品细胞。荧光信号值高于阳性阈值的细胞是阳性细胞。第二种阴性对照采用样品细胞中加入不偶联荧光染料的特异性抗体，以排除抗体的影响。这只是一种理论上的设置方法，一般流式细胞分析时不会使用这种对照方法。第三种阴性对照，又称同型对照，即向对照组中的样品细胞加入偶联荧光染料的非特异性抗体。该对照设置是常规的阴性对照设置法，利用同型对照的基础上得出的流式结果是最可靠的。

（二）减一阴性对照

减—阴性对照是一种特殊的阴性对照，是指在多色（通道）分析时对其中某一个通道特别设置的阴性对照，多在研究不同细胞亚群表达某些重要的表型分子和细胞因子等时应用。

（三）阳性对照

设置阳性对照是指在使用某种荧光染料偶联抗体之前，使用某种方法测试荧光染料偶联抗体是否有效。没有必要在每个实验中都建立阳性对照，但有三种情况可以建立阳性对照：①使用新的荧光染料偶联抗体；②使用长期储存的荧光染料偶联抗体；③使用不同公司或同一公司不同批号的荧光染料偶联抗体。以上三种情况都有可能因为各种原因导致荧光染料偶联抗体失效，从而无法正常标记样品细胞，这就会导致假阴性结果的出现。

通常有两种方法可以建立阳性对照。①使用明确表达相应抗原分子的样本细胞来检查荧光染料偶联抗体。例如与荧光染料连接的抗小鼠 CD4 抗体（无论哪种荧光染料）。因为小鼠脾细胞肯定具有 $CD4^+$ 细胞，且 $CD4^+$ 细胞占脾脏细胞的大致范围是已知的。如果获得的结果与预期结果相同，则可以认为抗体有效。②使用待检荧光染料偶联抗体与实验室已经证明有效的、与其单克隆抗体相同但偶联不同荧光染料的其他荧光染料偶联抗体，同时标记同一份明确表达有相应抗原分子的样品细胞。若检测结果显示两种不同荧光染料偶联抗体阴阳性信号相同，则可以证明该待检荧光染料偶联抗体有效。

四、仪器操作要点

（一）仪器的校准

1. 光路和流路的校准　通过测定标准荧光微球计算变异系数（coefficient of variation，CV），以此来判断激光光路和样品流路是否处于正交状态。CV 值越小，仪器性能越好，检测时信号就越稳定，一般要求 CV 值＜2%。

2. 光电倍增管校准　光电倍增管是流式细胞仪中一个非常重要的部件，其主要作用是将检测到的荧光信号转变为电子信号，同时按照一定比例提高电子信号的强度。但一般随着仪器使用时间延长，光电倍增管的放大功率也会发生改变，进而影响到检测的灵敏度。采用标准荧光微球进行校准，可以起到保护试验一致性的作用，必要时可进行电压补偿以保证检测的灵敏度。

（二）补偿调节

FCM 里的“补偿”，是指人为校正减除掉原本不应该在检测通道中出现的假阳性信号，将结果恢复到正常情况下展示。调节各个荧光通道的补偿是 FCM 非常重要的一个环节，这关系到最后结果的正确与否。

1. 补偿调节的原理　流式分析技术中用的荧光抗体上的偶联荧光染料的发射波长是有一定波长范围的，这可导致该荧光信号被流式细胞仪的某一特定通道检测器检测时，同时也可能有少量荧光信号被流式细胞仪的另一检测通道所检测，这时就需要进行补偿调节，以消除少量荧光信号所带来的检测干扰。如 FITC 被 488nm 激光激发后发射的荧光信号大部分被 510～550nm 的 FL1 通道接收，但有小部分被 565～595nm 的 FL2 通道接收；PE 荧光素被 488nm 激光激发后发射的荧光信号大部分被 FL2 通道接收，少部分被 FL1 通道接收。所以，如果进行 FITC 和 PE 双标记检测时，FL1 通道接收的信号是由大部分的 FITC 信号和小部分的 PE 信号组成，FL2 通道接收的信号是由大部分的 PE 信号和小部分的 FITC 信号组成（图 13-6）。因为目前尚无法分辨各通道中的 FITC 信号和 PE 信号的比例，所以需要通过设置补偿调节来解决这个问题，即设置 FITC-PE 的补偿值，排除 FL1 通道中来自 PE 的荧光信号，使 FL1 完全代表 FITC 的荧光信号；设置 PE-FITC 的补偿值，排除 FL2 通道中来自 FITC 的荧光信号，使 FL2 完全代表 PE 的荧光信号。

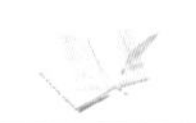

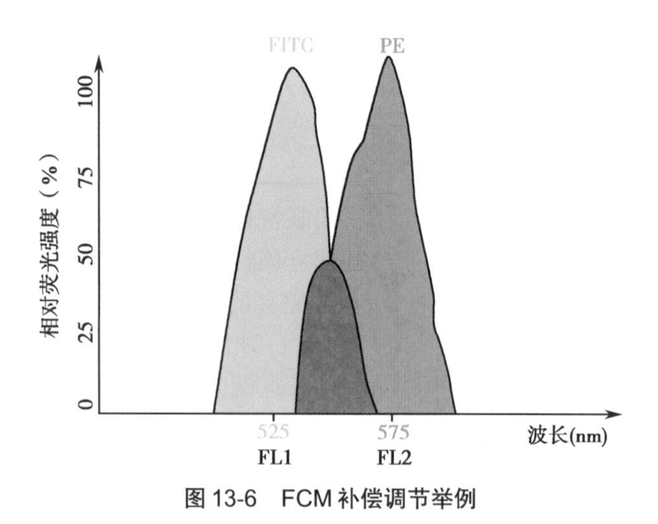

图 13-6　FCM 补偿调节举例

2. 补偿调节的方法　以调节 FL1 和 FL2 通道之间的补偿为例进行说明。采用小鼠脾脏细胞作为样品细胞，选用 FITC- 抗小鼠 CD8 抗体和 PE- 抗小鼠 CD4 抗体进行流式标记。将样品分为 4 份后，进行补偿调节的组合标记（表 13-2）。若实验中进行了多色荧光素的标记时，就需要三色、四色或更多色的分析补偿调节，具体原理与双色标记的补偿调节方法相同。

表 13-2　补偿调节的方法

样品序号	抗体标记方法	目的
1	不标记荧光素偶联抗体	阴性对照
2	标记 FITC- 抗 CD8 抗体	调节 PE-FITC 补偿
3	标记 PE- 抗 CD4 抗体	调节 FITC-PE 补偿
4	标记 FITC- 抗 CD8 抗体和 PE- 抗 CD4 抗体	观察补偿调节后结果

3. 影响补偿调节的因素　在 FCM 检测过程中影响补偿调节的因素主要包括三个方面：①电压。电压对补偿的影响较大，电压变，补偿变，所以检测前需要先调节 FSC、SSC 和荧光通道的电压，电压调好之后再调补偿；②荧光染料偶联抗体。目前荧光染料种类很多，大致可以分为有机小分子染料、荧光蛋白、复合染料、大分子染料等。由于这些荧光染料发射的荧光波长不是绝对的集中，会溢漏到其他通道，需要调节补偿，所以选择时需了解清楚常见的荧光溢漏；③细胞大小也是影响补偿大小的一个因素。尤其是当细胞的理化性质相差较大时，如淋巴细胞和肿瘤细胞之间、活细胞与固定后细胞之间，标记相同的荧光染料偶联抗体，使用相同的通道时，各通道之间的补偿可能不同。所以当细胞理化性质差异较大时，最好重新调节新的样品细胞的补偿，确保获得准确的流式结果。

随着科学技术的发展，目前已有无须荧光补偿调节的新型流式细胞仪 - 全光谱流式细胞仪。在传统流式细胞仪上的检测器和荧光染料一一对应（例如，FL1 对应检测 FITC，FL2 检测 PE），因此检测器的数量与荧光染料的数量是一致的。当获取来自某一荧光染料的荧光信号，FL1 中的信号被认为是“信号”，漏入其他通道的信号被称为“光子溢出”，来自其他通道的这些信号组成光子溢出矩阵，用来计算荧光补偿。相比而言，光谱流式细胞分析仪采用来自所有检测通道的信号，无论分析多少个荧光染料，每个荧光信号来自所有通道的检测结果。因为检测器的数量通常比荧光染料的数量多，每个染料检测 360～920nm 的荧光信号，因此对于光谱分析技术而言，检测器数量大于或者等于染料的数量。使用光谱分析单个染料，染料使用所有的检测通道产生一个发射光谱信号，发射光谱信号用来建立染料的参考光谱，反过来再将参考光谱应用于光谱解析计算。总之，光谱流式细胞技术通过消除使用带通滤光片和传统荧光补偿矩阵的计算，简化了多色配色方案的设计，同时在实验流程和分析中更为灵活。

（三）阈值设定

流式细胞分析的对象是细胞或细胞样的颗粒物质，但在细胞培养和样本处理过程中会产生少量细胞碎片，虽然细胞碎片一般都比细胞小，但流式细胞仪无法自动判断检测对象是细胞还是细胞碎片，所以需要采取措施来消除这些碎片对测定结果的干扰。一般通过设定阈值来消除细胞碎片和其他小颗粒物质的影响，而设定阈值首先需要确定阈值通道（触发通道），即根据哪一个检测指标（通道）来设定阈值。最常用的阈值通道是 FSC 通道，FSC 大小反映的是分析对象的体积，而完整的细胞和细胞碎片及颗粒物质在大小上有明显的区别，所以选择 FSC 通道来设定阈值是比较合理的。如图 13-7 所示，图 A 没有设定阈值，流式细胞仪就会把细胞碎片或者小颗粒性物质当作细胞进行记录；而图 B 设置了阈值，能够排除大部分体积过小的细胞碎片或者小颗粒性物质，使仪器记录和分析的数据更加准确。值得注意的是，阈值不是一个精确的数值，它只是一个经验数值，这需要操作者根据具体情况调节阈值大小，它与细胞的性质、状态和处理等密切相关。

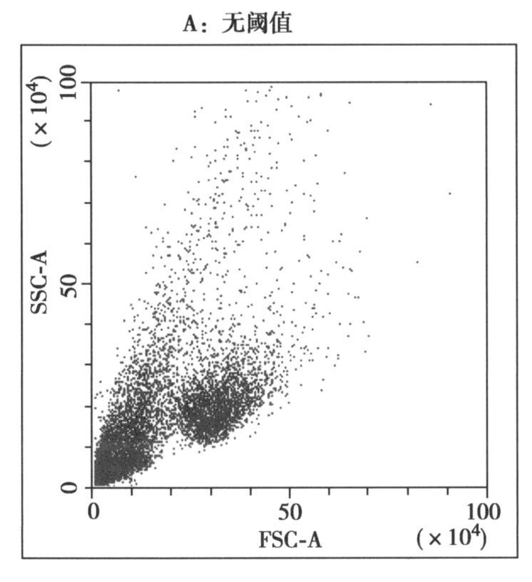

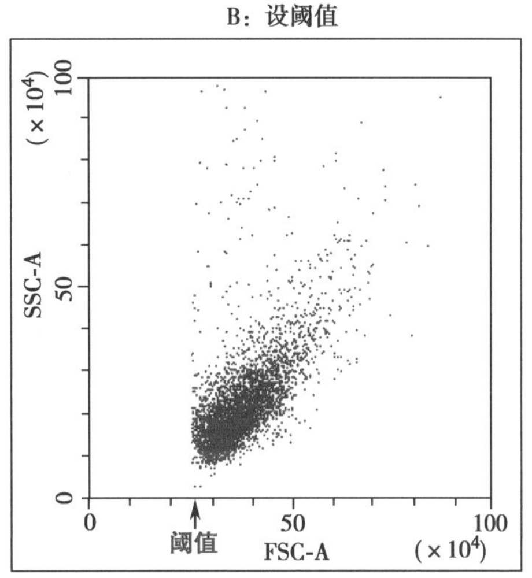

图 13-7　FCM 阈值设定举例

（四）上样速度

流式细胞仪的液流系统是由样品流和鞘液流组成，两者相互独立，分别由样品压和鞘液压控制。一般鞘液压是固定不变的，仪器通过样品压的大小来控制上样速度。流式细胞分析检测时上样速度越低得到的数据越可靠，所以分析检测时不能只强调上样速度而忽略了数据的准确性，具体上样速度要根据样本中目标细胞的数量和检测时间予以综合考虑。

五、样品中的死细胞

流式细胞分析的样品细胞中一般都会含有一定比例的死细胞，通过一定的方法预处理可以减少死细胞在样品细胞中的比例，但是完全清除样品中的死细胞几乎不可能。而流式细胞分析和分选的目标都是活细胞，所以死细胞的存在会影响结果。减少和区分样品中死细胞影响的途径主要有以下几种。

（一）减少样品中的死细胞

样品中的死细胞主要是在样品制备的过程中死亡的，因此在样品制备过程中需采取一定的措施减少细胞死亡。

1. 如果是直接从实验动物中获得目标细胞进行分析，那么从处死动物到获得准备用于机器分析的样品细胞之间的时间应该尽可能短，因为细胞离体后一般都会在一段时间后死亡。如果短时间内无法处理已经离体的细胞，可将其置于4℃的冰箱；如果长时间内无法处理，则应将细胞置于无菌培养板中，并放于孵箱中培养以保持样品细胞活力。

2. 如果从脏器中通过研磨获得单细胞悬液，研磨时动作应轻柔，研磨棒的头部最好使用柔韧性较好的橡胶，以减轻机械研磨对细胞的伤害。

3. 配置PBS缓冲液时，应根据配方严格配置，尤其注意缓冲液的渗透压和pH。

4. 在制备样品细胞的过程中，常需要离心样品细胞。在保证完全离心得到样品细胞的前提下，应尽可能降低离心速度，缩短离心时间，因为长时间的高速离心会损伤细胞，甚至会导致细胞死亡。

（二）区分样品中的死细胞和活细胞

流式细胞分析样品中不能完全去除死细胞，而在流式细胞分析时又不希望有死细胞的干扰，那么在流式细胞分析时如何区分死细胞与活细胞就显得尤为重要。目前四种方法可以在流式细胞分析中区分死细胞与活细胞。

1. 对角线死细胞 活细胞可以产生非特异性荧光，但非特异性荧光比荧光染料发出的荧光信号弱。死细胞也能产生非特异性荧光，死细胞产生的非特异性荧光明显强于活细胞，有些甚至强于荧光染料产生的荧光信号。非特异性荧光的荧光波长不是选择性的，并且不限于特定的荧光波长范围，而是在连续的波长范围内。因此，所有常用的荧光通道都可以接收到死细胞产生的非特异性荧光信号，并且信号的荧光强度在所有波长范围内都是相似的，因此死细胞位于散射图上的对角线上，操作员可以根据死细胞的这一特征区分活细胞和死细胞。

2. 7AAD标记死细胞 7AAD是一种经典的核酸标记染料，在流式细胞分析中能够代替PI染料用于标记死细胞，以排除死细胞对实验结果的干扰。

3. PE-Cy5通道非标记阳性细胞 PE-Cy5通道有时可用于识别死细胞，但首先该通道必须是闲置通道，即样品细胞中没有标记该通道代表的荧光染料（PE-Cy5、PerCP）偶联抗体。选择PE-Cy5 SSC散点图，一般可见不成群的PE-Cy5阳性细胞，这些散在的PE-Cy5通道非标记阳性细胞一般都是死细胞。

4. 溴化乙锭单叠氮化物（ethidium monoazide bromide，EMA）和胺反应性活性染料（aminereactiveviability dye，ViD）标记死细胞 当分析细胞内分子时应先固定样品细胞，此时7AAD是无法鉴别死细胞与活细胞的，因为如果在固定细胞前标记7AAD，固定和打孔的过程会使7AAD丧失发射荧光的能力；如果在上样前标记7AAD，那么所有的细胞都会被标记，因为7AAD也可以通过小孔进入细胞内与DNA结合，这时就可以用EMA与ViD代替7AAD鉴别死细胞与活细胞。EMA与ViD不能自由通过活细胞的细胞膜，当细胞死亡，细胞膜通透性增加后就可以进入细胞内，且EMA比7AAD稳定，固定和打孔的过程不会使EMA丢失发射荧光的能力，在固定前标记EMA就可以排除死细胞的影响。

六、分选模式的选择

流式细胞分选就是先对样品细胞进行流式细胞分析，判断该细胞是否为目标细胞。如果是目标细胞，则对该细胞施加一定电量的正或负电荷，目标细胞在强电场中发生偏移进入接收管中；如果不是目标细胞，则对该细胞不做处理，细胞不带电荷，在强电场中不发生偏移，直接进入废液孔中。但是流式分选并不是直接对细胞进行操作，而是对细胞所在的液滴进行操作。在理想条件下，细胞位于液滴正中，一个液滴内只有一个细胞，所以对细胞进行操作和对液滴进行操作并无区别。但在实际情况下，细胞在液滴中的分布是不均匀的，细胞与液滴不可能完全达到一对一的关系。因此有些液滴内可能没有细胞，而有些液滴内可能不止一个细胞。对于没有细胞的液滴可以直接让其进入废液孔；但对那些有多个细胞的液滴该如何分选呢？因为其中可能既有目标细胞又有非目标细胞，如果分选该液滴会导致非目标细胞进入接收管，影响分选的纯度；如果不分选该液滴又会导致目标细胞进入废液桶，影响分选的得率。为了解决这一问题，分选式流式细胞仪提供了三种分选模式供用户选择。

（一）纯化模式

纯化模式是最常用的模式，在该模式下，只有当液滴内的细胞均为目标细胞时才分选，只要该液滴内有非目标细胞，不管该液滴内有多少目标细胞都不分选该液滴。这种模式能够保证分选后细胞的纯度，但是不能保证细胞的得率。一般一步分选一种目标细胞时首选纯化模式。

（二）富集模式

富集模式不如纯化模式常用，在该模式下，只要液滴中有目标细胞，无论其是否含有非目标细胞，都应该分选该液滴。富集模式可以保证目标细胞的得率，但是不能保证细胞的纯度。富集模式一般用于二步法分选低比例细胞。

（三）单细胞模式

单细胞模式应用不是很广，在该模式下，只有当液滴中有且只有一个细胞，而且该细胞是目标细胞时才分选该液滴；如果液滴中有多个细胞，即使这些细胞都是目标细胞，也不分选该液滴。单细胞模式分选纯度与纯化模式相当，但细胞得率更低。当实验要求精确计数分选得到的细胞数时，就应该选择单细胞模式。

第四节 FCM 的质量控制

FCM 目前广泛应用于淋巴增生性病变的诊断和分类，恶性肿瘤的诊断及预后评估等方面。为获得高质量数据，FCM 应具有以下性能：①高灵敏度：FCM 能够识别各种亚群体，特别是荧光强度表达较弱的细胞群体。②荧光的相对测量值：荧光的相对测量值取决于仪器的线性精度。③定期评估结果的重现性和流式细胞仪的性能。因此，在 FCM 中进行适当的质量控制（quality control，QC）是必要的。QC 被定义为一个连续的系统，在分析（测试）阶段监控所有的操作技术和活动，目的是确保有效和可重复的结果。在 FCM 中，使用了许多 QC 评估：仪器 QC、试剂 / 抗体 QC 和过程（分析）QC。QC 必须与每次检测一起记录下来，经实验室主任或指定人员批准，并在实验室中保留至少 2 年。FCM 中的 QC 应包括两个方面：内部质量控制（internal QC，IQC）和外部质量评估（external quality assessment，EQA）。

一、IQC

IQC 包括样本制备、样本处理过程、试剂、荧光素选择、数据采集、数据分析和仪器质控。

（一）样本

确保 FCM 质量的一个重要因素是接收高质量的样本。分析前的过程，如收集、处理和运输到检测实验室，对于保持样本状态是至关重要的。抗凝的全血或骨髓、胸腔积液、脊髓积液和分离的白细胞都是理想的样本。新鲜组织中提取活细胞制备成单细胞悬液也适用于流式细胞仪检测。此外，FCM 中样本的收集、处理、存储和运输的最佳处理流程对于保持样本的完整性至关重要。高质量样本的标准包括无凝块的新鲜标本、标记合适、无溶血，以

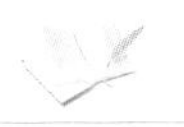

及适合分析的最佳细胞数量。

1. 样本评估　一旦实验室收到样本，必须记录样本的温度、收取日期和时间、是否存在凝块或溶血和抗凝剂，并根据相应的样本接收/排除标准进行排查。

2. 活力测试　流式细胞仪检测需要足够的活细胞来测量其表面的抗原表达。对于定量分析，如CD4计数，细胞活力不够（$<85\%$）可能产生不准确的结果。对于48小时以上的样本和所有新鲜组织样本的定性分析，同样建议进行活力测试。对于新鲜的组织样本，细胞在处理过程中极其脆弱，非常容易降解。因此，建议对所有新鲜组织样本的细胞活力进行检测。

（二）处理过程

1. 样本新鲜程度　新鲜的标本更适合进行FCM，冷冻可能会造成样本中不同的淋巴样细胞亚群大量丢失。此外，样本收集和处理之间的时间间隔也可能影响FCM结果。

2. 细胞裂解　对于外周血、骨髓和肝脏组织等红细胞含量丰富的样本，使用红细胞裂解液注意适度，过度裂解的红细胞可能导致FSC和SSC模式改变和细胞丢失。同时，细胞样本过度的涡旋会导致细胞的破碎，产生细胞碎片。而样本的下涡旋方式可能导致细胞聚集。

3. 细胞计数　大多数细胞计数在0.2×10^6～2.0×10^6个细胞之间。在收到样本后，建议进行初始细胞计数，如果细胞计数超出此范围，则建议调整计数，以获得最佳的染色结果。样本细胞过多可能会出现假阴性或不确切的结果。

（三）试剂

试剂包括抗体试剂以及非抗体试剂如缓冲液、裂解剂和渗透试剂等。任何试剂用于FCM之前，必须评估每个新试剂批次与前一批次的一致性。

1. 抗体　在FCM中，单克隆抗体和多克隆抗体是最关键和最有效的检测试剂。由于多克隆抗体有可能与含有目标抗原的细胞群体以外的其他群体结合，因此，单克隆抗体在FCM中应用更广泛。对于目标抗原，有必要明确表位是在细胞表面还是在细胞内，因为细胞内表位的检测需要对细胞进行通透破膜。选择单克隆抗体时，来自不同克隆的同一抗体可能会给出不同的结果，因此要明确抗体特定的克隆。除了抗体效价的初始滴定外，使用新试剂之前，必须将每个新的抗体批号与正在使用中的批号进行等效性测试。如果抗体没有显示出等效性，那么建议重新进行滴定分析和验证。此外，抗体与抗原的比例需要得到优化，其中抗原-抗体反应最高的信噪比决定要使用抗体的最佳滴度。

2. 非抗体试剂　除了抗体验证外，缓冲液和其他试剂在进入实验室使用之前也必须进行等效测试。试验中的所有试剂使用阶段都必须有记录。即使平行检测显示出等效性，试剂的不当处理和储存也会随着时间的推移对结果产生影响。因此，检测中使用的所有试剂的储存和处理都十分重要。

（四）荧光染料

目前，FCM使用多种荧光染料标记抗体。FCM应视情况使用合适的荧光染料，比如低丰度的抗原如CD13等，应用敏感的荧光染料标记，而高丰度的抗原如CD45，应用荧光强度较弱的染料标记。此外，直接用FITC偶联抗体标记的细胞信号明显弱于使用间接FITC方法染色的细胞，其敏感性可能降低5～6倍。

（五）数据采集

FCM数据的获取对得到有效的结果起着至关重要的作用。样本细胞的数量与目标细胞在样本中的丰度密切相关。总的来说，每个样本需要1万～2万个活细胞来进行分析。在淋巴样肿瘤中，至少应记录5 000个淋巴细胞事件。微小残留病的诊断是基于检测到在正常人群中通常不存在或很少存在的异常细胞群，因此，用于检测微小残留病的获得性事件总数应至少为10万个细胞。

（六）数据分析

1. 定量测定　FCM可以测量淋巴细胞亚群的百分比和绝对细胞计数，定量淋巴细胞亚群CD3、CD4、CD8、CD19、CD16/CD56和CD34。由于分析的是已知的淋巴细胞亚群，因此可以在验证过程中计算淋巴细胞群的所有亚成分。成熟淋巴细胞由T淋巴细胞（$CD3^+$）、B淋巴细胞（$CD19^+$）和自然杀伤细胞（natural killer cell，NK cell）（$CD16^+CD56^+$）组成。当分析淋巴细胞群时，淋巴细胞和可以使用以下公式来计算：$CD3^++CD19^++CD16^++CD56^+=100\%(+/-5\%)$淋巴细胞亚群。对样本进行绝对细胞数量计数需用绝对计数管，管中预先加准确定量的微球，使用这种计数管完成孵育样本的操作后，在流式细胞仪获取数据后，由各目标群的含量，就可以计算出相对含量，然后由各目标群与微球的相对量计算，从而得到该细胞群的绝对计数。

2. 定性测定　简单的FCM检测，如HLA-B27或血小板抗体筛选试验，分析荧光强度来评估目标抗原是否表达将其分为阳性或阴性。此类检测的对照可以是厂家已确定的阳性或阴性结果的对照，或已明确的阳性和阴性患者样本。每批患者样本的检测都必须设置阳性和阴性对照。

（七）仪器质控

流式细胞仪的质量控制包括最初的仪器设置和日常（或定期）的仪器性能监测。流式细胞仪需要在光学校准、电子设置、激光和光电倍增管以及补偿设置等方面进行维护。操作人员应至少每周进行一次仪器的光学校准、灵敏度和线性度的校正。此外，还需要日常维护、校准设备和检查仪器性能。

1. 光学校准　样品流与激光和各自的光学探测器的校准对获得准确和可重复的流式细胞结果至关重要。针对每个参数（荧光和散射光），在仪器上运行均匀排列的微球（磁珠），目标是所有参数拥有最大的信号强度和最小的变化。同时记录FSC、SSC的峰值以及用于实验室协议的所有相关荧光通道及其各自的CV。每个峰值通道必须在预先设定的可接受的目标范围内（CV值＜2%）。

2. 标准化　每个流式细胞仪可以使用不同的参数和仪器程序运行检测程序，以评估不同的目标信号。仪器日常标准化的目标是验证每个仪器程序每天被分析的目标群体总是在直方图上的相同位置，并发出相同水平的荧光。该标准化程序可以通过以下两种方式之一进行：

（1）每天在仪器上运行已知荧光和散射光的稳定微球；捕获并监测每个参数的峰值。

（2）每天在仪器上运行已知荧光和散射光的稳定微球；通过仪器软件调整探测器电压设置，将每个参数放置到一个预先建立的通道中，然后捕获每个参数的电压并监测电压。峰值通道或光电倍增管设置的纵向显示以图形化显示，从而使仪器性能的变化和/或趋势可视化。

3. 补偿　一般流式细胞仪的制造商提供微球来设置、建立和控制补偿设置。这些磁珠包括含有不同荧光的单标记磁珠，含有两种荧光的磁珠，以及模拟未染色淋巴细胞自身荧光的阴性磁珠。如果补偿没有正确执行，则假阳性（补偿不足）或假阴性（过度补偿）可能会导致对数据的错误解读。此外，还应考虑串联荧光素的使用和补偿。一些常用的串联荧光素包括PE-Texas red、PE-Cy5、PE-Cy7和APC-Cy7。串联偶联化学或两种荧光素如何结合，受体荧光素与供体荧光素偶联的数量、氧化和光暴露都是影响荧光发射光谱的因素。

4. 线性度和灵敏度　发射信号中与细胞抗原密度相关的线性响应对于准确和可重复的结果至关重要。流式细胞仪通过运行一系列磁珠对线性和灵敏度进行定期评估。绘制已知可溶性荧光素的荧光强度构建校准曲线。将检测该荧光素标记抗体所得的荧光值与已知等量可溶性荧光素的荧光值进行线性拟合，线性拟合优度的系数越接近1，说明拟合程度越好。通过计算未做任何标记的微球上的荧光分子量值，就可以得出流式细胞仪的检出下限。计算得到的等量可溶性荧光素值越小，代表流式细胞仪可以检出的最小当量荧光分子数越低，检出限越低，理论上仪器灵敏度越高。

5. 仪器间的相关性 当使用多个流式细胞仪器检测同一指标时，验证两种仪器是否产生相同的结果至关重要。这可以通过同时在两种仪器上运行样本，并根据报告的类型对结果进行定性或定量的比较来实现。定量分析的可接受性标准反映分析间的精确度。对于定性分析，这两种仪器的结果必须一致。

6. 常规仪器维护和维修记录 流式细胞仪需要进行特定的例行维护以确保仪器的最佳操作性能。严格执行定期的维护程序有助于减少仪器问题。因此，执行维护程序和及时纠正仪器问题非常必要。

二、EQA

FCM的外部质量评估能快速反映仪器性能。不同实验室的数据不仅有助于比较不同实验室的性能，还可以比较不同细胞群体的分离、计数和不同实验室对照细胞群体的变异系数。现在已经建立地方、区域、国家和国际EQA计划。由于EQA涉及许多实验室，可以获得关于特定仪器的性能以及特定试剂和方法的有效性的重要信息。

第五节 FCM的临床应用

血液恶性肿瘤的诊疗是FCM的传统应用领域，也是应用最广泛的领域。近年来，FCM在监测机体免疫功能、单抗靶向治疗、嵌合抗原受体（chimeric antigen receptor，CAR）-T细胞治疗疗效评估，以及骨髓移植术后、放化疗后免疫系统功能监测以及免疫增殖病和免疫缺陷病的辅助诊断等方面发挥重要作用。

一、免疫功能评估

机体免疫功能不仅与免疫系统疾病有关，而且还与受神经-内分泌-免疫功能轴调节的众多器官功能状态及疾病有着密不可分的联系，因此监测免疫功能十分重要。

（一）淋巴细胞及其亚群的分析

淋巴细胞是免疫系统中执行免疫功能的重要细胞，各种CD分子广泛分布于T细胞、B细胞、骨髓造血干细胞、血小板、巨噬细胞、树突状细胞和NK细胞等免疫细胞表面。免疫细胞CD分子的改变与细胞的功能及临床疾病的病理变化关系密切，此外，不同免疫细胞群间比例对机体的免疫功能也具有重要的影响。因此，通过流式细胞仪计数和淋巴细胞亚群分析对于了解机体的免疫状态，淋巴细胞的发育、分化、功能成熟和活化，鉴别新的淋巴细胞亚群具有重要价值；同时通过研究和分析疾病与特异性淋巴细胞亚群表面标志的关系，对临床免疫相关性疾病的诊断、治疗和疗效观察等有着重要的临床意义。比如，在严重联合免疫缺陷中，T淋巴细胞明显减少甚至缺失，但B和NK细胞数量正常的患者，也可能有完全的DiGeorge综合征。获得性免疫缺陷病主要表现为$CD4^+$T淋巴细胞进行性减少，同时$CD8^+$T淋巴细胞数量增加，$CD4^+/CD8^+$比值倒置。①检测细胞表面蛋白表达缺陷的性能评价，在X连锁高IgM综合征中，可以研究$CD4^+$T淋巴细胞在激活后CD40配体（CD154）的表达。②检测细胞内蛋白表达缺陷，免疫失调和X连锁的实验室筛查可以评估$CD4^+$T细胞表面CD25表达和细胞内FOXP3表达。男性患者的$CD4^+$T细胞显示FOXP3表达缺失，证实为X连锁血小板减少症。T淋巴细胞及其亚群、B淋巴细胞、自然杀伤细胞和树突状细胞等免疫细胞表面CD分子的介绍详见第十四章第二节免疫细胞表面标志物检测。

（二）淋巴细胞功能分析

淋巴细胞功能可通过细胞增殖抑制试验、细胞毒作用、细胞内细胞因子测定来分析，具体详见第十四章第三节免疫细胞功能检测。

二、免疫治疗监测

1. 抗体治疗　FCM在临床生物分析中的应用主要为细胞表型、功能测定、药效动力学和免疫原性评价。在细胞表型方面，对于靶向胞外抗原的一类单抗，比如靶向PD-1和CD28的单抗，可以用FCM评价PD-1和CD28受体的参与情况。在细胞功能测定方面，FCM可以测定抗体治疗后细胞因子水平变化、胞内信号转导和细胞增殖，比如测定利妥昔单抗的促凋亡情况。在药效方面，检测特定的细胞群体进行疗效评估，比如利妥昔单抗治疗后检测$CD3^+CD8^+$T细胞、B细胞和NK细胞亚群变化。此外，还可以检测内皮细胞、循环肿瘤细胞以及CD34干细胞群体反映疗效。

2. 细胞治疗　CAR-T细胞免疫治疗是近年来肿瘤治疗领域一个举世瞩目的重大成果，尤其是CD19-CAR-T细胞免疫治疗难治复发B细胞急性淋巴细胞白血病获得了90%左右的缓解率，单独使用或者桥接异基因造血干细胞移植均极大程度地提高了患者的完全缓解率和生存率。FCM在CAR-T细胞免疫治疗相关检验的多个步骤，包括靶点筛查、CAR-T细胞产品成分鉴定、毒性预估、MRD检测、免疫功能评价、免疫微环境研究等中都起到非常重要的作用。

三、辅助疾病诊疗

（一）白血病免疫分型

FCM通过对外周血细胞和骨髓细胞表面抗原和DNA的检测分析，对各种血液病如白血病、淋巴瘤等血液系统疾病的分型、诊断、治疗及预后判断均有重要作用。血液肿瘤细胞的特征是丧失了正常细胞的系列专一性和分化阶段的规律性，运用FCM将具有系列特异性并涵盖不同分化阶段的单克隆体作为分子探针来检测血液肿瘤细胞的内外抗原，可以反映其本质上与正常造血细胞的差异。FCM还可以应用在白血病免疫分型方面，目前国内外均主张采用FCM CD45/SSC双参数散点图设计方法进行白血病免疫分析。采用此法可将骨髓细胞清晰地分成淋巴细胞、单核细胞、成熟粒细胞、幼稚细胞和有核红细胞群，这样可以排除正常细胞对免疫分型的干扰，从而提高免疫分析的准确性，而且测量细胞数量一般在1万～5万个细胞，快速特异、准确性好，并且能够提供正常细胞在演变成恶性肿瘤过程中细胞基因及抗原标志发生变化的信息。这种分型对于治疗方案的正确选择与预后有着重要的意义。

（二）移植免疫配型

FCM可以判断供者与受者之间的配型是否合适。检测受者血清中抗供者的抗HLA抗体，如果受者血清中存在针对供者的循环抗体，就会同供者的淋巴细胞结合，再加入荧光素的二抗来显示这种结合，就可在移植前后发现高风险抗体，以判断供者与受者之间是否合适。移植后的免疫表型监测也很重要，移植后的CD4/CD8比值低下的患者排斥反应发生较多，受者血清中产生抗供体细胞抗体预后较差，应及时监测以便进行抗排斥的预防和治疗。

（三）肿瘤细胞与基因的检测

1. FCM对肿瘤细胞DNA含量进行测定　包括癌前病变及早期癌变的检出，辅助肿瘤的早期诊断和鉴别诊断。不仅如此，还可以根据化疗过程中肿瘤DNA分布直方图的变

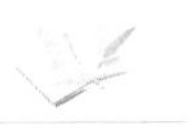

化评估疗效，了解细胞动力学的变化。同时对肿瘤细胞各种基因的检测，如癌基因中的 ras 基因族、myc 基因族、p21 等，抑癌基因 p53、RB、p16 等，与肿瘤转移相关的基因 CD44S、CD44V5、CD44V6、Nm23 等，细胞凋亡相关基因 caspases-3、Annexin V、Survivin、CD95 等的检测和分析，可以探讨肿瘤细胞基因表达特征。

2. 循环肿瘤细胞的检测　循环肿瘤细胞（circulating tumor cells，CTCs）是实体瘤脱落的细胞，在大多数癌症患者的血液中发现的频率极低。从患者血液中分离和鉴定这些 CTCs 是一种灵敏的非侵入性方法，可用于早期肿瘤检测、治疗监测以及检测治疗靶向性癌基因的分子分析。FCM 是检测、富集或分析癌症患者血液中的 CTCs 的金标准。

（四）自身抗体检测

FCM 同样应用于自身免疫性疾病自身抗体检测。比如，自身免疫性溶血性贫血患者体内存在的自身抗体会介导患者自身红细胞发生免疫清除，该类患者往往需要长期接受输血治疗，这增加了该类患者产生血型同种抗体的可能性。FCM 较传统血清学方法对自身抗体掩盖下同种抗体的检测具有更高的灵敏度，采用 FCM 用于自免溶贫患者输血前检查可降低已有同种抗体介导的输血免疫风险，提高此类患者输血安全。

小结与展望

FCM 是一种基于液体单颗粒的高通量检测的技术，被广泛应用于临床诊断中。本章主要介绍 FCM 的基本原理、数据处理、技术要点、质量控制和在临床诊疗中的应用。近年来，流式细胞仪在液路、光路和信号转化、数据采集、计算等方面发展迅速，而且和质谱、微流控、拉曼光谱和机器深度学习等技术结合衍生出新型的流式细胞仪，为精准医学背景下免疫学、血液学和肿瘤学等提供单细胞水平的信息。FCM 的标准化和质控管理的不断完善为其临床应用提供坚实的保障。

（韦贵将　黄琳燕）

思 考 题

1. 简述 FCM 的基本原理。
2. 散射光信号由哪两部分组成？分别与细胞的什么性质有关？
3. 简述 FCM 内部质控的因素有哪些？
4. 简述 FCM 在血液学疾病中的临床应用有哪些？

第十四章　免疫细胞检验

教学目标与要求

掌握　免疫细胞的密度梯度离心分离法、磁性微球分离法；各类淋巴细胞数量检测中常用的表面标志物和检测方法；T细胞功能检测的常用方法。

熟悉　免疫细胞的保存和活力测定；单核-巨噬细胞、树突状细胞数量检测中常用的表面标志物；B细胞、NK细胞及中性粒细胞功能检测的方法。

了解　巨噬细胞功能检测方法。

免疫细胞是免疫系统中具体执行免疫功能的细胞，主要包括淋巴细胞、抗原提呈细胞、粒细胞及其他参与免疫应答的细胞。淋巴细胞中的T细胞和B细胞分别执行细胞免疫和体液免疫这一类特异性免疫功能，而NK细胞则执行非特异性免疫功能。抗原提呈细胞包括单核-巨噬细胞、树突状细胞等，在发挥非特异性免疫功能的同时，在诱导与调节特异性免疫应答中也起着关键的作用。分离和制备免疫细胞并对其数量、功能进行测定，是免疫学研究及临床应用中最常用、最基本的核心技术之一，可帮助观察机体的免疫功能状态。

第一节　免疫细胞的分离与保存

将各种免疫细胞从外周血或者组织器官中分离、纯化出来是体外对免疫细胞做鉴定、计数和功能测定的前提。免疫细胞的分离方法很多，主要是根据细胞表面标志、理化性质及生物学特性进行设计的。实验者应该根据实验的目的及所需细胞的种类、纯度及数量等来确定合适的方法。早期的分离技术如沉降法、尼龙棉柱分离法、补体细胞毒法等，由于操作复杂，分离效果不佳而较少使用；但外周血单个核细胞分离技术由于其简单、快捷、实用，目前仍然在临床广泛使用。随着免疫细胞分离技术的发展，使得精细化分离不同的细胞亚群及表达特定标志物的免疫细胞群体成为可能，目前常采用的技术有磁性微球分离法、流式细胞仪分离法。

一、外周血单个核细胞的分离

（一）概述

外周血单个核细胞（peripheral blood mononuclear cell，PBMC）即外周血中具有单个核的细胞，包括淋巴细胞和单核细胞。人外周血中红细胞和多核白细胞比重较大，分别为1.093和1.092，淋巴细胞和单核细胞比重为1.075～1.090，而血小板的比重最小为1.030～1.035。根据外周血中各有形成分相对比重不同，将外周血加至比重为1.075～1.090的分离液上作密度梯度离心，细胞在分离液中的沉降速度可用以下公式表示：

$$沉降速度=\frac{2r^2(Q-Q_0)g}{g\theta\eta}$$

式中：r 为细胞半径；Q 为细胞比重；Q_0 为分离液比重；g 为离心力；θ 为形状因子，即细胞与等体积的标准颗粒的摩擦系数的比值；η 为分离液的绝对黏度。

当细胞的比重比分离液的大时，$(Q-Q_0)$ 为正值，细胞下沉；相反，当细胞的比重小于分离液，$(Q-Q_0)$ 为负值时，运动方向相反。最终使得不同类别的血细胞按其相应的密度分布，从而 PBMC 被分离。

（二）检测原理

聚蔗糖 - 泛影葡胺（Ficoll-Hypaque）分离液（又称 Ficoll 分离液或淋巴细胞分离液）是分离 PBMC 的关键，对分离液的基本要求是：①对细胞无毒；②基本等渗；③不溶于血浆等分离物质；④有要求的比重。分离人外周血单个核细胞以密度为 1.077±0.001 的分离液最佳，其制作方法为：2 份 6% 聚蔗糖蒸馏水溶液 +1 份 34% 泛影葡胺生理盐水溶液。另需注意的是不同动物的单个核细胞比重是不同的，如小鼠的单个核细胞的比重为 1.085，大鼠为 1.087，故不宜直接采用人的淋巴细胞分离液分离动物的单个核细胞。

Ficoll 分离液法是一种单次差速密度梯度离心的分离法。分离时先将分离液置试管底层，然后将肝素抗凝全血以 Hanks 液或 PBS 液作适当稀释后，轻轻叠加在分层液上面，使两者形成一个清晰的界面。水平式离心 2 000 转 / 分钟，20 分钟后，离心管中会出现几个不同层次的液体和细胞带（图 14-1）。由于红细胞和粒细胞比重大于分层液而下沉，同时因红细胞在 Ficoll 液中凝聚成串而沉于管底；血小板则因密度小而悬浮于血浆中，唯有密度略低于分层液密度的单个核细胞浮于分离液上方，在血浆层和分层液的界面之中，呈白色云雾状层。吸取该层细胞经洗涤离心重悬即为单个核细胞。

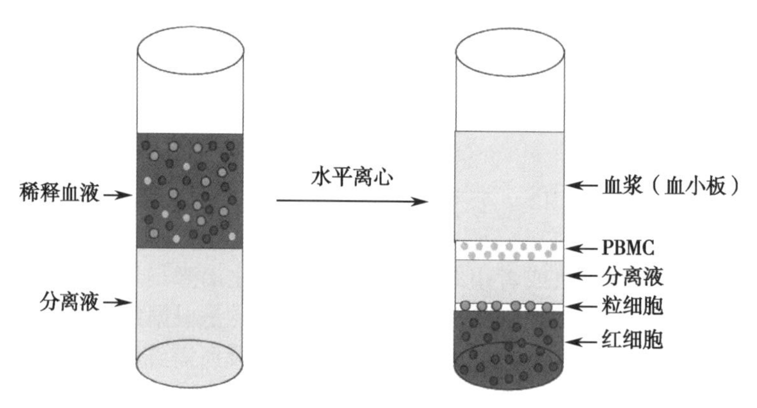

图 14-1　Ficoll 分离液法示意图

（三）方法学评价

本法操作简便，对仪器的要求不高，获得的单个核细胞纯度可达 95%，其中淋巴细胞占 90%～95%，故该方法常作为下一步进行淋巴细胞及亚群分离的基础分离方法。该方法的细胞回收率可达 80% 以上，但室温超过 25℃时可影响细胞回收率。同时为保证所得细胞的存活率，不影响下一步的细胞功能检测，在整个实验过程中需手法轻柔。

二、淋巴细胞的分离

（一）概述

经密度梯度离心法分离到的单个核细胞中 90%～95% 为淋巴细胞，还混杂着数量不等的单核细胞，因此，在某些要求不高的实验中可用单个核细胞直接代表淋巴细胞。但严格地讲，采用上述方法获得的单个核细胞只有去除单核细胞后才能准确地代表淋巴细胞用于实验。目前去除单核细胞的方法都是基于细胞的生物学特性设计的，如贴壁黏附法和羰基铁粉吞噬法。另外，还可以将全血作为标本，利用细胞的物理性状，采用 Percoll 分离液法获得淋巴细胞。

（二）分离方法

1. 贴壁黏附法　利用单核细胞具有黏附玻璃、塑料、尼龙毛等的特性，将已制备的单个核细胞悬液倾于玻璃或塑料平皿或扁平培养瓶中，于37℃温箱静置1小时，单核细胞和少许粒细胞将贴附于平皿壁上，而未贴壁的细胞几乎全为纯淋巴细胞。但因B细胞也有贴壁现象，采用本法分离到的淋巴细胞群中B细胞会有所损失。可调整静置时间以控制细胞的收率和纯度。也可用橡皮棒刮下贴壁的细胞，得到单核细胞群，但会混杂有B细胞。

2. 吸附柱过滤法　同样利用单核细胞的黏附特性，将单个核细胞悬液注入装有玻璃纤维或葡聚糖凝胶Sephadex G10的层析柱中，凡有黏附能力的细胞绝大部分被吸附而黏滞在柱层中，从柱上洗脱下来的细胞主要是淋巴细胞。已知有关细胞的黏附能力为：巨噬细胞或单核细胞＞树突细胞＞B细胞＞T细胞=红细胞。可以通过控制柱体和洗脱条件获得有关细胞。此法对细胞的损害较小。

3. 羰基铁粉吞噬法　单核细胞具有吞噬羰基铁粉的能力。在单个核细胞悬液内加入羰基铁粉颗粒，待单核细胞充分吞噬羰基铁粉后，用磁铁将细胞吸至管底，上层液中即含较纯的淋巴细胞。也可利用吞噬羰基铁粉后的单核细胞密度增大的特性，再经聚蔗糖-泛影葡胺分层液密度梯度离心后，则单核细胞沉积于管底而被去除。

4. Percoll分离液法　Percoll是一种经聚乙烯吡咯烷酮（PVP）处理的硅胶颗粒，对细胞无毒性。Percoll液经高速离心后可形成一个连续的密度梯度，然后将待分离的细胞悬液缓慢加到分离液上，进行离心分层。不同密度的细胞将悬浮于各自不同的密度区带，从而将密度不等的细胞分离纯化。

（三）方法学评价

无论是从PBMC还是从全血中获取淋巴细胞，分离方法整体上来说都是利用细胞的物理性状或生物学特性，具有操作烦琐或分离效果不佳等缺陷，故在实际应用中较为少用。其中贴壁黏附法或吸附柱过滤法，获得的淋巴细胞纯度较高，但会丢失一定的B细胞，影响细胞的回收率。羰基铁粉吞噬法，得到的淋巴细胞纯度和回收率均较高。Percoll分离液法是纯化淋巴细胞的一种较好的方法，但操作流程较长，手续较多，使实际使用受到限制。

三、T细胞、B细胞和T细胞亚群的分离

（一）概述

淋巴细胞是极其复杂的不均一的细胞群体，包括了许多形态相似而表面标志和功能不同的细胞和细胞亚群，如T细胞、B细胞、NK细胞等，而T细胞、B细胞还可进一步分为不同亚群。分离和纯化T淋巴细胞、B淋巴细胞及其亚群是免疫细胞检测中的基本技术，其原则是根据相应细胞的特性和不同的标志加以选择性纯化。凡根据细胞的特性和标志选择纯化所需细胞的方法是阳性选择法；而选择性去除不需要的细胞，仅留下所需的细胞则为阴性选择法。目前比较成熟的分离方法有两种，即磁性微球分离法和流式细胞仪分离法。

（二）分离方法

1. 磁性微球分离法　磁性微球的核心一般为金属小颗粒（Fe_2O_3、Fe_3O_4），核心外包裹高分子材料（聚苯乙烯、聚氯乙烯等）。磁性微球的表面可结合不同的生物大分子物质（抗原、抗体、核酸等），若微球表面包被有免疫物质者称为免疫磁珠（immunomagnetic bead，IMB），其兼有免疫配基的性质和磁响应性质，即在磁场中显示磁性，移出磁场时磁性消除。

磁性微球分离法分离细胞是基于细胞表面抗原能与连接有磁珠的特异性单克隆抗体相结合，这样借助于抗体磁珠，将与相应的细胞结合成细胞-抗体-磁珠复合物，该细胞在外加磁场中，通过抗体与磁珠相连的细胞被吸附而滞留在磁场中，无该种表面抗原的细胞由

于不能与连接着磁珠的特异性单克隆抗体结合而没有磁性，不在磁场中停留，从而使细胞得以分离。磁性微球分离法分为阳性分选法和阴性选法：磁珠结合的细胞就是所要分离获得的细胞为阳性分选法；磁珠结合不需要的细胞，游离于上清液的细胞为所需细胞为阴性分选法。具体分选过程见图 14-2。

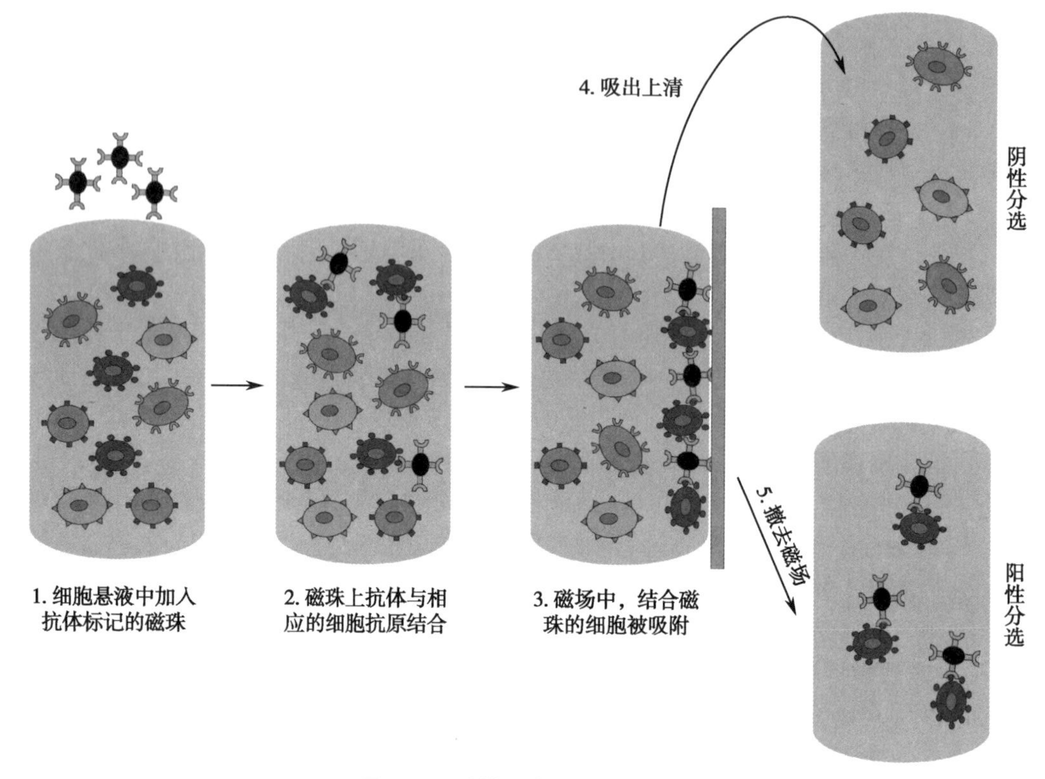

图 14-2 磁性微球分离法示意图

可以直接用磁铁吸附阳性细胞进行细胞分离即淘洗法（panning），方法简单，设备成本不高。也可以采用层析的方法，将层析柱放于强磁场中，与磁珠结合的细胞运动将受限，而未与磁珠结合的细胞则将先被洗脱出来，再将该柱移出磁场，与磁珠结合的细胞也将被洗脱出来，达到分离的目的。

2. 流式细胞仪分离法 荧光激活细胞分离仪（fluorescence activated cell sorter，FACS）是分选型流式细胞仪的主要功能之一，是先进的细胞分离手段和有效的方法，其详细原理详见第十三章。

（三）方法学评价

磁性微球分离法可同时进行细胞的阳性分选和阴性分选：阳性分选得到的细胞纯度高，但可能诱导细胞激活或凋亡，改变细胞特性，不适合下一步做细胞的功能测定；而阴性分选获得的细胞不被激活，保持细胞原有的特性，但需要用多种抗体标记非靶细胞，且磁珠用量大，故实验成本较高。本法所获细胞的纯度可达 95%～99%，得率达到 90%，活细胞率大于 95%。分离效果可与流式细胞仪分离法相媲美，并具有比流式细胞仪经济、省时、操作简便、快速的优点。

流式细胞仪分离法亦可采用阳性或阴性分选法，获得的细胞纯度达到 90%～100%，回收率高，但费用昂贵，耗时长。

四、免疫细胞的保存及活力测定

采集的免疫细胞如不能立即检验，须及时保存，否则细胞活力迅速下降，甚至死亡。

（一）免疫细胞的保存

1. 短期保存　将分离的免疫细胞用含有 10%～20% 灭活小牛血清的 RPMI 1640 培养液可保存数周。通常置 4℃保存，可有效降低细胞的代谢。

2. 长期保存及复苏　利用液氮深低温（−196℃）环境保存细胞，是当前通用的细胞长期保存技术。首先对需冻存的细胞做活细胞计数，低速离心后，取沉积细胞用含有 10% 二甲亚砜的小牛血清配制成浓度为 1×10^7～2×10^7 个 /mL 的细胞悬液，分装于冻存管内，放入程序冻存盒并放置 −80℃冰箱过夜（24 小时），再转移至液氮长期保存；也可采用手动梯度降温，即将细胞置 4℃冰箱 20 分钟，之后 −20℃冰箱 30 分钟，再 −80℃冰箱 24 小时，最后转入液氮中。

如需复苏细胞，则需迅速解冻以恢复细胞的活力，要求在 20 秒以内完全融化。将冻存管从液氮中取出，立即放入 37～40℃温水中，融化后加入 10 倍的培养液中混匀，继而低速离心，尽快洗去保护剂，再重悬于新培养液中。

（二）细胞活力的检测

细胞活力的测定有许多方法，最简便常用的方法是台盼蓝（trypanblue）染色法。台盼蓝又称锥蓝，是一种阴离子型染料，这种染料不能透过活细胞正常完整的细胞膜，故活细胞不着色，死亡细胞的细胞膜通透性增高，可使染料进入细胞而使细胞着色（蓝色）。细胞活力常以活细胞占全部细胞的百分比表示，活力的大小对试验结果有很大影响。一般来说细胞的活力要达到 95% 以上，才能下一步进行细胞功能测定。

第二节　免疫细胞表面标志检测

免疫细胞的表面标志不仅是免疫细胞在发育、分化各个阶段的基本特性，也是免疫细胞数量检测的理论基础。正常情况下，机体各类免疫细胞的数量保持相对稳定，在遗传、感染、理化等因素作用下，可引起免疫细胞数量的改变，导致机体的免疫功能受到影响。因此，对不同的免疫细胞及其亚群进行数量检测，可为相关疾病的诊断、治疗、疗效评估等提供重要依据。

一、T 细胞表面标志检测

（一）概述

T 细胞是参与机体细胞免疫应答并起主导调节作用的一组免疫细胞。CD3 表达于所有成熟 T 细胞的表面，是 T 细胞的特征性标志，而不同功能的 T 细胞亚群又有各自的标志性抗原。根据 TCR 分子亚基的类型，外周血中成熟的 T 细胞主要属于 TCRαβT 细胞。而 αβT 细胞根据细胞的免疫效应功能和表面 CD 分子表达至少可以将 T 细胞分为：辅助性 T 细胞（help T cell，Th）、细胞毒性 T 细胞（cytotoxic T cell，CTL 或 Tc）和调节性 T 细胞（regulatory T cell，Tr 或 Treg）等几组亚群。

（二）辅助性 T 细胞

辅助性 T 细胞的典型表面标志是 $CD3^+CD4^+CD8^-$。初始 Th 细胞为 Th0 细胞，受不同抗原刺激及局部细胞因子调控分化为不同的 Th 细胞，目前认定体内至少存在 Th1、Th2、Th9、Th17、Th22 和部分 Treg 等。研究表明，不同的辅助性 T 细胞株所产生的细胞因子不尽相同，Th1 主要分泌 IL-2、IFN-γ 和 TNF-β 等细胞因子辅助细胞免疫或参与迟发型超敏反应，本身具有明显的细胞毒作用；Th2 主要分泌 IL-4、IL-5、IL-6、IL-10 等细胞因子辅助体液免疫，参与速发型超敏反应，本身不具有明显的细胞毒作用；Th9 主要分泌 IL-9 和 IL-10，在超敏反应性疾病、抗寄生虫感染和自身免疫病中发挥重要作用。对不同 Th 细胞亚群检测需测定细胞内细胞因子并结合 Th 细胞标志判定。

也有其他 CD 抗原可以作为 Th1 与 Th2 的相对特异性的标志，如 $CD3^+CD4^+CD30^-$ 可以定义为 Th1；$CD3^+CD4^+CD30^+$ 可以定义为 Th2。

（三）细胞毒性 T 细胞

细胞毒性 T 细胞的典型表面标志是 $CD3^+CD4^-CD8^+$。与辅助性 T 细胞类似，细胞毒性 T 细胞也可以分泌细胞因子，而且不同的细胞株所产生的细胞因子也不尽相同，分泌细胞因子的特征与 Th1 和 Th2 十分相似，遂将细胞毒性 T 细胞再细分为 Tc1 与 Tc2，Tc1 与 Tc2 都有典型的细胞毒性效应。对不同 Tc 细胞亚群检测需测定细胞内细胞因子并结合 Tc 细胞标志判定。

也可以采用相对特异性的 CD 抗原标志，如 $CD3^+CD8^+CD30^-$ 可认定为 Tc1；$CD3^+$ $CD8^+$ $CD30^+$ 可认定为 Tc2。

（四）调节性 T 细胞

目前认为调节性 T 细胞主要包括两类，自然性 Treg（natural Treg，nTreg）与诱导性 Treg（inducible Treg，iTreg）。自然性 Treg 直接从胸腺分化而来，典型的标志是 $CD4^+CD25^+Foxp3^+$，具有负向调节免疫应答、诱导自身免疫耐受等功能。诱导产生的调节性 T 细胞为胸腺外诱导产生的适应性调节 T 细胞，包括 Tr1 型 $CD4^+$ 调节性 T 细胞（简称 Tr1 细胞）和 Th3 型 $CD4^+$ 调节性 T 细胞（简称 Th3 细胞），往往为 $Foxp3^-$Treg 细胞，其中 Tr1 细胞通过分泌高水平的 IL-10、Th3 细胞以分泌高水平的 TGF-β 发挥各自的免疫调节效应，对其检测需测定细胞内细胞因子结合 Th 细胞标志判定。

（五）检测方法

1. 免疫荧光法 目前临床检测淋巴细胞及亚群可采用的荧光免疫法有直接法和间接法。比如利用间接荧光免疫法检测 T 细胞表面的 CD 抗原以了解外周血 T 细胞的数量和亚群的变化。方法是：分离 PBMC，分别与鼠抗人 CD3、CD4 和 CD8 的单克隆抗体进行反应，再加入荧光素标记的羊（或兔）抗鼠 IgG 作为第二抗体，借助单克隆抗体的介导与相应 T 细胞结合，在荧光显微镜下观察细胞膜上呈现特异性荧光的细胞即为阳性细胞。计数 100～200 个淋巴细胞，根据阳性细胞确定 T 细胞及其亚群的百分率。

2. 酶免疫组织化学法 使用酶标记抗体与组织切片或细胞涂片反应，通过酶对相应底物的催化显色来检测细胞的特异性表面标志，从而鉴定细胞种类或其亚群。目前常用于鉴定 T 细胞和亚群的酶免疫组织化学法有 ABC 法和 APAAP 法。

（1）ABC 法（avidin-biotin complement method）：分离 PBMC，分别加入抗人 CD3、CD4 和 CD8 的单克隆抗体，反应后再加入生物素化的第二抗体反应，最后加入亲和素 - 生物素 - 过氧化物酶复合物（avidin-biotin-peroxidase complex，ABC），借助 T 细胞的 CD 单克隆抗体介导和酶催化底物的作用，可使 T 细胞着色。通过计数着色的阳性细胞数，可以确定 T 细胞及其亚群的百分率。

（2）APAAP 法：分离 PBMC，分别与鼠抗人 CD3、CD4 和 CD8 的单克隆抗体反应。用兔抗鼠 IgG 起桥联作用，其中一个 Fab 段连接抗 T 细胞单克隆抗体，另一个 Fab 段连接碱性磷酸酶 - 抗碱性磷酸酶（alkaline phosphatase anti-alkaline phosphatase，APAAP）复合物，再通过复合物中的碱性磷酸酶（alkaline phosphatase，ALP）催化底物显色来判断 CD 抗原的存在，从而确定 T 细胞及其亚群的百分率。

3. 流式细胞技术 可利用流式细胞术检测不同的 T 细胞及其亚群。比如对 Th1 和 Th2 亚群的检测，一般可以采用通过荧光标记的细胞因子抗体进行胞内染色，用流式细胞仪测定细胞内细胞因子结合 Th 细胞标志以判定 Th1 或 Th2 并进行计数。方法是：分离 PBMC，加入植物血凝素（PHA）作用一段时间以刺激 T 细胞；再加入 CD3 单抗 -APC 和

CD4 单抗 -TC，避光温育；固定并破膜处理细胞；加入 IFN-γ 单抗 -FITC 和 IL-4 单抗 -PE，避光温育，上机检测。

（六）方法学评价

1. 免疫荧光法　该方法相对于酶免疫组织化学法的最大优势就是灵敏度高。但存在标本不可长期存放，易发生荧光淬灭；对实验室要求较高，需要荧光显微镜；且试剂较贵，实验成本较高；非特异性染色等缺点。

2. 酶免疫组织化学法　该方法具有较好的敏感性、标本可长期保存、使用一般光学显微镜就能观察结果，一般实验室均可开展等优点，但有时也存在非特异性染色影响。其中 ABC 法利用生物素 - 亲和素系统的放大作用，故其敏感性较高，但易受样品中内源性酶的影响；APAAP 法由于使用免疫桥联技术，故其敏感性高，结果易于判断同时又减少了内源性酶的影响，特异性强。

3. 流式细胞技术　检测速度快，每秒钟测量数千个乃至数万个细胞；可进行多参数测量，可以对同一个细胞做有关物理、化学特性的多参数测量；在进行细胞特征分析的同时可以把指定特征细胞分离出来（分选技术）。

（七）临床应用

目前临床对 T 细胞及亚群的检测以 $CD3^+$T 细胞、$CD4^+$T 细胞、$CD8^+$T 细胞和 CD4/CD8 比值为主，它们的平均正常值为：$CD3^+$T 细胞 60%～80%，$CD4^+$T 细胞 55%～60%，$CD8^+$T 细胞 20%～30%，CD4/CD8 比值约为 2∶1。临床细胞计数常采用百分比和绝对计数两种方式表示，若只看相对计数而忽略绝对计数易造成漏诊，故要重点关注绝对计数结果。检测 T 细胞及亚群既可了解机体细胞的免疫功能，又可用于辅助诊断自身免疫性疾病、恶性肿瘤、血液病等疾病。如 $CD3^+$T 细胞数量增高提示 T 淋巴细胞免疫功能增强，常见于某些自身免疫性疾病，如 SLE；$CD3^+$T 细胞数量下降提示 T 淋巴细胞免疫功能减低，常见于 HIV 病毒感染、应用免疫抑制剂；$CD4^+$T 细胞降低，常见于恶性肿瘤、艾滋病及应用免疫抑制剂；$CD8^+$T 细胞降低，可见于自身免疫性疾病和免疫缺陷性疾病；CD4/CD8 比值降低，常见于艾滋病患者、肿瘤患者病情进展或复发。

二、B 细胞表面标志检测

（一）概述

B 细胞活化后转化为浆细胞，分泌抗体，执行体液免疫功能。B 细胞表面有膜免疫球蛋白（mIg）、CD 抗原、Fc 受体、补体受体、EB 病毒受体和小鼠红细胞受体等重要标志。针对 B 细胞表面的特征性标志，可用单克隆抗体，通过免疫荧光法、酶免疫组化法或流式细胞技术对其进行检测。

（二）mIg 的检测

mIg 为 B 细胞所特有，是鉴定 B 细胞可靠的指标。早期 B 细胞只表达 mIgM 分子，成熟 B 细胞表面表达 mIgM 和 mIgD 分子。用荧光素或酶标记抗人 IgM/IgD 抗体，通过直接免疫荧光法、免疫组织化学法检测 mIg。

（三）CD 抗原的检测

B 细胞表面较特异的 CD 分子有 CD19、CD20、CD21、CD22 和 CD23 等，其中有些属全体 B 细胞共有的标志，而有些仅是活化 B 细胞特有。成熟 B 细胞均表达 CD19。以 CD19 为标志，结合 CD5 可将 B 细胞分为 B1（$CD19^+CD5^+$）和 B2（$CD19^+CD5^-$）两个亚群。B1 细胞与机体的免疫调节、自身免疫病及 B 细胞源性肿瘤密切相关；而 B2 细胞主要是外周的成熟 B 细胞，是执行体液免疫的主要细胞，其通常在接受多数外来抗原的刺激后经活化、增殖、分化以及伴随的体细胞突变和亲和力成熟的过程中，产生高亲和力抗体。B1 和 B2

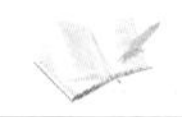

的表面标志和特点列于表 14-1。目前临床常采用直接免疫荧光法对 B1、B2 亚群进行定量检测。

表 14-1　B1 和 B2 细胞的比较

特点	B1（$CD19^+CD5^+$）	B2（$CD19^+CD5^-$）
发生时间	早	晚
分布（成年）	腹腔、胸腔	外周免疫器官
抗原类型	多糖抗原	蛋白质抗原
抗原来源	细菌抗原及自身抗原	广谱抗原
抗体种类	IgM 为主	IgG 为主
更新方式	自我更新	不断新生（骨髓）

（四）临床应用

B 细胞约占外周血淋巴细胞总数的 15%～20%。对 B 细胞及亚群的检测是研究自身免疫性疾病及疾病中免疫调节紊乱的重要指标。同样对 B 细胞及亚群数量检测亦需要重点关注绝对计数结果。B 细胞增多见于各种自身免疫性疾病，如类风湿关节炎、SLE 活动期、桥本甲状腺炎等，还见于某些病原微生物感染、慢性 B 细胞白血病等；B 细胞减少提示机体体液免疫功能减弱，见于严重的病毒性感染、使用免疫抑制剂等。

三、NK 细胞表面标志检测

自然杀伤细胞（natural killer cell，NK cell）是参与机体免疫应答反应特别是肿瘤免疫应答的重要淋巴细胞。由于 NK 细胞极少有表面受体，因此过去主要以检测 NK 细胞活性来了解 NK 细胞的功能。随着流式细胞仪的普及和单克隆抗体技术的发展，目前临床上常采用三色荧光标记单克隆抗体标记 NK 细胞，在流式细胞仪上进行计数分析。

NK 细胞表面至少存在 CD2、CD16、CD56、CD69、CD94、CD96、CD158a、CD159a、CD161 和 CD244 等多种抗原，但均非 NK 细胞所特有，目前多以 $CD3^-$、$CD16^+$、$CD56^+$ 作为 NK 细胞的典型标志。

健康成年人外周血 NK 细胞占淋巴细胞总数的 8%～15%。NK 细胞与机体抗各种病原微生物感染，肿瘤疾病的发生、发展密切相关；肿瘤患者 NK 细胞较正常人减少；病情好转，NK 水平可逐步回升。

四、抗原提呈细胞表面标志检测

抗原提呈细胞（antigen presenting cell，APC）指能摄取、加工、处理抗原，并将抗原提呈给抗原特异性淋巴细胞的一类免疫细胞。APC 可分为两类：①“专职”（professional）APC：包括巨噬细胞、树突状细胞和 B 细胞，它们均可表达 MHC-Ⅱ类分子；②“非专职”（non-professional）APC：包括内皮细胞、上皮细胞和激活的 T 细胞等，它们在某些因素刺激下可表达 MHC-Ⅱ类分子，并具有抗原提呈功能。

另外，所有表达 MHC Ⅰ类分子并具有提呈内源性抗原能力的细胞，广义上也属于 APC。

（一）单核 - 巨噬细胞表面标志的检测

1. 概述　单核 - 巨噬细胞系统（mononuclear phagocyte system，MPS）包括骨髓内的前单核细胞（pre-monocyte）、外周血中的单核细胞（monocyte，Mon）和组织内的巨噬细胞（macrophage，Mø），是机体固有免疫系统重要的组成部分。单核 - 巨噬细胞由骨髓干细胞衍生而来。骨髓中的髓样干细胞发育成前单核细胞，再发育成单核细胞并不断进入血流，单核细胞在血液中仅短暂停留即移行到全身各组织器官内，发育为Mφ，在免疫应答和组织修复过程中发挥着关键作用。定居在组织中的Mφ在不同器官组织中其名称各异（表14-2）。目前，单核-巨噬细胞的鉴定多根据其表面表达的多种分子，用相应特异性荧光素标记单克隆抗体，经流式细胞术或免疫组化技术进行检测。

表14-2　不同组织中的单核-巨噬细胞

组织部位	细胞名称
骨髓	干细胞→单核母细胞→前单核细胞→单核细胞
血液	单核细胞
各种组织（巨噬细胞）	组织细胞（结缔组织）、库否（Kuffer）细胞（肝）、破骨细胞（骨）、肺泡巨噬细胞（肺）、游走及固定巨噬细胞（淋巴结）、小胶质细胞（神经组织）、游走及固定巨噬细胞（脾）、固定巨噬细胞（骨髓）、腹腔巨噬细胞（腹膜腔）、组织细胞（皮肤）、滑膜A型细胞（关节）

2. 单核细胞　人外周血单核细胞的特征性标志物有CD14分子（LPS受体）、CD16分子（IgG Fc段受体）、CD64分子（即CCR2，单核细胞迁移的关键介质）和CX3CR1（fractalkine受体）等。根据CD14和CD16的表达水平不同可将单核细胞分为三个亚群：约90%是经典型单核细胞（$CD14^{++}CD16^{-}$）、10%是中间型单核细胞（$CD14^{++}CD16^{+}$）和非经典型单核细胞（$CD14^{+}CD16^{++}$）。

3. 巨噬细胞　人组织巨噬细胞表面的主要标志有CD11b、CD14、CD68、CD16等。但大部分分子同时也表达于其他细胞表面，如CD14虽主要表达于单核细胞和巨噬细胞，但粒细胞也有表达；CD16也表达于NK细胞；CD11b也表达于中性粒细胞和其他免疫细胞；而CD68则常作为巨噬细胞的标志物，用于细胞的鉴定和分离。

根据巨噬细胞功能和表型的不同，巨噬细胞可以分为M1巨噬细胞和M2巨噬细胞两种亚型。M1型巨噬细胞高表达共刺激分子CD86、CD80、CD40等，并分泌IL-1β、IL-6、TNF-α等促炎细胞因子，CCL2、CCL3、CCL5等趋化因子和一氧化氮（NO）、活性氧（ROS）等活性物质。通过释放这些炎性介质，M1型巨噬细胞在炎症早期发挥重要作用，吞噬病原体和凋亡细胞。M2型巨噬细胞高表达CD206、CD163、CD209和arginase-1（Arg1）等分子，同时会分泌IL-10、IL-1RA和TGF-β等抗炎细胞因子。这些分子在炎症后期发挥作用，抑制炎症反应，对组织进行修复和重构。目前检测M1标志物的抗体包括：IL-1β抗体、NOS2抗体、CD86抗体；检测M2标志物的抗体包括：CD206抗体、Arg1抗体、CD163抗体。

4. 临床应用　目前对外周血单核细胞亚群的检测在临床未广泛应用，还处于研究阶段，通过研究机体在感染、自身免疫性疾病、呼吸和心血管疾病、炎症性疾病等多种病理状态下单核细胞亚群的动态变化，可帮助我们更好地理解疾病的病理变化。但需注意的是当人体处于正常生理状态下，外周血中不同亚群的单核细胞比例会随着年龄的改变而有所变化，比如新生儿中的中间型和非经典型单核细胞群达到峰值；在8～13岁之前三种单核细胞亚群的数量都会有所减少；然后在青春期再次上升（尤其是经典亚群），在年轻人中保持较高水平，在30～50岁之前再次减少。因此，对单核细胞分型检测结果分析时要考虑年龄因素。

目前对巨噬细胞及亚型的检测也处于研究阶段，现在认为M1和M2的分型不是绝对的，不能简单地认为它们是完全不同的巨噬细胞群体，巨噬细胞标志物通常以不同水平在不同分型的巨噬细胞上，并且不同分型的巨噬细胞在特定条件下能发生转化。研究巨噬细胞的亚型转换机制，可以为相关疾病预防和治疗提供重要依据。

（二）树突状细胞表面标志的检测

1. 概述　树突状细胞（dendritic cell，DC）是目前公认的体内功能最强大的专职抗原提呈细胞，虽然其在体内的数量较少，但其抗原提呈能力远强于Mφ、B细胞等其他抗原提呈细胞，其抗原提呈效率高，少量抗原和少数DC即足以激活T细胞，并能活化静息（naive）T细胞。因此，DC在机体免疫应答中的作用及其与某些疾病发生和防治的关系，正受到高度关注。

多数DC来源于骨髓造血干细胞，将来自髓样干细胞的DC称为髓系DC（myeloid DC），来自淋巴干细胞的DC称为淋巴系DC（lymphoid DC）。髓系DC和淋巴系DC在骨髓分化为体期DC（precursor DC，pre-DC），经血循环进入非淋巴组织，分化为未成熟期DC（immature DC，imDC），定居于上皮组织、胃肠道、生殖道和泌尿道、呼吸道以及肝、心肾等非免疫器官的组织间质。一旦imDC接触摄取抗原或受炎症因子等的影响，imDC通过淋巴循环和血液循环向外周免疫器官迁移，在这个过程中DC逐渐成熟，迁到外周免疫器官的DC已是成熟期DC。

2. 外周血树突状细胞　人外周血中的树突状细胞主要是前体DC，利用$CD11_C$和CD123单克隆抗体鉴定可分为两个亚群。$CD11_C^+CD123^-$DC形态类似单核细胞而被称为髓样DC（myeloid dendritic cell，mDC），而$CD11_C^-CD123^+$DC形态学特征类似浆细胞，因此被称为浆细胞样DC（plasmacytoid dendritic cells，pDC）。利用双色流式细胞仪分析技术，可检测外周血中mDC与pDC的数量及比例。

3. 成熟树突状细胞　成熟DC的形态呈树突样，胞质内有特异性Birbeck颗粒状结构（BG）；表面特征性标志为CDla、CD11c和CD83；高表达MHC-Ⅱ类抗原、共刺激分子（如CD80、CD86、CD40）和黏附分子（如ICAM-1和VCAM-1）；吞噬受体丢失伴随吞噬能力低下。目前常用于成熟DC鉴定的抗体有CD80、CD86、$CD11_C$、HLA-DR单克隆抗体。

4. 临床应用　目前临床对外周血或外周免疫器官中树突状细胞数量检测还未广泛开展，根据其表面分子表达谱，联合运用多种荧光素标记的单抗，通过流式细胞仪来实现对树突状细胞的数量检测。树突状细胞体积和颗粒度值都要大于淋巴细胞，因此，在FSC-SSC流式散点图中，树突状细胞并不在淋巴细胞群中，而是在淋巴细胞群的右上侧位置；另外，树突状细胞虽然在体内分布较广，但是其比例很低，即使在脾或淋巴结等淋巴器官内，其比例也不足1%。因此，在检测体内树突状细胞时必须考虑其比例的问题。

第三节　免疫细胞功能检测

免疫细胞表面标志检测（计数）是对有关免疫细胞的数量进行分析，其并不能代表免疫细胞的功能，免疫细胞功能检测反映的是细胞活性，为了进一步深入了解机体免疫状态，对免疫细胞功能的检测是十分重要的。免疫细胞按照功能的不同分为参与适应性免疫应答的T淋巴细胞、B淋巴细胞和参与固有免疫应答的NK细胞、中性粒细胞、巨噬细胞等多种细胞。下面分别介绍各种免疫细胞功能检测的方法。

一、T细胞功能检测

（一）方法概述

T细胞功能测定可分为体外试验和体内试验。体外试验主要包括淋巴细胞的增殖试验、细胞毒试验以及激活的淋巴细胞分泌细胞因子能力的测定；体内试验主要是进行迟发型超敏反应，间接反映T细胞的功能状况。

（二）测定方法

1. T细胞增殖试验　T细胞在体外受抗原或丝裂原刺激后，细胞的代谢和形态发生变化，主要表现为胞内蛋白质和核酸合成增加，发生一系列增殖反应，并转化为淋巴母细胞。因此，淋巴细胞增殖又称为淋巴细胞转化试验（lymphocyte transformation test，LTT）。根据其增殖转化能力评定其相应的细胞功能，不同的刺激物作用的细胞群有所不同（表14-3）。

表14-3　淋巴细胞刺激物的种类和作用细胞

	刺激物	作用细胞群（主要指人淋巴细胞）
非特异性刺激物	植物血凝素（PHA）	T
	刀豆蛋白A（ConA）	T
	美洲商陆（PWM）	T、B
	细菌脂多糖（LPS）	B（小鼠）
特异性抗原	肿瘤抗原	T
	结核性纯化蛋白衍生物（PPD）	T、B
	同种异体组织抗原	T

表14-3中非特异性刺激物以PHA最常用，其引起的淋巴细胞转化率高，与是否预先致敏无关，故为非特异性转化。特异性抗原刺激只能使相应抗原致敏的淋巴细胞发生转化，故转化率较非特异性转化率低。同种异体组织抗原是以HLA为抗原刺激淋巴细胞，常用混合淋巴细胞培养进行观察，主要用于器官移植。

检测T细胞增殖的试验主要有形态学法、放射性核素法和比色法三种。

（1）形态学检查法：分离单个核细胞，与适量PHA（或其他丝裂原物质）混合，置37℃，5% CO_2 细胞培养箱培养72小时，取培养细胞作涂片染色，借助光学显微镜进行检测。根据细胞的大小、核与胞质的比例、胞质的染色性以及有无核仁等特征来鉴别未转化和转化的淋巴细胞（表14-4）。

表14-4　未转化和转化淋巴细胞的形态特征

	转化的淋巴细胞		未转化的淋巴细胞
	淋巴母细胞	过渡型	
细胞大小（直径μm）	12～20	12～16	6～8
核大小、染色质	增大、疏松	增大、疏松	不增大、密集
核仁	清晰、1～4个	有或无	无
有丝分裂	有或无	无	无
胞质、着色	增多、嗜碱	增多、嗜碱	极少、天青色
浆内空泡	有或无	有或无	无
伪足	有或无	有或无	无

分别计数未转化的淋巴细胞和转化的淋巴细胞，每份标本计数200个淋巴细胞，按公式计算淋巴细胞转化率。转化率在一定程度上可反映细胞免疫功能，正常人的T细胞转化率为60%～80%，小于50%可视为降低。

$$转化率=\frac{转化的淋巴细胞数}{转化和未转化的淋巴细胞数}\times 100\%$$

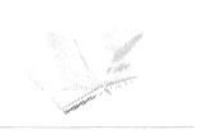

（2）^{3}H-TdR 掺入法：T 细胞在有丝分裂原或抗原刺激下，在转化为淋巴母细胞的过程中，DNA 合成明显增加，且其转化程度与 DNA 的合成呈正相关。在终止培养前 8～16 小时，若将 ^{3}H 标记的胸腺嘧啶核苷（^{3}H-TdR）加入培养液中，即被转化的淋巴细胞摄取而掺入到新合成的 DNA 中。培养结束后，用液体闪烁仪测定淋巴细胞内放射性核素量，记录每分钟脉冲数（cpm）计算刺激指数（stimulating index，SI），判断淋巴细胞的转化程度。

$$SI=\frac{\text{PHA 刺激管 } cpm \text{ 均值}}{\text{对照管 } cpm \text{ 均值}}$$

（3）CCK-8 法　CCK-8 法是用于测定细胞增殖或细胞毒性试验中活细胞数目的一种高灵敏度、无放射性的比色方法。检测试剂中含有 WST-8 一种近年新开发的水溶性四唑盐，类似于 MTT［3-(4，5- 二甲基 -2- 噻唑)-2，5- 二苯基溴化四唑］的化合物。WST-8 在电子耦合试剂 1-Methoxy PMS 的作用下，可被线粒体中的脱氢酶还原为具有高度水溶性的橙黄色甲臜产物。生成的甲臜物数量与活细胞数量成正比，用酶标仪在 450nm 波长处测定其 OD 值，可间接反映活细胞数量，细胞增殖越多越快，颜色越深。对于同样的细胞，颜色的深浅和细胞数目呈线性关系。

2. 抗原特异性 T 细胞增殖试验　由于针对某种抗原（结核菌素、破伤风类毒素等）足够量的抗原特异性待检 T 细胞难以获得，导致抗原特异性 T 细胞增殖试验比较困难。对于感染性疾病如结核病，T 淋巴细胞会形成针对相应病原微生物的免疫“记忆”，在体外分离到 T 淋巴细胞后，培养增殖 T 细胞的同时加入特异抗原（相应病原体）进行刺激，记忆 T 细胞会迅速活化增殖并分泌 IFN-γ；通过检测 IFN-γ 的量可以反映 T 细胞的增殖情况。目前用于临床的结核感染 T 细胞 IFN-γ 释放实验就是基于上述原理。

3. MHC- 肽四聚体技术　此技术是一种用于研究抗原特异性 T 细胞的技术，该技术的基本原理是 T 细胞的抗原特异性是由 TCR 所决定的，TCR 通过识别抗原提呈细胞表面的 MHC- 肽复合物，并在一系列共刺激分子的作用下，介导 T 细胞活化、增殖、分化为不同亚群并分泌不同的细胞因子，发挥生物学效应。MHC- 肽四聚体技术就是通过 TCR 与 MHC- 肽的特异性相互作用，来检测抗原特异的 T 细胞，了解机体的免疫状况。

MHC- 肽四聚体是借助生物素 - 亲和素级联放大原理构建由荧光素标记的亲和素与 4 个 MHC Ⅰ类分子 - 抗原肽复合物形成的复合体，即 MHC Ⅰ类分子 - 抗原肽四聚体（图 14-3）。它能同时结合 1 个抗原特异性 T 细胞表面的 4 个 TCR，亲和力大大提高。制备特异性 MHC- 肽四聚体，可直接染色抗原特异性 T 细胞，通过流式细胞仪即可定量检测外周血及组织中抗原特异性 T 细胞种群的数量及所占比率，还可用于抗原特异性 T 细胞增殖功能检测。

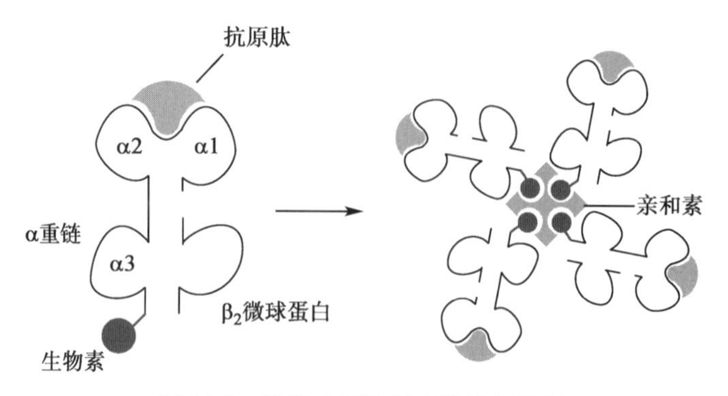

图 14-3　抗原 -MHC- 肽四聚体示意图

4. T细胞分泌功能测定 T细胞经丝裂原或特异性抗原刺激活化后，可分泌多种细胞因子。可借助免疫学、细胞生物学及分子生物学技术分别检测血清中或体外培养的T细胞其细胞因子含量、生物学活性或基因表达水平，以此反映T细胞的功能。表14-5列出Th1与Th2所分泌的细胞因子，对Th1和Th2型细胞因子检测有助于对细胞免疫和体液免疫功能的评价。

表14-5 人Th1和Th2细胞所分泌的细胞因子

特性	Th1细胞	Th2细胞	特性	Th1细胞	Th2细胞
IFN-γ	+++	–	IL-6	+	++
TNF-β	+++	–	IL-10	+	+++
IL-2	+++	+	IL-13	+	+++
TNF-α	+++	+	IL-4	–	+++
GM-CSF	++	++	IL-5	–	+++
IL-3	++	++			

5. T细胞介导的细胞毒试验 T细胞介导的细胞毒性是被抗原致敏的细胞毒性T细胞(CTL)再次遇到相同的靶细胞后，可特异性杀伤具有相应抗原的靶细胞(靶细胞与待检T细胞MHC应一致)，表现出对靶细胞的破坏和溶解作用。

将靶细胞(如肿瘤细胞)与待检的CTL按一定比例混合，共同温育一定时间，观察靶细胞被杀伤情况(图14-4)。

靶细胞被杀伤情况可用形态学方法和^{51}Cr释放试验评价。

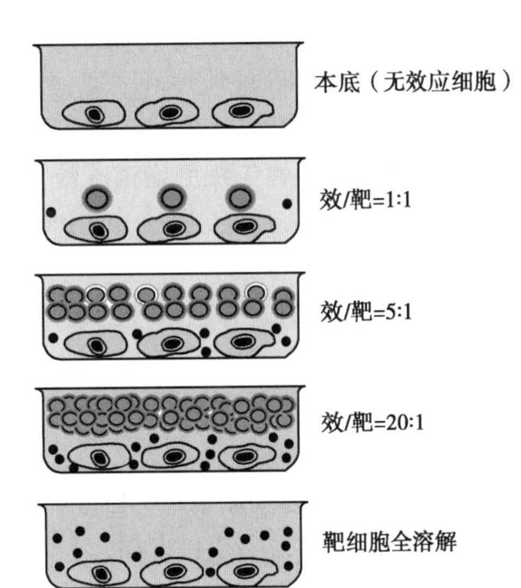

图14-4 T细胞细胞毒试验示意图

(1)形态学检查法：待检CTL细胞与相应的靶细胞混合共育后，以瑞氏染液染色，用显微镜计数残留的肿瘤细胞数，通过计算CTL细胞对肿瘤细胞生长的抑制率，判断效应细胞的杀伤活性。

(2)^{51}Cr释放法：用$Na_2{}^{51}CrO_4$标记靶细胞，若待检CTL细胞能特异杀伤靶细胞，则^{51}Cr从靶细胞内释放出来(或标记于细胞膜表面的^{51}Cr由于细胞膜破碎而悬浮于培养基中)，用γ计数仪测定靶细胞释放的^{51}Cr放射活性。靶细胞溶解破坏越多，^{51}Cr释放越多，上清液的放射活性越强，通过计算^{51}Cr特异释放率，判断淋巴细胞的杀伤活性。

(3)流式细胞标记法检测：包括PE-mAb/FITC-Annexin V荧光标记法、DIOC18/PI荧光标记法、PKH-26/CFSE荧光标记法等。DIOC18/PI荧光标记法原理是DIOC18标记细胞膜，PI标记效应细胞和死亡靶细胞，因PI可直接进入死亡细胞标记DNA，实现死亡细胞的检测，因此通过流式细胞分析可清楚区分两类细胞，优点是不需要活化靶细胞。

6. 体内试验 正常机体对某种抗原建立了细胞免疫后，如用相同的抗原做皮肤试验时，常出现阳性的迟发型超敏反应。本试验不仅可以检查受试者是否对某种抗原具有特异性细胞免疫应答能力，而且可以检查受试者总体细胞免疫状态。

（1）特异性抗原皮肤试验：常用的特异性抗原皮肤试验为结核菌素皮肤试验。将定量旧结核菌素（OT）注射到受试者前臂皮内，24～48小时注射局部出现红肿硬结，以硬结直径大于0.5cm者为阳性反应。其他还有白念珠菌素、皮肤毛癣菌素、腮腺炎病毒等皮试抗原。受试者对所试抗原过去的致敏情况直接影响试验结果。若受试者从未接触过该抗原，则不会出现阳性反应。因此，阴性者也不一定表明细胞免疫功能低下。为避免判断错误，往往需用两种以上抗原进行皮试，以此更准确地反映受试者的细胞免疫功能。

（2）PHA皮肤试验：将定量PHA注射到受试者前臂皮内，可非特异性刺激T细胞发生母细胞转化，呈现以单个核细胞浸润为主的炎性反应。一般在注射后6～12小时局部出现红斑和硬结，24～48小时达高峰。通常以硬结直径大于15mm者为阳性反应。

（三）方法学评价

淋巴细胞功能检测是诊断某些免疫缺陷病的重要手段。体内实验主要是进行迟发型皮肤变态反应，观察淋巴细胞对抗原或有丝分裂原的反应效应；体外实验是可以间接反映体内细胞免疫功能的公认方法，因此其对细胞免疫功能的评估作用不能忽视。

1. T细胞增殖试验　形态学方法简便易行，普通光学显微镜便能观察结果。缺点是依靠肉眼观察形态学变化，判断结果易受主观因素影响，重复性和准确性较差。^{3}H-TdR掺入法敏感性高，客观性强，重复性好，目前仍是T细胞增殖试验的标准方法。但需一定的设备条件，同时还存在放射性核素污染问题，使其应用受到限制。CCK-8法的敏感性虽不及^{3}H-TdR掺入法，但操作简便，无放射性污染，对细胞无毒性。目前，采用水溶性四唑盐（WST）代替MTT效果较好，WST产生的甲臜是水溶性的，可以省去后续的溶解步骤，减少实验误差。灵敏度高，线性范围宽，数据可靠，重复性好。另外，WST受血清等细胞培养物质干扰小，使有关检测细胞增殖的实验效果有所改善。

2. 抗原特异性T细胞增殖试验　该方法在临床上主要用于检测人体对结核分枝杆菌特异性抗原的免疫反应，通过ELISPOT技术检测产生IFN-γ的单个T细胞，灵敏度高于传统的ELISA，特异性强。

3. MHC-肽四聚体技术　四聚体技术与常规的检测抗原特异的T细胞的方法相比，其优点是直接、灵敏和迅速。四聚体检测方法还能与细胞表面和胞内的其他标记分子相结合，可对抗原特异的T细胞进行多种分析：如细胞的分化状态、共刺激分子和整合素分子的表达情况及T细胞增殖能力测定。

4. T细胞分泌功能测定　目前临床上用于特异性T细胞分泌细胞因子功能的检测多用ELISPOT，该方法具有灵敏度高，可重复性强的优点。

5. T细胞介导的细胞毒试验　虽然传统的^{51}Cr释放实验是检验T细胞毒性的金标准，但是该方法有一些缺点，如与同位素预孵育所需时间较长，需要建立符合生物安全的同位素实验室，后期同位素耗材的处置及可能导致环境污染等问题。流式细胞术简单易行，与^{51}Cr释放法同样敏感可信，重复性和相关性很好，将有可能取代传统的^{51}Cr释放法。

6. 体内实验　PHA皮肤试验敏感性高，比较安全可靠，同时该法无须预先致敏即可进行试验，是一种较好的细胞免疫功能体内测试试验，已广泛用于临床检测。

（四）临床应用

体内实验目前临床上常用于诊断某些病原微生物感染（结核、麻风等）和细胞免疫缺陷等疾病，也常用于观察细胞免疫功能在治疗过程中的变化及判断预后等。体外T细胞功能的检测临床上常作为细胞免疫缺陷病、胞内病原微生物感染的辅助诊断及愈后监测，肿瘤患者及化疗病人的细胞免疫功能监测，器官移植患者的免疫功能监测的重要指标。

二、B 细胞功能检测

（一）方法概述

B 细胞主要产生 Ig 参与机体体液免疫应答，与 T 细胞一样，B 细胞在丝裂原的刺激下可增殖转化为淋巴母细胞，因此，B 细胞功能检测实验室可采用检测 B 细胞产生 Ig 的能力、Ig 含量及体外 B 细胞增殖能力来评价 B 细胞的功能状态。由于 B 细胞功能比较单一，通常不需进行体外 B 细胞增殖试验。

（二）检测方法

1. 血清免疫球蛋白含量测定　B 细胞功能低下或缺失者对外源性抗原刺激的应答能力减弱或缺陷，表现为特异性抗体产生减少或缺乏。故临床定量测定受试者血清中 IgG、IgM、IgA 三种 Ig 的含量来判断 B 细胞功能，也是诊断体液免疫缺陷的重要指标。反之，如血清中一种或多种 Ig 或是 Ig 轻链、重链片段异常增高，表明 B 细胞产生 Ig 的功能异常。

2. 分泌特异性抗体能力测定　ELISPOT 可检测淋巴细胞（或某种亚群）在特异性抗原刺激下分泌某种抗体或细胞因子的能力。

检测原理（以间接法为例）：用已知抗原包被固相载体，加入待检的抗体产生细胞（如已被抗原致敏的人外周血单个核细胞）诱导抗体的分泌，分泌的抗体迅速被包被的抗原捕获，在抗体分泌细胞周围形成抗原 - 抗体复合物，去除细胞并洗涤，再加入生物素标记的兔抗人免疫球蛋白（生物素标记抗抗体），此抗体与分泌的抗体（待检抗体）结合，形成已知抗原 - 待检抗体 - 生物素标记抗抗体复合物，洗涤后加入酶标亲和素，再通过生物素与亲和素结合，加入显色底物，酶催化底物产生不溶性的色素，沉淀在局部的 PVDF 膜上形成斑点，在低倍镜下计数着色的斑点形成细胞（spot-forming cells，SFC），每个着色斑点代表一个独立细胞分泌抗体的情况（图 14-5）。使用相差显微镜观察有利于区分阳性和假阳性斑点。该方法既可通过测定斑点的数目来检测抗体分泌细胞的数量，以及利用双色法可检测分泌两种不同抗体的细胞数量，又可通过斑点的大小和染色程度来反映淋巴细胞分泌抗体的水平。

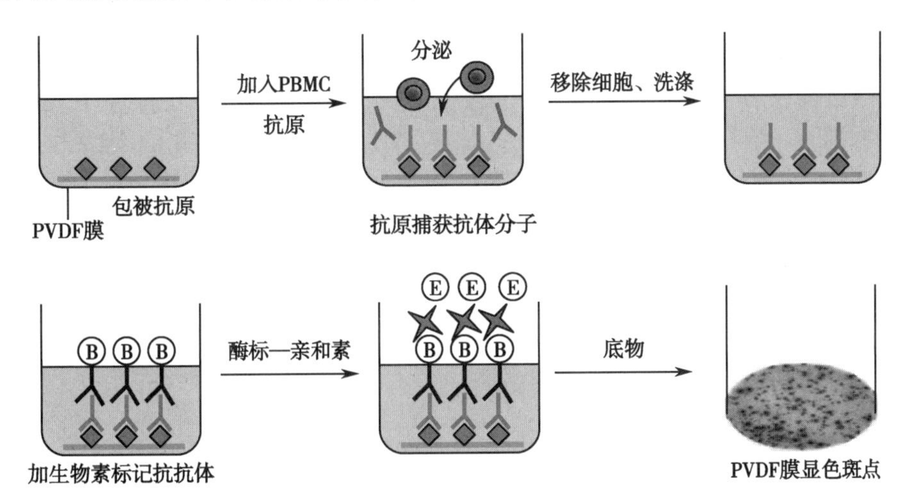

图 14-5　B 细胞分泌抗体能力（ELISPOT 法）检测原理示意图

（三）方法评价

B 细胞功能可以通过血清 Ig 含量和特异性抗体检测进行评估，其方法成熟可靠。ELISPOT 特异性强，抗原用量少，不但可同时检测不同抗原诱导的不同抗体分泌，还可进行定量。

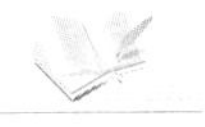

（四）临床应用

通过对血清中各种免疫球蛋白含量的测定或针对某种抗原的特异性抗体的分泌能力检测可用于诊断免疫增殖性疾病、体液免疫缺陷病、联合免疫缺陷病以及自身免疫病的发病机制研究。

三、NK细胞活性测定

（一）方法概述

NK细胞具有细胞介导的细胞毒作用，能直接杀伤靶细胞。目前，国内外多采用检测NK细胞活性来研究不同疾病状态下NK细胞的杀伤功能。体外检测NK细胞活性的方法有形态学法、酶释放法、放射性核素释放法、化学发光法、流式细胞术法等。测定人NK细胞活性的靶细胞多用K562细胞株，而测定小鼠NK细胞活性则常采用YAC-1细胞株作为靶细胞。主要基于这两种细胞表面缺乏MHC-Ⅰ类分子，而致使NK细胞表现为有效的杀伤效应。

（二）检测方法

1. 形态学法 以人PBMC或小鼠脾细胞作为效应细胞，与靶细胞按一定比例混合温育，用台盼蓝或伊红Y等活细胞拒染的染料处理，光镜下观察着染的死亡细胞，计算出靶细胞的死亡率即为NK细胞的活性。

2. 酶释放法 乳酸脱氢酶（LDH）是活细胞胞质内含酶之一。正常情况下，LDH不能透过细胞膜。当靶细胞受到效应细胞的攻击而损伤时，细胞膜通透性改变，LDH从胞质中释出。测定培养液中的LDH即可得知NK细胞杀伤靶细胞的活性。

3. 流式细胞术法 选用K562细胞为测定人NK细胞活性的靶细胞，利用碘化丙啶（PI）只能渗透到死亡细胞内与DNA或RNA结合，在488nm波长的荧光激发下产生红色荧光；同时NK细胞体积及光散射特性均不同于靶细胞。据此，可用流式细胞仪检测靶细胞受NK细胞作用后的死亡率来反映NK细胞的活性，测定时需设置实验组（NK细胞与靶细胞混合培养）和对照组（只有靶细胞）。

NK细胞活性（%）=NK细胞实验组靶细胞死亡率（%）-靶细胞自然死亡率（%）

（三）方法学评价

形态学法简便易于掌握，无需特殊设备；但肉眼判断结果具有一定主观性，也无法计数轻微损伤的细胞。酶释放法的优点是经济、快速、简便，并可做定量测定；缺点是LDH分子较大，靶细胞膜严重破损时才能被释出，故此法敏感性较低；再有细胞正常生长也有LDH的释放，培养液中LDH的本底较高，影响检测效果。流式细胞术法操作简单，具有快速、准确和安全的特点。

（四）临床应用

NK细胞功能检测主要用于恶性肿瘤、重症联合免疫缺陷病、AIDS、免疫抑制剂治疗者以及接受器官移植患者的日常免疫功能监测。

四、中性粒细胞功能检测

（一）方法概述

吞噬细胞是一类具有吞噬杀伤功能的细胞，主要由单核/巨噬细胞和中性粒细胞组成，是机体固有免疫的重要组成部分，吞噬细胞功能障碍、数量减少等均会导致机体固有免疫缺陷，所以吞噬细胞功能检测有助于判断机体固有免疫水平。吞噬细胞的吞噬杀伤大致分为趋化、吞噬和胞内杀伤作用三个阶段，可分别对这三个阶段进行功能检测。中性粒细胞作为宿主抵抗入侵病原体的第一道防线，其趋化、吞噬和胞内杀伤作用检测方法如下。

（二）检测方法

1. 趋化功能检测　中性粒细胞在趋化因子如微生物的某些成分及其代谢产物，补体活性片段C5a、C3a，某些细胞因子等作用下产生趋化运动，其趋化运动强度可反映中性粒细胞的趋化功能。主要有 Transwell 小室法和琼脂糖平板法。

（1）Transwell 小室法：Transwell 小室外形为一个放在板孔里的小杯子，分上下两室，小室内称上室，培养板内称下室，上下室用微孔滤膜隔开。在上室加白细胞悬液，下室加趋化因子，白细胞受趋化因子的吸引，向下层小室迁移穿过微孔滤膜进入下层膜面，经染色计数从滤膜穿过来的白细胞数，计算趋化指数（chemotactic index，CI）。检测时需设置试验孔和阴性对照孔（下室不加趋化因子），即可测出趋化因子的趋化活性及白细胞的趋化功能。

$$\text{趋化指数（CI）}=\frac{\text{试验孔趋化细胞数}}{\text{阴性对照孔趋化细胞数}}$$

（2）琼脂糖平板法：将琼脂糖溶液倾倒在玻片上制成琼脂糖凝胶平板，在中央孔内加白细胞悬液，两侧孔内分别加趋化因子和对照液。反应后通过固定和染色，测量白细胞向左侧孔移动距离即趋向移动距离（A）和向右侧孔移动的距离即自发移动距离（B），计算趋化指数（A/B），判断细胞的定向移动能力（图 14-6）。

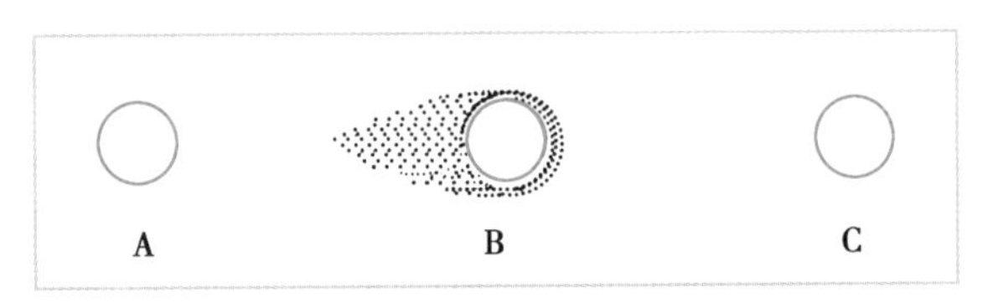

图 14-6　白细胞趋化运动示意图

2. 吞噬和杀菌功能测定

（1）显微镜检查法：将白细胞与葡萄球菌或白念珠菌悬液混合温育，涂片，固定，碱性亚甲蓝液染色。在油镜下观察靶细胞对细菌的吞噬情况，计数吞噬细菌和未吞噬细菌的白细胞数。对有吞噬作用的白细胞，应同时记录所吞噬的细菌数。按下式计算吞噬率（phagocytic rate），还可根据被吞噬的细菌是否着色测定杀菌率。

$$\text{吞噬率（\%）}=\frac{\text{吞噬细菌的白细胞数}}{\text{计数的白细胞数}}\times 100$$

$$\text{杀菌率（\%）}=\frac{\text{胞内含着染菌体的细胞数}}{\text{计数的白细胞数}}\times 100$$

（2）溶菌法：将白细胞悬液与经新鲜人血清调理过的细菌（大肠杆菌或金黄色葡萄球菌）按一定比例混合，温育。每隔一定时间取定量培养物（白细胞悬液），稀释后接种固体平板培养基作定量培养。37℃培养 18 小时后，计数生长菌落数，以了解中性粒细胞的杀菌能力。

$$\text{杀菌率（\%）}=\left(1-\frac{\text{作用 30、60 或 90 分钟菌落数}}{\text{0 分钟菌落数}}\right)\times 100$$

（3）NBT 还原试验：中性粒细胞在吞噬杀菌过程中，能量消耗剧增，耗氧量也随之相应增加，磷酸己糖旁路的代谢活性增强，6- 磷酸葡萄糖脱氢酶使葡萄糖的中间代谢产物 6- 磷酸葡萄糖氧化脱氢转变为戊糖。如加入硝基蓝四氮唑（nitroblue tetrazolium，NBT）则可被吞噬或渗透到中性粒细胞胞质中，接受所脱的氢，使原来呈淡黄色的 NBT 还原成点状或块状的蓝黑色甲臜颗粒，沉积于中性粒细胞胞质中，称 NBT 阳性细胞。NBT 阳性细胞百分

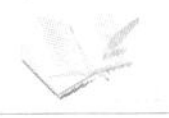

率可反映中性粒细胞的杀菌功能，慢性肉芽肿病患者NBT阳性细胞百分率显著降低，甚至为零。

（三）方法评价

中性粒细胞的功能评价目前还以体外试验为主，Transwell实验是分析细胞迁移、侵袭能力最常用的方法，简单易行，重复性好，因而得到了越来越广泛的应用。吞噬功能测定的两种方法均需要一定的实验条件，显微镜检查法操作更加简便。

（四）临床应用

对中性粒细胞趋化、吞噬和杀伤功能的检测，有助于从各个环节找出中性粒细胞功能失调的原因，为临床诊断由中性粒细胞减少和功能失调所造成的疾病提供帮助，以便尽早采取措施，防止感染发生。

五、巨噬细胞功能检测

（一）方法概述

人体巨噬细胞待检标本很难获得，可从外周血或采用斑蝥敷贴法激发的皮疱液中获取，也可从肺灌洗液或患者腹膜透析液中分离，但操作烦琐，得量不多。可采用碳粒廓清试验、比色法、细胞毒作用测定、吞噬活性测定等方法来检测巨噬细胞的功能。此外，巨噬细胞富含溶酶体酶，如酸性磷酸酶、非特异性酯酶和溶菌酶等，测定这些酶的活性也可建立相应的检测方法，分别为酸性磷酸酶法、非特异性酯酶法和溶菌酶法。

（二）检测方法

1. 吞噬功能检测 巨噬细胞对颗粒性抗原物质具有很强的吞噬作用，常用鸡红细胞、白念珠菌等作为吞噬颗粒，用外周血或斑蝥敷贴法收集的人巨噬细胞与颗粒性抗原物质在体外混合，温育、涂片、染色，显微镜下观察计数，通过计算吞噬率和吞噬指数来反映巨噬细胞的吞噬功能。

2. 巨噬细胞促凝血活性测定 激活的巨噬细胞可产生一种与膜结合的凝血活性因子，加速正常血浆的凝固，为此取已经37℃预温的正常兔血浆和$CaCl_2$混合液，加入经黏附有单层巨噬细胞的试管中，移置37℃，即时记录血浆凝固时间。实验证明，当巨噬细胞与LPS、肿瘤相关抗原或HBsAg等混合温育后，可使血浆凝固时间明显缩短。

（三）方法评价

由于巨噬细胞待检标本很难获取，所以对其功能检测相对难度较大，目前还以体外试验为主，尚没有理想的替代方法。碳粒廓清试验、比色法、细胞毒作用测定、吞噬活性测定等方法均存在着操作烦琐、误差大等缺点。巨噬细胞促凝血活性测定法稳定方便，也是检测不同疾病患者巨噬细胞功能的指标之一。

（四）临床应用

巨噬细胞功能测定主要用于某些免疫缺陷病的诊断、各种恶性肿瘤（食管癌、胃癌、乳腺癌、宫颈癌等）患者机体抗肿瘤能力的监测及肿瘤侵袭性和治疗预后的评估指标。许多实验室在进行基础或配合临床研究巨噬细胞功能及其与疾病的关系时，常选用小鼠腹腔巨噬细胞为研究对象。

小结与展望

对免疫细胞分离并检测其数量及功能，有助于我们了解机体的免疫状态。外周血是临床常用的检测样品，通常先利用密度梯度离心法获得单个核细胞，并以此为基础通过磁性微球分离法或流式细胞分离法进一步分离T细胞、B细胞及其亚群。对不同免疫细胞及亚群的鉴定和数量检测通常是根据细胞的表面标志——CD抗原进行设计的，目前看来，还很少有只通过一个CD抗原就能将某一类免疫细胞亚群指示出来的CD抗原，CD抗原指示出来的免疫细胞亚群多数都是相对特异的。相信随着对免疫细胞功能的深入研究，以及细胞检测技术的发展，未来将会有更精准、更特异的细胞分离及检测方法。

免疫细胞功能试验包括体外和体内试验。免疫细胞功能体外试验主要根据免疫细胞的增殖活性、分泌活性和杀伤活性等特性而进行实验设计。吞噬细胞功能检测方法有趋化功能检测、吞噬和杀菌功能测定等。目前看来，免疫细胞功能检测主要用于科学研究（对群体进行评估），临床应用（对个体进行评估）效果还有待观察。了解这些方法学基本原理，可举一反三，根据需要选择或设计相应试验，用于反映机体免疫功能状态以及肿瘤、免疫缺陷病等疾病的诊断和疾病预后监测研究。

（邓念华　罗晓庆）

思考题

1. 某实验室拟从人的全血标本中获取B细胞，并对B细胞功能进行检测，请对B细胞的分离方案进行设计。
2. 如何利用流式细胞技术检测自然性Treg细胞？请进行试验方案设计。
3. T细胞功能检测的原理及常用方法有哪些？
4. 中性粒细胞功能检测包括哪几方面的检测？其具体方法是什么？

第十五章　免疫分子检验

教学目标与要求

掌握　1. 免疫比浊法测定免疫球蛋白 IgG、IgA、IgM 的主要原理和方法。
2. 补体总活性的测定方法及原理。
3. 临床常用的细胞因子与黏附分子的检测方法及方法原理。

熟悉　1. 血清 IgE、IgD 和轻链及 M 蛋白的测定原理和方法。
2. 补体单个成分测定的注意事项。
3. 免疫学测定法检测细胞因子与黏附分子的优缺点。

了解　1. 免疫球蛋白测定的注意事项。
2. 总补体活性测定的方法学评价。
3. 免疫分子检验的特点和注意事项。
4. 细胞因子及黏附分子检测的临床意义及应用原则。
5. 流式细胞术检测胞内细胞因子的基本步骤。
6. 细胞因子检测判定 Th1/Th2 细胞平衡的原理。

免疫分子主要包括免疫球蛋白、补体、细胞因子、黏附分子以及免疫复合物等，是参与机体体液免疫的主要成分，其在临床免疫学检验中占有重要地位。

血清及体液中酶浓度很低，直接测定困难，常采用检测酶活性的方法进行测定。酶可以催化加快反应的速度，因此，可以根据酶促反应速度的快慢，反映酶浓度的高低。酶的连续监测法测定无须终止酶促反应，具有检测时间短、线性内结果准确等优点，是全自动生化分析仪上酶学分析的常规方法。连续监测法测定酶的活性的常用方法有色素原底物反应的连续监测法、脱氢酶参与的连续监测法、过氧化物酶反应的连续监测法和特殊反应类型的连续监测法等四类方法。

第一节　免疫球蛋白检测

免疫球蛋白（immunoglobulin，Ig）是机体血清和体液中具有抗体活性（或）抗体样结构的一类球蛋白，又称丙种球蛋白，具有抗病原体作用和加强细胞的吞噬作用。免疫球蛋白主要包括 IgA、IgD、IgE、IgG 和 IgM，是机体抗御疾病的重要的成分，其在血液或体液中的含量测定对免疫功能障碍评估、免疫缺陷病、自身免疫病和免疫增强性疾病等诊疗具有重要作用。免疫球蛋白的测定方法主要有透射免疫比浊试验（turbidimetry）、散射免疫比浊试验（nephelometry）和免疫固定电泳（immunofixation electrophoresis，IFE）等。

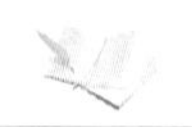

一、体液 IgG、IgA、IgM 的测定

（一）方法概述

来源于人体血液、尿液、脑脊液等标本中的 IgG、IgA、IgM 测定方法可不同，由最初的试管沉淀反应、单向免疫扩散试验，发展到现在的自动化免疫分析，灵敏度逐步提高。目前临床上体液 IgG、IgA、IgM 的测定方法主要用的是免疫比浊试验，该方法根据检测原理不同，分为透射免疫比浊试验和散射免疫比浊试验。

1. 透射免疫比浊试验　该方法灵敏度比单向免疫扩散试验高 5～10 倍，且操作简单、结果准确，可以使用全自动或简单的比色计比浊进行测定，尤其适合在基层临床单位使用。

2. 散射免疫比浊试验　该方法线性范围宽、准确度高、精密度高和稳定性好等优点，其检测灵敏度高，最小检出水平可达 μg/L，且几分钟内即可完成测试，检测时间短。

（二）测定原理

免疫比浊试验的基本原理是：抗原 - 抗体在特定缓冲液中的相互作用形成不溶性抗原 - 抗体复合物，从而使得反应液的浊度发生变化，即在一定波长的光线透过反应液时使光线发生改变。当反应液中保持抗体过量时，形成的抗原 - 抗体复合物的多少与待测样品中抗原的多少成正比，当抗原 - 抗体复合物含量增加时，反应液中的浊度也会随之增加。然后通过检测光线，与已知浓度的标准品绘制的标准曲线进行比较，即可计算出待测样品中抗原的浓度。利用检测光线通过抗原 - 抗体复合物后测定吸收光强度的方法称为透射免疫比浊法，测定散射光强度的方法称为散射免疫比浊法。

（三）方法学评价

1. 透射免疫比浊试验　该试验中若形成的抗原 - 抗体复合物分子太小，阻挡不了光线的通过，或者形成的抗原 - 抗体复合物数量太少，溶液浊度变化太小，对光线的通过影响不大，这些都会影响该方法的应用。由于透射免疫比浊试验采用的光电池直接接收光通量，即光度计的灵敏度不高，导致微小的浊度变化不易影响透光率的改变。同时，因为该方法是依据透光减弱的原理来定量的，所以只能检测抗原 - 抗体反应的第二阶段，即检测仍需抗原 - 抗体温育反应时间，因此导致检测时间长。

2. 散射免疫比浊试验　该试验有终点散射比浊法、定时散射比浊法和速率散射比浊法。

（1）终点散射比浊法：将抗原 - 抗体混合后，待其反应趋于平稳、直到反应终末时检测结果，其反应的时间与温度、溶液离子 pH 等有关，反应时间在液相中仍需 30～120 分钟，检测的仍是抗原 - 抗体反应的第二阶段，不适合快速检测；同时，由于随着抗原 - 抗体反应时间的延长，抗原 - 抗体复合物有重新结合的趋势，可影响闪射值的改变，最终影响结果的准确性。另外，在终点闪射比浊法中，由于反应本底的存在，在微量检测时，本底比例较高，本底的干扰会影响检测的准确性，因此该法不适合微量样本的检测。

（2）定时散射比浊法：由于免疫沉淀反应是在抗原 - 抗体相遇后立即开始，在极短的时间内反应介质中的散射信号变化很大，此时计算峰值信号而获得的结果会产生一定的误差，因此需要推迟几秒用以扣除抗原 - 抗体反应的不稳定阶段，从而将这种误差影响降至最低。虽然该方法是目前比较先进的方法，但由于是采用的间接抗原过量检测，实际上在反应末端并没有进行真正的抗原过量检测，因此如遇到特殊样本或含量较低的样本时，可能会出现不准确的结果。

（3）速率散射比浊法：检测的是抗原 - 抗体反应的第一阶段，其具有快速、灵敏度高和可检测微量样本等优点，且理论上讲不受本底散射信号的干扰，因此该方法的检测精确度较高。

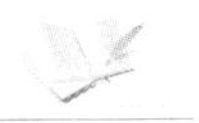

二、血清 IgE 和 IgD 的测定

（一）方法概述

用来测定血液 IgE 的方法主要有 ELISA、荧光酶免疫测定 / 试验（fluorescence enzyme immunoassay，FEIA）和化学发光免疫试验（chemiluminescence immunoassay，CLIA）。其中，FEIA 和 CLIA 由于检测速度快、自动化程度高等优点，相比 ELISA 其临床应用更为广泛。血液 IgD 的定性检测主要有免疫固定电泳等，但由于 IgD 生物学功能尚不清楚，目前临床上基本不做 IgD 的检测。因此这里主要介绍 FEIA 和 CLIA 两种方法。

（二）测定原理

FEIA 是利用酶标抗原或抗体，与待测抗原或抗体反应，通过酶催化反应荧光底物生成稳定且高效的荧光物质，利用光检测仪测定荧光强度，根据标准曲线计算出待测抗原或抗体的含量。碱性磷酸酶（ALP）是 FEIA 最常用的标记酶，4- 甲基伞形酮磷酸盐（4-MUP）是最常用的荧光底物。以 ALP 标记抗体（或抗原），以固相载体包被抗原（或抗体），以 4-MUP 为底物，通过抗原 - 抗体反应，ALP 分解 4-MUP 生成 4 甲基伞形酮（4-MU），4-MU 经 360nm 激发光照射，发出 450nm 的荧光，最后通过荧光检测仪测定荧光强度计算待测抗原或抗体的含量。

CLIA 是将发光分析和免疫反应相结合起来的一种检测微量抗原或抗体的标记免疫分析技术，由抗原 - 抗体反应系统和产生信号的标记物系统两部分组成，标记物是化学发光剂，检测信号是光子强度。CLIA 以化学发光剂、催化发光酶或产物间接参与发光反应的物质等标记抗体或抗原，当标记抗体或标记抗原与相应抗原或抗体结合后，发光底物受发光剂、催化酶或参与产物作用，发生氧化还原反应，反应中释放可见光或者该反应激发荧光物质发光，最后用发光光度计进行检测。该方法具有发光分析的高灵敏度和抗原 - 抗体反应的高特异性，且无放射性危害。

（三）方法学评价

以荧光酶免疫试验为例。荧光酶免疫试验可分为双抗体夹心法、双抗原夹心法和固相抗原竞争法三种类型，其中固相荧光酶免疫测定法可避免血清和其他生物样品的背景荧光干扰。荧光酶免疫法由于使用酶和荧光底物的化学反应作为放大系统，因此具有速度快、敏感度高、特异性强等特点，特别是对细胞组织的检测具有非常高的特异性和敏感度。此外，荧光酶免疫试验还可以检测到酶联物质与配体结合的过程。

三、轻链测定

（一）方法概述

免疫球蛋白的分子结构分为重链和轻链两部分，五类免疫球蛋白的重链不同，而轻链只有两种类型，即 κ 型（κ-Ig）和 λ 型（λ-Ig）。测定血或尿中的轻链对很多疾病的诊断具有重要的意义。目前临床上主要有以下两种关于轻链的测定：

1. 本 - 周（Bencejones）蛋白测定 本 - 周蛋白即尿中游离的免疫球蛋白轻链。检测方法常用化学法（加热沉淀法）和免疫电泳分析法。

2. κ-Ig 和 λ-Ig 定量测定 检测方法主要有单向免疫扩散法和免疫比浊法。免疫比浊法更加准确和快速。

（二）测定原理

1. 本 - 周蛋白的测定 在 pH 5.0 的条件下，加热至 50～60℃出现沉淀，继续加热至 90 摄氏度后又重新溶解，利用这一特点，临床上可以采用化学法检测本 - 周蛋白。为了提高检出率，可以采用免疫电泳分析法，即将尿液标本先用聚乙二醇通过半透膜浓缩后，再与抗 κ

和 λ 型轻链抗血清进行免疫电泳，本 - 周蛋白往往与其中一型（κ 或 λ）的抗血清反应，可在 α-γ 球蛋白区间附近出现一条浓集的弓形沉淀弧，即为本 - 周蛋白。

2. κ-Ig 和 λ-Ig 定量测定　目前主要采用免疫比浊法，其原理即当抗原与抗体在特殊稀释系统中反应而且比例合适（一般规定抗体过量）时，形成的可溶性免疫复合物在稀释系统中的促聚剂（聚乙二醇等）的作用下，自液相析出形成微粒，使反应液出现浊度。当抗体浓度固定时，形成的免疫复合物的量随着样本中抗原量的增加而增加，反应液的浊度也随之增加。通过测定反应液的浊度与一系列标准品对照，即可计算出样本中抗原的含量。

（三）方法学评价

免疫电泳法检测轻链的低限为 150mg/L，而免疫比浊法可检测到 3～4mg/L 的轻链，灵敏度的改进可在临床全过程检测到轻链浓度的变化，无论是其浓度高或低或正常。轻链的免疫比浊法检测时通过检测 κ/λ 比值来评估浆细胞的克隆性，这和免疫电泳法需要检测蛋白迁移区带明显不同，故轻链的免疫比浊法检测结果更准确。特别是对于非分泌型骨髓瘤患者，电泳检测不到肉眼可见的单克隆沉淀区带，其 κ/λ 比值异常，因此在一些情况下，κ/λ 比值较单个成分定量更为重要。

在利用免疫比浊法轻链检测时，由于每个单克隆蛋白具有结构特异性，检测结果将取决于抗体识别个体分子形态变化和聚合物结构差异的能力，这一定程度上会引起检测结果的准确度。

综上，轻链的免疫比浊法测定由于技术较复杂，或是由于所需的抗体特异性不高，因此其临床检测范围较小。但近年来发展起来的自动免疫检测技术极大地简化了该方法用于轻链的检测，对相关疾病的临床诊断和疾病管理产生了积极的推动作用。

四、M 蛋白测定

（一）方法概述

M 蛋白（monoclonal protein，MP）是 B 淋巴细胞或浆细胞单克隆异常增殖所产生的一种在氨基酸组成及序列上十分均一的异常单克隆免疫球蛋白（monoclonal Ig），多见于多发性骨髓瘤、高丙种球蛋白血症、恶性淋巴瘤等疾病。目前检测 M 蛋白的方法较多，其特点各异，主要如下：

1. 蛋白区带电泳试验　该试验是检测蛋白质的经典分析方法，血清（或尿液）标本中不同性质的蛋白质进行电泳，从而形成不同的蛋白区带，与正常的电泳图谱进行比对，是筛选 M 蛋白的最基本方法，且该方法具有应用方便、耗时短等优点。

2. 免疫电泳试验　该试验是区带电泳技术和免疫扩散技术相结合的一种免疫学分析方法，也是鉴定 M 蛋白的常规方法之一，在区带电泳检测时发现异常疑似 M 蛋白时使用该方法。

3. 免疫固定电泳试验　该试验是区带电泳技术与特异性抗血清的免疫沉淀反应相结合的一种免疫学分析方法，整个操作过程仅需 1.5～2 小时，敏感性高，结果直观，易于分析和判定。

（二）测定原理

1. 蛋白区带电泳试验　在一定条件下，对血清或尿液标本中不同性质的蛋白质进行电泳，形成不同的蛋白区带，将这些区带电泳图谱扫描，与正常的电泳图谱进行比较分析，计算出异常蛋白的总量和百分比，很容易发现异常的蛋白区带。对于单克隆免疫球蛋白增殖（M 蛋白血症）的病人，在蛋白区带电泳中出现狭窄而浓集的蛋白区带，即 M 蛋白带，扫描时呈现尖高峰，高比宽≥2（γ 峰）或≥1（β 峰）。因免疫球蛋白的种类不同，M 蛋白带可出现

在 $\gamma \sim \alpha_2$ 的任何区域，较多见于 γ 或 β 区。根据 M 蛋白带的电泳位置可大致判断出免疫球蛋白的类型，一般 IgG 形成的 M 蛋白带多出现于 β 至慢 γ 球蛋白部位，并且较 IgA 或 IgM 形成的 M 蛋白带窄而浓集；IgA 形成的 M 蛋白带大多位于 β 和 γ 球蛋白之间；由 IgM 形成的 M 蛋白带多出现于 γ 球蛋白部位；IgD 和 IgE 形成的 M 蛋白多位于 β 到 γ 球蛋白部位，与 IgA 的位置接近，但由于其蛋白含量太低，常不易被检测到。在轻链病时形成的 M 蛋白带常位于 γ 球蛋白部位，有时也可在 $\alpha_2 \sim \beta$ 球蛋白区域，此时需要与尿中本 - 周蛋白检测或尿蛋白电泳同时测定进行观察。

2. 免疫电泳试验　M 蛋白与相应抗体发生结合后可出现较为特殊的向抗体槽凸出呈弓形的宽厚沉淀弧。如果待测血清标本仅与特异性抗血清中的一种（抗 IgG、抗 IgA、抗 IgM）产生一条沉淀弧，同时又与轻链抗血清中的一种（抗 κ 或抗 λ）产生相同迁移率的特殊沉淀弧，则提示存在原发性蛋白血症；若患者血清仅与抗 κ 或抗 λ 血清中一种产生一条特殊沉淀弧，而与 5 种抗重链血清（含 IgD 和 IgE）均不见特殊沉淀弧，即提示为轻链病；若患者血清只出现抗重链血清产生的一特殊沉淀弧时，抗轻链血清中相应位置无沉淀弧出现，须将血清标本经 β- 巯基乙醇还原处理，排除 IgA 或 IgM 的四级结构阻碍轻链抗原决定簇与轻链抗体的反应，若仍无变化时，则可能是重链病。

3. 免疫固定电泳试验　首先将同一份标本点样在琼脂板上的 6 个不同位置作区带电泳，经分离后，在琼脂上覆盖含抗正常人全血清、抗 IgG、抗 IgA、IgM、抗 κ 和抗 λ 单抗血清的薄膜，然后孵育，若有相应的抗原存在，则在相应位置有抗原 - 抗体复合物形成并沉淀下来，固定沉淀后将电泳胶在洗脱液中漂洗去除未结合的蛋白质，只保留抗原 - 抗体复合物并进行染色，对比分析各测定泳道与抗正常人全血清泳道，对 M 蛋白进行鉴定并分类。

（三）方法学评价

M 蛋白是窄的沉淀带，正常 IgG 形成的是均质状宽带。免疫固定电泳结合了蛋白质电泳的高分辨率和抗原 - 抗体反应的特异性，因此在许多实验室它已经取代了传统的免疫电泳技术，成为单克隆抗体定性和分型鉴定的首选方法。该方法测定时间短，整个操作过程仅需 1.5～2h；敏感性高，能检测到 0.5～1.5g/L 含量的单克 5 蛋白；结果直观，易于分析和判定。

五、冷球蛋白测定

（一）方法概述

冷球蛋白（cryoglobulin，CG），又称之为冷免疫球蛋白，是血清中的一种病理性蛋白质。测定冷球蛋白的方法有血细胞比容管法和分光光度法，前者用于 CG 的定性测定，后者用于 CG 的定量测定。在 CG 的测定中，标本采集及处理的保温过程是保证检测结果准确的关键所在。

（二）测定原理

1. 血细胞比容管法　在一定条件下，将抗凝血置于孔径统一的温氏管或毛细玻璃管中，以一定转速离心一段时间后，计算红细胞层占全血的体积比，该方法也可以用血液分析仪进行。

2. 分光光度法　该方法是一种化学分析技术，用于测量物质在特定波长下吸收光线的程度。它的原理是通过将一束白光通过分光器分成不同波长的光，然后将所测样品置于吸收池中，测量样品在不同波长下的吸收光强度，从而计算出样品的浓度。

（三）方法学评价

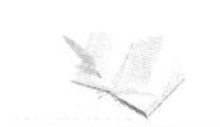

由于冷球蛋白遇冷即可产生沉淀，因此无论采用血细胞比容管法还是分光光度法测定

冷球蛋白，正确的采血是冷球蛋白检测的关键所在，即测定冷球蛋白宜在适宜的环境温度条件下采集静脉血并在 37℃保存。将 4mL 不加抗凝剂的静脉血立即放在 37℃水浴 0～2h，待血液充分凝固后分离血清，在 37℃环境中离心以除去血细胞，然后在 0～4℃冰箱贮存 3～5 天。单克隆冷球蛋白通常会在 24h 内出现沉淀，而混合型冷球蛋白需数日才能出现沉淀。将冷沉淀物置于 pH 4.0 的 0.1mol/L 乙酸钠缓冲液中，如很快被溶解，即证明为冷球蛋白。也可将冷沉淀物加热，能溶解者也属冷球蛋白。把冷沉淀蛋白用 4℃生理盐水反复洗涤、离心使之净化，再放入 pH 8.2 的 0.05mol/L 巴比妥缓冲液中，可进一步作冷球蛋白定量分析。

第二节 补 体 检 测

补体（complement，C）是一组存在于人和脊椎动物血清中具有酶样活性、可辅助和补充特异性抗体发挥溶细胞作用的不耐热糖蛋白。人类胚胎早期即可合成各种补体成分，出生后 3～6 个月达到成人水平。肝脏是合成补体的主要器官，约 90% 的血清补体由肝脏合成。补体系统由补体的固有成分、补体调节蛋白和补体受体等三组具有特定生物学功能的蛋白质成分组成，且补体成分均为糖蛋白，大多数是 β 球蛋白，少数为 α 或 γ 球蛋白，分子量在 25～550kD。补体系统广泛参与机体的抗感染防御反应和免疫调节，也可介导免疫病理的损伤性反应，故补体含量与活性的检测，对机体免疫状态的评价和有些疾病的诊断具有重要意义。

一、补体总活性测定

（一）方法概述

血清补体总活性的测定，是一种对补体被激活后最终效应的检测方法。通过测定血清补体总活性，可以了解机体补体的整体功能。由于补体活化途径的不同，应用不同的激活物可活化不同的补体途径。目前建立的补体总活性测定方法大都以红细胞的溶解为检测指标，以 50% 溶血（50% complement hemolysis，CH50）为判断终点。目前，临床主要有基于经典途径的 CP-CH50 和用于检测 C3 旁路的 AP-CH50 两种常用的方法，但通常所说的 CH50 即指 CP-CH50。

（二）测定原理

补体最主要的活性是溶细胞作用，因此 CH50 的基本原理即利用绵羊红细胞与相应抗体（溶血素）结合成的复合物可以激活血清中的补体，从而导致红细胞表面形成跨膜小孔，使胞外水分渗入，引起绵羊红细胞肿胀而发生溶解，即溶血。虽然补体溶血程度与补体的活性相关，但非直线关系。然而，在一个适当的、稳定的反应系统中，如绵羊红细胞与溶血素的量一定时，其溶血反应对补体的剂量依赖呈一特殊的 S 形曲线（图 15-1）。以溶血百分率为纵坐标，相应血清量为横坐标，可见在轻微溶血和接近完全溶血时，对补体量的变化不敏感。S 形曲线在 30%～70% 之间最陡，几乎呈直线，补体量的少许变化，也会造成溶血程度的较大改变，即溶血曲线此阶段对补体量的变化非常敏感。因此，CH50 实验通常以 50% 溶血作为终点判断指标，它比 100% 溶血更为敏感，这一方法称为补体 50% 溶血实验，即 CH50。

（三）方法学评价

CH50 测定总补体活性，方法简便快速，但敏感性较低，且重复性较差，但可以满足对血清补体含量测定的要求。利用该方法测定补体总活性，影响测定结果的因素较多，如反应的温度、pH、离子强度以及反应容器的洁净程度等。

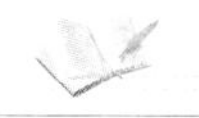

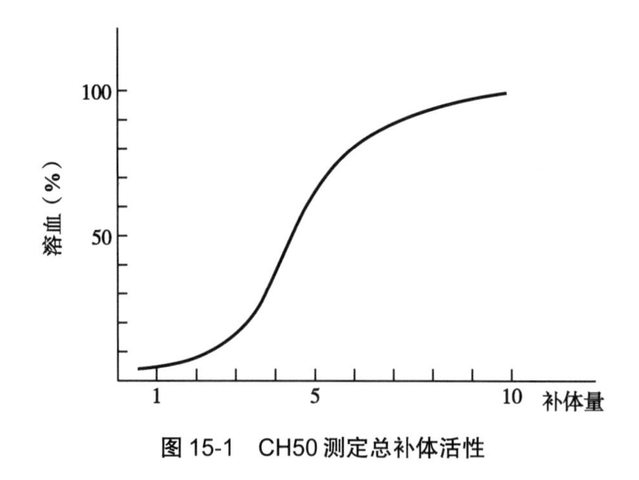

图 15-1　CH50 测定总补体活性

CH50 主要检测的是补体经典途径的总补体的溶血活性，检测结果反映的是补体 C1～C9 等 9 种成分的综合水平。如果 CH50 测定值过低或者完全无活性，应该考虑补体缺陷，即可通过检测 C4、C2、C3 和 C5 等单个补体成分，以确认是否因某一成分缺乏所致，以便得到确切的实验室检测结果。

二、单个补体成分检测

（一）方法概述

补体系统是由 30 多种成分组成，各成分含量和活性与机体的免疫功能以及某些疾病的发生有关。在 30 多种补体成分中，C3、C4、C1q、B 因子和 C1 酯酶抑制物等 5 种成分，常被作为单个补体成分的检测指标。可通过检测补体系统的某一单个成分，对机体的免疫功能状态以及某些疾病进行评价和诊断。根据各补体成分的生物学特性，单个补体的测定方法主要有免疫溶血法和免疫比浊法两种，分别用来检测单个补体成分的活性和含量。除此之外，目前应用自动化免疫散射比浊法可准确测定体液中 C3、C4 等多个单一的补体成分，也可应用酶联免疫吸附试验（enzyme-linked immunosorbent assay，ELISA）来检测单个补体。

（二）测定原理

1. 免疫溶血法　该方法主要是利用绵羊红细胞（抗原）与溶血素（兔或马抗绵羊红细胞的 IgG、IgM 类抗体）结合后可激活补体的经典途径，导致绵羊红细胞溶解，发生溶血现象。将两者组合作为指示系统参与反应。试验中有两组补体参与，一组是作为实验反应系统的补体，选用或制备缺少待测成分的试剂（R 试剂），此类试剂可选用先天缺乏某单一补体成分的动物或人血清，如部分人可天然缺乏 C2、豚鼠缺 C4、小鼠缺 C5、家兔缺 C6。也可利用化学试剂人为灭活正常血清中某种成分以制备缺乏该成分的补体试剂，如用氨或肼处理使豚鼠血清 C4 被破坏，用酵母多糖灭活 C3 等。另一组为待测血清中的补体。将指示系统与缺乏某一补体成分的血清作用，但不会发生溶血，若此时加入待测血清，使原来缺乏的成分得到补偿，恢复了补体激活的级联反应，从而产生溶血，且溶血程度与待测补体成分活性有关，但仍以 50% 溶血为判断终点，借此可以检测待测单个补体的活性。

2. 免疫浊度试验　免疫浊度试验分为透射免疫比浊试验和散射免疫比浊试验，可测定补体系统单个成分的含量，其基本原理主要根据补体与相应抗体结合形成的复合物，通过仪器对复合物产生的光透射或散射信号进行自动检测，并换算成所测补体的浓度。主要采用透射免疫比浊试验和散射免疫比浊试验通过仪器对补体的 C3、C4、B 因子等单个成分进行自动化测定。

3. ELISA 法　ELISA 基本原理是将已知的抗原或抗体吸附在固相载体表面，如将待测的单个补体的抗体吸附在聚苯乙烯微量反应板的表面，使酶标记的抗原 - 抗体反应在固相表面进行，通过洗涤去除液相中的游离成分，常用ELISA的双抗体夹心法检测单个补体等大分子抗原。目前对补体C1～C9的11种蛋白成分、B因子、D因子、P因子、MBL、FCN、MASP、C1INH、H因子、C4结合蛋白（C4bp）以及补体的裂解产物C4a、C4b、C2a、C2b、C3a、C3b、iC3b、C3c、C3d、C5a、C5b等均已有商品化的ELISA检测试剂盒。

（三）方法学评价

免疫溶血法测定单个补体无需特异仪器与设备，快速，但敏感性较低，影响因素多。该法不是检测某补体成分的具体含量，而是检测其活性，在某些需了解该成分活性情况下，免疫溶血法适用。

在免疫比浊法包括透射比浊试验和散射比浊试验，此法方法简单，重复性和特异性好，可反映所测补体成分的含量，并能进行标准化流程管理，进行质量控制。

采用ELISA法对补体系统单个成分及其裂解产物进行测定，具有操作简单、敏感性高、特异性强、可以自动化等优点，不仅可对补体系统单个成分进行定性检测，也可定量检测。

第三节　免疫复合物检测

免疫复合物（immune complex，IC）或抗原-抗体复合物是抗原与相应抗体结合的产物。在正常情况下，机体清除体内免疫复合物对机体有利。但在某些情况下，体内形成的免疫复合物不能被及时清除，沉积于机体某一部位，如皮肤、血管壁及脏器，称为固定免疫复合物，游离于体液中的免疫复合物称为可溶性免疫复合物，随血液循环的免疫复合物称为循环免疫复合物（circulating immune complex，CIC）。免疫复合物沉积可引起一系列病理生理反应，形成免疫复合物病。因此，检测体内免疫复合物，对某些疾病的诊断、病情演变、发病机制的探讨、疗效观察和预后判断等具有重要意义。

一、循环免疫复合物检测

（一）方法概述

循环免疫复合物的检测方法种类较多，对同一标本采用不同检测方法获得的检测结果不尽相同（表15-1）。迄今，临床上尚未有公认的准确、特异、敏感、简便、快速的检测方法和理想的标准参考品。因此建议联合应用多种方法，以提高准确性和特异性。

表15-1　循环免疫复合物的常用检测方法

类别	原理	方法	敏感性（mg/L）
物理法	溶解度	PEG比浊试验	20
过滤法	分子大小	分子超滤、凝胶过滤	—
补体法	结合C1q	C1q凝胶沉淀试验 C1q偏离试验 C1q液相法 C1q固相法	0.1
抗Ig法	结合RF	MRF固相抑制试验 PRF凝集抑制试验	1～20
细胞法	补体受体	ADCC抑制试验 Mφ吞噬抑制试验	6

（二）测定原理

1. PEG 比浊法　聚乙二醇（polyethylene glycol，PEG）是一种无电荷的直链大分子多糖，可非特异性地引起蛋白质沉淀。沉淀具有可逆性，被沉淀的蛋白质生物活性亦不受影响。不同浓度的 PEG 可沉淀分子量不同的蛋白质，在 pH 值、离子浓度等条件固定时，蛋白质分子量越大，用以沉淀的 PEG 浓度越小。

PEG 使 IC 沉淀的机理其作用机制尚不甚清楚，可能在于使其自液相中空间排斥而析出，此外，PEG 还可抑制 CIC 解离，促进 CIC 进一步聚合成更大的凝聚物而被沉淀。在被检血清中加入低浓度 PEG，可将血清中的 IC 沉淀下来，利用透光率比浊或散射比浊法可测出 CIC 的存在与含量。

2. C1q 固相试验　C1q 是补体经典途径重要的启动分子，通过识别 IgG 或 IgM 免疫复合物抗体 Fc 段的补体结合位点，启动并激活补体的级联反应，清除抗原 - 抗体复合物。C1q 还可以识别凋亡细胞，通过补体依赖免疫调理途径迅速启动细胞吞噬作用，清理凋亡细胞，同时抑制炎性反应，帮助机体维持自身免疫耐受。

采用免疫透射比浊原理，样品中的补体 C1q 与兔抗人补体 C1q 抗血清特异结合，形成不溶性免疫复合物，反应液产生浊度并与样本中补体 C1q 的浓度成正比例上升，吸光度亦随之增加，与标准品的吸光度比较可计算出样本中补体 C1q 的浓度。

3. 单克隆类风湿因子（monoclonal rheumatoid factor，MRF）固相抑制试验　类风湿因子（抗变性 IgG 抗体）与抗 IgG 的自身抗体，与变性 IgG、热聚合 IgG 和 IC 都有较强的亲和力。MRF 固相抑制试验将 MRF 吸附于固相载体上，随后加入血清标本和同位素标记的可溶性热聚合 IgG。如果标本中含有 IC，就会与热聚合 IgG 竞争性结合固相 MRF 位点。固相中的放射活性与 CIC 的含量呈负相关。

4. Raji 细胞试验　Raji 细胞是从 Burkin 淋巴瘤患者分离的一种 B 细胞株，表面有大量 C1q、C3b 和 C3d 受体，但无表面免疫球蛋白；因此 Raji 细胞能与带有补体的免疫复合物结合。检测时在反应管内将一定量的 Raji 细胞和待检血清混合，充分作用后离心洗涤；最后加入荧光素标记的抗人 IgG，洗涤后细胞表面显现荧光为试验阳性；但荧光法只能做定性检测。若加入同位素标记的抗人 IgG，离心洗涤后检测沉淀细胞的放射活性；以热聚合 IgG 作参考标准，可绘制出 CIC 含量与放射活性的标准曲线，从而求得待测标本中 CIC 的含量。

（三）方法学评价

1. 聚乙二醇法　简单易行，可在临床工作中推广。但此法易受多种大分子蛋白和温度的干扰，特异性稍差。PEG 法还特别适用于沉淀获得 CIC，再进行解离分析其中的抗原与抗体。目前临床上多采用 PEG 比浊实验检测循环免疫复合物，此法操作简单、测定快速、易于推广，但不能区别免疫复合物分子大小，干扰因素多，特异性较差，仅适用于循环免疫复合物的粗筛。

2. C1q 固相试验　敏感度较高，可达 0.1mg/L。但只能检出已结合补体的 CIC，但不论何种激活途径都一样检出，并可用作 CIC 分离。

3. MRF 法　敏感性最高。这类方法易受内源性 RF 的干扰，需要排除标本中的内源性 RF 干扰。若遇标本中有聚合 Ig，RF 法也易出现假阴性。

4. Raji 细胞法　敏感性高、特异性强、方法简单、不受 DNA 与内毒素的影响；但 Raji 细胞表面还有 Fc 受体，因此被检血清中的游离 IgG 可通过 Fc 段与 Raji 细胞结合，造成检测结果假阳性。在待检标本中有抗淋巴细胞抗体时也可导致结果假阳性。另外，培养条件的变化可改变 Raji 细胞表面受体的数目及亲和性，影响检测敏感性。

二、固定免疫复合物检测

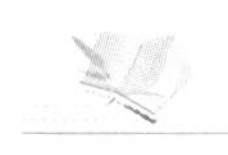

一些自身免疫病和免疫复合物病，例如系统性红斑狼疮、部分肾小球肾炎、类风湿性关

节炎、结节性多动脉炎和寻常型天疱疮等，在病变部位查到固定的免疫复合物沉积是确定免疫复合物病的直接证据。组织沉积免疫复合物的检出对疾病的诊断和发病机制的研究都比 CIC 的检出更有意义。

（一）概述

检测组织沉淀免疫复合物常用免疫组织化学技术，首先从适当的病理部位采取组织标本做冰冻切片，用荧光标记物的抗人 IgG 或抗人 C3 染色，在荧光显微镜下见到相应部位显示荧光为阳性反应（详见第十二章）；也可利用酶免疫电镜技术，即使用酶标抗人 IgG 或抗人 C3 与标本切片反应，再用酶的底物溶液显色，用普通生物显微镜即可观察到相应部位被染色（详见第八章）。

（二）测定原理

1. 酶免疫电镜技术　酶标记抗体与组织切片上的抗原起反应，然后与酶底物作用，形成有色沉淀物，可以在普通光学显微镜下观察。如酶作用的产物电子密度发生一定的改变，则可用电子显微镜观察到固定免疫复合物。

2. 免疫荧光显微技术　使荧光抗体与标本切片中组织或细胞表面的抗原进行反应，洗涤除去游离的荧光抗体后，于荧光显微镜下观察，在黑暗背景上可见明亮的特异荧光。通过观察切片标本上荧光抗体的染色结果作为固定免疫复合物的鉴定和定位。

（三）方法学评价

固定免疫复合物的检测主要通过对标本上的染色结果进行复合物的定位，因此标本制作的好坏直接影响到检测的结果。在制作标本过程中应力求保持免疫复合物的完整性，并在染色、洗涤和封埋过程中不发生溶解和变性，也不扩散至邻近细胞或组织间隙中去。标本切片要求尽量薄些，以利于抗原 - 抗体接触和镜检。标本中干扰抗原 - 抗体反应的物质要充分洗去，有传染性的标本要注意安全。

三、临床应用

免疫复合物对临床诊治疾病及深入研究疾病的免疫病理机制有一定价值。由于所涉及的抗原种类很多，检测方法可分别参见各种抗原的检测技术。免疫复合物中的抗体主要涉及 IgG 及其亚类、IgM 和 IgA；可通过分离血清中的免疫复合物，再用双抗体 ELISA 夹心法等方法分析抗体类别。

第四节　细胞因子与黏附分子检测

细胞因子（cytokine）是由免疫细胞及组织细胞表达并分泌，在细胞间发挥相互调控作用的一类小分子蛋白质或多肽。黏附分子（adhesion molecule，AM）是由细胞产生、介导细胞间或细胞与细胞外基质间相互结合的分子。细胞因子与黏附分子在机体免疫应答、炎症及肿瘤发生等方面发挥着重要的作用，检测机体细胞因子与黏附分子的水平，有助于疾病的辅助诊断、疗效监测、预后判断及机体免疫状态的评估。细胞因子或黏附分子在临床标本中的含量低，经典的抗原 - 抗体反应检测不到，必须采用免疫标记技术。常用的测定方法有：酶联免疫吸附试验、化学发光酶免疫试验、流式细胞术和酶联免疫斑点试验等。

一、测定方法

（一）酶联免疫吸附试验

原理同常规 ELISA，常采用双抗体夹心法测定，根据检测抗体差异分为一步法和两步法。双位点一步法，即制备识别同一细胞因子或黏附分子不同表位的两种单克隆抗体，其

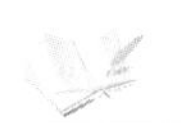

中一种作为包被抗体，另一种作为标记抗体进行夹心法 ELISA，其测定的抗原必须具有两个以上的表位，该法不能用于测定分子量小于 5kD 的半抗原性质的细胞因子或黏附分子。ELISA 中所用的抗体是针对同一抗原表位的单克隆抗体或多克隆抗体，需采用两步法测定。由于标本中细胞因子的含量很低，实际工作中常用生物素标记一种抗体和亲和素标记的辣根过氧化物酶，实现抗原 - 抗体反应系统与酶 - 底物显色系统偶联，放大检测信号，提高灵敏度。

（二）化学发光酶免疫试验

测定原理常采用双抗体夹心法测定。固相包被抗体、酶标记抗体（碱性磷酸酶或辣根过氧化物酶标记）与待测标本中的细胞因子发生反应后，形成固相包被抗体 - 细胞因子 - 酶标记抗体复合物，离心去除未结合的酶标记抗体，加入发光底物，产生的信号与结合的酶量成比例。

（三）流式细胞术

流式细胞术检测细胞内细胞因子的原理是用抗细胞因子抗体与胞内特定亚群标志结合，即检测不同细胞亚群细胞因子的分泌，主要包括以下基本步骤：

（1）分离和培养待检细胞：首先分离外周血单个核细胞或体外培养的细胞，由于未受刺激的细胞不表达细胞因子或表达极少，必须先对细胞进行刺激以提高细胞因子的表达量，不同的细胞及细胞因子有不同的细胞刺激物（活化剂）。例如，T 细胞活化剂可选用植物血凝素（phytohemagglutinin，PHA）、佛波酯（phorbol ester，PMA）、离子霉素（ionomycin）等；B 细胞和单核细胞活化剂可选用脂多糖（lipopolysaccharide，LPS）。同时加入蛋白转运抑制剂，如布雷非德菌素 A、莫能菌素等，抑制细胞内高尔基复合体将蛋白向外转运分泌，提高检测的灵敏度。

（2）细胞破膜：与固定细胞破膜以便荧光标记抗体进入细胞内，固定以防止蛋白从破坏的细胞膜流失。常用 Triton 100 或皂素作为破膜剂，甲醛或乙醇作为细胞固定剂，一般用 4% 多聚甲醛。

（3）封闭非特异性结合位点：采用封闭剂阻断荧光标记抗体与细胞表面非特异性结合位点（主要为 Fc 受体）结合，可以有效减少非特异荧光染色，提高检测的特异性。一般采用正常血清、不含细胞因子特异性抗体的同种免疫球蛋白或 5% 脱脂奶粉处理。

（4）染色与分析：将荧光标记的单克隆抗体作直接或间接荧光抗体染色，采用流式细胞仪分析荧光阳性细胞的百分率和荧光强度。该法可以同时检测同一细胞内两种及以上细胞因子的表达，如同时检测 Th 细胞内 IFN-γ 和 IL-4 的表达可区分 Th1 和 Th2 细胞亚群。

细胞表面的黏附分子或细胞因子受体可采用相应的荧光抗体进行直接或间接染色，无须做细胞固定和非特异性结合位点的封闭，通过流式细胞仪检测荧光阳性细胞的百分率和膜荧光强度，分析其表达量。

随着人工微球技术的应用，以微球代替细胞作为反应载体的流式荧光免疫试验，可同时分析标本中多种细胞因子，如多指标同步分析（flexible multi-analyte profiling，xMAP）技术和流式微球阵列（cytometric beads array，CBA）技术。该类方法具有组合自由、高通量、高灵敏、重复性好、线性范围广等特点。

（四）酶联免疫斑点试验

该法测定原理是先将抗细胞因子抗体包被于固相载体上，再加入不同来源的细胞（待检细胞），经有或无刺激物存在的条件下培养一段时间后，细胞分泌细胞因子并与固相抗体发生结合，洗涤去除细胞，再加入相应的酶标抗体显色，即在细胞因子出现的位置形成并呈现黑蓝色斑点，每个斑点代表单个分泌待测细胞因子的细胞，斑点颜色深浅与细胞分泌细胞因子的含量相关。

二、方法学评价

（一）酶联免疫吸附试验

酶联免疫吸附试验具有检测特异性高、操作简便、成本低及易于推广等优点，可大批量标本同时检测且试验废弃物便于处理，常作为检测的首选方法。缺点是灵敏度偏低，不能区分细胞因子的生物学活性。

检测标本为血浆或血清、尿液、滑膜液、脑脊液、支气管肺泡液等标本均可用于检测细胞因子或黏附分子。血液标本凝集可引起免疫细胞激活，导致某些细胞因子水平升高，建议采用血浆（肝素或EDTA抗凝血）来检测。

由于细胞种类的不同，需要根据细胞的生长状态和细胞因子分泌的动态变化，选择适时检测；不同细胞刺激剂对细胞因子促分泌效应不同，针对待分析的目标分子选择适当刺激剂；不同细胞因子出现最大分泌峰的时间不同，应选择适当的检测时点。

其干扰因素有以下几个方面：

（1）标本严重溶血。血红蛋白中含有血红素基团，具有类似过氧化物的活性，影响底物显色。

（2）标本的微生物污染。一些细菌的内源性酶如大肠杆菌的β-半乳糖苷酶会产生非特异性干扰，同时可刺激IL-1、IL-6、IL-8和TNF等的分泌，影响检测结果的准确性。当标本中内毒素含量高达10μg/L时，该标本不宜继续用于测定。

（3）离体后标本中的各种细胞可继续分泌细胞因子，或与细胞上的受体结合或降解等影响检测结果。

（二）化学发光酶免疫试验

该法具有检测特异性好、灵敏度高、线性范围宽、试剂稳定、可自动化检测的优点。缺点是不能区分细胞因子的生物学活性。

（三）流式细胞术

FCM定量检测细胞内细胞因子具有特异、高效、灵敏等特点，进行多参数相关分析接近生物体的分析条件，更准确反映体内状况。缺点是流式细胞仪较昂贵，不易普及使用。

待测细胞需保证其鲜活性，保持良好状态。避免使用络合钙的抗凝剂（如EDTA），因为它们会限制钙依赖性激活过程，推荐用肝素钠。标本应在8小时内分析，超过会导致表达的降低。

对照选择为保证结合的真实和可靠性，至少设置以下对照：①未刺激对照：设立包含蛋白转运抑制剂的未刺激细胞作为对照，因蛋白转运抑制剂会使激活过程中产生的细胞因子滞留胞内。②激活对照：采用细胞表面CD69的表达来评价，如未激活，需制备新鲜刺激剂。③同型对照：细胞因子是诱导性表达分子，表达不均一，流式分析图上呈连续的散点，无法区分阴阳性，需设立同型对照消除抗体非特异性结合。一般采用与荧光标记抗体相同来源、相同标记、相同剂量和亚型的免疫球蛋白。

检测相对低表达的细胞因子或同时检测多种细胞因子，应选用藻红蛋白（phycoerythrin，PE）或别藻蓝蛋白（allophycocyanin，APC）标记；检测某单一细胞因子时最好也选用PE或APC标记；异硫氰酸荧光素（fluorescein isothiocyanate，FITC）标记最好用于检测高表达的细胞因子。

（四）酶联免疫斑点试验

酶联免疫斑点试验优于传统细胞因子或其他分子分泌细胞的检测方法，类似于体内的实验环境，比常规ELISA法的灵敏度提高200倍，能从20多万个细胞中检测出1个分泌相应分子的细胞。若标记抗体引入生物素与亲和素放大系统，可大大提高灵敏度。选用的底

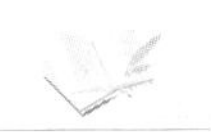

物应是在酶促反应后形成不溶性产物，可在分泌细胞因子的相应位置上形成斑点。选择的特异性抗体应具有高亲和力、高特异性、低内毒素的特点。由于并不是所有细胞因子都能够表达，需要确定最佳诱导的细胞因子。要设立无刺激物的阴性对照，阳性对照细胞应该100%有效。

酶联免疫斑点试验经过许多改进，已建立双色酶联免疫斑点试验，可以在一块板上同时检测两种细胞因子，如IL-2和IL-4。结核感染T细胞斑点试验的出现，为临床早期发现结核病提供了新的方法。该法结合了酶联免疫斑点试验技术与IFN-y释放试验，通过检测受结核分枝杆菌抗原刺激而活化的效应T细胞来诊断活动性结核感染。

三、临床应用

细胞因子与黏附分子在机体免疫调控、肿瘤及炎症发生等方面发挥着重要的作用，在一定条件下参与多种疾病的发生。当机体发生某些疾病时，体内细胞因子与黏附分子可异常表达。因此，检测患者体内细胞因子或黏附分子水平有助于临床某些疾病的诊断、治疗及预后的判断。同时，随着细胞因子基因工程产品的问世及临床应用，需对患者体内相应的细胞因子水平进行评估。因此，细胞因子或黏附分子的测定主要用于特定疾病的辅助诊断、评估机体的免疫状态、疾病疗效的监测和指导用药。

细胞因子或黏附分子检测方法多种多样，各有利弊。临床上应根据不同的检测目的，选择适宜的检测方法。生物活性采用特定的生物学方法测定；基因水平可采用实时RT-PCR等检测，细胞内的细胞因子采用FCM检测等。因此，要全面了解某一细胞因子或黏附分子在疾病发生发展中的作用，需联合应用不同的检测方法，综合分析检验结果。由于检测方法及结果计算不同，同一细胞因子或黏附分子检测结果可能相差较大。

项目的联合检测细胞因子之间相互关联，是一个复杂的免疫调节或效应网络系统，故单独检测一种细胞因子及其受体并不能提供有效的疾病信息，常需多种细胞因子的联合检测。同时，单一黏附分子的检测对疾病的诊断或预后判断意义有限。流式荧光免疫试验的出现，解决了同时分析标本中多种可溶性细胞因子或黏附分子的问题。

小结与展望

免疫球蛋白是由浆细胞所产生的一种具有抗体活性或化学结构与抗体相似的球蛋白，能与相应抗原特异性结合。免疫球蛋白定量测定方法有单向环状免疫扩散法、火箭免疫电泳法、ELISA、免疫比浊法、放射免疫分析法等，但临床常用单向环状免疫扩散法和免疫比浊法来测定血清免疫球蛋白含量。根据其测定结果以此来反映机体体液免疫功能状态和对疾病的诊断。

补体检测的方法涉及总补体活性的测定和单个补体成分的检测，检测补体主要是根据补体的抗原性和溶细胞活性设计的。总补体活性的测定在临床上应用最广泛是经典途径的CH50检测法，而单个补体成分检测则包括免疫溶血试验与免疫浊度试验，后者可用于定量测定。

免疫复合物阳性或浓度升高主要见于感染性疾病和自身免疫性疾病。免疫复合物检测对于研究发病机制、了解病情进展、判断治疗效果等方面能提供帮助。

细胞因子与黏附分子是构成免疫应答的重要物质基础，检测这些分子可反映机体的免疫状态。在某些病理状态时，细胞因子或黏附分子水平与疾病的严重程度和预后密切相关。免疫学测定法是细胞因子与黏附分子常用的检测方法，包括酶联免疫吸附试验、化学发光酶免疫试验、流式细胞术和酶联免疫斑点试验。该类方法检测的是细胞因子或黏附分子的蛋白含量，具有特异性高、操作简便、重复性好、实验结果稳定及测定影响因素较少等特点。

（张海方　杨璐）

思考题

1. 免疫比浊法测定免疫球蛋白的主要原理是什么？
2. 测定M蛋白的主要方法有哪些？其主要原理是什么？
3. 简述测定补体总活性的CH50的主要原理及注意事项是什么？
4. 临床常用的循环免疫复合物和固定免疫复合物的检测方法及方法原理是什么？
5. 临床常用的细胞因子与黏附分子的检测方法及方法原理是什么？

第十六章　临床免疫检验自动化分析

教学目标与要求

掌握　免疫浊度测定的自动化分析、酶免疫测定的自动化分析、荧光免疫测定的自动化分析和化学发光免疫测定的自动化分析的概念；各类临床免疫检验自动化分析的类型及检测原理。

熟悉　各类临床免疫检验自动化分析的结构、性能。

了解　各类临床免疫检验自动化分析的影响因素、注意事项及相关评价。

免疫检验是利用抗原和抗体特异性地进行反应的特性，对待测物质进行检测的分析技术。临床免疫检验自动化分析（automated analysis of clinical immune testing）是基于不同的免疫分析原理，采用一种或两种免疫分析技术（如免疫散射比浊分析技术、酶免疫测定技术、直接化学发光免疫测定技术、化学发光酶免疫测定技术、时间分辨荧光免疫测定技术、电化学发光免疫测定技术等），将免疫检验过程中的加样、加试剂、混合、温育、固相载体分离、信号检测、数据处理、结果报告、检测后的仪器清洗和样本后处理等步骤根据计算机内软件程序设置，自动化地完成上述免疫检验过程。

随着医疗水平的不断提高和医疗需求的持续增长，临床实验室可将多个检测系统进行整合，如免疫学、临床生化和血液学等系统的整合，自动完成各类检测项目及其他工作，形成全实验室自动化系统。

临床免疫检验自动化分析极大地减轻了工作人员的劳动强度，使大规模的检测成为可能，与人工检测相比，检测结果的稳定性和准确性显著提高，且可根据工作需求，随时上机检测样本，缩短检测周期，更便于临床、患者的诊疗。

第一节　免疫浊度测定的自动化分析

免疫浊度测定（immunoturbidimetry）的自动化分析是由经典的免疫沉淀反应发展而来，应用液相抗原 - 抗体反应、浊度检测技术及相应的计算机软件程序、信息等各类技术，自动化地进行加样、温育、浊度检测和数据处理、结果分析等检测过程。其检测原理是抗原、抗体在特定的电解质溶液中发生的液相沉淀反应，形成相对分子量小于 19S 的小分子免疫复合物，增浊剂（如聚乙二醇等）使小分子免疫复合物迅速沉降形成相对分子量大于 19S 的大分子免疫复合物微粒，反应液出现浊度。在抗体相对过量且恒量的情况下，待测抗原量与形成的免疫复合物的量及浊度呈正相关，即随着抗原量的增加，免疫复合物的形成量及反应液的浊度均增大。根据检测器在光路的位置，免疫浊度分析分为免疫透射比浊分析（immunotransmission turbidimetric analysis）和免疫散射比浊分析（immunoscatter turbidimetric analysis）。在临床实验室中生化分析仪基于免疫透射比浊试验原理进行检测，而免疫分析仪基于免疫散射比浊试验原理进行检测。本节主要介绍免疫散射比浊测定的自

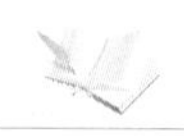

动化分析。

免疫散射比浊测定的自动化分析是指计算机相应信息软件系统控制免疫散射比浊仪，进行免疫比浊测定的自动化加样、加试剂、混合与温育、散射光测定、抗原过量检测、数据处理、结果分析等过程。

一、分析原理

免疫散射比浊分析是液相的免疫沉淀反应和散射光谱原理结合而形成的免疫分析技术。可溶性抗原与相应抗体特异性结合生成免疫复合物，复合物对光线产生折射而形成散射光，散射光强度与复合物的分子量、大小、数目及入射光强度成正比，与入射光波长、免疫复合物至检测器的距离成反比。

复合物颗粒直径大小不同，散射光分布不同，散射不同，即为 Rayleigh 散射、Mie 散射和 Debye 散射的（图 16-1）。Rayleigh 散射为复合物直径小于入射光波长的 1/10，散射光强度在各个方向的分布均匀一致；Mie 散射为复合物直径等于或大于入射光波长，向前散射光远远大于向后散射光；Debye 散射为复合物直径大于入射光波长的 1/10 至接近入射光波长，随着复合物直径增大，向前散射光强于向后散射光。

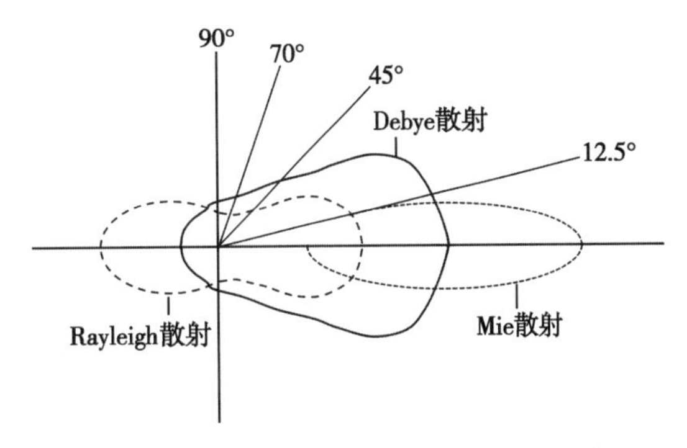

图 16-1　光散射作用随粒径大小的变化示意图

当相应抗体量恒定的情况下，在特定的免疫散射比浊仪上进行检测，散射光强度与待测可溶性抗原量和反应时间成正比。

二、分析类型

根据检测模式不同，免疫散射比浊分析分为定时散射比浊法和速率散射比浊法。

（一）定时散射比浊法

定时散射比浊法（timing nephelometry）是在保证抗体相对过量的情况下，加入待测抗原，抗原 - 抗体反应即开始。反应分两个阶段，即预反应阶段和反应阶段。在反应刚开始的预反应阶段（7.5～120 秒），反应介质中散射信号变动很大，如果此时计算峰值信号而获得的结果会产生一定误差。因此在测定散射信号时，避开抗原、抗体反应的预反应阶段，在反应的最佳时段（反应阶段）进行读数，从而使这种误差降至最低（图 16-2）。

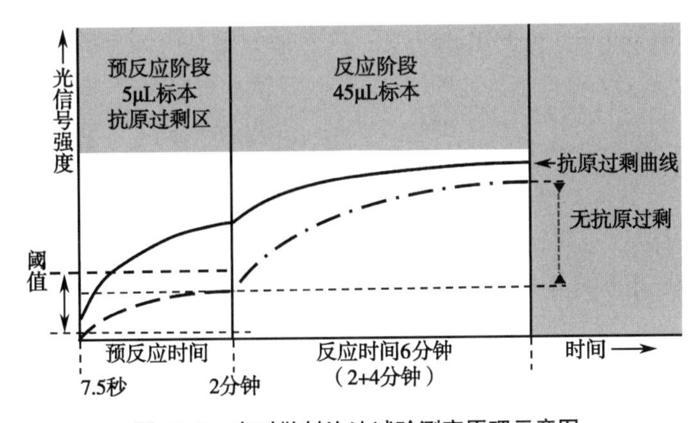

图 16-2　定时散射比浊试验测定原理示意图

定时散射比浊测定的自动化分析包括以下内容：

1. 预反应阶段　采用相应的保证措施保证检测时所获取的信号峰值是由被检抗原产生。

（1）抗原过量的阈值限定：加入 1/10 样本与一定量抗体混合反应，在预反应时间段，若抗原 - 抗体复合物产生的散射光信号值在预设阈值内，则样本中待测抗原浓度合适，可继续进行测定。若超过预设阈值，提示抗原过剩，应将样本适当稀释后再测定。

（2）抗体过量：在每一项检测中，预置抗体结合抗原的能力可达到相应待测样本正常血清浓度的 50 倍以上，保证高浓度抗原均能与抗体结合形成复合物。

2. 反应阶段　加入全量样本，在 4 分钟内测量散射光信号。

3. 信号检测　将获得的检测信号，经计算机相应软件处理得出待测抗原浓度。

（二）速率散射比浊试验

速率散射比浊试验（rate nephelonetry）是一种抗原与抗体结合的动力学测定方法。抗原与抗体混合后瞬间即发生反应，在抗体过量的前提下，该反应速度由慢到快，连续动态监测此过程，单位时间内形成的免疫复合物不断增多，抗原 - 抗体反应速率最大的某一时刻称为速率峰（图 16-3），此时散射光强度变化最大，随后逐渐减少。表 16-1 表示随着抗原 - 抗体反应时间的延长，免疫复合物的总量逐渐增加，而速率的变化是由慢到快再逐渐变慢，在 20～25 秒这个单位时间内抗原 - 抗体反应的速率达到高峰，即出现速率峰，该峰值大小与抗原浓度呈正相关。制作剂量 - 反应曲线，应选取速率最大，且与被测物浓度变化呈线性关系的速率峰值，通过计算即可获得被测物质的浓度。

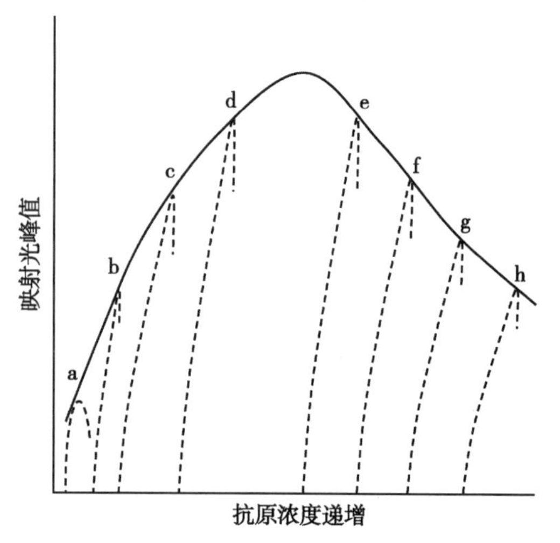

图 16-3　抗原 - 抗体反应散射光峰值的动态变化

表 16-1　抗原 - 抗体复合物形成的速率

累计时间（秒）	形成 IC 总量	速率	累计时间（秒）	形成 IC 总量	速率
5	8	—	35	300	70
10	13	5	40	360	60
15	25	12	45	415	55
20	60	35	50	450	45
25	150	90	55	480	30
30	230	80	60	500	20

速率散射比浊试验的自动化分析包括以下内容。

（1）抗原 - 抗体反应：将待测样本和抗血清分别放入仪器样本盘和试剂盘，根据检测目的，仪器自动吸取一定量样本和适量抗血清混合，动态监测抗原 - 抗体反应的速率，得到最大反应速率。

（2）结果计算：根据最大反应速率制作剂量 - 反应曲线计算样本中待测抗原含量。

为保证检测结果的准确性，应检测样本中抗原含量。在检测过程中，抗原 - 抗体快速反应，在规定的时间内反应介质中的抗体应与待测抗原全部结合，无游离抗原存在。此时，

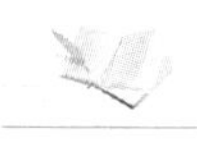

再次加入已知的相同抗原，如出现第二个速率峰值信号，则说明第一次速率峰值信号是由待测抗原产生，第二个速率峰由加入的已知抗原与剩余游离抗体产生的；若加入已知相同抗原后不出现第二速率峰，说明反应介质中已无游离抗体存在，待测标本中抗原浓度过高，测定结果不准确，第一速率峰值信号为部分待测抗原产生（图 16-4），需将待测样本进一步稀释，重新测定。

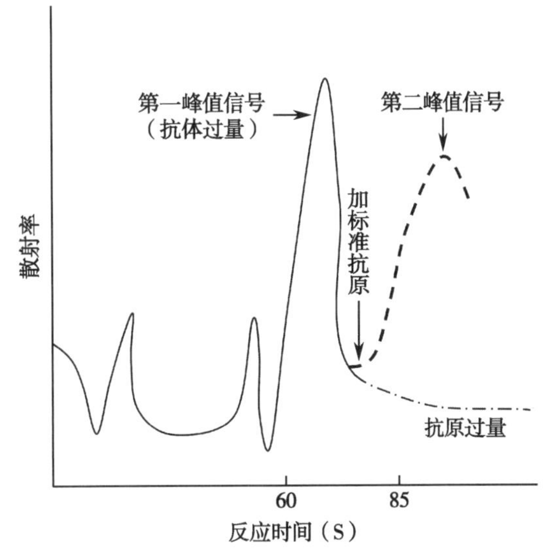

图 16-4　抗原过量检测示意图

（三）透散射融合增强技术

透散射融合增强技术基于多聚粒技术，结合了散射与透射的优势，达成了互补。透散射融合增强技术原理与多聚粒技术相似，在同一机器上大直径纳米微球做散射，小直径纳米微球做透射，中间则是透射的融合，将两种技术相结合。

透散射融合增强检测具备以下特点。

（1）保证检测低限的灵敏度和重复性：使用散射光路系统检测低浓度样本，可提高检测区域下端的灵敏度；由于低端散射光的光强增强，信号的检测能力提高，使得低浓度样本检测的重复性增强。

（2）保证检测高限的重复性：通过透射光路系统检测区域上端，进行高浓度样本检测时，稀释倍数不需要大比例，避免因单一散射检测系统，线性上限不足而采用大比例的预稀释，从而导致重复性减低。通过透射与散射两套光路的结合，兼顾检测区域线性的上、下限灵敏度以及整个检测系统的重复性。

（3）有效应对 HOOK 效应：低浓度样本的抗体过剩问题通过散射检测的高敏感性解决，高浓度样本的抗原过剩问题通过透射检测的高线性解决。

三、影响因素

散射免疫比浊测定因其自动化程度高，因此是目前临床应用较多的一种方法。但在检测的过程中，也存在各种影响因素，例如受仪器、试剂和样本等因素的影响。

1. 抗原 - 抗体的比例及抗体质量　在免疫散射比浊测定中，抗原 - 抗体的比例至关重要，必须保持抗体适当过量，其直接影响检测结果的准确性。在检测过程中抗原过量是引起结果不准确的直接因素，因此仪器应有自动监测抗原过量的程序。检测过程中，要求抗体特异性和亲和力好，纯度和效价高，理想抗体是 R 型抗体。

2. 增浊剂　增浊剂可以提高抗原 - 抗体复合物的形成速度，常用的增浊剂有相对分子量为 6 000～8 000 的 3%～4% 聚乙二醇或吐温 -20，它们可以消除蛋白质分子周围的电子云和水化层，促进抗原 - 抗体反应。但浓度过高、分子量过大的聚乙二醇会引起血清中其他蛋白质（如脂蛋白、α_2- 巨球蛋白、IgM）的非特异性沉淀，形成伪浊度。因此，在测定的过程中，应注意增浊剂的浓度。

3. 伪浊度　伪浊度是导致抗原检测结果假性升高的主要因素，由非特异性的抗原 - 抗体反应形成的浊度。伪浊度形成的原因有：①反复冻融样本、混浊样本、高血脂标本；②灭活处理抗血清、抗血清中含有交叉反应性抗体，抗体纯度不高、效价低于 1 ∶ 20；③增浊剂（聚乙二醇）浓度过高；④抗体细菌污染、比色杯不清洁、缓冲液的离子强度太高、pH 和温度不适合等。

4. 激发光源和波长　波长633nm的氦氖激光光源，能避免免疫散射比浊测定中血清样本自身荧光的干扰。为监测向前散射光强度，减少内源性物质光散射的干扰，光电倍增管的位置与光源轴的夹角常采用向前5°～20°夹角。

5. 制备校准曲线和室内质量控制　校准曲线的制备应使用仪器规定的校准品，多点校准后，选择适当的数学方法进行校准曲线拟合；超过校准曲线规定有效期或每更换一批试剂等情况，应重新制备校准曲线。与此同时，选取合适的质控血清按一定周期进行室内质量控制，以保证结果准确可靠。

第二节　酶联免疫测定的自动化分析

酶联免疫测定的自动化分析是指在酶联免疫吸附试验（enzyme-linked immunosorbent assay，ELISA）过程中，自动化地操作各个步骤所使用的仪器（加样 - 温育 - 洗涤 - 加酶结合物 - 温育 - 洗涤 - 加底物 - 温育 - 比色等），并对实验数据进行分析的过程。临床实验室曾经通过肉眼观察显色反应来判读酶免疫测定反应结果，随着酶标仪的问世和不断发展，目前的全自动酶免疫分析系统已经具备多通道、多任务、自动化同时处理大量样本的能力。

酶联免疫测定的自动化分析过程中，根据其不同处理模式，将全自动酶免分析仪分成两类：分体机和连体机。分体机是由全自动标本处理工作站和全自动酶免分析仪两个独立的部分组成。连体机由多个模块组成，在一台计算机上使用一套操作系统，从样本稀释、加样到酶标板孵育、洗涤、加试剂、再孵育、洗涤、读数和结果打印的全流程自动化。

酶联免疫测定的自动化分析减少了人为误差，使检测结果更准确，减轻了劳动强度，提高了工作效率。

一、仪器组成和性能

全自动酶免分析仪具有一套完整的操作和分析系统，可使多块酶标板同时进行工作，不同品牌、不同型号的仪器配置不同，但性能基本相同，一般由以下系统组成。

1. 条形码识别系统　仪器的条形码扫描器可进行三维运动，自动识别对照管、试剂管、标准管、样本管和酶标板的条形码。仪器的条形码扫描速度很快。仪器不同，扫码速度不同，大部分仪器其扫码速度可达200次 / 秒。

2. 加样系统和样本架　加样系统用于样本和试剂的分配。样本架可放置200到400个样本管和预稀释管，加样头工作架每列可载480个加样Tip头。仪器根据实验指令自动识别样本管、预稀释管、加样头、预稀释液、对照管和校准品并进行工作。为减少携带污染，加样针可采用一次性使用吸头，或者内壁有特氟龙（TEFLON）涂层（＜1nm）的固定金属加样针。加样针还具有凝块检测功能，以及自动清洗和自动液面感应装置，在加样的同时进行检测，避免样本漏检事件的发生。Tip头的装卸由加样系统自动完成。随着自动化程度的不断提高，部分仪器约9分钟即可完成5块96孔板的加样。

3. 试剂架　仪器可装载多个试剂架，每个试剂架具有几十个试剂位，加试剂使用Tip头或永久性固定金属针。部分仪器约2分钟即可完成5块96孔板的试剂加入。检测工作完成，按照程序将整个试剂架移出，自动放入仪器后处理即冰箱保存，保证试剂的有效性。

4. 温育系统　仪器由多组温育箱构成温育系统，一般每套温育系统有4组温育箱，每个温育箱可同时放置6块96孔板，并可自动加盖。温度控制独立，温度范围从5～50℃随意调节，升温速度快，不到2分钟即可达到设定温度。根据需要还可进行振荡式温育，使反应加快并且更加充分。

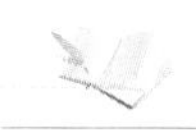

5. 液路系统　依据作用不同，仪器带有多个2～4L的液体瓶，包括初始化液瓶、蒸馏

水瓶、洗液 A 瓶、B 瓶和大型废液瓶等。所有瓶子都有液面感应装置，根据各自的需求设置液体瓶最大、最小液面高度，超出范围会自动报警。

6. 洗板系统　每台全自动酶免系统可配置多台洗板机，4 种不同的 4～8L 洗涤液，配备 8 针、16 针或 24 针通道的洗涤头（可适合平底形板、U 形底板等多种微孔板），洗涤一遍 96 孔板大约 20 秒，洗涤液的残留量小于 1μL。根据要求设置洗涤次数，有 40 余种洗涤程序可供选择。为适应不同厂家的 96 孔板，洗板机针头的位置可前后、上下调节。

7. 酶标仪读数仪　由钨灯、滤光片、光导纤维和光电倍增管组成，一般预装 6 个或更多的滤光片（405、450、492、550、600 和 620nm），以满足不同实验室的需求，根据需求选择滤光片，进行 96/384 孔微孔板（条）的扫描读数。可选择单通道和多通道读数仪。

8. 自动装载传递系统　在计算机程序控制下机械臂和轨道自动定位，使标本架、试剂架、酶标板在任何位置移动，实现前处理和后处理的连接。

9. 计算机管理和信息系统　一套仪器运行的控制软件是全自动酶免分析仪的核心，是仪器工作保持高度自如灵活、高效率和避免微孔板在运行中发生混乱的保证。自动化系统还具有新试验编程，多种质量控制模式，8～12 种校准曲线拟合方程，原始资料的保存、分析等多种功能。

二、仪器评价

全自动酶免分析仪中的连体机是将“样本前处理系统”（即样本处理工作站）和“后处理系统”（即全自动酶免分析仪）联合起来，检测速度快，自动化程度高，适合大批量样本的处理，如血站系统、大规模体检。

分体机，样本处理工作站和后处理系统互相独立，可以根据检测项目，灵活使用，适合检测项目多、样本数量不等的临床实验室。

第三节　荧光免疫测定的自动化分析

荧光免疫测定（fluorescence immunoassay）的自动化分析是将标记有荧光素的抗原或抗体与待测抗体或抗原发生的抗原 - 抗体反应，与固相分离技术、荧光检测技术以及相应的计算机控制软件、信息等各类技术进行整合，自动化完成加样、温育、洗涤、分离、荧光强度测定和检测结果处理等检测全过程。根据抗原 - 抗体反应后是否需要进行固相分离，分为均相和非均相两类。荧光免疫测定仪也根据此，分为非均相时间分辨荧光免疫分析仪和均相荧光偏振免疫分析仪。随着技术的不断进步，时间分辨荧光免疫分析技术更广泛地应用于荧光免疫测定。荧光免疫分析仪由加样系统（样本盘、试剂盘和反应管盘）、条码识别系统、仪器控制系统、荧光信号检测系统和结果处理系统等组成。

一、时间分辨荧光免疫测定的自动化分析

时间分辨荧光免疫试验 / 测定（time-resolved fluorescence immunoassay，TRFIA）的自动化分析是将标记有镧系元素的抗原或抗体和待测抗体或抗原发生的抗原 - 抗体反应，与固相分离技术、时间分辨荧光检测技术及相应的计算机软件程序、信息等各类技术进行整合，自动化完成抗原 - 抗体反应中的加样、加试剂、抗原 - 抗体反应，以及反应后游离抗原和抗体与抗原 - 抗体复合物分离、洗涤、时间分辨荧光强度检测和结果分析、处理等检测全过程。

时间分辨荧光免疫测定具有灵敏度高，荧光标记结合稳定、寿命长，特异性强，测量速度快，易于自动化，无放射污染等特点。

（一）原理

各种蛋白质、组织和一些化合物在激发光的照射下都能发出一定波长的荧光，这些荧光为非特异性荧光，会干扰荧光免疫测定的灵敏度和特异性。但这些荧光的寿命一般为1～10纳秒（ns），最长不超过20纳秒（ns）。而镧系元素［三价稀土镧系离子，如铕（Eu^{3+}）、铽（Tb^{3+}）、钐（Sm^{3+}）和镝（Dy^{3+}）］的荧光寿命为10～100微秒（μs）。利用这一特性，待背景荧光完全衰变后，再测量镧系元素的特异性荧光，可有效地降低本底非特异性荧光的干扰。镧系元素的激发光谱带较宽（波长为300～350nm），发射光谱带窄（多在613nm±10nm）。在此波段内，各种蛋白质、组织和其他化合物的荧光干扰少。激发光波长和荧光发射波长之间的Stokes位移约为270nm，能有效地分开激发光和发射的荧光。

（二）内容

以双抗体夹心法为例，时间分辨荧光免疫测定的自动化分析包括以下内容。

1. 抗原-抗体免疫复合物的形成 将待测样本加入包被了抗体的96孔反应板的小孔中，温育一定时间后，样本中的抗原与96孔板包被的抗体，形成固相包被抗体-抗原免疫复合物，然后进行洗涤，除去游离未结合的待测抗原。

2. 加入铕（Eu^{3+}）螯合抗体 再次温育后，形成固相包被抗体-待测抗原-Eu^{3+}螯合抗体免疫复合物，再次洗涤，除去游离未结合的部分。

3. 加入酸性增强液 酸性增强液使Eu^{3+}从免疫复合物中解离出来，340nm的激发光照射游离的Eu^{3+}，Eu^{3+}发射出613nm的荧光，时间分辨荧光读数仪记录荧光信号。

4. 荧光信号的检测 氙闪烁灯为时间分辨荧光免疫分析仪的脉冲激发光源，脉冲宽度10皮秒（ps），频率为1 000次/秒，脉冲光源控制系统由光二极管、积分器P1、闪光管触发器和光导纤维组成。氙闪烁灯脉冲激发光源照射样本后即短暂熄灭，延缓测定时间由电子设备控制，待非特异性本底荧光衰退后，再测定由样本发出的长寿命镧系荧光，即在1秒钟内脉冲光源发射激发光（340nm）1 000次，1次循环为1毫秒，其中3微秒用于发射脉冲激发光，再延迟397微秒让非特异性本底荧光衰退后，记录401～800微秒内Eu^{3+}发出的荧光（613nm），再停留200微秒，待荧光基本熄灭后再进行下一个循环。上述循环1 000次，记录每次Eu^{3+}发出的荧光，计算1 000次的平均荧光强度，通过校准曲线得出被检测物质的浓度。

（三）影响因素

在时间分辨荧光免疫测定的自动化分析过程中，有如下影响因素。

1. 试剂交叉污染 实验过程中所用的器材和试剂应尽量防尘；环境、试剂、容器等里面的镧系元素易污染分析用的酸性增强液，从而使本底升高。

2. 微孔板选择 不同厂家生产的微孔板，所产生的荧光有很大差异。聚苯乙烯是96孔板最常用的分析固相载体，其荧光本底低，并有洗涤微孔板的自动装置，使用前应进行微孔板有效性确认。

二、荧光酶免疫测定的自动化分析

荧光酶免疫测定的自动化分析即为碱性磷酸酶标记荧光免疫测定（alkaline phosphatase labeled fluorescence immmunoassay）的自动化分析。

（一）原理

该自动化分析以塑料微粒为固相载体包被抗体（或抗原），以碱性磷酸酶（ALP）标记抗原或抗体，酶促反应的荧光基质（底物）是4-甲基伞形酮磷酸盐（4-MUP），酶水解4-MUP后，可脱去其带有的磷酸根基团，形成4-甲基伞形酮（4-methylumbelliferone，4-MU），4-MU在360nm激发光的照射下，在450nm处发出荧光。

（二）内容

以双抗体夹心法为例，ALP 标记荧光免疫测定的自动化分析包括以下内容。

1. 抗原 - 抗体反应　将包被了抗体的塑料微粒和待测样本加入反应杯中，然后加入 ALP 标记抗体，通过一定时间和温度温育后，形成固相包被抗体 - 抗原 - 酶标抗体免疫复合物。

2. 洗涤和分离　用缓冲液洗涤反应杯 2～3 次后，去除游离相，即未结合的多余抗原和 ALP 酶标抗体。

3. 加入酶促反应的荧光底物 4-MUP　4-MUP 被酶标抗体上的 ALP 分解，脱磷酸根基团，形成 4-MU，经 360nm 激发光的照射，发出 450nm 的荧光。

4. 通过信号检测得出待测抗原浓度　读取荧光读数仪的记录数据、并对数据进行放大处理，最后由计算机分析，计算出待测抗原的含量。

三、荧光偏振免疫测定的自动化分析

荧光偏振免疫试验 / 测定（fluorescence polarization immunoassay，FPIA）的自动化分析是将待测小分子抗原和荧光素标记小分子抗原与抗体发生竞争性反应，并与偏振荧光检测技术及相应的计算机软件程序、信息等各类技术进行整合，自动化完成抗原 - 抗体反应中的加样、加试剂、抗原 - 抗体反应、偏振光检测和结果分析、处理等的检测全过程。小分子半抗原（如药物浓度）的检测宜使用荧光偏振免疫测定。

（一）原理

单一平面偏振光照射荧光素标记的小分子抗原后，小分子抗原可发出偏振荧光，荧光素激发时的转动速度与偏振荧光强度、分子量的大小成反比。被荧光素标记的小分子抗原分子量小，在溶液中旋转速度快；与抗体大分子结合后分子量增大，旋转速度放慢，偏振荧光强度增大。若样本中待测抗原浓度高，待测抗原与荧光素标记抗原竞争结合抗体，由于抗体上结合的是待测抗原，无荧光素标记，因此偏振荧光强度减弱。利用抗原 - 抗体竞争反应原理，根据荧光素标记抗原和待测小分子抗原竞争性地与抗体结合，导致偏振荧光强度的差异，从而测定样本中待测小分子抗原物质的含量。

（二）内容

1. 抗原 - 抗体反应　开启仪器，在样本盘中放入抗原质控品、校准品和待测样本，试剂盘中放入荧光素标记抗原和抗体等，输入命令，仪器自动在反应杯中加入已定量的荧光素标记抗原、抗体和未标记抗原（校准品、质控品、待测样本）等，三种物质混合，在规定的温度条件下进行竞争反应。

2. 偏振荧光强度测定　波长 485nm 偏振光照射反应液，激发出 525～550nm 偏振荧光，分析仪自动测量偏振荧光的强度，计算机相应软件处理数据、校准曲线拟合，最终得出待测小分子抗原物质的含量。

（三）影响因素

1. 检测结果影响因素　激发态荧光的平均寿命、抗原的相对分子量、荧光素标记的质量以及复合物的特性等因素影响测定结果的准确性。

2. 检测灵敏度影响因素　用除蛋白剂对样本进行预处理，除去干扰成分，提高检测灵敏度。

第四节　发光免疫测定的自动化分析

发光免疫测定（luminescence immunoassay）的自动化分析是将抗体或抗原标记，和待测

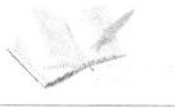

抗原或抗体发生抗原-抗体反应，与固相分离技术、发光技术及相应计算机软件程序、信息等各类技术进行整合，自动化完成加样、温育、固相载体分离清洗、发光信号检测及结果分析、处理等检测全过程。

依据各类自动化发光免疫分析仪检测原理和采用的发光标记物不同，将自动化发光免疫分析仪分为四类：直接化学发光免疫分析仪（吖啶酯标记化学发光免疫分析仪）、化学发光酶免疫分析仪（标记物：辣根过氧化物酶、碱性磷酸酶）、电化学发光免疫分析仪和发光氧通道免疫分析仪。

一、直接化学发光免疫测定的自动化分析

直接化学发光免疫测定（direct chemiluminescence immunoassay）的自动化分析是将化学发光剂（吖啶酯标记）直接标记抗体或抗原，与待测抗原或抗体发生抗原-抗体反应，并且利用磁性微粒子分离技术，自动化完成加样、加试剂、抗原-抗体反应、反应后抗原-抗体复合物与未结合的游离抗原和抗体的分离、洗涤、发光检测和结果分析、处理等检测全过程。

以双抗夹心法为例，直接化学发光（吖啶酯标记）免疫测定的自动化分析包括以下内容。

1. 抗原-抗体反应　在反应管中加入包被单克隆抗体顺磁性微粒和待测样本，磁性微粒上的抗体与样本中待测抗原结合；再加入标记有吖啶酯的多克隆抗体，经过一定时间温育，形成磁微粒包被抗体-抗原-吖啶酯标记抗体复合物。

2. 洗涤和分离　在电磁场中，利用磁性微粒分离技术，将上述物质洗涤2～3次后，游离相即未结合的多余抗原和吖啶酯标记抗体即被洗去。

3. 加入氧化剂、pH纠正液　在经过了上述洗涤、分离的磁性微粒管中，加入氧化剂（H_2O_2）以及pH纠正液（NaOH）。在碱性环境中，吖啶酯不需要催化剂即可分解、发光。

4. 通过信号检测得出待测抗原浓度　发光迅速、强度大和时间短是吖啶酯的发光特点。为保证发光积分值记录的准确性，在加入氧化剂和pH纠正液后，整个发光的前、中、后过程中，仪器的光度检测计进行500次连续读数。集光器和光电倍增管接收并记录1秒内所产生的光子能，这部分光的积分与被测抗原的量成正比，待测抗原的含量通过校准曲线得出。吖啶酯发光化学非特异性结合少，本地低，并且与大分子结合不会减少所产生的光量，从而增加了检测的灵敏度。

二、化学发光酶免疫测定的自动化分析

化学发光酶免疫试验/测定（chemiluminescence enzyme immunoassay，CLEIA）的自动化分析是将酶标记抗体或抗原和待测抗原或抗体发生抗原-抗体反应，与固相分离技术、酶促发光技术及相应的计算机软件程序、信息等各类技术进行整合，自动化完成加样、加试剂、抗原-抗体反应、在抗原-抗体反应后抗原-抗体复合物与未结合的游离抗原和抗体分离、洗涤、酶促发光或荧光、发光检测和结果分析、处理等检测全过程。在检测过程中需使用标记酶和发光底物。碱性磷酸酶（alkaline phosphatase，ALP）和辣根过氧化物酶（horseradish peroxidase，HRP）为常用标记酶，AMPPD、鲁米诺和4-甲基伞形酮磷酸盐（4-methylumbelliferyl phosphate salt，4-MUP）等为常用发光底物。

（一）碱性磷酸酶标记发光免疫测定（alkaline phosphatase labeled immunoassay）的自动化分析

该自动化分析是以碱性磷酸酶（ALP）为标记酶，标记抗原或抗体，以顺磁性微粒子为固相载体，以AMPPD[3-(2'-螺旋金刚烷)-4-甲氧基-4(3'-磷酰氧基)苯基-1、2-二氧环已烷]为化学发光剂。碱性条件下，在ALP的作用下，AMPPD发生水解脱去一个磷酸基，得

到一个中等稳定的中间体 AMPD(半衰期为 2～30 分钟),此中间体经分子内电子转移自行分解(连接苯环和金刚烷的二氧四节环断裂),同时发射光子,产生 470nm 的光,并可持续几十分钟。AMPPD 的分子结构中有两个重要的部分,一个是连接苯环和金刚烷的二氧四节环,另一个是维持着整个分子结构稳定的磷酸根基团。这使 AMPPD 发光稳定,容易测定和控制。

以双抗体夹心法为例,ALP 标记发光免疫测定的自动化分析包括以下内容。

1. 抗原 - 抗体反应　在反应管中加入包被单克隆抗体的顺磁性微粒和待测样本,磁性微粒上的抗体与样本中的待测抗原结合,再加入标记有 ALP 的抗体,经过一定时间的温育,形成磁微粒包被抗体 - 待测抗原 -ALP 标记抗体复合物。

2. 洗涤和分离　在电磁场中,利用磁性微粒分离技术,将上述物质洗涤 2～3 次后,游离相即未结合的多余抗原和 ALP 标记抗体即被洗去。

3. 加入发光剂　磁性微粒表面的 ALP 催化发光剂 AMPPD,使 AMPPD 脱去磷酸基团,形成中等稳定的中间体 AMPD。AMPD 很快自行分解,从高能激发态回到低能量的稳定态,同时发射光子,由于 AMPPD 分子结构特性,使化学发光持续、稳定,易于测量和控制。

4. 通过信号检测得出待测抗原浓度　光量子阅读系统记录发光强度,依据校准曲线得出待测抗原含量。

(二)辣根过氧化物酶标记发光免疫测定(horseradish peroxidase labeled immunoassay)的自动化分析

该自动化分析以塑料锥形小管为固相载体,以辣根过氧化物酶(HRP)为标记酶,标记抗原或抗体,以鲁米诺为化学发光剂,同时使用增强剂(为某些酚类物质,如 3- 氯 -4- 羟基乙酰苯胺),增加化学发光强度并且使时间延长。

在反应管内加入启动发光剂(NaOH 和 H_2O_2)、化学发光剂鲁米诺和增强剂 3- 氯 -4- 羟基乙酰苯胺后,HRP 在过氧化氢(H_2O_2)作用下,使增强剂 3- 氯 -4- 羟基乙酰苯胺氧化产生自由基,鲁米诺得到一个其释放的电子,继而活化为激发态而发光(其波长为 425nm)。由于化学发光增强剂的反复循环使用,因此使鲁米诺不断活化发光,荧光强度增加,时间延长,便于测量和控制。

以双抗体夹心法为例,辣根过氧化物酶标记发光免疫测定的自动化分析包括以下内容。

1. 抗原 - 抗体反应　将单克隆抗体包被于锥形塑料小管,在其中加入待测样本,样本中的抗原与包被抗体结合,形成固相抗体 - 抗原复合物,再加入标记有 HRP 的抗体,经过一定时间 37℃的温育,形成固相抗体 - 待测抗原 -HRP 标记抗体复合物。

2. 洗涤和分离　洗涤锥形塑料小管 2～3 次后,去除游离相,即未结合的多余抗原和 HRP 标记抗体。

3. 加入发光剂　加入发光剂鲁米诺、增强剂 3- 氯 -4- 羟基乙酰苯胺和启动发光剂(NaOH 和 H_2O_2),在强氧化剂的作用下,结合在固相载体上的 HRP 催化、激活鲁米诺,使其发光,化学发光增强剂 3- 氯 -4- 羟基乙酰苯胺使鲁米诺发光强度增强并使其发光时间延长。

4. 通过信号检测得出待测抗原浓度　光量子阅读器在鲁米诺发光过程中,连续检测光子发射量,汇总、计算发光的总积分值,依据校准曲线得出待测抗原含量。

三、电化学发光免疫测定的自动化分析

电化学发光免疫测定(electrochemiluminescence immunoassay, ECLIA)的自动化分析与一般的化学发光不同,是一种在电极表面由电化学引发的特殊化学发光反应,包括了电化学和化学发光两个过程。即是将三联吡啶钌 $[Ru(bpy)_3]^{2+}$ 标记抗体或抗原,与待测样本

中的抗原或抗体发生抗原 - 抗体反应，并与顺磁性微粒分离技术、电化学发光技术和相应的计算机软件程序、信息等各类技术进行整合，自动化完成加样、加试剂、抗原 - 抗体反应、反应后抗原 - 抗体复合物与未结合的游离抗原和抗体磁性分离、洗涤、电极表面电化学发光反应、发光检测和结果分析、处理等检测全过程。

以双抗体夹心法为例，电化学发光免疫测定的自动化分析包括以下内容。

1. 抗原 - 抗体反应　在反应杯中加入生物素标记的特异性抗体、待测样本和三联吡啶钌标记抗体，经一定时间和温度温育后，将链霉亲和素包被的顺磁性微粒加入共同温育，在顺磁性微粒表面形成链霉亲和素 - 生物素 - 抗体 - 待测抗原 - 三联吡啶钌标记抗体复合物。

2. 电化学发光反应　链霉亲和素 - 生物素 - 抗体 - 待测抗原 - 三联吡啶钌标记抗体复合物在蠕动泵作用下被送入流动室，磁性微粒流经电极表面时，因工作电极下安装有磁铁，磁性微粒就被吸附于电极表面。TPA（三丙胺）缓冲液同时流入，冲走未结合的标记抗体，去除游离相。电极同时加压，电化学发光反应启动。发光剂三联吡啶钌和电子供体 TPA 在阳极表面进行电子转移，使二价钌氧化成三价，成为一种强氧化剂，同时 TPA 被氧化成一种强还原剂，可将一个电子转移到三价的钌，使其形成激发态的钌，激发态的三联吡啶钌不稳定，发射出一个波长 620nm 的光子，产生电化学发光，三联吡啶钌重新生成基态的钌，发光标记物可循环发光。

3. 光信号检测　光信号由光信号检测器检测，待测抗原的浓度越高，光的强度越强，两者之间成正比。

4. 检测完成　终止电压，撤去磁场，将清洗液通过蠕动泵泵进流动室，进行电极表面的清洗，做好下一次检测的准备工作。

四、发光氧通道免疫测定的自动化分析

发光氧通道免疫测定（luminescent oxygen channel immunoassay，LOCI）的自动化分析是将发光氧通道技术和抗原 - 抗体反应技术与相应计算机软件程序、信息等各类技术进行整合，自动化完成加样、加试剂、抗原 - 抗体反应、荧光检测和结果分析、处理等检测全过程。这是一种均相免疫检测技术，无须对抗原 - 抗体反应后游离抗原或抗体与抗原 - 抗体复合物进行分离，具有高灵敏度、高特异性、线性范围宽等优点。

发光氧通道免疫分析技术问世于 20 世纪 90 年代，后由相关公司生产商品化试剂。我国科研人员在此原理基础上建立了国产的光激化学发光免疫分析系统（LiCA）。

（一）分析原理

发光氧通道免疫分析原理的核心是高能量态单氧的产生和传递。在均相条件下，将待测样本与包被了抗体或抗原感光微球和包被了抗原或抗体的发光微球混合，迅速发生免疫反应，形成免疫夹心复合物，其中感光微球在 680nm 激发光照射下使周围氧分子激发释放高能态的单线态活性氧。后者扩散至发光微球并传递能量，发光微球发射 520～620nm 荧光信号，并被单光子计数器探测。此过程中，单线态氧的半衰期只有 4 微秒（μs），在反应体系中只能扩散大约 200nm。因此，只有结合态发光微球才能获得单线态氧的能量并发光，非结合态发光微球由于相距较远，无法获得能量而不发光，发光量与待测抗原量成正比。

光致化学发光均相反应的基础是这种依赖于两种微粒相互接近的化学能量传递。在光致化学发光反应体系中，反应体系的本底非常微弱，是由于微粒浓度低，相互随机碰撞的概率低。包被在微粒表面的生物分子相互作用，两个微粒之间的距离就拉近了。例如抗原 - 抗体复合物的形成，使产生的能量有效传递并发出光信号。

（二）内容

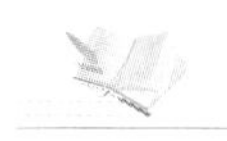

以双抗体夹心法为例，发光氧通道免疫测定的自动化分析包括以下内容。

1. 抗原 - 抗体反应　在反应杯中加入包被感光微粒的抗体、包被发光微粒的抗体和待测样本，在一定温度条件下温育一定时间，形成包被感光微粒的抗体 - 抗原 - 包被发光微粒的抗体免疫复合物。

2. 信号检测　用光子计数器计数得到相对光单位（relative light unit，RLU）值，待测抗原的浓度与发光量成正比，依据校准曲线得出待测抗原含量。

小结与展望

临床免疫检验自动化分析包括免疫浊度测定的自动化分析、酶免疫测定的自动化分析、荧光免疫测定的自动化分析和化学发光免疫测定的自动化分析，这些自动化分析已广泛地应用于临床工作中。随着技术的不断进步，临床免疫检验自动化分析的选择与应用，应该充分考虑检测系统的性能指标，实验室的环境及设施条件，实验室检测规模、检测项目及设备配置，实验室信息化系统，实验室检测项目的经济效益及社会效益等因素，以便更好地服务于临床和患者。

（潘云燕　杨克科）

思考题

1. 免疫浊度测定的自动化分析的概念、原理是什么？

2. 定时散射比浊测定和速率散射比浊测定的原理有何不同？免疫散射比浊测定的过程中有哪些影响因素？

3. 酶联免疫测定的自动化分析的概念是什么？仪器组成及性能如何？

4. 时间分辨荧光免疫测定的自动化分析包括哪些内容及注意事项？

5. 直接化学发光免疫测定的自动化分析和电化学发光免疫测定的自动化分析的概念及内容是什么？

第十七章　临床免疫检验的质量保证

教学目标与要求

掌握　临床免疫学检验的室内质量控制的方法；临床免疫学检测方法的性能验证。

熟悉　临床免疫学检验分析前、分析后质量控制的内容；临床免疫学检验质量控制相关的基本概念。

了解　室间质量评价的意义。

临床免疫学检验已成为临床检验中一大类重要的常规检查。临床实验室为证明提供给患者临床诊疗和临床试验研究数据准确、有效而采取的一系列措施称为质量保证（quality assurance，QA），涵盖了实验室检测前、中、后的全过程。在实验室工作中全面贯彻实施质量保证是临床免疫检验的重要内容。

第一节　基本概念

为保证临床免疫学检验全过程的质量，正确评估临床免疫学检测方法的性能，准确解读临床免疫学检验结果的临床意义，在临床检验工作中需要掌握一些基本概念。

1. **敏感性（sensitivity）**　是指当特定疾病存在时，患者样本检测结果为阳性或超过正常值范围的比率。敏感性反映的是试验诊断患者的能力（真阳性）。计算公式为：$\frac{TP}{TP+FN}\times100\%$，其中 TP：真阳性；FN：假阴性。

2. **特异性（specificity）**　是指当特定疾病不存在时，患者样本检测为阴性或者在正常范围内的比率。特异性反映的是试验判断实际未患病的能力（真阴性）。计算公式为：$\frac{TN}{TN+FP}\times100\%$，其中 TN：真阴性；FP：假阳性。

3. **阳性预测值（positive predictive value，PPV）**　是指特定检测试剂或方法测定为阳性的样本实际上为阳性的可能性。阳性预测值反映的是试验结果阳性者患特定疾病的可能性，理想的诊断试验的阳性预测值应为100%，即没有假阳性。计算公式为：$\frac{TP}{TP+FP}\times100\%$。

4. **阴性预测值（negative predictive value，NPV）**　是指特定检测试剂或方法测定为阴性的样本实际上为阴性的可能性。阴性预测值反映的是试验结果为阴性者真正未患病的可能性，理想的诊断试验的阴性预测值应为100%，即没有假阴性。计算公式为：$\frac{TN}{TN+FN}\times100\%$。

5. **精密度（precision）**　是指在规定条件下对同一或类似样品重复测量所得示值间的一致性程度。精密度通常用测量不精密度以数字形式表示，即在规定测量条件下的标准差（standard deviation，SD）和变异系数（coefficient of variation，CV）。SD或CV值越大，表示重复测定的离散度越大，精密度越差，反之则越好。在评价定性测定时，不能使用强阳性或阴性样本，只能使用接近临界浓度的样本。

6. 准确度(accuracy) 是指分析物的测定结果与真实结果之间的接近程度。在定性测定中，是指样本阳性或阴性测定结果与其真实结果的一致性程度。准确度通常以不准确度来间接衡量。对一分析物重复多次测定，所得均值与其真值或参考靶值之间的差异偏移，称为测定的不准确度。从测量误差的角度来说，准确度是测得值随机误差和系统误差的综合反映。

7. 室内质量控制(internal quality control，IQC) 是由实验室的工作人员采用一系列统计学的方法，连续地评价本实验室测定工作的可靠程度，判断检验报告能否审核、报告的过程。室内质控的目的是检测、控制本实验测定工作的精密度，并检测其准确度的改变，减少常规测定工作的批内、批间变异系数，保证检测结果的一致性。

8. 室间质量评价(external quality assessment，EQA)，又称能力验证(proficiency testing，PT) 是指由外部机构组织的，将多个标本周期性地发送到实验室进行分析和(或)鉴定，将每个实验室的结果与同组其他实验室的结果或指定值进行比较，并将比较的结果报告给参与的实验室的活动。实验室通过参与EQA，可发现实验室检测误差并校正结果，对试验操作进行纠正，使实验室的结果具有可比性。

第二节 临床免疫学检验结果判断

在临床免疫学检验中，决定定性结果阴性和阳性的依据是阳性反应判断值(cut-off value)。PPV和NPV受被检人群特定疾病的流行率的影响。根据PPV，可将免疫试验分为筛查试验、诊断试验和确认试验。

一、阳性反应判断值的设定

在临床免疫学定性检测中，疾病人群样本检测值的范围与健康人群检测值的范围往往存在部分重叠(图17-1)，这一部分样本的检测结果归为可疑，即“灰区”。因此，为了判断免疫定性测定的结果，需要设定阳性反应判断值，以作为判断试验结果阴性或阳性反应的依据。

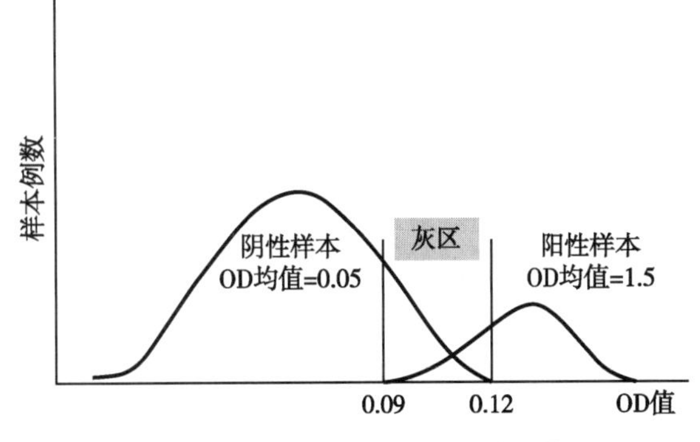

图17-1 临床免疫学测定“灰区”

在设定阳性反应判断值时，往往要根据三组人群的检测情况综合考虑。这三组人群是：患有该疾病的人群、健康人群和患有其他疾病的人群。很多情况下，为了得到比较高的PPV，阳性反应判断值可能大大高于测定下限。

当检测结果高于某个阳性反应判断值时，应结合患者临床症状做出相应的临床决策，如疾病确认或排除。由于检测结果可能受多种因素干扰，且不同的阳性反应判断值可导致试剂临床敏感性和临床特异性不同，所以检测结果显示“阳性”，并不一定代表检测对象处于某种疾病状态，应结合患者临床症状及其他检测结果进行分析。例如，对于高敏感性的筛查试剂，结果呈阳性反应仅提示阳性结果的可能，仍需要进一步地确认。

二、临床预测值

阳性预测值和阴性预测值的大小不仅和试验方法的敏感性和特异性相关，还和进行诊断试验的临床对象的流行率相关。因此，PPV 设定实验中的样本除了上述提到的三组人群，每组人群所占比例也应当与其在总人群中的比例相近。一个具有 95% 敏感性和特异性的检验方法或试剂，在流行率为 10% 的人群中（总例数为 10 万人），其 PPV 为 67.9%；在流行率为 1% 的人群中，其 PPV 则低至 16%（表 17-1）。因此，临床上对怀疑某种疾病（有临床表现或有其他相关指标、家族史的提示）的患者进行检测时，PPV 将大大提高；相反，如果对所有就诊者进行常规筛查，其 PPV 就很低。因此实验室在建立检验程序时，需要将临床预测值纳入考虑范围内。

表 17-1 流行率对于 95% 敏感性和特异性试验 PPV 和 NPV 的影响

检验方法或试剂	10% 流行率		1% 流行率	
	检出	未检出	检出	未检出
+	9 500	500	950	50
–	4 500	85 500	4 950	94 050
敏感性	95%		95%	
特异性	95%		95%	
PPV	9 500/（9 500+4 500）=67.9%		950/（950+4 950）=16.0%	
NPV	85 500/（85 500+500）=99.4%		94 050/（94 050+50）=99.9%	

三、根据阳性预测值对免疫测定方法的分类

（一）筛查试验

筛查试验用于检查被检测物在整个人群或部分人群中的存在情况。通常情况下，筛查试验应当具有较高敏感性（即临床检出率大于 95%），对其特异性和阳性预测值的要求则取决于对各种因素的综合考虑。例如，献血员在检测 HIV 抗原 / 抗体时，为了把血源性传染降低到最低程度，避免受血者感染，要求采用敏感性高的筛查试剂，提高检出率，减少漏诊率。另外，还需要综合评估以下因素：假阳性结果是否会对被检测人经济或心理上产生严重的不良影响；对误诊病例的治疗是否会产生严重的后果；是否有可以对阳性筛查结果进行确认的试验，确认试验是否易于执行，确认试验是否价格昂贵等。一般而言，筛查试验结果阴性提示被检测人待测物阴性的可能性很高，而筛查试验结果阳性仅提示阳性结果的可能，需要进一步的确认。

（二）诊断试验

诊断试验是对疾病进行诊断的试验方法，用于检测临床上已怀疑某种疾病的患者，通过该方法进一步把患者与可疑患病但实际无病者区分开来。诊断试验通常采用敏感性较高的试验方法，如酶联免疫吸附试验、放射免疫试验、化学发光免疫试验、荧光免疫试验等。

一些情况下，某一试验既可以是筛查试验，也可以是诊断试验，这主要取决于被检测人群。如果人群中被检测物的阳性率很低，检测结果的 PPV 很低，则属于筛查试验；对已有临床症状、家族史或临床上已怀疑某种疾病的人群，检测结果的 PPV 较高，则属于诊断试验。

（三）确认试验

确认试验用于对筛查试验或诊断试验的结果进行确认。对于确认试验，特异性和阳性预测值比敏感性和阴性预测值更为重要。确认试验可以是免疫测定，也可以是细菌培养或

核酸检测。可以作为确认试验的免疫测定方法有免疫印迹试验、重组免疫印迹试验、抗体中和试验等，但这些方法不一定就是确认试验，这取决于试剂的特异性。诊断试验的特异性高，且 PPV 高，才可作为确认试验。

第三节　分析前质量控制

分析前阶段(preanalytical phase)是从临床医师提出检验申请，到检验程序启动前的阶段。按时间顺序，主要包括检验项目的申请，患者准备，样本采集、运送、接收和保存。分析前质量控制是决定检验结果正确、可靠的前提，涉及临床医生、护士、护工、受检者、检验人员等人员，任何环节的疏漏或不规范均可导致检验结果的误差。因此，需要通过定期培训、严格管理和细致分析，尽可能地避免分析前阶段差错的发生，以提高检验质量。

一、检验项目的申请

1. 检验项目的选择　目前，临床免疫学检验中只有少部分检测方法的特异性和 PPV 高，可以作为确认试验，例如乙型肝炎病毒表面抗原检测的抗体中和试验，临床上绝大部分的免疫学检验方法仅能作为筛查试验或诊断试验，存在假阳性。因此，临床实验室必须告知临床医师，在进行检验项目的选择时，必须考虑受检者人群的来源。如果申请的检验项目用于临床辅助诊断，应当为有临床症状、家族史等怀疑可能有某种特定疾病的患者来申请该检验项目，以提高 PPV；如果所有患者均申请该检验项目，或用于正常人群的体检，则阳性检测结果不可用于诊断，应申请确认试验，例如乙型肝炎病毒表面抗原、丙型肝炎病毒抗体、人类免疫缺陷病毒抗体、抗梅毒螺旋体抗体的术前筛查或其他免疫检测项目。

2. 申请单格式和填写　检验申请单基本信息应至少包括：受检者身份识别，如姓名、性别、年龄、科别、病房、门诊号 / 住院号、联系方式等；临床诊断或疑似诊断；原始样本类型；申请的检验项目；原始样本采集日期和采集时间；样本接收日期和时间、申请者唯一标识(医师签字)；检验项目收费信息等。检验申请单的填写内容要规范、完整，以保证为后续检验流程提供必需的信息。

3. 申请检验项目的时间　当免疫检验项目与疾病进展的时期有关时，应注意检验项目申请和检测时间。例如，当患者处于病原体感染的“窗口期”，在血液中无法检出相应的抗原 / 抗体；病毒感染早期时 IgM 升高；比较发病早期和恢复期血清中 IgG 抗体的浓度，可以帮助确认近期感染或既往感染。激素和药物测定的样本采集时间与测定结果密切相关，例如：可的松在凌晨四点至六点之间，会有一峰值出现；性激素通常以阵发性方式释放，对于月经规律者而言，一般在经期第 2 或 3 天进行检测。此外，一些药物的使用会影响免疫检测的结果，例如采用链霉亲和素 - 生物素包被系统的化学发光免疫试验时，患者若服用生物素，会对检测结果产生干扰。自身抗体、肿瘤标志物等检测项目，受申请检验项目的时间影响较小。

二、患者准备与样本采集

在对患者进行取血或采样前，操作人员需要首先确定患者的身份，应准确核实患者的姓名、性别、住院号等信息。对于不能说话的或意识不清的患者应由相关陪同人员、医师或护士确认信息。

实验室应制定正确采集和处理原始样本的程序文件，以供操作人员使用。原始样本采集前，应对操作人员进行培训和指导，内容包括患者准备，原始样本采集的类型、量、所用容

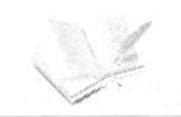

器及必需添加物，特殊采集时机等。

免疫学检验的临床样本一般为血清或血浆，个别情况下，样本类型可为尿液、唾液、脑脊液、乳汁、粪便等。实验室工作人员应注意试剂说明书中建议的样本类型，试剂说明书未建议使用的样本类型，在未验证检测结果的有效性之前，不建议进行检测。例如自身抗体检测建议采用血清，这是因为抗凝剂肝素可能会抑制某些抗原 - 抗体反应，而 EDTA 和枸橼酸盐会螯合血浆中的金属离子，增强竞争反应，减弱非竞争反应和荧光反应。

在样本采集前，实验室应根据检测项目需求，给临床提供推荐样本采集量及最低采集量。样本采集的容器应密闭，防止溢洒及生物危害；避免使用对抗原 / 抗体有吸附作用的容器。确认患者符合检验前要求，在规定的时间或时间间隔进行样本采集。例如促肾上腺皮质激素（ACTH）的检测，因其具有分泌时相性，所以应分别在上午 8 点、下午 4 点和 0 点三个时间点采样检测。

三、样本运送与接收

实验室应建立样本运送和接收的程序文件，保证岗位人员工作的规范性。为保证检测结果的准确性，样本运送应按以下要求进行：各类样本采集后，应尽快送检至实验室，并应根据检测项目，严格控制送样时间；保证采集、运送样本所需的特定温度范围；注意送检样本时的生物安全，确保运送者、其他人员及接收实验室安全；对有高度生物传染危险性的样本，必须按照特定生物安全要求进行运送，注意样本的隔离、封装和容器的密闭；样本送至实验室后，工作人员应及时接收；运送过程中应防止样本容器的破碎和样本的丢失。

实验室应根据试剂说明书中对样本的要求及可能对结果造成干扰的因素，明确拒收样本的类型，除上述样本的采集、运送中不符合要求的样本外，常见拒收样本的类型有以下两种。

1. 样本溶血　血红蛋白中含有的血红素基团，有类似过氧化物的活性。在以辣根过氧化物酶为标记酶的酶联免疫吸附试验中，如血清样本中血红蛋白浓度过高，在温育过程中易吸附于固相，从而与后面加入的 HRP 底物反应显色，导致本底增高。

2. 细菌污染　样本采集后，不能马上进行检测的样本，应按储存温度进行保存，避免细菌污染。细菌所分泌的酶可能导致抗原 / 抗体等蛋白分解，例如大肠杆菌分泌的 β- 半乳糖苷酶，会对用该酶做标记的测定方法产生非特异性干扰。

样本接收后，应立即进行检测，如果不能立即检测，按样本储存要求，将样本保存。样本在 2～8℃下保存时间过长，IgG 可聚合成多聚体，进行间接法 ELISA 测定中使本底过深，易造成假阳性。样本可在 −70℃以下长期保存，但应避免反复冻融。样本反复冻融，冰晶产生的机械剪切力会破坏样本中的蛋白分子，使分子构型发生改变，对抗原 - 抗体反应产生影响。一些特殊项目如补体，对热不稳定，经 56℃ 30 分钟即可失活，在 −10～0℃活性也仅能保持 3～4 天；物理作用如紫外线照射、机械振荡等均可使其失活。因此对于此类检测项目要及时进行检测并按要求正确保存。

四、血清中影响检测结果的常见内源性干扰因素

1. 类风湿因子　类风湿因子（rheumatoid factor，RF）是一类针对自身 IgG Fc 段产生的自身抗体，在类风湿患者、其他疾病以及正常人血清中，常含有不同浓度的 RF，可干扰免疫反应。

2. 补体　补体（complement）可被抗原 - 抗体复合物或微生物所激活，导致病原微生物裂解或被吞噬。在固相酶免疫测定中，来自哺乳动物的固相特异抗体和酶标二抗均有激活

人补体系统的功能。在检测中，固相抗体和酶标二抗可因为其在固相吸附及结合时抗体分子发生变构，从而其 Fc 段的补体 Clq 结合位点暴露，Clq 作为中介物使两者交联，导致假阳性结果。同时，固相抗体也会因为活化补体的结合，封闭抗体的抗原表位结合能力，而引起假阴性结果或使定量测定结果偏低。

3. 嗜异性抗体　嗜异性抗体（heterophil antibody，HA）指缺乏明确的动物血清或动物免疫球蛋白的刺激，由人体免疫系统分泌的与动物免疫球蛋白具有低亲和力的一种内源性干扰抗体。绝大部分 HA 的靶抗原为动物免疫球蛋白 Fc 段，但少部分 HA 能与动物免疫球蛋白 Fab 段结合，因此相应的 HA 可分为天然多特异性抗体和抗独特型抗体。HA 通常通过两种机制干扰临床免疫检测。对于双抗体夹心法，如果 HA 能桥接标记抗体与捕获抗体，会导致检测结果假性增高或假阳性，而如果 HA 为抗独特型抗体，空间位阻效应可阻碍样本中的抗原与检测抗体的结合，导致检测结果假性下降或假阴性。

4. 自身抗体　自身抗体主要干扰其相应自身抗原的检测，例如抗甲状腺球蛋白抗体可以干扰甲状腺球蛋白的检测。抗胰岛素抗体可以干扰胰岛素和 C 肽的检测。

5. 溶菌酶　溶菌酶与等电点较低的蛋白质有较强的结合能力。免疫球蛋白等电点约为 5.0，因此在双抗体夹心法 ELISA 测定中，溶菌酶可在包被的 IgG 和酶标的 IgG 间形成桥接，从而导致假阳性。

第四节　分析中质量控制

分析中阶段（analytical phase）是从样本前处理到样本检测完成，形成报告结果的过程，是直接影响检测结果的重要阶段。其质量控制的内容包括实验室环境条件、仪器设备维护校准、试剂方法的性能验证、标准操作程序的建立、人员培训、样本前处理、室内质量控制、室间质量评价或实验室间比对，是整个检验过程实施全程质量控制最关键的部分，直接关系到检验结果的准确性，是临床免疫学检验质量保证的核心。

一、实验室环境条件

实验室的环境条件是检验工作的保证。充足的空间、适宜的温度和湿度有助于仪器设备保持良好状态，自动化仪器对实验室环境有一定的要求，例如仪器的水平放置，避免灰尘、振动、阳光直射、温、湿度波动过大、有毒有害气体、电磁干扰等。

在免疫检验中，温度和湿度的控制不仅是为了仪器设备的正常运行，更重要的是，免疫测定涉及抗原 - 抗体的结合反应，温、湿度对此过程影响很大，孵育温度一般要求 37℃。实验室温度过高或者过低，当温度超过仪器的自动恒温控制范围，会影响抗原和抗体的免疫学反应。因此，临床免疫检验实验室应维持一个稳定的、符合检验要求的温、湿度条件，以保证检测结果的准确性。

二、仪器设备维护校准

对于临床免疫学检验所涉及的仪器设备必须制定严格的维护保养措施，保证仪器设备保养良好，对于仪器易出现问题的区域，如洗涤区等更应注意洗板机的维护保养。如果光学系统缺乏保养，导致空气滤光片过热而引起输出量的变化，就会导致测定结果的改变和室内质控的失败。荧光显微镜的激发光源汞灯有一定的寿命，应定期使用光度检测器监测光强度，如光强度不符合要求，应当及时更换汞灯光源。

临床免疫学检验项目检测过程中涉及的关键设备，包括加样器、温度计、温育箱、酶免分析仪和各种全自动检测设备等，均应定期进行校准，保证检测的准确性。

三、试剂方法的性能验证

临床免疫实验室在使用商品化试剂前，需要根据试剂说明书所标明的性能指标进行性能验证，保证检验结果的准确性；实验室自建的免疫检验试剂或方法，应建立并确认相应的性能指标。任何严重影响检验程序分析性能的情况发生后，应在检验程序重新启用前对受影响的性能进行验证。现用检验程序的任一要素（仪器、试剂、校准品等）变更，如试剂升级、仪器更新、校准品溯源性改变等，应重新进行验证。性能指标主要包括：精密度（定性和定量）、准确度（定性和定量）、符合率（定性）、线性（定量）、可报告范围（定量）、检测下限（定性和定量）、参考区间（定量）、抗干扰能力（定性和定量）等。

（一）精密度

1. 定性检测　在定性检测中，精密度是指一个阳性或阴性样本，重复多次测定得到阳性或阴性结果的百分比。使用一份接近临界浓度的阳性样本，进行20次以上的重复检测，计算5%～95%阳性率所在的检测浓度区间（C_5～C_{95}区间），以明确同一样本重复检测可获得一致结果时的浓度范围。C_5～C_{95}区间反映了重复检测可能获得结果的浓度范围，因此C_5～C_{95}的宽度可以表示定性检测的精密度。C_5～C_{95}区间越窄，检测方法精密度越好。

2. 定量检测　定量免疫检验方法较多，包括放射免疫技术、免疫比浊法、化学发光分析技术、酶联免疫吸附试验、流式细胞术等。在定量检测中，无法用数字来表示，只能通过精密度来评估，变异系数或标准差越小精密度越好。有些定性免疫测定，如ELISA、化学发光免疫试验等，样本的测定结果可用S/CO或COI（cut-off Index）比值来表示，实验室应根据试剂说明书中试剂的批内和批间变异及其检测方法，对试剂的精密度进行验证。

（二）准确度

1. 定性检测　在定性免疫检测中，准确度与临床诊断、金标准方法和经过确认血清样本盘的检测比较来评价，以敏感性/特异性来表示；如果没有可用的诊断标准，则以阳性符合率/阴性符合率来表示，反映的是待评价试剂和已验证方法的一致性程度。

通常是将待验证方法与公认（金标准方法或参考方法）或实验室已在使用的方法同时检测日常工作样本：选取阴性样本10份，阳性样本10份（包含至少5份浓度在cut-off值和2～4倍cut-off值之间的弱阳性样本，1份极高值阳性），随机每4份分成一组。然后比较两种方法之间结果的差异，不一致的结果再用第三种方法确认，通过计算阳性符合率和阴性符合率来评价定性测定的准确度。

实验室根据检测项目和临床要求设定对阳性符合率和阴性符合率的要求，一般来说，阳性符合率和阴性符合率均应≥95%。

2. 定量检测　定量检测中，准确度主要是评价测定的定量结果与真实定量结果的偏倚，以测定结果和真实值之间的差异表示。

定量检测的准确度评价有两种方法：一是使用待验证方法对已知标准值的标准物质进行分析，将检测结果与已知标准值进行比较；二是同时使用待验证项目与标准方法或参考方法对同一批次样本（包括测定线性范围高、中、低浓度样本）进行分析，然后将不同方法得到的结果进行对比分析。实验室可根据检测项目和临床要求来设定允许的定量结果偏移范围。

（三）符合率

1. 诊断符合率　临床免疫定性检验程序可根据诊断准确度标准是否明确来验证诊断符合率。

当诊断和被测物的结果明确，即用金标准进行检测，且满足诊断准确度标准时，可采用评估诊断敏感性和诊断特异性的方法来验证诊断符合率。

具体方法如下：选取阴性样本 20 份（包含至少 10 份其他标志物阳性的样本）、阳性样本 20 份（包含至少 10 份浓度在 cut-off 值和 2～4 倍 cut-off 值之间的弱阳性样本，1 份极高值阳性样本），随机盲号法重新分号，检测样本，将所有检测结果按表 17-2 汇总填表。诊断符合率计算：诊断敏感性 =[a/(a+c)]×100%；诊断特异性 =[d/(b+d)]×100%；诊断符合率 =[(a+d)/(a+b+c+d)]×100%。如果实验室计算得出的诊断敏感性、诊断特异性和诊断符合率不低于厂商检验方法声明，则通过验证。

表 17-2　诊断符合率验证

	金标准（诊断准确度标准）		
	疾病	非疾病	
候选实验	a（+，阳性）	b（+，阳性）	a+b
	c（−，阴性）	d（−，阴性）	c+d
	a+c	b+d	a+b+c+d

2. 方法符合率　当诊断准确度标准不明确时，可评估方法符合率，包括用候选方法检测已知能力验证或室间质评的样本，以及不同方法学或 / 和相同方法学不同实验室之间的比对。要求参比系统（在用检测方法）经验证性能符合设定标准，且日常室内质控、室间质评 / 能力验证合格。

具体方法如下：选取阴性样本 10 份（包含至少 5 份其他标志物阳性的样本）、阳性样本 10 份（包含至少 5 份浓度在 cut-off 值和 2～4 倍 cut-off 值之间的弱阳性样本，1 份极高值阳性样本），随机每 4 份分成一组。参比方法和候选方法均每天按照患者样本检测程序平行检测一组样本。将检测结果按表 17-3 汇总填表。计算符合率。符合率计算：阴性符合率 =[a/(a+c)]×100%；阳性符合率 =[d/(b+d)]×100%；总符合率 =[(a+d)/(a+b+c+d)]×100%。阳性似然比 = 阳性符合率 /(1− 阴性符合率)；阴性似然比 =(1− 阳性符合率)/ 阴性符合率。如果实验室计算得出的符合率不低于厂商检验方法声明，则通过验证。

表 17-3　方法符合率验证

	参比方法（非诊断准确度标准）		
	疾病	非疾病	
候选实验	a（+，阳性）	b（+，阳性）	a+b
	c（−，阴性）	d（−，阴性）	c+d
	a+c	b+d	a+b+c+d

（四）线性与可报告范围

线性是指在检测体系的检测范围以内，测量值与预测值之间的线性关系。线性与准确度密不可分，高准确度是线性分析的必要条件。线性分析可以直接分析已知浓度样本，或者将一定浓度样本进行系列稀释，根据检测值与预期估计浓度之间关系来判断是否存在线性关系。样本基质应与待检临床试验样本相似，不得采用含有对测定方法具有明确干扰作用物质的样本。

可报告范围的验证包括可报告低限（定量下限）和可报告高限（定量上限 × 样本最大稀释倍数）。一般由厂家或方法建立者提供可报告低限和高限值，实验室使用 5 个不同浓度水平样本进行验证。这些不同浓度样本中需包含一个接近最低检出限浓度和一个接近或稍高于最高检测线浓度的样本，对样本进行重复测量 3～5 次，计算样本的均值、标准差和

CV 值。

（五）检测下限

检测下限（detection limits）是指可被检测体系重复检测出待测物质的最低浓度水平。不同类型的样本，检测下限可能会有所不同。

检测下限的建立一般由厂家、方法建立者完成，实验室可验证厂家或方法建立者给出的检测下限是否正确。具体做法是：采用浓度为检测下限的样本检测至少 20 次（如测定 5 天，每天测定 4 份样本），如果≥95% 的样本检出阳性结果，则验证通过。

（六）临界值

临界值（C_{50}）是指处于或接近临界值的分析物浓度，多次重复检测此浓度的单一样本时将获得 50% 的阳性结果和 50% 的阴性结果。试剂生产厂家根据检测目的、敏感性和特异性建立 C_{50}，此临界值一旦确立，实验室不可随意更改。实际操作中，每个实验室的临界值会存在差异。若检验结果低于临界值则判定为阴性或无反应，高于临界值判定为阳性或有反应。实验室在现有条件下，应评价（临界值 −20%）至（临界值 +20%）的浓度范围是否包含在这种方法的 95% 区间内。

（七）生物参考区间

参考区间（reference interval）是指上、下参考线之间的参考值分布范围，生物参考值区间通俗地讲就是“正常人”各项生理指标正常波动的范围，主要用于划分正常与异常人群。参考区间的建立一般由厂家或方法建立者完成，实验室可验证厂家或方法建立者提供的参考区间是否正确。

在定性免疫检测中，通常以正常人群结果为阴性报告结果，以异常人群结果为阳性报告结果，因此不需对参考区间进行验证。在定量免疫检测中，如果以某一量值的结果为临界值来进行划分，在临界值以上和以下的结果对临床有不同的意义，那么需要对量值的参考区间进行验证。

（八）抗干扰能力

临床免疫检测中可能有存在交叉反应的物质干扰检测结果，这些干扰物质主要包括血红蛋白、甘油三酯、胆红素和免疫球蛋白 G 等。对于病原体标志物检测，干扰物质还包括与检测物质之间可能存在交叉抗原、易引起相同或相似临床症状的病原体。

1. 相关物质干扰　收集被检测物阴性的高浓度血红蛋白、高甘油三酯、高胆红素和 IgG 样本，分别加至被检测物分别为阴性、弱阳性、阳性不同浓度的 5 份样本中。使其干扰物质浓度达到厂商说明书声称的干扰浓度。加入干扰物质的量应小于样本量的 10%，对照组加入等量的健康人阴性血清。对所有样本同时进行检测，每个浓度检测 2 次，计算均值。添加干扰物质的阳性组结果和阳性对照组结果之间符合率应≥80%；添加干扰物质的阴性组结果和阴性对照组结果均为阴性。

2. 病原体干扰　将与被检测物质可能有交叉抗原、易引起相同或相似的临床症状的病原体弱阳性样本分别加至被检测物阴性、弱阳性、阳性不同浓度的 5 份样本中，按上述方案检测并评估。

四、标准操作程序的建立

标准操作程序（standard operation procedure，SOP）是用来指导某一独立过程或活动运行时所需步骤方法等细节性描述的可操作性文件。在免疫测定中，试剂准备、加样、温育、洗板、显色（或测定信号激发）和测定等每一步骤均对测定结果产生较大的影响。为确保检测结果的可靠性，需要按照仪器、试剂说明书和实验室具体情况将每个操作步骤标准化，建立标准操作程序。SOP 建立后所有的实验室工作人员在进行相关测定时，必须严格按相应的SOP进行操作，除非经实际工作证明正在使用的SOP中有不适当之处时，才可对SOP按一定程序进行修改。

五、人员培训

临床免疫学检验的项目、使用的检测技术很多，检测过程中既包括手工操作，又包括自动化仪器操作，要求实验人员具有一定的理论知识和实际工作能力，熟悉检测技术的基本原理、实验操作、仪器设备的使用、维护和保养、检验质量控制程序、生物安全、结果的报告和解释等。在实际工作中，会遇到因人员培训不到位，导致检测结果的差异。因此，人员培训非常重要，应根据实际工作的需要，建立定期培训计划并实施，培训结束后，对被培训人员进行考核、能力评估及是否授权。

六、样本前处理

使用无促凝剂或无抗凝剂采血管采血后，血液通常在30分钟后开始凝固，18～24小时完全凝固。日常检验中，常在血液还未开始凝固时即离心分离血清，此时分离出的血清仍残留部分纤维蛋白原，易造成假阳性结果。因此，血液样本采集后，应使其充分凝固后再分离血清，或样本采集时使用含分离胶或促凝剂的采血管。

七、室内质量控制

质量控制方法是用来监测检验方法的分析性能，警告检验过程存在的问题的手段。质量控制根据统计量来判断检验结果的质量，是否需要做系统纠正，患者检验结果是否可接受。

临床免疫学检验应根据允许总误差来规定质量要求。允许总误差包括随机误差和系统误差，即方法的不精密度和偏移，超过允许总误差说明检验质量不可接受。随机误差（random error）是测量结果与在重复性条件下对同一被测量进行无限多次测量所得结果的平均值之差。随机误差表现为测定值SD增大，主要是由实验人员操作等随机因素所致。系统误差（systematic error）是在重复性条件下，对同一被测量进行无限多次测量所得的结果的平均值与被测量的真值之差。系统误差通常表现为质控品测定均值的漂移，是由仪器设备、试剂、标准品或校准品出现问题而造成的。

室内质量控制的过程就是发现误差及分析误差产生的原因，并采取措施予以纠正的过程。因此，在开展室内质量控制前，应尽量控制产生误差的因素，这是做好室内质控的前提，也是保证常规检验工作质量的先决条件。室内质量控制一般通过检验质控品来进行，每个分析批应监测质控品以评价该批次的性能。

（一）室内质控品的基本条件

（1）质控品的成分应与检测患者样本的基质相似或一致。如临床常规实验中的样本为血清，质控品亦应为血清基质，以避免可能的"基质效应"。

（2）室内质控品所含待测物的浓度应接近临床决定性水平。免疫定性测定，应使用接近试剂盒阳性反应判断值的质控品，才能灵敏地反映常规测定中的批间变异。定性检测应同时使用弱阳性和阴性质控品，免疫定量测定，应使用接近临床决定性水平的质控品。定量检测应使用高、中、低三个浓度的质控品。

（3）室内质控是连续地监测实验室测定结果的重复性，因此要求质控品在一定的储存条件下能长期稳定，性质均一，批间变异性应小于分析系统的变异。如果检测项目没有相应商品质控品，实验室可以自制质控品，但需对质控品的稳定性和均一性进行验证。

（4）质控品无已知的生物危险性，对已知的经血液传播的病原体如HIV、HCV和HBV

等必须做灭活处理。

（5）为保证每日室内质控监测，应根据实验室质控品日常用量，储存一定数量的质控品（半年至一年）。

（二）室内质量控制方法

室内质量控制方法可分为统计室内质量控制方法和非统计室内质量控制方法。

1. 统计学室内质量控制方法　统计学质量控制就是根据小概率事件的原理，首先进行实验变异的基线测定，然后设定发生小概率事件的上下限范围，如果超过这个范围，则为小概率事件，判定为失控。根据统计学原理，5% 以下的发生概率为小概率事件。临床实验室可根据实际情况，来设定失控的上下限范围。统计室内质量控制方法包括两种：质控品测定重复性统计的方法和阳性率的统计方法。

（1）质控品测定重复性统计的方法：对质控品进行重复测定，对重复测定的结果进行统计分析，适用于定量免疫检验项目和以数字形式表示的定性免疫检验项目（如 S/CO 比值、cut-off 值等）。

1）基线测定：基线测定是先使用质控品确定实验在最佳条件和常规条件下的变异。最佳条件下的变异（optimal conditions variance，OCV）是指在仪器、试剂和实验操作者等可能影响实验结果的因素均处于最佳时，连续测定同一浓度同一批号质控品 20 批次以上，得到一组质控数据，经计算可得到其均值（$\overline{X}$）、SD 和 CV，此 CV 即为 OCV，即批间变异。常规条件下的变异（routine conditions variance，RCV）是指在仪器、试剂和实验操作者等可能影响实验结果的因素均处于通常的实验室条件下时，连续测定同一浓度同一批号质控品 20 批次以上，得到的一组质控数据，经计算得到的批间 CV 即为 RCV。所有测定数据无论其是否超出 3SD，均应用于上述统计计算。当 RCV 与 OCV 接近，或小于 2 倍 OCV 时，RCV 是可以接受的，否则，就需要对常规条件下的操作水平采取措施予以改进。

由质控品检测的均值和标准差计算出的质控界限，表示实验室使用的分析方法对某质控品做分析具有的变异。在临床实际工作中，OCV 指的是试剂盒或方法学本身的批间变异，可以从试剂生产厂家和文献报道等获得。所以，在有一定的实验工作基础的情况下，可直接进入 RCV 的测定计算。定值质控品使用说明书上的原有标定值只作参考，应由实验室做重复测定来确定实际的均值和标准差。

2）质控图的选择、绘制：以质控图形式表示质控结果，有助于质控数据的解释。常用的质控图有 Levey-Jennings 质控图和 *Z* 分数图。以 Levey-Jennings 质控图为例（图 17-2），其基本特点如下：①根据 RCV 计算的$\overline{X}$和 SD 计算出质控界限，表示实验室使用的分析方法对某质控品做分析具有的变异。②以 ±2SD 为告警限、±3SD 为失控限判断质控结果，其基本的统计学含义为：在稳定条件下，20 个室内质控结果中应不多于 1 个结果超过 2SD（95.5% 可信区间）限度；在 1 000 个测定结果中超过 3SD（99.7% 可信区间）的结果不得多于 3 个。因此，如以 ±3SD 为失控限，假失控的概率为 0.3%。③质控品应与病人样本同时检测，不得特殊对待。检测完毕后，将检测的质控结果标注在质控图上。质控在控，才可审核患者的测定结果；质控失控，说明监测过程存在问题，查找原因，并重新测定，质控在控后才可审核报告。④当使用一个以上浓度的质控品在同一张质控图体现时，应按双水平质控规则判断是否在控。⑤由于每个月质控数据对标准差的估计常因检测数较少造成月与月之间的变异较大。较好的估计是将一定时间周期内的质控数据累积起来（例如累积 6 个月连续的质控数据），作为长期的、较固定的靶值和标准差。⑥室内质控数据是用来控制实际过程的，表达应清楚直接，在质控图上记录结果时，应同时记录测定的详细情况，例如日期、试剂批号、质控品批号等。

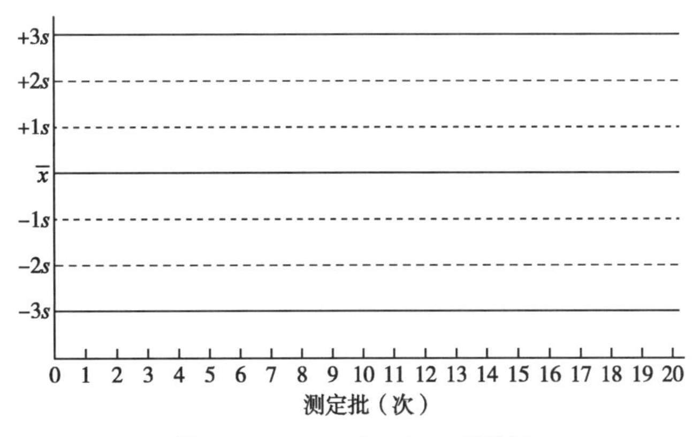

图 17-2　Levey-Jennings 质控图

3）质控规则的表示：①用 A_L 方式表示质控规则，A 代表质控测定值个数，L 是从正态统计量得到的质控界限。例如，1_{3s} 质控规则的质控界限为均值加减 3 个标准差（$\overline{X}$ ±3SD）。②$1_{2s}$ 规则可警告检验系统有倾向于失控的表现。但若依此作为失控规则，会造成过高的假失控的概率。因此一般不将它作为失控规则，特别当质控品检测次数大于 1 时更应注意。③$2_{2s}$ 质控规则是在同一批检测的两个质控结果同时同方向超出均值加减 2 个标准差（$\overline{X}$ ±2SD）的界限，或者两次不同批的质控结果同方向超出均值加减 2 个标准差（$\overline{X}$ ±2SD）的界限。④R_{4s} 质控规则是连续两个质控值之间的差值超过 4 个标准差。⑤常用的失控规则是 1_{3s} 和 2_{2s}。一般用 1_{3s} 和 R_{4s} 检出随机误差；用 2_{2s} 或连续 10 个质控值在均值同一侧（$10_{\overline{X}}$），可检出系统误差。应根据每个检出系统和临床目标区选择质控规则。⑥质控方法应既能灵敏地检出分析误差，又能特异地识别误差。使用多规则方法可改善误差检出，同时降低假失控的概率。

（2）室内质量控制阳性率的统计方法：以每次日常检测的阳性率比值作为数据，对每天的日常病人结果中阳性率出现的概率进行计算，是一种基于实验室日常检测结果进行统计分析的室内质控方法。按统计学规律，一个事件发生的概率小于 5% 被称为小概率事件，即发生的可能性很小。因此，如果这种结果出现的概率小于 5% 时，则可判为失控，需对其发生的原因进行分析。适用于定性和半定量免疫检验，如免疫沉淀试验、免疫凝集试验、荧光免疫试验、固相膜免疫分析技术或非定量的酶免疫试验和化学发光免疫试验等。概率的计算可采用二项式分布或泊松分布两种模式来进行计算。以二项式分布为例，如在一个实验室中某检测结果的阳性率为 p，计算在 n 个患者样本中有 m 个阳性结果的概率。根据二项式分布的概率计算公式为：

$$P_m=\frac{n!}{m!\ (n-m)!}p^m(1-p)^{n-m}$$

以 HBsAg 为例，若实验室检测日常患者结果的阳性率为 10%，即 p=0.1，某一次检测 19 个样本出现 5 个阳性结果，14 个阴性结果，则计算在 19 个样本中出现至少 5 个阳性结果的概率为 1–（获得 0 个或 1 个或 2 个或 3 个或 4 个阳性结果的概率），即 $1-[P(0)+P(1)+P(2)+P(3)+P(4)]=1-[0.9^{19}+19(0.9)^{18}(0.1)+171(0.9)^{17}(0.1)^2+969(0.9)^{16}(0.1)^3+3\,876(0.9)^{15}(0.1)^4]=0.035$，说明在该实验室 19 个样本中获得 5 个或 5 个以上阳性结果的概率为 3.5%，属于小概率事件，结果失控，有假阳性结果的可能。

2. 非统计室内质量控制方法　在定性免疫检测中，将弱阳性质控品和阴性质控品，随机放在临床样本中间，同时进行测定，质控品检测结果与预期结果相符，则质控在控。例如，在自身抗体的荧光免疫试验和免疫印迹试验中，每次测定都应至少检测一个已知的弱阳性质控和一个阴性质控，从而判断临床样本的检测结果是否有效。

（三）失控后的处理

检测过程中，室内质量控制失控，应查找失控的原因，根据具体情况及时解决失控。实验室应建立严格的失控处理制度，按照相应的制度解决失控。以下为导致失控的常见因素。

（1）测定操作中的随机误差，如样本和试剂吸取的重复性差、试剂未混匀、洗涤不充分和温育时间及环境条件的一致性不佳等。

（2）仪器的问题，如光路有灰尘、比色波长不正确、管道堵塞等。

（3）试剂的问题，如校准品不正确或变质、显色底物变质、试剂受到污染和试剂因贮存不当失效等。

（4）室内质控品失效。

寻找失控原因和处理的步骤包括：重新测定同一质控品、打开一支新的质控品同时检测、仪器维护、更换试剂、重新校准等。如仍无法纠正，则应暂缓失控项目样本的检测，与仪器、试剂工程师联系，查找失控的原因。

（四）室内质控数据的评价和管理

除了将 IQC 数据作为日常质控外，还应定期对室内质量控制数据进行汇总、分析、评价和保存。定期汇总相关信息，统计得到室内质量控制重要指标，如均值、SD、CV 等，并注意分析这些结果与累计结果间的差异，决定是否有必要对质量控制图的这些参数进行修改，从而达到室内质量控制的目的。室内质量控制原始结果、质量控制图应和相应的汇总结果妥善保存，以备回顾性分析时使用。

（五）室内质控的局限性

IQC 可确保每次测定与确定的质量标准一致，但不能保证在单个的测定样本中不出现误差。比如样本鉴别错误、样本吸取错误、结果记录错误等。此类误差的发生率在不同实验室有所不同，应均匀地分布于检测前、中、后的不同阶段。

八、室间质量评价或实验室间比对

实验室应参加适于相关检验和检验结果解释的室间质量控制评价计划。室间质量评价（EQA）的通常做法是：一个 EQA 组织者定期发放一定数量的、统一的样本给各参加质量评价的实验室，各实验室完成测定后，将其测定结果在规定时间内按照统一的格式报告至组织者使其进行统计学分析，组织者进行统计学分析后，将各实验室 EQA 成绩发送至各参加单位。国际上的 EQA 组织机构有英国国家室间质量评价计划（National External Quality Assessment Schemes，NEQAs）和美国 CAP（College of American Pathologists，CAP）。国内最大的 EQA 组织机构是国家卫生健康委员会临床检验中心（National Center for Clinical Laboratories，NCCL）。IQC 确保实验室内检测结果的一致性，而 EQA 则为不同实验室间的比对结果，在一定程度上保证结果的准确性。EQA 在质量保证中是对 IQC 的补充。

当组织机构没有相应的 EQA 项目，可进行实验室间的比对。实验室应联系检测该项目的同级实验室，经对方同意后，制定实验室间比对计划，并定期实施、分析、评价。

第五节　分析后质量控制

分析后阶段（postanalytical phase）是检验之后的过程。分析后质量控制包括检验后样本的保存与处理、检验结果的发布、报告与解释以及咨询服务等。

一、结果的报告与解释

（一）结果的自动审核与报告

结果报告应遵循标准化的原则。检测报告单格式及内容应符合认可 / 认证组织和国家

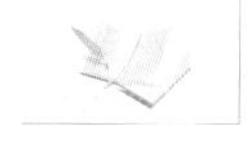

卫生健康委员会的相关要求。实验室负责人每年对结果报告格式和内容进行回顾和审核，必要时征求临床医护人员的意见，以满足临床需求。对临床免疫学实验室，特殊检验项目的结果报告应符合相关规范和标准要求，如《全国艾滋病检测技术规范》等。

1. 基本信息

（1）医嘱信息：①患者的信息：姓名、性别、年龄、病历号或门诊号、病床床号；②样本类型；③申请医师；④检验项目；⑤临床诊断。

（2）检测信息：①样本：样本号、采集时间、实验室接收样本时间和报告时间；②检测方法和主要设备；③检测者 / 审核者等。

2. 结果 检验结果报告内容通常包括文字、数字、符号。临床上开展的免疫学检验，大部分只能作为筛查试验或诊断试验，不是确认试验，阳性的结果仅代表在检测中发生了抗原 - 抗体的阳性反应，但阳性反应可能是真阳性，也可能是假阳性，也就是说存在一定比例的假阳性可能。因此，筛查试验或诊断试验的阳性结果应当报告为“反应性”或“阳性反应”。如未发生抗原 - 抗体的反应，则报告为“非反应性”或“阴性反应”。确认试验的结果可直接报告“阳性”或“阴性”。

结果报告的内容应包括：①检测项目、检测结果；②定量检测应注明项目的参考区间或检测方法的线性或可报告范围；定性检测筛查试验或诊断试验报告“反应性 / 阳性反应”或“阴性”，确认试验的结果报告“阳性”或“阴性”；③检测者、审核者，结果报告日期和备注等。试剂生产厂家应当在试剂盒说明书中详细说明如何报告检测结果。

3. 结果的自动审核与报告 在遵循操作规程的前提下，计算机系统按照临床实验室设置的已通过验证的规则、标准和逻辑，自动对检测结果进行审核并发布检验报告成为医疗记录的行为称为自动审核。在此过程中，与实验室预设的可接受标准相符的结果自动输入到规定合适的患者报告中，无须任何外加干预。自动审核如果实验室应用自动审核系统，应制定文件化程序以确保自动审核和报告的标准，该标准应经批准、易于获取并可被员工理解。当实施检测结果的自动审核和报告系统时，需考虑以下情况：①与患者历史检测数据比较有变化时须复核的结果；②需要实验室人员进行干预的结果，如不合理结果、不可能的结果或危急值；③需要进一步确认的检测结果，如 HIV 初筛阳性需进行确认试验的结果。

（二）结果的解释

对于筛查试验或诊断试验的“反应性”或“阳性反应”结果，需要进一步地确认试验或其他检测来判断是否为“真阳性结果”。检测结果的阳性预测值的高低，取决于检测方法的敏感性、特异性和待测物在检测人群中的阳性率。因此，免疫学检验的结果解释十分重要。临床实验室在报告结果时，有责任根据所检测的人群情况对结果进行解释。结果的解释中需明确说明结果对疾病的诊断意义，即指出该检测结果提示疾病的可能性，并说明在何种情况下有可能为假阳性或假阴性结果，给出排除假阳性或假阴性结果的方法（进一步检测或追踪定期检测）。如果已在进行进一步的检测，应在报告中予以说明。

临床解释的责任属于临床医师，临床医师通过综合患者的临床信息和其他检测结果来对特定的免疫测定结果作出合理的解释。

二、检验后样本的保存与处理

（一）检验后样本的保存

样本检测后要进行一定时间的保留，目的是必要时复查、附加检验和科研。当对检测结果提出质疑时，只有对原样本进行复查才能明确初次检验是否有误。

（1）建立样本保存的规章制度，检验后的原始样本要有序排放，注明日期并加盖，分区进行冷藏保存，以备复查。

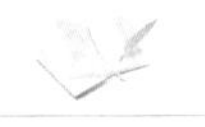

（2）在样本保存前要进行必要的收集和处理，如离心分离血清或细胞成分等，具体保存时间可由实验室根据空间、设施、需求自行规定。

（3）对于重要的样本应放至专用冰箱，并加锁、专人保管。要视所有样本均有生物危害。

（4）检测后的样本已至保存时限，按医疗废弃物定期处理。

（5）建立配套的样本存放信息管理系统，根据样本存储时间确定处理时间，并可通过患者信息快速定位找到样本存放位置。

（二）检验后样本的检索

各实验室的保存条件不尽相同，有些保存在冰箱中，有些保存在冷藏库中。对于样本量特别大的实验室，检索一个保存样本往往需要很长时间。为便于在需要时获得保存的样本，通常要求按照样本的唯一标志作为检索条件。目前，有些实验室已借助于实验室自动化系统或自动样本后处理系统，对所有检测后样本进行重新排列，并由信息系统根据样本检验号（条码号）自动记录样本保存位置，需要时即可通过查询条码号获得样本。

（三）检验后样本的处理

样本的处理和检测样本的容器、检验过程中使用耗材的处理要符合《医疗废物管理条例》《医疗卫生机构医疗废物管理办法》以及国家、地区的相关要求。对临床实验室的样本、培养物、被污染物要保存于专用的、有明显生物危险标识的废物贮存袋中，培养物及部分样本、耗材从实验室取走进行废弃处理前，要经过高压消毒，最后送到无公害化处理中心进行处理。所有过程做好记录。

三、咨询服务

咨询服务对象主要是来自临床医护人员及患者，咨询的内容主要是检测项目的选择（包括首次检测和需完善的检测项目）、检测结果的解释等，实验室工作人员，应根据检测结果等，对临床医护人员及患者做出合理的解释，使检验结果在诊断、治疗中发挥更好的作用。

（一）咨询服务的提供

提供咨询服务的工作人员不仅限于检验医师，也包括具有丰富工作经验的检验技师。为临床提供咨询服务时，实验室工作人员可提供检验前的指导，如检验项目的合理选择、检验前的注意事项、样本采集及运输等，对由于检测方法的局限性、样本的质量、疾病的自然发展过程等因素对检验结果造成的影响作出解释，或对由于参考范围、阳性反应判断值等不同而对检测结果的影响作出解释。免疫学检测项目经常涉及病毒感染性疾病相关抗体的检测，而病毒感染通常存在窗口期，现有的检测方法存在局限性。由于免疫学测定检测下限相对较低，且可随生理活动而出现较大范围的变动，因此向临床提供咨询服务的优劣将直接影响到临床医师对免疫测定结果的认可，也有助于医生通过检测指标对患者疾病的诊断作出正确的判断。同时，通过咨询服务提供辅助临床诊断及其他检测项目建议。

（二）与临床的沟通

实验室应建立与临床定期沟通的机制，了解临床对实验室的需求、投诉及意见反馈等，并对工作方式和流程及提供服务的质量进行评估，根据情况制定持续性改进措施，提高检测和服务质量。与临床进行沟通的方式可以多样，如举办全院性继续教育讲座，参与临床查房，发放临床检验服务手册，适当进行座谈，还可通过医院局域网上传最新的免疫学检验相关文件，并向临床说明实验室免疫学检测结果的不确定性及检测方法的局限性。根据临床对检验项目的需求，对未开展的免疫学检测项目，实验室寻找、验证相关试剂，开展新项目、新技术。

实验室应通过建立分析后质量控制的程序文件，保证分析后质量控制实施有效性，提高检验质量，使临床工作顺利而高效地运行；建立临床沟通机制，明确需求及解决办法，为临床工作提供更好的服务。

小结与展望

临床实验室的质量保证是为证明提供给患者临床诊疗和临床试验研究数据的准确性和有效性而采取的一系列措施。临床实验室的质量保证涵盖了临床免疫学检验的全过程，包括分析前质量控制、分析中质量控制和分析后质量控制。

临床免疫学检验既有以手工操作、定性检测为主的检测方法，也有以各种免疫学新方法、新技术为基础的自动化定量检测为主的检测方法。临床免疫定性检测的原理决定了需要设定阳性反应判断值。疾病流行率对阳性预测值的影响决定了临床预测值是临床免疫试验的重要参数。根据阳性预测值的高低，将免疫学测定方法分为筛查试验、诊断试验和确认试验。

临床免疫学检验分析前质量控制主要包括检验项目的申请，患者准备，样本采集、运送、接收和保存。分析中质量控制包括实验室环境条件控制、仪器设备维护校准、试剂方法的性能验证、标准操作程序的建立、人员培训、样本前处理、室内质量控制、室间质量评价或实验室间比对。分析后质量控制包括检验结果的报告与解释、检验后样本的保存与处理以及咨询服务。临床免疫实验室应将各环节的质量控制制成文件，督促员工严格执行相关规定，保证检测结果的准确性和有效性，并为临床医生合理解释检测结果提供必要的建议。

（黎锦　吴娟）

思考题

1. 简述筛查试验、诊断试验和确认试验的概念。
2. 简述理想的室内质控品应具备的特征。
3. 简述免疫检验室内质量控制常见的失控原因。
4. 室间质量评价的概念及意义。
5. 简述免疫定性检测试剂的方法学性能验证包括的内容。
6. 简述结果报告中应当包括的内容。

第十八章　临床免疫检验新技术

教学目标与要求

掌握　流式检测新技术和单分子免疫检测的原理。

熟悉　流式检测新技术和单分子免疫检测的技术特点。

了解　流式检测新技术和单分子免疫检测在免疫检验中的应用前景。

近年来，随着新型免疫标记材料和检测方法的发展，出现了一系列临床免疫检验新技术，如可在单细胞水平上精准检测多种标志物的质谱流式细胞技术；以荧光编码（磁）微球为核心技术，可实现高通量、多靶点液相检测的流式荧光技术；可对痕量生物标志物进行极高灵敏度检测的单分子免疫检测技术等。这些新型免疫检验技术的出现解决了以往对生物样本进行检验的一些痛点，实现了对样本中单细胞水平和微量样本中多标志物的同步分析，以及对痕量生物标志物的检测，极大地提高了免疫检验技术的适用性。

第一节　质谱流式细胞技术

质谱流式细胞技术（mass cytometry），又名 CyTOF（cytometry by time-of-flight detection），是将传统流式技术和质谱技术进行组合创新后诞生的一门新兴技术，兼具传统流式细胞术的高速分析能力与质谱检测的高分辨能力，旨在克服流式细胞术应用的多重限制。

质谱分析仪能够通过分子量的大小准确定量同位素标签，从而对单细胞完成多种生物标志物的精准检测分析，包括核酸、蛋白质及其他小分子。自 2008 年该技术面世以来，质谱流式分析仪已成为生物医学领域在单细胞水平上探索生命奥秘的强大工具，尤其适合于细胞生物学、免疫学、血液学、药理学等学科的研究与应用，是流式细胞技术的一个新发展方向。

一、检测原理

（一）质谱流式细胞仪的基本结构

质谱流式细胞仪主要由以下几个方面构成：进样雾化系统、离子源、离子传递和过滤系统、电感耦合等离子体时间飞行质谱（inductively coupled plasma time-of-flight mass，ICP-TOF）检测装置、计算机及其分析系统（图 18-1）。

1. **进样雾化系统**　通过将细胞雾化形成单细胞液滴，再逐一将细胞送入离子源系统。

2. **离子源**　包括加热气化室和电感耦合等离子体焰炬（inductively coupled plasma torch）。加热气化室是将进样系统中雾化的单细胞液滴气化，电感耦合高频等离子体焰炬主要将气化后的细胞中标记的金属元素电离形成离子云。

3. **离子传递和过滤系统**　将电离的离子传递到 ICP-TOF 中检测，并过滤去除杂质。

4. **ICP-TOF 装置**　对气化的金属元素的离子进行检测。

5. **计算机及数据处理分析系统**　记录单个细胞中各个标记物元素含量的检测结果，并将这些数据转换为标准的流式数据进行展示。

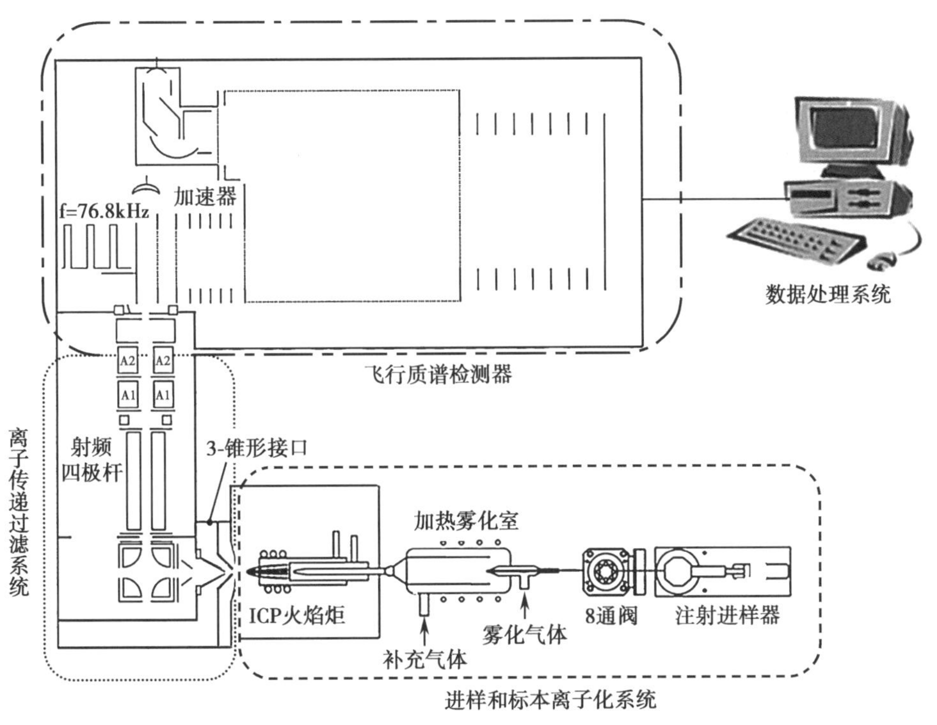

图 18-1　质谱流式细胞仪的基本结构

（二）质谱流式细胞仪的分析工作原理

质谱流式细胞仪的工作原理是在利用其流体控制系统对样本中金属标签偶联抗体标记的细胞进行散射光和/或荧光检测的基础上，对目标细胞进行分离，继而对目标细胞进行离子化，并对离子化的细胞产物进行质谱分析，得到细胞产物质谱图，实现对目标细胞的精准分析（图 18-2）。

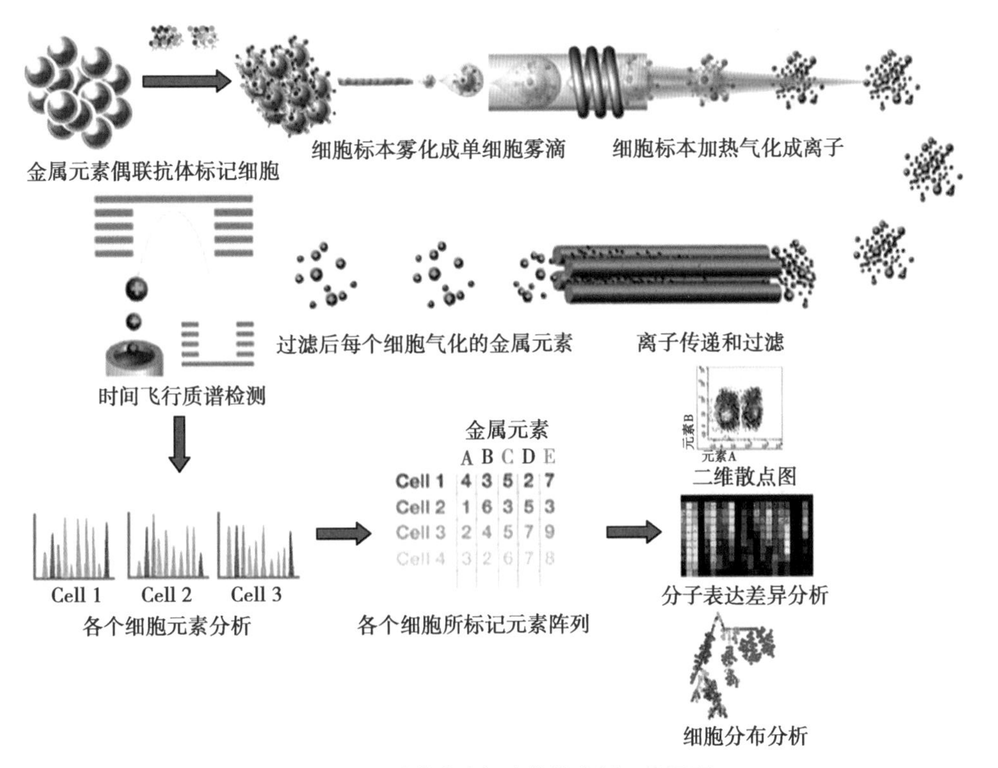

图 18-2　质谱流式细胞仪的分析工作原理

具体流程如下所述。金属标签以多聚螯合物形式偶联抗体并标记细胞，细胞以悬浮液体形式被注射进样器吸入，并经由雾化器雾化为单细胞液滴，再被逐一送入离子源系统。雾化器连接到一个定制的加热雾化室，通过气体控制器提供高流速、高热的氩气（通常为5L/min）。这种气流用来干燥单细胞液滴，并为气流中的高惯性大液滴提供足够的缓冲。

气溶胶分离器位于喷雾室与ICP炬之间，仅允许一部分含单细胞颗粒的气流进入火焰喷射炬（通常为0.9～6L/min）。等离子体焰炬包括一个等离子体产生器、一个可拆卸的炬管和一个2毫米内径的石英注射器。等离子体产生器由一个自由运行（约40MHz）的射频发生器和一个射频平衡负载线圈构成。由于电火花等促使等离子体工作气体中原子电离产生带电粒子。当在感应线圈上加载高频交变电磁场时，带电粒子在电磁场作用下做高速运动，碰撞气体原子使之大量迅速电离，从而形成雪崩式放电。电离的气体在垂直于磁场方向的截面上形成闭合环形的涡流电流，在感应线圈内形成相当于变压器的次级线圈并与初级线圈的感应线圈耦合。这种高频感应电流产生的高温又将气化的金属原子加热、电离，使细胞形成一个火炬状的稳定的等离子体焰炬（离子云）。

接着，这些离子云以扩散限制的方式扩展至2毫米，扩展体积与细胞的大小无关。离子云经静电场加速和聚焦，以10m/s的速度行进，大约在200μs内穿过采样孔径平面进入静电四极偏转器。偏转器将偏转的离子聚焦到射频四极杆离子导向器中，四极杆离子导向器针对质荷比（mass charge ratio，m/z）设置了低质量截止点，约为m/z=80，以便低质量主导的等离子体离子（O^+、OH^+、O_2^+、Ar^+、ArH^+、ArO^+）在射频场中不稳定并被过滤，在生物样品中占据绝大部分的C^+也在这一步被过滤去除。此过程中，仅当请求数据采集时才激活离子偏转。

最后，符合质荷比的离子云通过四极杆离子导向器进入TOF（time-of-flight）检测器。飞行时间分析仪以76.8kHz频谱生成频率运行，使用快速TOF离子检测器进行离子检测。在TOF分析中，离子被加速到相同的动能，然后在固定距离内，根据每个离子到达检测器所需的时间，将所得信号转换为基于离子m/z比的数字值，这一步可根据离子的m/z比识别每一种金属同位素标签。通常每个离子云所产生的信号持续时间为200～300μs，当离子到达检测器时，以较短的时间间隔持续记录光谱（时间间隔因机器而异，一般为13μs，记录25～30个连续性光谱），根据光谱计算获得同位素信号强度，可以量化金属标签对应的抗体标记。数据流被数字化为原始的集成数据集（integrated mass data，IMD）文件，并由专门开发的软件将IMD文件转换为流式细胞术标准（flow cytometry standard，FCS）文件。

二、方法学评价

（一）实验要点

一套完整的质谱流式细胞术实验包括：靶蛋白列表设计、抗体-金属同位素配对、组别拆分、抗体标记、数据采集与分析和影响因素控制。本节就其各个环节进行简要介绍。

1. 靶蛋白列表设计　具体筛选靶蛋白的方法非常灵活，最重要的是需考虑研究目标和欲解决的科学问题（例如在一个样本中识别多个新的细胞群、确定一个未知细胞群的特征、对多个已明确特征的细胞群进行比例的比较、发现新的生物标志物、分析蛋白表达、细胞周期或磷酸化状态以及药代动力学/药效学）。最经典的方法是根据专业背景知识或者文献资料进行筛选。

2. 抗体-金属同位素配对　有六十多种金属元素及其同位素可用于质谱流式细胞术（见图18-3A），如何将抗体或探针与金属同位素配对以确保最佳信号强度且信号重叠最小甚至没有是实验的关键。考虑因素如下。

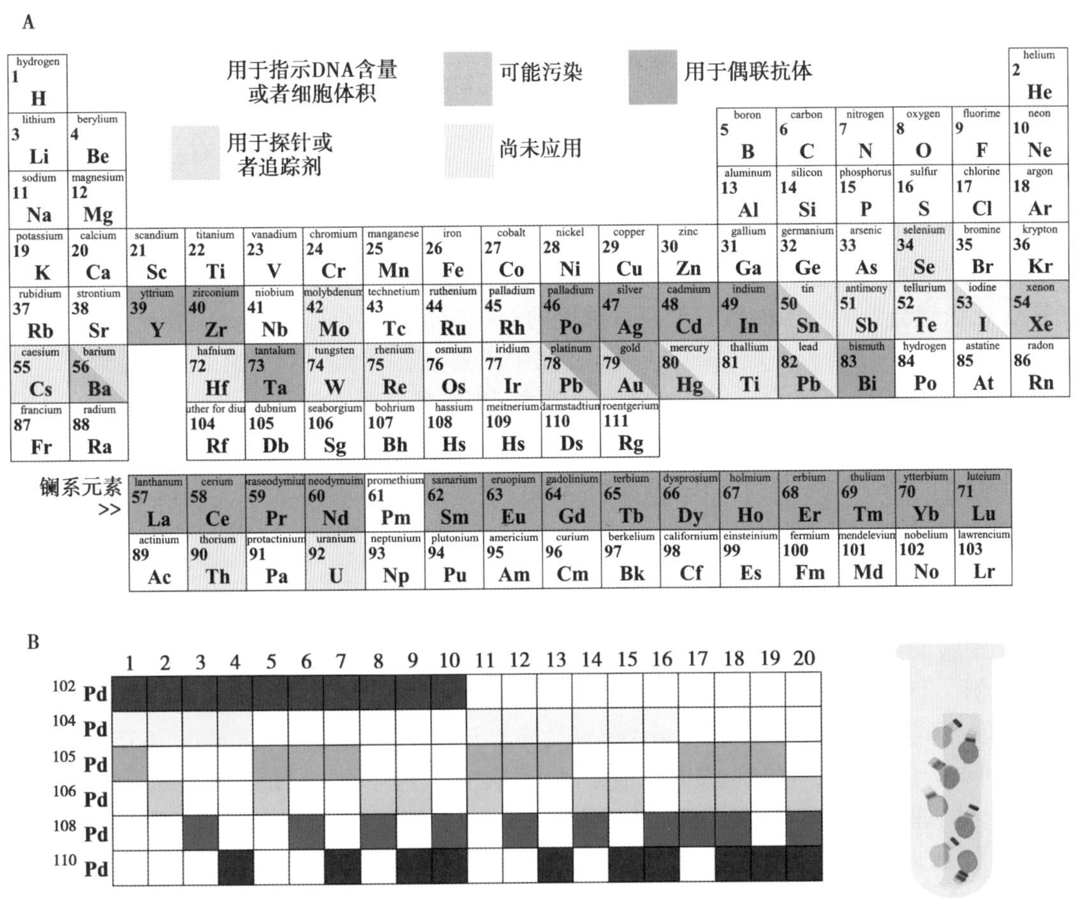

图 18-3　用于质谱流式细胞术的金属同位素种类及 MCB 技术示意图

（1）CyTOF 在原子质量 153～176 的范围内最敏感，因此该质量范围内的同位素 / 质量标签更适合用于针对弱表达标记的抗体。而一些高表达的经典细胞标志物可使用灵敏度较低的金属标签。例如基于镉元素的新金属标签因为所在的通道灵敏度要比镧系金属弱一些，因此一般会被用来标记 CD8、CD4、CD19 等免疫细胞亚群经典标志物。

（2）抗原被分类为高表达（一级）、中等 / 可变表达（二级）或低 / 未知表达（三级），结合亲和力低或针对三级抗原的抗体应与检测仪器高灵敏度检测范围内的同位素配对。需要注意的是，根据细胞类型、器官或疾病状态，相同的抗原可能具有截然不同的表达模式，来自传统流式细胞术和文献的知识将有助于明确抗原类别。例如，CD4 作为一级抗原，呈现出明显的双峰表达，具有明显的阴性和阳性群体。趋化因子受体（如 CCR7）通常被归类为二级抗原，并具有广泛的、通常是非模式化的表达谱。

（3）氧化物会造成质谱流式通道之间互相影响，三级抗原的同位素选择不应与一级抗原所配对的同位素的氧化物（M+16）质量一致。我们在设计实验的时候，应该把信号强度悬殊的抗原安排在没有相互影响通道上。

（4）同位素杂质，即金属被其他同位素之一污染，是影响质谱流式通道的另一重要因素。用于清洁实验室器皿的清洁剂中的包括钡在内的污染物，或来自水管 / 蒸馏水的铅、汞和锡是质谱流式细胞仪中的常见挑战。在处理患者样本时，某些治疗试剂（癌症化疗中的顺铂、自身免疫疗法中的金）或造影剂（碘、钡）会在患者体内循环并污染研究中的组织，从而混淆数据。在设计时，应针对样品具体情况避免采用某些可能出现的杂质同位素作为金属标签。

（5）质谱仪的背景主要是由与仪器检测灵敏度相关的信号溢出引起的。过多的相同离子会导致位置和速度扩散，从而导致更宽的质量峰溢出到相邻的质量峰（M+/–1），因此针对高表达的抗原，不应选择灵敏度太高的金属标签。

除抗体以外，质谱流式还需要使用一些带有元素标签染料，常用的有：①OsO_4（四氧化锇）：由于细胞在质谱流式细胞仪内被原子化和电离，因此得到的数据缺少用于常规流式细胞术中细胞双峰和碎片鉴别的侧向散射（SSC）和前向散射（FSC）参数。OsO_4 被建议作为 FSC 参数的替代方法在质谱流式数据中重建细胞大小。②Cisplatin（顺铂）：相较于活细胞，死细胞会染上更多的铂。使用低浓度的顺铂孵育细胞可达到区分细胞死活的目的。③Intercalator-Ir：一种核酸嵌合剂，在质谱流式中用来辅助单细胞的识别。

3. 组别拆分　当要检测的靶蛋白数量超过了要求的上限或染色步骤差异较大时，可拆分为不同的染色组，具体需要根据研究目的以及不同数据整合的需求进行。传统的质谱流式细胞技术每次只能检测一个样品，通量较低。因此，质量标签细胞条形码技术（mass-tag cellular barcoding，MCB）应运而生。

每个实验样品（例如跨个体或治疗组）可以用特定元素的独特同位素标记，这种独特的同位素组合称为该样品组的条形码，最后将所有样品合并到 1 个管中进行检测，通过检测每一个细胞携带的同位素类别，可准确分辨该细胞的组别。图 18-3B 展示了一个 6 选 3 条形码示例：六种钯（Pd）同位素任意三三组合，可以生成 20 种不同的条形码，每个条形码都携带 3 种不同类别的 Pd 同位素。当检测到某离子云同时出现 102Pd、104Pd、105Pd 的信号时，即可认为该细胞来自组别 1，并可根据信号强度确认这三种钯同位素标签所对应的抗原表达量。同理，当检测到某离子云同时出现 102Pd、104Pd、106Pd 的信号时，可认为该细胞来自组别 2。在 6 选 3 条形码方案中，细胞 - 细胞双联体将产生一个非法条形码（即该细胞同时出现 2 种现有条形码的组合，表现为 6 种同位素中至少有 4 种为阳性，不能属于单个细胞事件）。

条形码可最大限度地减少样本间染色变异的可能性，减少细胞 - 细胞双峰，并最大限度地减少相互间染色的倾向。样品条形码还可用于在染色前将内部对照添加到每个试管中，这种内部控制可以在管与管之间产生相同的结果 / 聚类 / 细胞比例，因此可获得更高的数据质量和重现性。总之，通过使用样本条形码，可以提高样本通量、降低成本并提高数据质量。

4. 标记抗体　在配对完成后，就需要为每个抗体标记上对应的金属标签。目前的方式主要有两种，一种是预标记抗体，商品化的预标记抗体可以直接用来标记样本。尽量多地使用预标记抗体可以减少实验环节，减少前期标记、滴定抗体的工作量。另一种是购买不带标记的抗体，使用金属标记试剂盒对抗体进行标记。标记试剂盒对于抗体的要求如下：①抗体可以用于流式细胞术。②抗体本身是裸抗，即不带有荧光或其他性质的标签。③抗体中不含有牛血清白蛋白（BSA）、血清这些大分子添加物。因为 BSA（常用于抗体稀释液中）可与镧系元素结合，导致镧系元素被吸附从而使抗体偶联失败。甘油、叠氮化钠、寡糖等小分子添加物是允许的，不会影响标记反应的进行。④对抗体种属来源、单克隆或多克隆没有要求，但是最好是 IgG。

5. 数据分析　通常，质谱流式数据分析按照其内容可以分为两部分：①常规流式分析方法的应用。机器的输出数据采用流式细胞术标准文件（FCS）的形式。实验者可根据需要对各个亚群进行手工设门，还可采用二维散点图、直方图等常规的流式文件处理方法。此部分使用传统的流式分析软件处理即可，如 Flowjo、FcsExpress7 等。②质谱流式数据的生信分析。在质谱流式文章中经常出现的 tSNE、PhenoGraph、FlowSOM 等降维和聚类方法可用于质谱流式数据的分析，实验者可根据需要选择应用。

6. 其他影响因素 质谱流式细胞仪样品染色和采集会导致细胞丢失率很高。通常，数据中只能恢复 50%～70% 的样本，其余损失是由雾化室和进样器壁上的黏附聚集而造成的。因此在样品处理和染色过程中，必须考虑额外的细胞损失，建议每个样本以 80 万～100 万个细胞开始。值得注意的是，机器内的这种细胞损失本质上是随机的，因此似乎不会引入采样偏差。另一方面，最佳起始细胞密度依赖于各项研究的样品染色方案，涉及稀有细胞群或转录因子的研究通常需要更大的起始样本量。

在处理样品时，组织消化、冷冻 / 解冻循环以及不完全固定会通过对特定细胞群造成不同影响而引入采样偏差。死细胞可能会因非特异性捕获抗体而影响流式和质谱流式细胞术数据。此外，死亡的细胞往往会释放 DNA，这些 DNA 会附着在细胞上，导致细胞聚集并增加细胞 - 细胞双峰的比重。为了解决低细胞活力的问题，可在样品染色前应用死细胞清除试剂盒，以帮助进行数据质量控制。

（二）技术特点

1. 与传统流式技术相比，质谱流式细胞技术的优势

（1）检测通道数量大幅增加：仪器配备的 ICP-TOF 质谱装置具有非常宽的原子量检测范围，介于 88～210Da，理论上可同时检测上百个不同的参数，目前可用的常规检测通道大于 50 个。

（2）通道间信号无重叠：传统流式随着通道的增加往往会出现光谱重叠的问题，ICP-MS 具有超高的分辨能力，可以彻底区分用来标记的各种同位素。相邻通道间的干扰＜0.3%，基本可以忽略不计，无须计算补偿，解决了困扰经典流式细胞仪的“串色”问题，不仅简化了实验流程，也节约了样本和试剂的用量。

（3）背景干扰小：质谱流式细胞术采用稀有金属元素作为检测标签，在细胞内含量极少。金属标签常通过多聚螯合物的形式实现与抗体的共价偶联，其与细胞组分的非特异性结合极低，因此背景信号极低。

（4）数据处理方式多样化：通道数激增以及质谱流式的检测速度使得数据量急剧增大，对数据处理方法提出了更高的要求。目前，各种降维、聚类和可视化方法已被用于从原始数据中提取有用的生物学信息进行可视化显示。

2. 质谱流式细胞技术的不足

（1）质谱流式细胞术针对单个细胞进行离子化、雾化和电离，该过程不能保留完整的活细胞状态，因而无法运用传统流式中的前向散射、侧向散射功能以测量细胞大小和粒度，更不适用于细胞分选。

（2）质谱流式细胞术灵敏度低于荧光基团，金属标签做成的探针为多聚螯合物，它最多允许 100 个离子附着在抗体分子上，对信号水平设置了上限，检测的动态范围最多只能达到 3～4 倍。

（3）质谱流式细胞术采集速度更慢，限制在约 1 000 个细胞 / 秒，当仪器分析速率过高时，等离子体电离形成的离子云会相互融合，导致难以确定离子云的边界。总之，质谱流式细胞技术仍有待于进一步地发展与改进。

三、在免疫学检验中的应用前景

（一）免疫细胞表面标志物的检测

通过检测多标记组合，质谱流式细胞技术能够对各免疫细胞进行精确分型和亚群分析，帮助发现潜在的有关键功能的细胞群体，获得对患者免疫系统状态的全面视图，展示免疫细胞的发育和信号传递的复杂性。在肿瘤领域应用时，还可用于揭示肿瘤浸润免疫细胞的表型多样性以及肿瘤微环境的异质性。

（二）细胞蛋白表达及信号通路的检测

质谱流式细胞技术可同时针对数十条细胞内信号通路或近百种蛋白表达进行同时检测，这有助于了解细胞内的信号网络，可以比较用药前后细胞内信号通路的变化，预测治疗反应（疾病预后）或发现药物敏感或耐药的机制。

（三）在其他学科中的应用

质谱流式细胞技术对免疫系统的多参数检测贡献巨大，而免疫系统参与各种疾病发生发展和健康恢复的过程，因而与免疫相关的各学科研究均有该技术的应用前景。因此，找到感兴趣的抗体标记并与其他多种标记共同分析大量的单细胞是应用质谱流式的关键一环。在此基础上综合蛋白表达、信号变化，构建细胞图谱和细胞内信息网络，发现其中的共性或差异性以探索新的潜在靶点，并将其应用到临床诊断、治疗、预后等各阶段的研究当中。

第二节 流式荧光技术

流式荧光技术（multiplexed microsphere-based flow cytometric assay），又称液态芯片技术（liquid array）或悬浮阵列技术（suspension array），是一种基于荧光编码（磁）微球技术，并结合激光与流式分析、数字信号处理技术等建立的一种高通量、多靶点的液相检测技术。该技术自20世纪中期出现以来，已广泛应用于临床样本中免疫分子（细胞因子、抗体、抗原等）、HLA分型、核酸、酶学、受体与配体识别等的检测与研究。

一、检测原理

流式荧光技术检测原理最早由美国学者Jack Kettman等于20世纪90年代中期提出，即在对不同颜色微球进行编码的基础上，使用流式细胞术进行检测，结合对不同色微球检测数据信号的分析与处理，实现对同一样本中不同生物学指标进行同步多参数的检测。因此，流式荧光技术检测是一种“编码微球 + 流式技术”的快速、多参数、高通量检测方法。检测时，仪器的鞘液流系统带动微球在管路中移动，并排列成单行纵列进入流动池。在流动池内每个微球都会被激光照射，并发出荧光信号。检测仪可逐个检测微球上的荧光编码信号，分辨、解析出其代表的待测物，并检测其标记靶分子的信号强度（即荧光强度）。

流式荧光技术的技术核心首先是不同颜色编码微球的制作。在制作过程中，首先是微球的选择与制备。该技术中所用的微球，其大小通常在5～10μm；其中，根据微球是否带有磁性，可将其分为两类，即无磁微球和有磁微球（图18-4）。传统微球是无磁微球，检测过程中的清洗及样本前处理不易实现自动化；而磁性微球的应用则使得样本的前处理和检测更易实现自动化处理。微球制作最常采用的材料是聚苯乙烯。

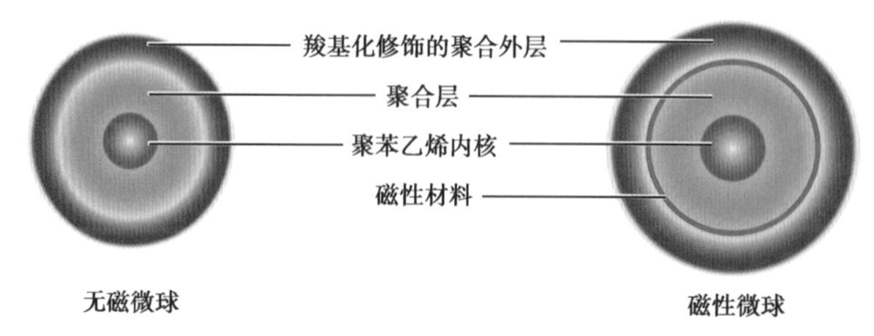

图18-4 微球种类及基本结构示意图

制作好的微球还需要对其进行染色、编码。现采用有不同发射光谱的荧光物对微球进行标记编码（即荧光编码微球），即在微球制作时，在微球的内部将两到三种荧光染料按照特定的不同精准配比进行染色。若是两种荧光素配比，可配成 100 种不同颜色的微球；若是三种荧光素配比，可配成近 500 种不同颜色的微球（图 18-5）。

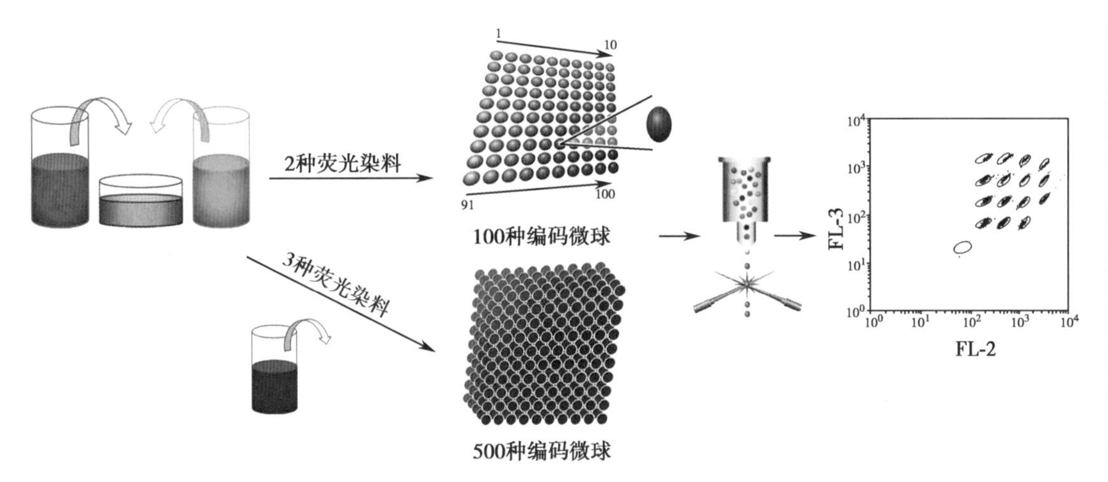

图 18-5　流式荧光检测技术原理图

这些微球上所带有的荧光素有相似的激发光谱，但每种配比后的荧光素的发射光谱具有唯一性。因此，尽管这些微球具有相同的尺寸和表面物理特性等，但每个（或每组）微球提供了可以与其他微球进行区分的独特光谱特性，即每个微球上带有唯一性的荧光物理标签。这些微球在利用流式技术检测时，微球上的独特荧光编码信号可被流式细胞仪所检出，并在流式图上呈现出其独特的位置。

这些不同编码微球均可以分别共价交联上用于检测不同待测物的抗原或抗体。然后，将这些针对不同检测物的不同编码微球进行混合，制成检测用微球。实际检测时，根据不同的抗原 - 抗体反应体系，再分别加入微量待测样本和含报告荧光素的抗体或抗原进行体外抗原 - 抗体特异性反应，最后，进行流式分析。根据不同编码微球上的荧光信号（如红色荧光）可鉴定不同待测物；根据编码微球上的报告荧光信号（如绿色荧光）可对相应的待测物进行定量或定性分析。因通过对不同荧光素的配比，可制成 100～500 种不同编码微球，理论上，该检测可在一个反应体系（或孔）同时完成多达 100～500 种不同的抗原 - 抗体反应。

该方法可检测编码微球的多与少，除了与编码微球时所用的荧光种类及配比数量有关外，还与所用的流式细胞仪或检测仪的激光器、检测器的特性与数量有关。如利用单激光（如激发光谱 488nm）的检测仪，即可进行 FL1（530nm，绿色）、FL2（585nm，橙色）和 FL3（650nm，红色）三个通道的检测，实现对 64 种编码微球的同步分析。其中，橙色荧光通道 FL2/ 红色荧光通道 FL3 用于不同编码微球的鉴定与分类；绿色荧光通道 FL1 用于不同编码微球上报告荧光信号的检测。但普通流式细胞仪的 FL1/FL2、FL2/FL3 间存在荧光信号的补偿调节（详见第十三章相关内容），这不仅限制了可用的不同编码微球数量，也使得检测过程中的补偿调节变得非常复杂，可操作性差。因此，现有的流式荧光检测仪器通常都使用双激光系统进行激发。其中，一种激光（如 635nm）用于激发编码微球固有的荧光物信号，以便根据其信号特征进行编码微球（即检测物）的鉴别；另一激光（如 525nm）则激发微球上的标记物（如荧光标记抗体）的荧光信号强度，以便在对编码微球进行归类的基础上，对待测物进行定量检测。

二、反应模式

利用流式荧光技术进行免疫检测时，在微球表面进行的抗原 - 抗体反应仍然遵循体外

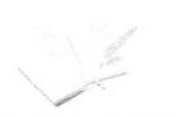

血清学反应的基本特点，如抗原 - 抗体反应的特异性、比例性等。本书在前面章节中所述的抗原 - 抗体反应模式，如双抗体夹心法、抗原竞争法、间接法等在此基本适用（图 18-6）。同时，也可在该抗原 - 抗体的反应体系中引入“生物素 - 亲和素系统”，提高检测灵敏度、拓展其适用性。常用的方法举例如下。

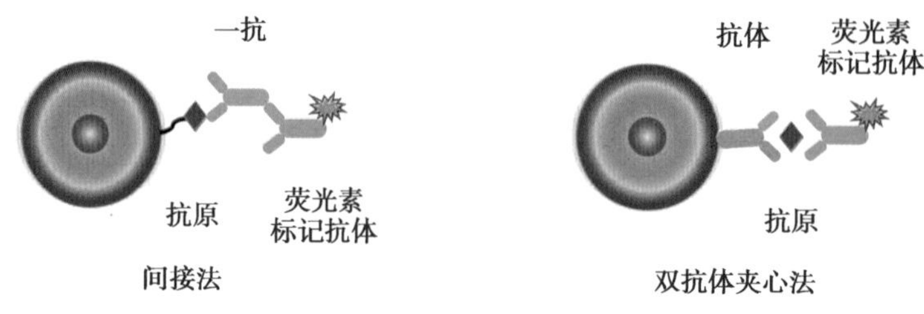

图 18-6　流式荧光检测技术免疫反应示意图

1. **双抗体夹心法**　在不同编码微球表面共价偶联上不同的捕获抗体，然后将不同编码微球混合后，加入微量含待测靶抗原的样本进行抗原 - 抗体反应，最后再加入含有报告荧光素标记的检测抗体进行反应。

2. **竞争法**　在不同编码微球表面共价偶联上不同的捕获抗体，然后将待测抗原和报告荧光素标记抗原物同时加入进行反应。免疫竞争法通常用于小分子抗原物的检测。也可将需要检测的小分子抗原偶联到微球表面，检测时样本中的待测抗原与偶联到微球表面的抗原竞争结合标记荧光的检测抗体。检测中，报告荧光素的平均荧光强度（MFI）随着待测抗原浓度的增加而降低。竞争法可不需要稀释血清样本就可以直接用于抗原特异性表位的中和抗体的检测，且可区分抗体是针对中和表位，还是非中和表位。因此，此法可用于评估疫苗接种后机体产生抗体的免疫反应性。

3. **间接法**　在不同编码微球上偶联上抗原，加入含待测抗体的样本进行反应，再加入与报告荧光素标记抗同种型的抗抗体进行反应。此法尤其适合用于多指标联合自身免疫抗体的检测、多种病毒感染后 IgM 和 IgG 的联合检测。

三、方法学评价

1. **检测对象多样化**　流式荧光检测技术用于免疫检测时，其检测对象可以是抗体（包括自身抗体）、细胞因子、趋化因子、肿瘤标志物等抗原物质。另外，该方法也可以定量检测样本中的核酸、核酸酶学反应、miRNA 分析等。

2. **灵敏度高**　检测灵敏度是 ELISA 的 100 倍以上，可达 pg/mL 水平或更低。

3. **线性范围广**　该检测方法的标准曲线用五参数 logistic（five-parameter logistic）方式拟合，其检测线性范围更宽，可达 ELISA 的 10 倍以上。

4. **检测重复性好**　检测时每种编码微球读取 50～100 个，取荧光值的中值作为结果，即相当于每个样本重复检测了 50～100 次，因此，检测结果的精密度较好。如对肿瘤标志物的精密度可达到批内 CV＜5%，批间 CV＜10%。

5. **检测样本用量少**　该方法检测时，用 10～50μL 的微量样本就可同步完成十几种、几十种，甚至上百种待测抗原或抗体的检测。在一个检测系统中的同步多参数检测，不仅可减少样本用量、检测时间与人力成本等；也可提供不同参数间的关联性或参数比值在临床疾病诊断中的价值，如细胞因子间的关联性；胃蛋白酶原Ⅰ/Ⅱ、游离前列腺特异抗原 / 总前列腺特异抗原的比值等。

6. **可进行高速检测和高通量分析**　该方法的一次操作最高可检测 100～500 个指标，最快可完成每小时 10 000 次测试。

7. 检测中的交叉反应 本检测法中所涉及的交叉反应主要取决于检测体系中的多个抗原 - 抗体系统间是否存在交叉反应性。而检测中所用的编码微球能被仪器所识别，不易产生检测信号的交叉反应性。如在检测肿瘤标志物时，有些标志物（如 CA242 和 CA19-9）的抗原性和其抗体间有严重交叉反应性，产生干扰，因此不适合采用此方法对此类标志物进行同时检测。

8. 线性范围较宽 若有些检测物在检测时需要稀释样本，而有的检测物不能用稀释的样本，则两者不能同时采用此检测方法进行检测。

9. 非特异性干扰 若待测对象（抗原）是免疫球蛋白（抗体）时，其检测抗体又是采用的是荧光标记的抗同种型抗体的情况下，为避免血清（浆）样本中内源性的、与待测物血清型相同的非抗原特异性免疫球蛋白（抗体）的干扰，需要在加入荧光标记的检测抗体前，洗去没有结合在微球上的免疫球蛋白，以避免出现假阴性结果。

10. Hook 效应 若在建立的检测方法中不需要洗涤步骤，则在检测过程中需要注意避免 Hook 效应的发生。过量荧光标记检测抗体的加入可延缓或避免 Hook 效应。采用磁微球建立的流式荧光技术，可非常方便对免疫反应中的微球进行洗涤，甚至实现自动化检测，可彻底解决检测中的 Hook 效应。

四、在免疫学检验中的应用前景

（一）细胞因子风暴的检测

近年来，以抗 PD-1、CAR-T 为代表的免疫治疗在临床肿瘤治疗领域表现出强大的有效性和应用前景。但此类免疫治疗中最常见的不良反应为“细胞因子风暴效应”。该方法可同时用于检测血清或血浆中 $CD4^+$T 细胞分泌的多达十余种或几十种细胞因子，如 IL-1β、TNF-α、IFN-γ、IL-2、IL-4、IL-5、IL-6、IL-8、IL-10、IL-12、IL-17、IL-18、IL-22、TGF-β、GM-CSF、IP-10、RANTES 等。并在此基础上可分析、比较活化 $CD4^+$T 细胞分泌的 Th1 细胞因子、Th2 细胞因子或 Th17 细胞因子的水平及相互间的关系，以判断机体内 T 细胞的活化状态，及细胞因子风暴发生的可能性。

（二）自身抗体的检测

自身免疫性疾病，尤其是非器官特异性自身免疫病的患者体内可产生多种自身抗体。该方法可同时检测样本中 SSA、SSB、Jo-1、Sm、RNP、Scl-70、组蛋白、着丝粒蛋白 B 等自身抗原的抗体。

（三）HLA 分型

器官移植常需要对供受者间的抗原进行分型。利用 HLA-Ⅰ或 HLA-Ⅱ抗原包被的荧光微球可对受者体内的 HLA 抗体进行检测。也有研究利用此技术对供、受者进行 HLA 的基因分型。

（四）其他检测应用

该方法还可用于新生儿遗传病的筛查，如通过利用该方法检测 T4 和 TSH，用于诊断新生儿先天性甲状腺功能减退。

第三节 单分子免疫检测技术

单分子免疫检测（single molecule assay）是将免疫复合物限制在足够小的体积内，对产生的信号进行绝对计数，是一种“数字化”的免疫检测技术。临床常用的免疫检测方法如酶联免疫吸附法、化学发光法等，其检测灵敏度多限制在 10^{-14}～10^{-12}mol/L，无法满足早期诊断的需求。相较于前两类，单分子免疫检测具有更高的灵敏度，可达到 10^{-18}mol/L，可满足绝大部分标志物检测的需求。

单分子免疫检测模式可分为两类：原位检测和随机分配检测。原位检测即免疫复合物的形成和检测在提前设定的固定区域内完成，采用高敏感型的检测设备对信号进行读取，如基于电传感器、超高分辨率近场扫描显微镜及等离子纳米孔的检测方式。但这些检测方法因所用仪器昂贵、信号易受干扰及对操作者要求较高，目前较难实现临床应用。随机分配检测，即在进行信号检测时将免疫复合物随机分配到设定的检测区域，该检测区域为超小体积容器，所包括的体积多在 nL 以下，以提高局部浓度，继而增强检测灵敏度。基于微阵列芯片和微液滴的单分子免疫检测均属于随机分配检测。本节主要对基于微阵列和微液滴的单分子免疫检测技术进行系统介绍。

一、检测原理

由于免疫分析基于抗原 - 抗体反应且涉及洗涤步骤，因此目前基于微阵列和微液滴的单分子免疫检测依然采用磁珠捕获免疫复合物的方式。其检测过程大致如下：向体系加入足够量的预包被捕获抗体的磁珠微球，以确保待检测分子能够被充分结合。洗涤后，加入生物素化检测抗体，与标记 β 半乳糖苷酶的链霉亲和素（streptavidin，SA）结合；反应结束并洗涤；将磁珠微球重悬于溶有荧光底物的溶液，并将该重悬液流过微阵列或包裹在微液滴里进行反应（一个微井或微液滴只容纳单个磁珠）；最后采用荧光显微镜对阳性点进行绝对计数。其中，通过微井分离单个磁珠的技术称为微阵列技术；而通过微液滴分离单个磁珠的技术称为微液滴技术。

（一）微阵列技术

基于微阵列技术（microassay）的单分子免疫检测已实现部分自动化与商业化，是目前单分子免疫检测应用最广泛的一种方式。该技术的特点是在毫米级芯片上雕刻或浇筑成千上万个微米级微井，微井体积多在 40fL 左右。通过将捕获有免疫复合物的磁珠分配至单个微井中，再利用高分辨率荧光显微镜对荧光点进行计数（见图 18-7）。由于基于磁珠的全自动化检测发展成熟，因此只需增加磁珠分配和信号读取模块，便可实现单分子免疫检测的全自动化。目前常用于制作微阵列的材料包括玻片、硅片以及高分子有机化合物，如聚二甲基硅氧烷（PDMS）、光纤维及环孔聚合物。

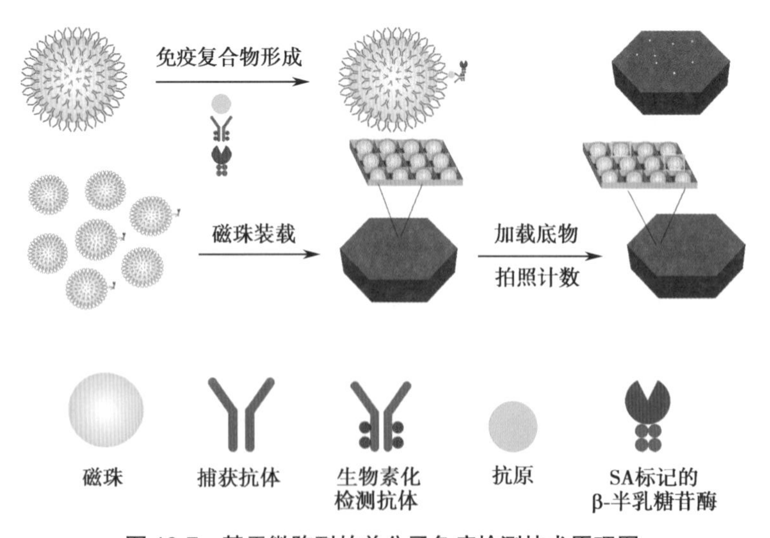

图 18-7　基于微阵列的单分子免疫检测技术原理图

（二）微液滴技术

虽然基于微阵列技术的单分子免疫检测已实现自动化，但受限于仪器规格，无法应用于 POCT。而微液滴技术为开发适用于床旁检测的单分子免疫检测提供了理论和技术基础。通过特殊设计的微流道，利用流动剪切力和表面张力，将连续流动相分割在极小体积的液滴里（常见液滴形式为油包水和水包油，nL 以下），通过对包裹单个微球的液滴进行逐一检测，可对阳性液滴行分选或绝对计数（见图 18-8）。

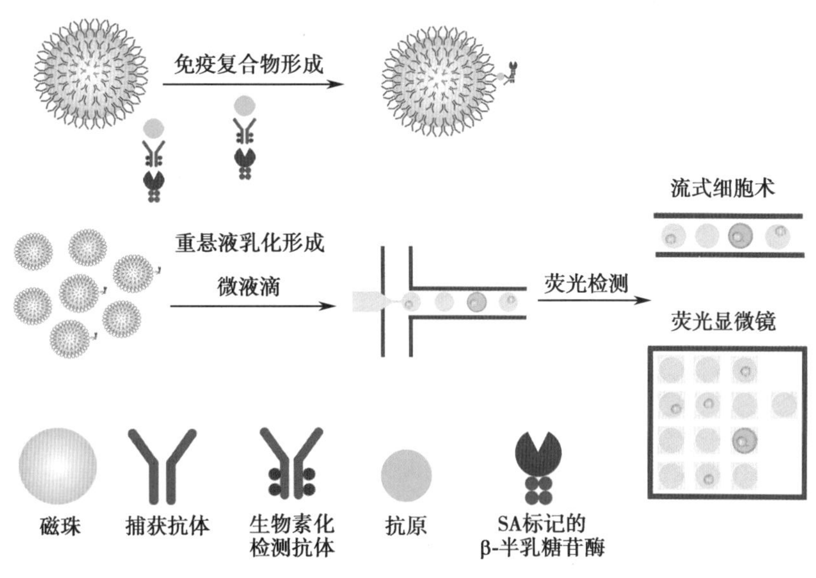

图 18-8　基于微液滴的单分子免疫检测技术原理图

微液滴生成方式分为主动式和被动式。主动式微液滴的生成需借助于电力、磁力和离心力，其优势在于：①能够实时控制液滴生成速率和大小；②能够在毫秒内达到生成液滴的稳定状态。被动式微液滴的生成主要依靠微流控芯片的流道设计，微液滴体积大小主要取决于芯片流道尺寸设计。现已设计出多种不同的芯片结构来生成 fL 级别的微液滴。但由于需要整合精密元件和特殊仪器，目前主动式微液滴技术主要应用于实验室研究。

微阵列芯片和微液滴的单分子免疫检测技术的检测灵敏度均可达到 10^{-18}mol/L，而二者各具优势和不足（表 18-1）。

表 18-1　微阵列与微流控技术比较

检测形式	结构基础	检测灵敏度（mol/L）	优点	不足
微阵列	微井	10^{-18}	易于实现自动化检测，检测结果更稳定	较难实现 POCT，微井数量有限，易损耗磁珠
微液滴	油包水微液滴	10^{-18}	用于 POCT，造价低廉，可无限生成微液滴	芯片制作工艺尚不成熟，较难生成 fL 级液滴

二、方法学评价

（一）影响因素

1. 微量化分配区域特性　尽管单分子免疫检测有较高的检测灵敏度，但在利用单分子免疫检测系统时，必须考虑某些因素，以确保设备组件对下游分析的干扰最小。首先，处理如此低体积时的一个主要考虑因素是液体的蒸发。鉴于空气中 fL 级别的液滴在几毫秒内就会蒸发。因此，超小体积分析必须在密闭容器中进行，以避免样品蒸发。其他考虑因素还包括表面积与体积比、表面张力、层流液体流动和阵列中的气泡形成等。对样品制备的要求包括无菌、毒性、温度要求以及与检测方法的兼容性。

2. 非特异性结合（non-specific binding，NSB） NSB导致背景信号的产生，对许多基于抗体的测定提出了挑战。许多单分子方法理论上能够检测单个分子，但由于高背景而无法提供灵敏的检测限。检测限的分析定义设置为高于背景三个标准差，当存在高背景水平时，检测限会增加；因此，最大限度地减少背景是进行高灵敏度测量的关键。NSB可能是由标记试剂与微球、容器表面或其他测定成分的相互作用引起的。减少NSB的方法包括优化标记试剂的浓度、洗涤步骤的数量、洗涤缓冲液的组成和孵育时间；用牛血清白蛋白等蛋白质封闭磁珠表面；并在测定过程中钝化容器表面。

3. 基质效应 样品基质中的其他内源分子也会降低复杂生物样品（例如血清或血浆）中目标分析物的准确定量，这种现象称为基质效应。这些内源性分子包括异嗜性抗体、白蛋白、补体和其他内源性因子。为了评估测定的准确性和特异性，需要进行线性实验以及加标和回收实验。

（二）技术特点

综上所述，单分子免疫检测已经取得阶段性进展，相比现有检测手段，分析灵敏度提高至少三个数量级，达到zmol/L，为痕量标志物的发现及其临床意义的研究提供了新的手段。单分子免疫检测在神经性疾病、感染性疾病和肿瘤检测方面表现出一定优势：①使血液、唾液、尿液替代其他不易采集的标本；②对已有标志物进行临床意义的再发现；③对疾病的早期干预和治疗。目前，尽管单分子免疫检测技术已经成功实现了商业化，具有自动化、高通量的优势，但其应用仍主要集中于实验室基础研究，在临床中的应用十分有限。该技术受限于临床应用主要有以下几方面的因素：首先，目前已经发现的痕量标志物仍较为有限，且其临床意义尚未完全阐明；其次，相比现有化学发光检测，单分子免疫检测耗时较长，且为批量检测，无法实现标本的随到随检；最后，单分子免疫检测仪器和耗材均较为昂贵，这在一定程度上限制了其推广和使用。因此，发现更多的痕量标志物并阐明其临床意义，基于成本低、操作简便、适合床旁检测的微液滴等技术研制更加高效、成熟的单分子免疫检测平台，将有助于推动单分子免疫检测技术的临床应用，从而为疾病的诊断和预后提供新的手段。

三、在免疫学检验中的应用前景

精确测量低水平生物分子的能力对于诊断和治疗疾病以及监测对治疗的反应十分重要。许多临床检测方法不能提供足够的临床敏感性和特异性。例如，目前检测癌症的方法主要依靠成像技术和组织活检，而这些程序是侵入性的，通常只有在疾病进展到急性阶段后才能进行辨识。单分子免疫分析技术能够通过血液、唾液、尿液等易采集的样本测量低丰度生物标志物，以微创方式提供高临床敏感性和特异性。目前，单分子免疫检测主要应用于神经性疾病、肿瘤及感染性疾病相关标志物的检测。

（一）肿瘤标志物的早期检测

在肿瘤检测方面，单分子免疫检测可用于肿瘤早期诊断及治疗后的监测。例如，对前列腺特异性抗原（PSA）进行检测，灵敏度高达zmol/L，使得对前列腺癌的早期诊断成为可能。并且对于经过放疗或者切除前列腺的患者，能够提前数月乃至数年发现肿瘤的复发，对于提升患者的生存率具有重要意义。单分子免疫检测技术可实现单细胞水平的蛋白检测，对提高临床检测效率及大规模筛选新型靶标具有重要作用。随着各种临床免疫试剂的研发，单分子免疫检测将对肿瘤的检测和治疗产生革命性的影响。

（二）细胞因子的检测

单分子免疫检测可达 zmol/L 的检测灵敏度几乎媲美基因检测，这使得研究者开始重新评估细胞因子的检测价值。单分子免疫检测可检测出血液中 82% 的细胞因子，而传统检测技术 ELISA 法只能检出 25%。因此，进一步评估各种细胞因子的临床价值对缩短疾病的诊断窗口期及干预有着重要意义。

（三）病原体自身标志物的检测

在感染性疾病检测方面，目前主要集中在病原体自身标志物的检测。例如，在针对新冠肺炎病毒的检测中，单分子检测技术可将血液中病毒蛋白的检测灵敏度提高至 zmol/L 的级别，可作为核酸检测的有效补充手段，对于感染的早期诊断及病情进展监测具有重要意义。

小结与展望

本章所述的质谱流式细胞技术、流式荧光技术和单分子免疫检测技术均是近年来出现的新免疫检验技术，各有其独特的技术特点。其中，质谱流式细胞技术兼具传统流式细胞术的高速分析能力与质谱检测的高分辨能力；流式荧光技术检测则是编码微球与流式技术相结合的快速、多参数、高通量检测方法；单分子免疫检测是通过将免疫复合物进行体积微量化的一种“数字化”的免疫检测技术。这些方法已尝试用于免疫细胞及亚群、细胞因子谱、肿瘤标志物等的检测与分析。未来随着技术的优化与推广，以及新生物标志物的发现与应用，会有越来越多的临床免疫检验新技术涌现，并造福于人类卫生事业。

（夏圣　段朝晖）

思考题

1. 质谱流式细胞术中抗体与同位素的配对遵循哪些要点？
2. 流式荧光检测技术的检测原理是什么？
3. 基于微阵列与基于微液滴的单分子免疫检测技术有哪些异同？

参考文献

[1] 蔡勇，阿依木古丽·阿不都热依木. 现代组织学技术[M]. 北京：科学出版社，2015.

[2] 曹雪涛. 医学免疫学[M]. 7版. 北京：人民卫生出版社，2018.

[3] 陈娟，于华，张蓉，等. 高通量酶联免疫吸附试验测定血清甲胎蛋白的方法学评价[J]. 中华临床实验室管理电子杂志，2015，3(4)：244-248.

[4] 陈朱波，曹雪涛. 流式细胞术：原理、操作及应用[M]. 北京：科学出版社，2014.

[5] 大卫·韦德. 免疫检测原理与应用[M]. 李金明，何建文，译. 北京：人民卫生出版社，2021.

[6] 樊绮诗，钱士均. 临床检验仪器与技术[M]. 北京：人民卫生出版社，2015.

[7] 贾天军，李永军，徐霞. 临床免疫学检验技术[M]. 2版. 武汉：华中科技出版社，2021.

[8] 李和，周德山. 组织化学与细胞化学技术[M]. 3版. 北京：人民卫生出版社，2021.

[9] 李金明，何建文. 免疫检测原理与应用[M]. 北京：人民卫生出版社，2015.

[10] 李金明，刘辉. 临床免疫学检验技术[M]. 6版. 北京：人民卫生出版社，2015.

[11] 梁智勇，黄钢. 病理学技术[M]. 北京：人民卫生出版社，2020.

[12] 刘石锋，陈倩，洪广成，等. 生物素 - 亲和素系统的应用研究进展[J]. 生物技术，2018，28(5)：503-507.

[13] 吕世静，李会强. 临床免疫学检验[M]. 4版. 北京：中国医药科技出版社，2020.

[14] 潘柏申，尚红. 检验医学与进展[M]. 北京：中华医学电子音像出版社，2018.

[15] 王兰兰，吴健民. 临床免疫学与检验[M]. 4版. 北京：人民卫生出版社，2007.

[16] 王兰兰，许化溪. 临床免疫学检验技术[M]. 5版. 北京：人民卫生出版社，2015.

[17] 王兰兰. 临床免疫学检验[M]. 北京：人民卫生出版社，2017.

[18] 吴丽娟. 流式细胞术临床应用[M]. 北京：人民卫生出版社，2021.

[19] 夏圣. 临床免疫检验学[M]. 北京：科学出版社，2023.

[20] 徐顺清，刘衡川. 免疫学检验[M]. 2版. 北京：人民卫生出版社，2015.

[21] 许文荣，林东红. 临床基础检验学技术[M]. 北京：人民卫生出版社，2015.

[22] 张雪洁，汤家宝，李廷栋，等. 单分子免疫检测技术研究进展[J]. 中国生物工程杂志，2021，41(4)：47-54.

[23] 郑柳. 放射免疫检测技术面临的现状与前景[J]. 当代医学，2010，16(3)：31-32.

[24] 中国合格评定国家认可委员会. 免疫定性检验程序性能验证指南：CNAS-GL038[S]. 北京：中国标准出版社，2019：2.

[25] 中华人民共和国国家标准. 临床实验室定量测定室内质量控制指南：GB/T 20468—2006[S]. 北京：中国标准出版社，2006：12.

[26] 中华人民共和国国家标准. 医学实验室质量和能力的要求第1部分：通用要求：GB/T 22576.1—2018/ISO 15189：2012[S]. 北京：中国标准出版社，2019：1.

[27] 中华人民共和国行业标准. 定性测定性能评价指南：WS/T 505—2017[S]. 北京：中国标准出版社，2017：12.

[28] 中华人民共和国行业标准. 临床定性免疫检验重要常规项目分析质量要求：WS/T 494—2017

[S]. 北京：中国标准出版社，2017：11.

[29] 中华人民共和国行业标准. 临床实验室定量检验结果的自动审核：WS/T 616—2018[S]. 北京：中国标准出版社，2018：8.

[30] ALFALEH M A, ALSAAB H O, MAHMOUD A B, et al. Phage Display Derived Monoclonal Antibodies: From Bench to Bedside[J]. Front Immunol, 2020, 11: 1986.

[31] BANDURA D R, BARANOV V I, ORNATSKY O I, et al. Mass cytometry: technique for real time single cell multitarget immunoassay based on inductively coupled plasma time-of-flight mass spectrometry[J]. Anal Chem, 2009, 81(16): 6813-6822.

[32] COHEN L, WALT D R. Single-Molecule Arrays for Protein and Nucleic Acid Analysis[J]. Annu Rev Anal Chem (Palo Alto Calif), 2017, 10(1): 345-363.

[33] VIGNALI D A. Multiplexed particle-based flow cytometric assays[J]. J Immunol Methods, 2000, 243(1-2): 243-255.

[34] DUMONTET C, REICHERT J M, SENTER P D, et al. Antibody-drug conjugates come of age in oncology[J]. Nat Rev Drug Discov, 2023, 22(8): 641-661.

[35] GIESELMANN L, KREER C, ERCANOGLU M S, et al. Effective high-throughput isolation of fully human antibodies targeting infectious pathogens[J]. Nat Protoc, 2021, 16(7): 3639-3671.

[36] GREG T. Bioconjugate Techniques[M]. 3th ed. New York: Hermanson, Academic Press, 2013.

[37] GUO Q, WANG Y, CHEN C, et al. Multiplexed Luminescence Oxygen Channeling Immunoassay Based on Dual-Functional Barcodes with a Host-Guest Structure: A Facile and Robust Suspension Array Platform[J]. Small, 2020, 16(17): e1907521.

[38] IYER A, HAMERS A, PILLAI A B. Cy TOF® for the Masses[J]. Front Immunol, 2022, 13: 815828.

[39] OWENS M A, VALL H G, HURLEY A A, et al. Validation and quality control of immunophenotyping in clinical flow cytometry[J]. J Immunol Methods, 2000, 243(1-2): 33-50.

[40] MATSON R S. ELISA Essentials: Surfaces, Antibodies, Enzymes, and Substrates[J]. Methods Mol Biol, 2023, 2612: 19-31.

[41] MATSON R S. Interference in ELISA[J]. Methods Mol Biol, 2023, 2612: 91-99.

[42] MCPHERSON, RICHARD A, PINCUS M R. Henry's Clinical Diagnosis and Management by Laboratory Methods[M]. 24th ed. Amsterdam: Elsevier, 2021.

[43] NASER R, CAREY-ANN B, ANDREA R H, et al. Tietz textbook of clinical chemistry and molecular diagnostics[M]. 6th ed. St. Louis, Missouri: Elsevier, 2018.

[44] Nayak S, Patel S, Nanda R, et al. Processing Validation Metrics of Syva Enzyme-Multiplied Immunoassay Technique (EMIT) Methotrexate Assay for Beckman Coulter System[J]. Cureus. 2023, 15(1): e34025.

[45] OZANSKA A, SZYMCZAK D, RYBKA J. Pattern of human monocyte subpopulations in health and disease[J]. Scand J Immunol, 2020, 92(1): e12883.

[46] PRANAB D. Diagnostic flow cytometry in cytology[M]. Singapore: Springer, 2021.

[47] ULLMAN E F, KIRAKOSSIAN H, SWITCHENKO A C, et al. Luminescent oxygen channeling assay (LOCI): sensitive, broadly applicable homogeneous immunoassay method[J]. Clin Chem, 1996, 42(9): 1518-1526.

[48] ZIEGLER M M, BALDWIN T O. Bioluminescence and chemiluminescence, part C[M]. In: Methods in enzymology, vol. 305. San Diego, CA: Academic Press; 2000.

[49] FENG Z, GUO Q, WANG Y, et al. Evolution of "On-Barcode" Luminescence Oxygen Channeling Immunoassay by Exploring the Barcode Structure and the Assay System[J]. ACS Omega, 2022, 7(2): 2344-2355.

索　引

A

B

F

G

H

J

K

L

M

N

P

Q

R

S

T

W

X